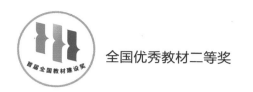

全国优秀教材二等奖

"十四五"职业教育国家规划教材

国家卫生健康委员会"十三五"规划教材

全国高等职业教育教材

供护理、助产专业用

基础护理学

第4版

U0284922

主　编　张连辉　邓翠珍

副主编　陈荣凤　马国平　付能荣　李宗花　赵国琴

编　者（按姓氏笔画排序）

马国平（菏泽医学专科学校）

邓翠珍（邵阳学院）

付能荣（四川护理职业学院）

朱　蓓（江苏医药职业学院）

刘朝霞（襄阳市中医医院）

李宗花（长春医学高等专科学校）

张连辉（襄阳职业技术学院）

陈荣凤（上海健康医学院）

赵国琴（江西卫生职业学院）

高　颖（天津医学高等专科学校）

高欢玲（山西医科大学汾阳学院）

梅运飞（襄阳职业技术学院）

詹文娴（上海建桥学院）

潘彦彦（黑龙江护理高等专科学校）

穆晓云（中国医科大学护理学院）

人民卫生出版社

图书在版编目（CIP）数据

基础护理学 / 张连辉，邓翠珍主编 . —4 版 . —北
京：人民卫生出版社，2019
ISBN 978-7-117-27784-6

Ⅰ. ①基… Ⅱ. ①张… ②邓… Ⅲ. ①护理学 – 高等
职业教育 – 教材 Ⅳ. ①R47

中国版本图书馆 CIP 数据核字（2019）第 002256 号

| 人卫智网 | www.ipmph.com | 医学教育、学术、考试、健康，购书智慧智能综合服务平台 |
| 人卫官网 | www.pmph.com | 人卫官方资讯发布平台 |

基础护理学
第 4 版

主　　编：张连辉　邓翠珍
出版发行：人民卫生出版社（中继线 010-59780011）
地　　址：北京市朝阳区潘家园南里 19 号
邮　　编：100021
E - mail：pmph @ pmph.com
购书热线：010-59787592　010-59787584　010-65264830
印　　刷：保定市中画美凯印刷有限公司
经　　销：新华书店
开　　本：850×1168　1/16　印张：23　插页：9
字　　数：728 千字
版　　次：2001 年 5 月第 1 版　　2019 年 1 月第 4 版
　　　　　2024 年 12 月第 4 版第 12 次印刷（总第 55 次印刷）
标准书号：ISBN 978-7-117-27784-6
定　　价：66.00 元

打击盗版举报电话：010-59787491　E-mail：WQ @ pmph.com
（凡属印装质量问题请与本社市场营销中心联系退换）

修 订 说 明

高等职业教育三年制护理、助产专业全国规划教材源于原国家教育委员会"面向 21 世纪高等教育教学内容和课程体系改革"项目子课题研究,是由原卫生部教材办公室依据课题研究成果规划并组织全国高等医药院校专家编写的"面向 21 世纪课程教材"。本套教材是我国高等职业教育护理类专业第一套规划教材,第一轮于 1999 年出版,2005 年和 2012 年分别启动第二轮和第三轮修订工作。其中《妇产科护理学》等核心课程教材列选"普通高等教育'十五''十一五'国家级规划教材"和"'十二五''十三五''十四五'职业教育国家规划教材",为我国护理、助产专业人才培养做出卓越的贡献!

根据教育部和国家卫生健康委员会关于新时代职业教育和护理服务业人才培养相关文件精神要求,在全国卫生职业教育教学指导委员会指导下,组建了新一届教材建设评审委员会启动第四轮修订工作。新一轮修订以习近平新时代中国特色社会主义思想为指引,全面落实党的二十大精神进教材相关要求,坚持立德树人,对接新时代健康中国建设对护理、助产专业人才培养需求。

本轮修订的重点:

1. **秉承三基五性** 对医学生而言,院校学习阶段的学习是一个打基础的过程。本轮教材修订工作秉承人民卫生出版社国家规划教材建设"三基五性"优良传统,在基本知识、基本理论、基本技能三个方面进一步强化夯实医学生基础。整套教材从顶层设计到选材用材均强调思想性、科学性、先进性、启发性、适用性。在思想性方面尤其突出新时代育人导向,各教材全面融入社会主义核心价值观,体现"敬佑生命、救死扶伤、甘于奉献、大爱无疆"的卫生与健康工作者精神,将政治素养和医德医技培养贯穿修订、编写及教材使用全过程。

2. **强化医教协同** 本套教材评审委员会和编写团队进一步增加了临床一线护理专家,更加注重吸收护理业发展的新知识、新技术、新方法以及产教融合新成果。评委会在全国卫生职业教育教学指导委员会指导下,在加强顶层设计的同时注重指导各修订教材对接最新专业教学标准、职业标准和岗位规范要求,更新包括疾病临床治疗、慢病管理、社区护理、中医护理、母婴护理、老年护理、长期照护、康复促进、安宁疗护以及助产等在内的护士执业资格考试所要求的全部内容,力求使院校教育、毕业后教育和继续教育在内容上相互衔接,凸显本套教材的协同性、权威性和实用性。

3. **注重人文实践** 护理工作的服务对象是人,护理学本质上是一门人学,而且是一门实践性很强的科学。第四轮修订坚持以学生为本,以人的健康为中心,注重人文实践。各教材围绕护理、助产专业人才培养目标,将知识、技能与情感、态度、价值观的培养有机结合,引导学生将教材中学到的理论、方法去观察病情、发现问题、解决问题,在加深学生对理论的认知、理解和增强解决未来临床实际问题的能力的同时,更加注重启发学生从心灵深处自悟、陶冶灵魂,从根本上领悟做人之道。

4. **体现融合创新** 当前以信息技术、人工智能和新材料等为代表的新一轮科技革命迅猛发展,包括护理学在内的多个学科呈深度交叉融合。本套教材的修订与时俱进,主动适应大数据、云计算和移动通讯等新技术新手段新方法在卫生健康和职业教育领域的广泛应用,体现卫生健康及职业教育与新技术的融合成果,创新教材呈献形式。除传统的纸质教材外,本套教材融合了数字资源,所选素材主题鲜明、内容实用、形式活泼,拉近学生与理论课和临床实践的距离。通过扫描教材随文二维码,线上与线下的联动,激发学生学习兴趣和求知欲,增强教材的育人育才效果。

全套教材包括主教材、配套教材及数字融合资源,分职业基础模块、职业技能模块、人文社科模块、能力拓展模块、临床实践模块5个模块,共47种教材,其中修订39种,新编8种,供护理、助产2个专业选用。

序号	教材名称	版次	所供专业	配套教材
1	人体形态与结构	第2版	护理、助产	√
2	生物化学	第2版	护理、助产	√
3	生理学	第2版	护理、助产	√
4	病原生物与免疫学	第4版	护理、助产	√
5	病理学与病理生理学	第4版	护理、助产	√
6	正常人体结构	第4版	护理、助产	√
7	正常人体功能	第4版	护理、助产	
8	疾病学基础	第2版	护理、助产	
9	护用药理学	第4版	护理、助产	√
10	护理学导论	第4版	护理、助产	
11	健康评估	第4版	护理、助产	√
12	基础护理学	第4版	护理、助产	√
13	内科护理学	第4版	护理、助产	√
14	外科护理学	第4版	护理、助产	√
15	儿科护理学	第4版	护理、助产	√
16	妇产科护理学	第4版	护理	
17	眼耳鼻咽喉口腔科护理学	第4版	护理、助产	√
18	母婴护理学	第3版	护理	
19	儿童护理学	第3版	护理	
20	成人护理学(上册)	第3版	护理	
21	成人护理学(下册)	第3版	护理	
22	老年护理学	第4版	护理、助产	
23	中医护理学	第4版	护理、助产	√
24	营养与膳食	第4版	护理、助产	
25	社区护理学	第4版	护理、助产	
26	康复护理学基础	第2版	护理、助产	
27	精神科护理学	第4版	护理、助产	
28	急危重症护理学	第4版	护理、助产	

序号	教材名称	版次	所供专业	配套教材
29	妇科护理学	第2版	助产	√
30	助产学	第2版	助产	
31	优生优育与母婴保健	第2版	助产	
32	护理心理学基础	第3版	护理、助产	
33	护理伦理与法律法规	第2版	护理、助产	
34	护理礼仪与人际沟通	第2版	护理、助产	
35	护理管理学基础	第2版	护理、助产	
36	护理研究基础	第2版	护理、助产	
37	传染病护理	第2版	护理、助产	√
38	护理综合实训	第2版	护理、助产	
39	助产综合实训	第2版	助产	
40	急救护理学	第1版	护理、助产	
41	预防医学概论	第1版	护理、助产	
42	护理美学基础	第1版	护理	
43	数理基础	第1版	助产、护理	
44	化学基础	第1版	助产、护理	
45	信息技术与文献检索	第1版	助产、护理	
46	职业规划与就业指导	第1版	助产、护理	
47	老年健康照护与促进	第1版	护理、助产	

数字内容编者名单

主　编　张连辉　邓翠珍　梅运飞

副主编　陈荣凤　马国平　付能荣　李宗花　赵国琴

编　者（按姓氏笔画排序）

马国平（菏泽医学专科学校）

邓翠珍（邵阳学院）

申世玉（济南护理职业学院）

付能荣（四川护理职业学院）

吕海琴（河南护理职业学院）

朱　蓓（江苏医药职业学院）

刘朝霞（襄阳市中医医院）

安晓妤（黔南民族医学高等专科学校）

李沛霖（邵阳学院）

李宗花（长春医学高等专科学校）

张　宏（大庆医学高等专科学校）

张连辉（襄阳职业技术学院）

陈荣凤（上海健康医学院）

赵国琴（江西卫生职业学院）

姜美霞（哈尔滨医科大学附属肿瘤医院）

高　颖（天津医学高等专科学校）

高欢玲（山西医科大学汾阳学院）

梅运飞（襄阳职业技术学院）

崔德花（曲靖医学高等专科学校）

詹文娴（上海建桥学院）

潘彦彦（黑龙江护理高等专科学校）

穆晓云（中国医科大学护理学院）

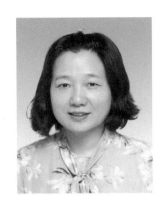

张连辉　教授,襄阳职业技术学院教务处副处长。主讲常用护理技术、护士基本素养等课程;主持的课程常用护理技术先后建成湖北省省级精品课程、国家精品课程、国家精品资源共享课程;主编《基础护理学(第3版)》《基础护理学(第4版)》等4部教材,副主编6部;主持湖北省省级及以上教科研项目4项,获得省级教学成果二等奖1项、三等奖1项。

兼任中华护理学会院校教育工作委员会专家库成员,全国高职高专护理专业教材评审委员会委员,全国护理学专业考试用书专家指导委员会秘书长,湖北省护理学会理事,襄阳市护理学会副理事长、护理教育专业委员会主任委员。

寄语:

护理专业的同学们要学会敬畏生命。既要敬畏他人生命,具备医道仁心,关爱他人生命,真正成为救死扶伤的美丽天使;还要敬畏自己的生命,多加强身体锻炼,养成良好的习惯,拥有强健的体魄!

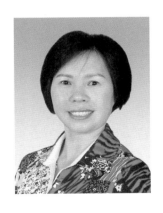

邓翠珍　教授,邵阳学院护理学院院长,湖南省普通高等学校教学名师,获湖南省普通高等教育教学成果奖二等奖1项、三等奖2项,主持省厅级科研和教改课题11项,在省级及以上杂志发表论文20余篇,主编国家级规划教材7部,担任湖南省普通高等学校特色专业——护理专业负责人、湖南省普通高等学校十二五综合改革试点专业——护理专业负责人、湖南省教育科学高职高专护理人才培养研究基地首席专家、湖南省普通高等学校省级精品课程基础护理学负责人;兼任全国医学高职高专教育研究会护理教育分会常务委员、全国高职高专护理专业教材评审委员会委员、全国护理学专业考试用书专家指导委员会委员、湖南省高等教育省级教学成果奖评审专家、湖南省医学教育科技学会护理教育专业委员会副主任委员。

寄语:

黎明即起,孜孜为善,愿同学们珍惜时光、打牢基础,不负生命之重托。

　　基础护理学是高等职业教育护理类专业的核心课程之一,主要培养学生完成临床护理和社区护理中最常见的护理技术,是临床护理课程的基石。通过本课程的学习,同学们将系统掌握护理专业的基本知识、基本技能,培养高尚的职业道德,为继续学习其他专业课程奠定坚实的基础。第3版《基础护理学》是"十二五"职业教育国家规划教材之一,出版已经4年,受到国内高职院校师生和临床各级医院护理人员的高度评价,因此第4版教材的编写团队深感责任重大,以高度的责任心完成了本次修订。

　　本教材全面落实党的二十大精神进教材要求,以高等职业教育护理类专业高技术技能型人才培养目标为指导,重点培养学生具有人道、博爱、奉献的职业道德和创新精神;以护理岗位能力需求和全国护士执业资格考试要求为核心,以"必需、够用"为原则,科学、合理设计教材内容。运用现代护理方法,以护理程序为主线,注重学生职业素质的培养。

　　全书共分15章,配有视频50余个、图片近200幅。内容包括医院和住院环境、入院和出院护理、舒适与安全、医院感染的预防和控制、清洁护理、生命体征的观察与护理、饮食护理、排泄护理、药物疗法与过敏试验法、静脉输液和输血、冷热疗法、标本采集、病情观察和危重病人的抢救技术、临终病人的护理、医疗与护理文件记录。

　　本教材编写过程中,严格遵循了继承性与创新性相结合的原则。与第3版教材相比,第4版教材主要有三个变化:一是教材内容更新:本着与行业新标准、新技术、新方法对接的原则,部分章节变化较大,如第四章医院感染的预防和控制"清洁、消毒、灭菌"中"消毒标准和质量标准"部分;第五章清洁护理中的"压疮的预防及护理"部分。二是教材结构更新:"心肺复苏技术"部分调整到《急救护理学》中;"小儿静脉输液"部分调整到《儿科护理学》中;原第十四章病情观察和危重病人的抢救中"氧气吸入技术、吸痰技术"部分提前到第六章生命体征的观察与护理中;"休息与活动"部分整合到第三章舒适与安全。三是教材资源展示形式新颖:每章内容均设计有章节课件、操作视频、临床新技术与新设施及设备图片集、课后思考题思路解析等,全部采用二维码扫描形式附于教材中对应位置,有助于教师的教和学生的学。

　　本教材由全国18所高职高专院校的20名护理专业教师和2名三级甲等医院的临床一线护理专家合作编写完成。在编写过程中,这支编写队伍团结协作、严谨求实、精益求精;并得到了所有编者所在单位领导和同事的大力支持和帮助,在此致以诚挚的谢意!

　　尽管我们在教材的编写过程中付出了辛苦和努力,但由于水平和能力有限,教材中难免有疏漏之处,恳请使用本教材的广大师生和读者惠予斧正。

教学大纲
(参考)

张连辉　邓翠珍

2023 年 10 月

目　录

第一章　医院和住院环境

 学习目标

1. 掌握医院物理环境设置的具体要求。
2. 熟悉医院的社会环境及人体力学原理在护理工作中的应用。
3. 能根据病人情况为其准备舒适的病人床单位,并在操作中运用人体力学原理。
4. 了解医院的概念、性质、任务、种类和医院的组织机构。
5. 具有严谨求实的工作态度,对病人关心体贴,确保安全。

医院是以向人提供医疗和护理服务为主要目的的医疗机构。随着医学模式的转变,医院的功能也发生了相应的转变,由单纯的治疗疾病转向为具有预防、治疗、保健、康复等多种功能的健康服务。现代化医院最重要的特征是以服务对象为中心,护理服务对象不仅包括患病的人,也包括健康的人;服务内容不仅涉及人的生理、心理、社会、精神、文化等多个层面,还涉及人生命周期的各个阶段;服务场所由医院逐步向家庭、社区、学校、工厂等范围扩展。

医院环境是医院综合实力的外在体现,它影响人们对医院的心理认同和综合评价,且在一定程度上反映出医院管理者的管理水平和医院未来的发展潜力。医院作为提供医疗和护理服务的重要场所,环境的安排和布置都要以服务对象为中心。良好的医院环境对人产生积极的影响,对健康具有促进作用,是病人身心健康的重要保证。提供安全、舒适的休养环境是护士的重要职责之一。

第一节　医　　院

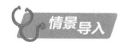 **情景导入**

情景描述:

某医院门诊接诊了一名72岁的男性病人。该医院是一所省医科大学的附属医院,有床位1500张,分科较细。该病人来到内科分诊台时,主诉近期出现右侧肢体活动不便、视物模糊。

请问:

1. 该医院是属于哪种类型的医院?
2. 内科分诊护士应怎样对该病人进行分诊?
3. 病人在候诊过程中护士应该做哪些护理工作?

1

一、医院的概念

医院是对广大民众或特定人群进行防病治病的场所,是提供诊治和护理服务的医疗卫生机构。医院配有一定数量的病床设施、医务人员和必要的医疗设备。

二、医院的性质与任务

(一) 医院的性质

根据1982年1月12日原卫生部颁布实施的《全国医院工作条例》,医院的基本性质是:"医院是治病防病,保障人民健康的社会主义卫生事业单位,必须贯彻国家的卫生工作方针政策,遵守政府法令,为社会主义现代化建设服务"。

(二) 医院的任务

《全国医院工作条例》在阐明医院性质的同时,还明确了医院的任务:"以医疗工作为中心,在提高医疗质量的基础上,保证教学和科研任务的完成,并不断提高教学质量和科研水平。同时做好扩大预防,指导基层和计划生育的技术工作"。

1. 医疗工作　医院的主要任务是医疗工作。医疗工作以诊治和护理两大业务为主体,并与医技部门密切配合形成医疗团体,为病人提供优质的医疗和护理服务。门诊、急诊是医疗工作的第一线;住院医疗是针对危重、疑难、复杂等病人进行的诊治和护理;康复医疗是运用物理、心理等方法,消除和减轻人的功能障碍,弥补和重建人的功能缺失,设法改善和提高人的各方面功能。

2. 教育教学　医学各个专业教育都包括学校教育和临床实践两个阶段,医院为医学生提供了临床实践的场所,目的是加强理论联系实际,提高临床实践技能。同时医学教育的一个显著特点是终身教育制,在提高学校教育质量的同时,加强专业培训制度化、规范化的工作,使毕业后教育成为医学生毕业后都必须接受的一种医学正规教育制度。因此,医院也是在职人员接受继续教育的场所,目的是更新知识,提高业务技术水平。

3. 科学研究　许多临床问题是科学研究的主要课题,因此医院是医学科学发展的重要基地,承担了科学研究的工作。通过开展科研工作,一方面可以解决临床上的各种疑难问题,推动医学科学的发展;另一方面也可将科研成果应用到教学中,促进医学教学的发展。

4. 预防保健和社区卫生服务　除了上述各项任务外,医院还是人民群众的卫生保健中心,承担着各级预防保健和社区卫生服务的工作。如进行健康教育、健康咨询、疾病普查、指导优生优育、倡导健康生活方式等工作,加强人民群众的自我保健意识及提高生活质量。

三、医院的种类

根据分类方法的不同,可将医院划分以下类型。

(一) 按收治范围分类

可分为综合性医院和专科医院。

1. 综合性医院　指设有一定数量的病床且分科全面,一般设有内科、外科、妇产科、儿科、五官科、皮肤科、肿瘤科、传染科、中医科等各类疾病的诊疗科室,还配备有药剂、检验、影像等医技部门,并配有相应的医务人员和设备。综合性医院除了医疗之外还具有教学、科研、预防保健等功能。

2. 专科医院　指主要针对某种疾病或某些器官的疾病专门而设的医院,如肿瘤医院、传染病医院、结核病防治院、精神卫生中心、口腔医院、眼科医院、妇产科医院、职业病防治院、康复医院等。

(二) 按特定任务分类

根据特定任务和特定服务对象可将医院分为企业医院、军队医院、医学院校附属医院等。

(三) 按所有制分类

根据所有权不同可将医院分为全民所有制医院、集体所有制医院、个体所有制医院、股份制医院和中外合资医院等。

(四) 按医院分级管理办法分类

医院分级管理就是按照医院不同的任务与功能、设施条件、医疗服务质量和管理水平、技术建设水平等进行综合评价,将医院划分为三级(一、二、三级)十等(每级设甲、乙、丙三等,三级医院增设特等)。

1. **一级医院** 是直接向有一定人口的社区提供预防、医疗、保健和康复服务的基层医疗卫生机构,是我国三级医疗结构的基础。病床数量一般在20~100张以内,如农村乡、镇卫生院,城市街道卫生院等。

2. **二级医院** 是向多个社区提供全面的医疗、护理、预防保健服务的卫生机构,并能承担一定的教学、科研任务及指导基层卫生机构开展工作的地区性医院。病床数量一般在100~500张,如一般市、县医院,省、直辖市的区级医院和一定规模的企事业单位、厂矿等的职工医院。

3. **三级医院** 是向跨地区、省、市及全国范围提供医疗卫生服务的机构,是国家高层次的医疗卫生机构。一般是省或全国的预防、医疗、教学和科研相结合的技术中心,直接提供全面的医疗护理、预防保健和高水平的专科服务,同时指导一、二级医院的医疗工作。病床数量一般在500张以上,如国家、省、市直属的大医院、医学院的附属医院等。

(五) 按经营目的分类

分为非营利性医院和营利性医院。

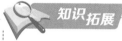

医疗卫生服务体系机构设置

医疗卫生服务体系主要包括医院、基层医疗卫生机构和专业公共卫生机构等(见下图)。医院分为公立医院和社会办医院。其中,公立医院分为政府办医院(根据功能定位主要划分为县办医院、市办医院、省办医院、部门办医院)和其他公立医院(主要包括军队医院、国有和集体企事业单位等举办的医院)。县级以下为基层医疗卫生机构,分为公立和社会办两类。专业公共卫生机构分为政府办专业公共卫生机构和其他专业公共卫生机构(主要包括国有和集体企事业单位等举办的专业公共卫生机构)。根据属地层级的不同,政府办专业公共卫生机构划分为县办、市办、省办及部门办四类。

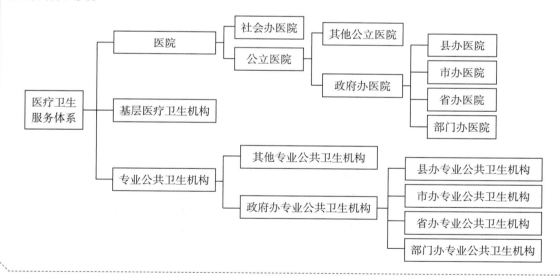

四、医院的组织机构

目前我国医院的组织机构是按照原国家卫生和计划生育委员会统一颁布的"综合医院组织编制原则"为依据而设置的。各个医院的组织机构基本相似,实行院长负责制。大致可分为:行政后勤部门、诊疗部门和辅助诊疗部门(图1-1)。各部门之间分工明确,各尽其责,并且相互协调,相互合作。

医院的护理组织机构有两种形式:300张床位以上的医院要求设立护理部,实行"护理部主任—科护士长—病区护士长"三级管理体系;300张床位以下的医院要求由总护士长负责,实行"总护士长—

组图:医院的组织机构

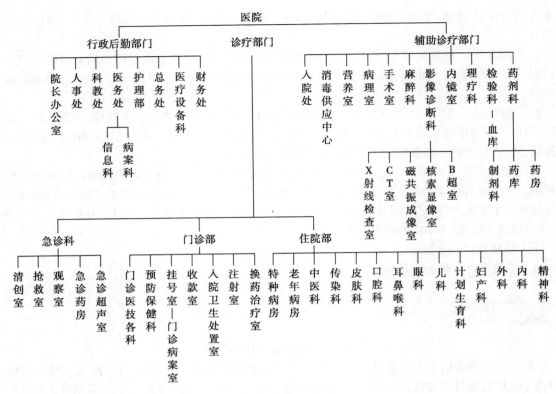

图 1-1 医院的组织机构

病区护士长"二级管理体系。

五、医院业务科室的设置和护理工作

(一)门诊部

门诊部作为医疗工作的第一线,是医院重要的服务窗口,集诊查、治疗、处置、科研教学、心理咨询、卫生宣教、计划免疫及行政管理于一体的功能部门。门诊部的工作直接反映医院的服务质量与水平,因此,门诊部的医护人员应努力为病人提供优质的服务和就医环境。

1. 门诊部的特点与设置要求 门诊部具有病人数量多、分布不均、流动性强、人员杂、病种多、就诊时间短、病情观察受限、诊疗环节复杂等特点,同时还具有病人要求多、投诉多、医生连续性差、风险大等特点。这就要求医院门诊部的设置要充分体现"以病人为中心"的服务理念,具体措施如下:

(1)优化就诊流程,就诊流程清晰明了,标识醒目。

(2)门诊的候诊和就诊环境设置以方便病人为目的,门诊科室分布指示清晰,诊疗部门布局合理,同时保持环境的整洁、安静、舒适,并配备绿色植物。

(3)增加便民措施,如在相应区域配置电脑查询机、自动提款机、简易商店等。

(4)医务人员应仪表整洁规范,以建立病人对医院的信任感和安全感,并营造一种愉快、温馨的就医氛围,同时应改变导医传统的被动模式,接诊病人时应主动热情。

2. 门诊部的环境布局要求 门诊部设有与各科室相对应的诊室,并设有咨询处、挂号处、收费室、候诊室、治疗室、输液室、手术室、换药室、化验室、药房等。诊室内配备诊查床,床边设有遮隔设备,室内设有洗手池和诊断桌,诊断桌上放置各种检查用具、化验单、检查申请单、处方等。治疗室内备有各种抢救物品和设备,如吸氧装置、电动吸引器、除颤仪等,各种物品应分类放置。

随着社会的不断发展和人们就医观念的改变,医院门诊的就医环境愈来愈受到人们的重视,因此加强医院门诊环境的建设和管理是医院人性化服务建设的重中之重。

3. 门诊部的护理工作

(1)预检分诊:预检分诊工作应由经验丰富的护士担任,应做到先预检分诊后挂号就诊。门诊护士应热情接待病人,在简明扼要询问病史、观察病情和护理体检的基础上,对病人进行初步的评估,判断病情的轻重缓急和隶属专科,给予合理的分诊和挂号指导。对疑似传染病或传染病的病人实行严格的隔离措施,防止传染病的扩散传播。

(2) 组织候诊与就诊:病人挂号后,应分别到各科门诊候诊室等候就诊。为保证病人候诊和就诊顺利,尽可能缩短病人候诊时间,维持好诊疗秩序,护士应做好以下护理工作:

1) 做好开诊前的准备工作:整理候诊厅和各诊疗室的环境、保持适宜的温度和湿度,准备好诊疗所需的用物并保证其性能良好。

2) 分开并整理初诊和复诊病历,收集整理各种化验单和检查报告单。

3) 维持良好的候诊环境和诊疗环境,指导病人按挂号顺序有序就诊,如遇高热、剧痛、呼吸困难、出血、休克等病情加重的病人,护士应立即安排其就诊或送急诊处理。对病情较重或年老体弱的病人,可适当调整就诊顺序,让其提前就诊。

4) 密切观察候诊病人的病情变化,根据病情测量病人的体温、脉搏、呼吸、血压等,并记录在门诊病历上。

5) 必要时可协助医生进行诊查工作。

6) 需要时指导病人正确留取各类标本,耐心解答病人及家属提出的相关疑问。

7) 就诊结束后及时整理用物、检查并关闭门窗和电源。

(3) 健康教育:护士可以利用候诊时间对病人开展健康教育,根据就诊专科的特点和性质,耐心、热情地向病人介绍该专科常见病、多发病的预防、治疗及康复等相关知识。护士可以采取形式多样的健康教育方式,如健康教育小手册、图片、视频、口头语言等。

(4) 治疗工作:根据医嘱执行需在门诊进行的治疗,如注射、换药、导尿、灌肠、穿刺、引流等,应严格遵守查对制度和操作规程,及时、准确地给门诊病人实施治疗,确保治疗的安全有效。

(5) 消毒隔离:门诊是病人的集散地,病种多而复杂,人群流动性大,容易发生交叉感染,因此要认真做好消毒隔离工作。要按规定对门诊部的空间、地面、墙壁、桌椅、扶手、诊查床、平车、轮椅等定期进行严格的清洁和消毒处理,医疗垃圾分类后及时处理。对传染病病人或疑似传染病病人,应将其分诊到隔离门诊就诊,并按规定做好疫情报告工作。

(6) 保健工作:经过相关培训的护士可直接参与各类保健门诊的咨询、健康体检、疾病普查、预防接种等保健工作。

(二) 急诊科

急诊科是医院的独立科室,是抢救危、急、重症病人的重要场所,对病情危及生命的病人或意外灾害事件提供快速、高效的医疗服务,是构成城市急救网络的基本组成部分,在医疗服务体系中占有重要的地位。

1. 急诊科的特点与设置要求 急诊科的特点是危、急、重症病人多、时间紧、周转快等,这就要求医院合理安排人力和物力资源,配备经过专业培训、能胜任急诊工作的医务人员,对从事急诊工作的护士实行定期培训、合格上岗制度;合理配置急救设备和药品。急诊是抢救病人生命的第一线,急诊科的管理应达到标准化、程序化和制度化。急诊科的设置要以方便抢救病人为目的,以最大限度地缩短候诊时间、争取抢救时机、提高抢救效率为原则。具体要求如下:

(1) 急诊科应位于医院的前部或一侧,标志醒目,便于寻找。

(2) 急诊环境应宽敞、明亮、安静、整洁、空气流通。

(3) 各个工作单元布局合理并设有明显标志,路标指向清晰。

(4) 夜间有明显的灯光和快捷通畅的抢救通道。

2. 急诊科的环境布局要求 急诊科一般设有护士站、预检处、诊疗室、抢救室、监护室、留观室、清创室、治疗室、处置室等,并配有挂号室、收费室、药房、急诊化验室、急诊超声室、急诊CT室等,形成一个相对独立的单元,以保证急救工作的顺利实施。

3. 急诊科的护理工作

(1) 预检分诊:护士接待急诊病人后,要通过"一问、二看、三检查、四分诊"的顺序,快速准确地做出判断,并立即通知相关专科医生进行诊治。①如遇危重需要立即展开抢救的病人,应立即通知值班

0102

图片:急诊科的护理工作流程图

医生并送往抢救室,配合医生进行抢救;②如遇患有或疑似患有传染病的病人,应立即将其安排到隔离室就诊;③如遇意外灾害事件,应立即通知护士长和医院相关部门快速启动应急预案并配合救治伤员;④如遇法律纠纷、刑事案件、交通事故等事件,应尽快通知医院保卫部门或直接联系公安部门,保留有效证据,并请家属或陪送者留下,以协助相关部门了解情况。

(2) 抢救工作:包括准备抢救物品和配合抢救。

1) 准备抢救物品:一切抢救药品和物品要求做到"五定",即定品种数量、定点放置、定人保管、定期消毒灭菌和定期检查维修,抢救物品的完好率要求达到100%。所有护士都必须熟练掌握抢救物品和设备的性能和使用方法。

抢救物品包括一般物品、无菌物品、急救药品、抢救设备和通讯设备。①一般物品主要有:听诊器、血压计、开口器、压舌板、舌钳、吸氧管、吸痰管、胃管、止血带、手电筒、输液架等;②无菌物品主要有:各种急救包、穿刺包、各种无菌敷料包、各种无菌手术包、气管插管包、导尿包、各种型号的注射器、输液器、输血器、无菌手套等;③急救药品主要有:中枢神经兴奋剂、强心剂、利尿剂、血管扩张剂、抗心律失常药、拟肾上腺素药、镇痛镇静剂、抗胆碱药、止血药等,此外还有解毒药、纠正水、电解质紊乱及调节酸碱平衡失调的药物等;④抢救设备主要有:氧疗设备、负压吸引设备、多功能生命体征监测仪、电除颤器、心脏起搏器、简易呼吸器、呼吸机、超声波诊断仪、洗胃机、心电图机、血气分析仪、血液净化仪、体外起搏器、输液泵、注射泵、肠内营养输注泵及各种急救用具等;⑤通讯设备主要有:电话、传呼系统、对讲机等。

2) 配合抢救:急诊护士应积极配合医生进行以下抢救工作:①严格按急诊服务流程与规范实施抢救:在医生到达之前,护士应根据病人病情做出初步判断,并立即实施必要的紧急处理,如保持呼吸道通畅、进行人工呼吸、胸外心脏按压、给氧、吸痰、洗胃、止血、配血、固定、建立静脉输液通道等,为病人的抢救争取时间,为医生的治疗收集信息;在医生到达后,护士应立即汇报处理情况,正确执行医嘱(包括口头医嘱),积极配合医生进行抢救,同时密切观察病人病情变化,判断抢救效果,及时为医生提供相关资料;一般情况下,医生不得下达口头医嘱,但抢救急、危、重症病人时可以下达口头医嘱。护士在执行口头医嘱时应当复诵一遍,双方确认无误后方可执行。②做好抢救记录:及时、准确、清晰、规范地做好抢救记录。记录的内容应包括病情变化、抢救时间及措施、参加抢救的医务人员姓名及专业技术职称等,并且一定要注明病人和医生到达的时间,抢救措施落实的时间,急诊病历书写的就诊时间应当精确到分钟。抢救结束后,医生应在规定时间内及时据实补记口头医嘱。③认真执行查对制度:各种急救药品的空瓶须经两人核对无误后才可丢弃,输液和输血的空瓶、空袋应集中按规定放置,以便进行统计和核对。

3) 留院观察:急诊科一般都设有留院观察室,配有一定数量的观察床,以收治暂时不能确诊、不宜搬动、病情危重且暂时住院困难或经过短时间留院观察后可以离院的病人。一般病人的留院观察时间为3~7天。留院观察室的护理工作包括:①对留院观察的病人进行入室登记,建立病案,详细填写各项护理记录,书写病情报告;②加强对留院观察病人的病情观察,及时处理和执行医嘱,做好病人的晨晚间护理和心理护理;③做好留院观察病人及家属的管理工作。

(三) 病区

病区是医务人员为住院病人提供医疗服务的主要功能区,是住院病人在医院接受诊疗、护理及康复休养的主要场所,也是医务人员开展医疗、预防、教学和科研活动的重要基地。病区的设置、布局和管理直接影响医疗护理各项任务的完成和服务质量的高低,因此,护士应为病人创设一个舒适、整洁、安静、安全的物理环境及和谐的社会环境,以促进病人身心健康和保证医院各项任务顺利完成。

1. 病区的设置和环境布局要求　每个病区设有护士站、医生办公室、会议室、医护休息室、值班室、示教室、病室、抢救室、危重病室、治疗室、换药室、配膳室、仓库、浴室、厕所、处置室等。有条件的病区还可设置病人康复室、娱乐室、会客室等。护士站应设在病区的中心位置,并与抢救室、危重病室、治疗室相邻,以方便护士观察重症病人的病情变化及实施抢救。

每个病区最好设置30~40张床位,每间病室设2~4张床位,尽量配备卫生间,也可根据需要设置单间。病床应配有床旁桌椅和遮隔设备,且床间距不少于1m,以利于保护病人隐私和方便治疗护理。除此之外,还应配置中心供氧装置和中心负压吸引装置、呼叫系统、电视、电话、壁柜等。现代化医院建设要求病室向家庭化发展的趋势更有利于病人适应住院环境,促进病人放松和增进病人舒适。

2. 病区的环境管理　病区的环境管理要尽可能体现对病人的人文关怀。具体体现在:①病室墙壁颜色应尽可能选择较柔和的暖色调,有利于病人保持宁静的心情;②及时协助病人更换污染的被服以保持病人床单位的整洁和舒适;③病床之间要有足够的活动空间,避免过分拥挤和狭窄;④医疗仪器和设备要做到定点放置和定专人管理,勤擦拭、勤整理;⑤积极为病人创造和谐的病室气氛,介绍同病室的病人相互认识,鼓励病人之间加强交流,以促进病人的身心康复。

3. 病区的护理工作　病区护理工作的核心是以病人为中心,运用护理程序对病人实施系统化整体护理,为病人提供优质护理服务,满足其生理、心理、精神、文化和社会的需要,促进病人早日康复。主要的护理内容可归纳如下:

(1) 迎接新病人:护士应在接到住院处通知后立即根据病人病情做好接收新病人的所有准备工作,包括准备合适的病人床单位,建立住院病历,必要时准备抢救设备和物品等。

(2) 做好入院之初的护理工作:包括向病人介绍主管医生、主管护士、各种规章制度、病区环境,进行护理体检,书写护理病历,制订护理计划,实施护理措施,评价护理效果等。

(3) 做好住院期间的护理工作:包括正确执行各种医嘱,及时正确实施治疗和护理措施,观察病情变化,评估治疗与护理效果,及时解决病人出现的生理、心理及社会问题,并做好住院病人的各项生活护理和基础护理工作。

(4) 做好出院、转出及死亡病人的护理工作。

(5) 做好病区环境管理工作,避免和消除一切不利于病人身心康复的环境因素。

(6) 开展病区管理、临床教学、培训和护理科研,不断提高临床护理工作的水平和质量。

第二节　住　院　环　境

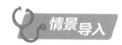
情景导入

情景描述:

病人李某,女,68岁,因呼吸功能减退行气管切开术进行人工呼吸。病人意识清楚,不喜欢病室人多,情绪急躁易怒。

请问:

1. 作为病区护士,你应该如何设置该病人的病室环境?

2. 如果病室湿度过低对此病人有什么影响?

人在生命过程中都有可能会接触到医院环境,而且随着社会经济发展和人们生活质量的提高,人们对医疗护理服务质量的要求也越来越高。人在患病后都希望能得到最佳的医疗护理服务,希望在安全舒适的环境中接受诊疗和休养。医院能否为病人提供良好的治疗性环境,不仅会影响病人在住院期间的心理感受,还会影响病人恢复健康的程度与进程。与此同时,越来越多的医院管理者也意识到医院环境的好坏是影响医疗护理服务质量和病人满意度的重要因素。

提供安全舒适的治疗环境是护士的重要职责之一,环境的安排和布置要以病人为中心,考虑舒适性和安全性,以促进病人的身心康复。

一、病区环境管理

(一)病区环境的特点

良好的病区环境应具备以下特点:

1. 专业的医疗护理服务　医疗护理服务的对象是病人,病人具有生物和社会双重属性。因此,在专业分工越来越精细的同时强调各专业人员团结协作,共同为病人提供高质量的综合服务。由于护理人员在提高医疗护理服务质量中发挥着相对独立的作用,因此现代医院对护理人员专业素质的要求在不断提高,要求其具备扎实过硬的专业理论知识、熟练规范的操作能力和丰富的临床经验,能够科学地护理病人,并在专业发展日新月异的同时能满足病人多方位的健康需求。

2. 安全舒适 医院作为病人治疗疾病、恢复健康的场所,应将满足病人安全的需要放在第一位。病人的安全舒适感来自于:

(1) 舒适的物理环境:包括空间、空气、光线、温度、湿度、噪声等。医院的建筑设计、环境布局、设备配置等应符合相关要求和标准,各种安全设施齐全、性能良好。

(2) 安全的生物环境:因为在治疗性医疗环境中,致病菌及感染源相对密集,容易发生交叉感染。因此应建立完善的医院感染监控系统,健全并执行相关制度,避免医院感染的发生,保证医院生物环境的安全性。

(3) 和谐的社会环境:良好的医患、护患关系能有效地减轻和消除病人的压力,有助于提高治疗效果。因此医护人员应耐心热情地对待病人,积极与病人建立良好的人际关系,为病人营造良好的就医氛围,加强对病人的心理支持,以增加病人的心理安全感。

3. 统一管理 医院的医疗服务面广,分工协作部门多,在"一切以病人为中心"的服务理念指导下,制定医院的规章制度,统一管理,保证病人和工作人员的安全,提高工作效率和服务质量。

4. 特殊的医院文化 医院文化有狭义和广义之分。狭义的医院文化是指医院在长期医疗活动中逐渐形成的以人为核心的价值观念、文化理论、生活方式和行为准则等。广义的医院文化泛指医院主体和客体在长期的医学实践中创造的特定的物质财富和精神财富的总和。适宜的医院文化是构建和谐医患关系的必要条件,医院文化的构建正在由表层的物质文化向深层的精神文化渗透,将"以病人为中心"的服务理念融入到医院管理中是医院文化建设的关键。

(二) 病区环境的调控

病区环境直接影响住院病人的身心舒适和治疗效果,病人都希望能在安全、舒适和优美的环境中接受治疗、护理和休养,因此,创造并维持适宜的医院环境是护士的重要职责。当病区环境不能满足病人身心需要时,护士应积极采取适当措施对其进行调控。病区环境可分为物理环境和社会文化环境两大类。

1. 病区的物理环境 物理环境是医院存在和发展的基础,主要指医院的建筑设计、基础设施以及环境布局等,它是表层的、有形的、具体的,包括工作场所、视听环境、嗅觉环境、诊疗单元、仪器设备等。物理环境是影响病人身心舒适的重要因素,关系到疾病的治疗效果和转归。因此,保持物理环境的整洁、舒适、安全和美观,应从以下几个方面进行调控:

(1) 空间:每个人都需要一个适合其成长、发展及活动的空间,医院在为病人安排住院空间时,必须考虑到病人整体的需求。要尽可能在医院条件允许的情况下,综合考虑病人的病情、不同个体的需要,以保证病人有足够的活动空间,同时方便治疗和护理操作的实施。

(2) 温度(temperature):适宜的温度使病人感觉安宁舒适,有利于病人休息、治疗及护理工作的进行。一般来说,普通病室内适宜的温度是 18~22℃,产房、手术室、新生儿室、老年病室内适宜的温度是22~24℃。室温过高会使神经系统受到抑制,干扰呼吸和消化功能,不利于体热散发,使人烦躁,影响体力恢复;室温过低则使病人畏缩不安、肌肉紧张、缺乏动力,也容易在诊疗护理时受凉。

病室内应配有室温计,以便护士能随时评估和调节室内温度。护士可根据气温变化采取不同的调节措施,如夏季气温过高时,可采用空调或电风扇调节室温,也可打开门窗增加室内空气流通,加快体热的散发,促进病人舒适;冬季除空调外还可采用暖气或其他取暖设备保持合适的室温;此外,护士在实施各种护理措施时应尽可能避免不必要的暴露病人身体,防止病人受凉。

(3) 湿度(humidity):指空气中含水分的程度。病室湿度一般相对湿度,即在一定温度条件下,单位体积的空气中所含水蒸气的量与其达到饱和时含量的百分比。湿度会影响皮肤蒸发散热的速度,从而造成人体对环境舒适感的差异,温度的高低会影响人体对湿度的需要,温度越高,对湿度的需求越低。病室相对湿度以 50%~60% 为宜,湿度过高或过低都会给病人带来不适感。湿度过高,蒸发散热作用减弱,抑制汗液排出,病人感到潮湿、气闷,尿液排出量增加,加重肾脏负担;湿度过低,室内空气干燥,人体蒸发大量水分,可引起口干咽痛、烦渴等不适,对气管切开或呼吸道疾病的病人尤其不利。

病室内应有湿度计,以便护士能随时评估和调节室内湿度。当室内的湿度过低时,可使用加湿器,无条件时,可以在地面上洒水,冬天可在暖气或火炉上安放水槽、水壶等蒸发水汽等以提高室内湿度。当湿度过高时,最好使用空气调节器、除湿器等,无条件时,可通过打开门窗使空气流通以降低湿度。在调节湿度的同时注意病人皮肤的护理,当皮肤潮湿、出汗较多时,应及时给予清洁护理并更换衣服;当皮肤干燥时,可涂抹润肤乳增加湿度,以促进病人的舒适。

(4)通风:通风可促进室内空气流通,保持空气新鲜,并可调节室内的温度和湿度,降低室内空气中二氧化碳及微生物的密度,减少呼吸道疾病的传播。不洁空气易导致呼吸道疾病的传播,而且污浊的空气中氧气含量不足,容易使人出现烦躁、倦怠、头晕和食欲缺乏等。因此,病室应每日定时开窗通风换气。通风效果与通风面积(门窗大小)、室内外温度差、通风时间和室外气流速度有关。一般通风30分钟即可达到完全置换室内空气的目的。通风时应避免对流风直接吹到病人,冬季通风时应注意保暖。

(5)噪声(noise):指能使人产生生理和心理不适的一切声音,凡是不想听、不悦耳,使人生理及心理产生不舒服的音响都属于噪声。一般来说,在健康状态下,人需要一定的声音刺激,但当健康状况不佳时,人适应噪声的能力减弱,少许噪声也会影响病人情绪,影响其休息和睡眠。衡量噪声强度的单位是"分贝"(dB),根据世界卫生组织规定的噪声标准,病区白天较适宜的噪声强度是35~40dB。我国环境保护部2008年发布的《社会生活环境噪声排放标准》中规定,医院病室白天噪声应控制在40dB以下,夜间控制在30dB以下。噪声会影响人的身心健康,严重的噪声会引起听力损害甚至能造成听力的丧失。噪声的危害程度取决于强度大小、频率高低、持续时间和个人耐受性。噪声强度在50~60dB时就能产生相当的干扰;长时间处于90dB以上的环境中,能导致耳鸣、血管收缩、血压升高、肌肉紧张,以及出现头痛、失眠、焦躁等症状;突发性噪声,如爆炸声、鞭炮声、警报声等,虽然持续时间短,但当强度高达120dB以上时,可造成高频率的听力损害,甚至永久性耳聋。

作为护士应尽可能为给病人创造一个安静的环境,虽然周围环境中的噪声有时并非护士所能控制的,但病区工作人员可以做到"四轻"以减少噪声,"四轻"即说话轻、走路轻、操作轻、关门轻。

1)说话轻:说话声音不可太大,工作人员应评估自己的音量并保持适当的音量。但也不可耳语,避免病人产生怀疑、恐惧与误会。

2)走路轻:应穿软底鞋,走路时脚步要轻巧,防止发出不悦耳的声音。

3)操作轻:操作时动作要轻,整理物品时应避免相互碰撞,推车的轮轴应定期检查并滴注润滑油,桌椅脚应钉橡胶垫,以减少因摩擦而发出的声音。

4)关门轻:病室的门窗应定期检查维修,开关门窗时,随时注意轻开轻关,以避免产生不必要的噪声。

除此之外,护士还应向病人及其家属宣传保持病室安静的重要性,以取得他们的理解和配合,共同为病人创造一个安静的休养环境。

同时过于安静的病室环境容易使病人产生孤寂感,可鼓励病情较轻及恢复期的病人使用带耳塞的收音机或随身听,随时收听新闻、音乐及各种信息,以丰富病人的住院生活。

(6)光线:病室采光有自然光源和人工光源两种,护士可根据不同情况的需要以及不同病人对光线的需求进行调节。

自然光源即指阳光,阳光是维持人类健康的要素之一,当阳光照射到人体,会通过皮肤感受器和视觉分析器作用于中枢神经系统,经反复的反射作用调整人体各器官和组织的生理功能,促进身体健康。阳光中的红外线、可见光、紫外线等都具有很强的生物学作用。适当的阳光照射能使照射部位温度升高、血管扩张、血流加速,改善皮肤和组织的营养状况,使人食欲增加,心情愉快。阳光中的紫外线具有杀菌作用,并可促进人体内维生素D的合成。同时,光线的变化能减少病人与外界的隔离感。因此,护士应经常开启门窗、打开窗帘以使阳光能照进病室或协助病人去室外接受阳光照射,但应避免阳光直接照射病人眼睛,以防引起目眩。

为了满足病室夜间照明及保证特殊检查和治疗护理的需要,病室必须准备人工光源,可依光源的作用进行设计及调节亮度。抢救室、监护室、楼梯、药柜内的灯光要明亮;普通病室的照明除一般吊灯外还应有地灯或可调节的床头灯,既不干扰病人的睡眠,又可以保证夜间巡视工作的进行。病区还应配有一定数量的立式鹅颈灯,以适用于不同角度的照明,为特殊诊疗提供方便。

(7) 装饰:优美的环境使人感觉舒适愉快。病室的布置应以简洁美观为主,这样不但可以增进病人身心舒适,而且可以使病人精神愉悦。现代医院可以根据各病室的不同特点来设计不同的颜色,应用到病室的墙壁、挂画、窗帘、被单、护士服等,不仅可以促进病人的身心舒适,还可产生积极的治疗效果。如手术室可选用绿色或蓝色装饰,使病人安静、产生信任;儿科病室可采用暖色系与卡通图片装饰,减轻儿童的恐惧感。不同颜色的作用有:绿色使人有清凉感,适用于发热的病人;灰色和蓝色有安抚镇静的功能;黄色有刺激兴奋的作用,对抑郁症病人常可产生疗效;蓝绿色可令人注意力集中。其次病室走廊还可适当挂一些装饰画、摆放一些绿色植物、花卉盆景等以美化环境。此外在病室的周围栽种树木、草坪和修建花坛、摆放桌凳等,供病人休息、散步和观赏。

2. 社会文化环境　医院良好的社会文化环境是医院文化建设的重要载体和表现形式,是医院提供人性化服务和落实“一切以病人为中心”理念的具体体现。病区是社会的一个特殊组成部分,对初次住院的病人来说,病区的陌生人际关系和规章制度会使之感到不适应,产生不良的心理反应。因此护士应帮助病人尽快转变角色以适应病区环境。

(1) 人际关系(interpersonal relationship):是在社会交往过程中形成的、建立在个人情感基础上的彼此为寻求满足某种需要而建立起来的人与人之间的互相吸引或排斥的关系。在医院环境中,人际关系具有重要的作用,它可以间接或直接地影响病人的身心健康。对住院病人来说,重要的人际关系包括护患关系、病友关系和病人与家属的关系。

1) 护患关系:护患关系是在护理工作中,护士与病人之间产生和发展的一种工作性、专业性和帮助性的人际关系。彼此尊重和相互信任的护患关系有利于护理工作的正常进行和病人的身心健康。因此,在具体的医疗护理活动中,护士要对所有病人一视同仁,一切从病人的利益出发,尊重病人的人格和权利,满足病人的身心需求;同时,病人也应该尊重护士的职业和劳动,在诊疗护理工作中尽力与护士配合,充分发挥护理的效果,争取早日康复。

护士在护患关系中处于相对主动的地位,因此护患之间的相互影响力是不平衡的。处于主导地位的护士行为会直接影响着护患关系的好坏,为建立良好的护患关系,护士应做好以下几个方面:①语言:语言是特别敏感的刺激物,能影响人的心理及整体状况,甚至影响到人的健康,可作为生理和心理的治疗因素,也是心理护理的重要手段。护士应善于运用语言,要根据病人的年龄、个性和心理特征调整说话的语气和方式,以发挥语言的积极作用。与病人进行有效的语言沟通不仅可以获取病人真实完整的心理状况,同时还能为病人提供良好的情感支持,得到病人的信任,促进良好护患关系的建立。②行为举止:人的行为是在思想支配下的活动,是思想的外在表现。在护理活动中,护士的行为及技术操作常受到病人的密切关注,是病人对自身疾病和治疗效果认识的重要信息来源。因此,在护理活动中,护士要精神饱满、着装得体、举止大方、亲切自然,操作时做到轻、快、稳、准,消除病人的疑虑,带给病人心理上的安慰。③情绪:情绪有很大的感染力,护士积极的情绪可使病人开朗乐观,消极的情绪会使病人变得焦虑悲观。因此,护士要学会在自我情绪认知的基础上控制情绪,掌握情绪调整的方法,寻找正确的压力释放途径,及时将不良情绪进行转移和宣泄,时刻以积极的情绪去感染病人,为病人提供一个积极乐观、心身愉悦的心理环境。④工作态度:护士的工作态度对病人的身心健康和护患关系的发展具有重要影响。在护理工作中,护士应以认真负责的工作态度使病人获得安全感和信赖感,同时真诚、友善、热情的态度可使病人感到温暖并获得支持。

2) 病友关系:共同的住院生活使病友们自然地形成了一个新的社会环境,在共同的治疗和康复生活中相互影响。积极的病室群体气氛中,同病室病友之间相互照顾、相互帮助,并交流疾病的治疗、护理常识和生活习惯等,有利于消除病人的陌生感和不安全感;而消极的病室群体气氛中,同病室病友之间交往较少,彼此缺乏关照,病人会感到寂寞、孤独。护士是病人群体氛围的调节者,有责任协助病友之间建立良好的情感交流,引导病室内的群体气氛向着积极的方向发展,善于觉察某些消极情绪的出现并能耐心解释和正确引导。

3) 病人与家属的关系:家属是病人最重要的社会支持系统。家属对病人病情的关心与理解以及对病人的心理支持,可增强病人战胜疾病、恢复健康的信心和勇气。因此,护士应多与病人家属沟通,共同做好病人的身心护理,满足病人的身心需要。

(2) 规章制度:医院的各种规章制度是依据国家相关部门有关医院管理的各项规定并结合每个医院自身特点所制定的规则,主要有入院须知、探视制度、陪护制度等。合理的规章制度既能保证医疗护理工作的正常运行,又能预防和控制医院感染的发生,为病人创造一个良好的休养环境。但医院的规章制度对病人而言,在一定程度上是一种约束,会对病人产生一定的不良影响。因此,护士应协助病人熟悉医院的各项规章制度,具体应做到如下措施:

1) 耐心解释,取得理解:护士应向病人及其家属解释每一项规章制度的内容和执行各项规章制度的必要性和意义,以取得病人及其家属的理解和主动配合,从而自觉遵守各项规章制度。

2) 维护病人的自主权:允许病人对周围环境有一定的自主权,在不违反医院规章制度的前提下,尽可能让病人对个人环境拥有一定的自主权,并对其居住空间表示尊重。如护士进入病室前先敲门取得其同意再进入,出来后应关好门;帮助病人整理个人物品和病人床单位时,应先取得病人的同意等。

3) 尊重探视人员:在工作中要让病人切身感受到作为人的自由和尊严。因此,护士要尊重前来探视病人的家属和朋友,家属和朋友可以给病人带来心理上的支持和帮助,满足病人爱和归属的需要。但如果探视时间不恰当,影响到医疗护理工作,则要进行适当的限制和劝阻,并给予解释,以取得病人和探视人员的理解和配合。

4) 尊重病人的隐私权:尊重病人的隐私权是维持良好护患关系的重要保证和取得病人信任与配合的重要条件。因此,护士应当尊重、爱护和关心病人,保护病人隐私。如在为病人做治疗护理时,先应取得病人的同意,并适当遮挡病人,避免不必要的暴露;护士有义务对病人的诊断、检查结果、治疗记录、个案讨论等信息保密。

5) 鼓励病人自我照顾:一般当病人因生活自理能力下降或被限制了活动,生活需要依赖他人照顾时都会存在较重的思想负担。在病情允许的情况下,护士应创造条件并鼓励病人积极参与自我照顾,提高自护能力,增强病人战胜疾病、恢复健康的信心。

二、病人床单位及设置

病人床单位(patient unit)是指医疗机构提供给病人在住院期间使用的设备和家具,是病人在住院期间进行休息、睡眠、治疗和护理等活动的最基本的生活单位。病人大部分时间均在病人床单位内活动,因此护士必须注意病人床单位的安全与整洁,并要有足够的活动空间。

病人床单位(图 1-2)的构成包括病床、床上用品、床旁桌、椅及床上小桌(需要时),另外床头墙壁上配有照明灯、呼叫装置、供氧和负压吸引管道、多功能插座等。

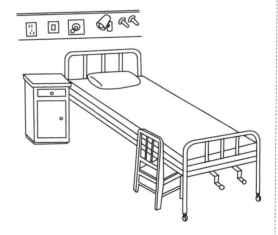

图 1-2　病人床单位构成

组图:病床单位

图片:多功能病床

组图:床上用品

(一) 病床

病床是病室中的主要设备,是病人休息和睡眠的用具。卧床病人的一切活动,如饮食、排泄、活动等都在床上进行,因此病床必须符合实用、耐用、舒适和安全的原则。普通病床(图 1-3)一般长 2m、宽 0.9m、高 0.5m,为床头、床尾可以抬高的手摇式床,以方便病人更换不同的卧位,床的两侧配有床档。临床也可选用多功能病床(图 1-4),根据病人的需要,可以改变床的高低、变换病人的姿势、活动床档,床脚有脚轮,便于移动。

(二) 床上用品

1. 床垫　长、宽与床的规格相同,厚 10cm。包布应选用牢固防滑的布料,垫芯可采用棕丝、棉花、木棉或海绵等,床垫应坚硬,避免承重较大的部位发生凹陷。

2. 床褥　长、宽与床垫的规格相同。包布用棉布制作,褥芯一般用棉花制作,吸水性强。

笔记

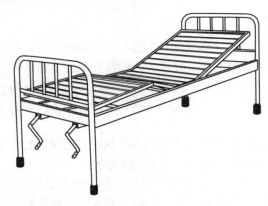

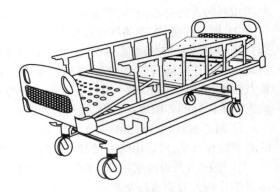

图 1-3　普通病床　　　　　　　　　　　　　图 1-4　多功能病床

组图：床单
位其他设施

3. 枕芯　长 0.6m,宽 0.4m。枕面用棉布制作,内装木棉、人造棉、蒲绒、羽绒等。
4. 棉胎　长 2.3m,宽 1.6m。可用棉花、人造棉、羽绒等。
5. 大单　长 2.5m,宽 1.8m。用棉布制作。
6. 被套　长 2.5m,宽 1.7m。用棉布制作,尾端开口处有系带或拉链。
7. 枕套　长 0.65m,宽 0.45m。用棉布制作。
8. 中单　长 1.7m,宽 0.85m。用棉布制作,亦可使用一次性成品。
9. 橡胶中单　长 0.85m,宽 0.65m。两端均缝制有棉布,棉布长 0.4m。

（三）其他设施
1. 床旁桌　放置在病人床头一侧,可以用于摆放病人日常生活所需的物品或护理用品等(图 1-2)。
2. 床旁椅　病人床单位至少得有一把床旁椅,供病人、探视人员或医务人员使用(图 1-2)。
3. 床上小桌（过床桌）　是可以移动的专用床上桌,不用时可以移走或收放于床尾处。供病人在床上进食、阅读或进行其他活动所用。
4. 床头墙壁上配有照明灯、呼叫装置、供氧和负压吸引管道、多功能插座等(图 1-2)。
5. 天花板上设有轨道、输液吊架,病床之间有隔帘等。

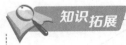
知识拓展

多功能护理床的发展趋势

随着社会老龄化的到来,开发同时适合医院、养老院、居家等使用的智能多功能护理床具有广泛的应用前景。新型多功能护理床的 4 个功能发展趋势:生理参数监护、辅助睡眠、智能控温以及视频通信。

生理参数监测:随着互联网、计算机和生物医学传感技术的不断发展,智能护理床可通过安装在床垫或者床的周围录像录音设备、红外传感设备以及超声传感设备等来获取老人的数据,通过计算机对数据进行处理,提取有关护理床的使用信息和老人的生理参数包括呼吸、脉搏或者体动等。此外,监测到的生理参数可通过无线传感技术传输至服务器或智能手机等终端进行储存和分析,提供给医生,实现远程医疗。

辅助睡眠:智能护理床具备辅助睡眠的功能,例如助眠音乐和轻柔的按摩等,既可营造舒适的睡眠环境,帮助使用者更快入睡,进入深度睡眠,又可缓解使用者的身心疲劳,实现睡眠养生。

智能控温:护理床的智能控温可以做到加热、降温或者两者兼顾,将有效提高老人的舒适感,并帮助医生更加准确地达到康复或治疗所需的温度。

视频通讯:视频通讯是一个不影响子女正常工作生活、又能满足老人经常见到子女的方法。

三、铺床法

病人床单位要保持整洁,床上用物需要定期更换。铺床法的基本要求是平、整、紧,达到舒适、安全、实用和耐用的目的。常用的铺床法有备用床、暂空床和麻醉床。护士在进行铺床操作时应运用人体力学原理,遵守节力原则。

（一）备用床（closed bed）（被套式）（图1-5）

【目的】

保持病室整洁,准备接收新病人。

【操作程序】

1. 评估

（1）病人床单位设施是否齐全,功能是否完好。

（2）床上用品是否齐全、清洁,规格与病人床单位是否相符。

（3）床旁设施,如呼叫装置、照明灯是否完好,供氧及负压吸引管道是否通畅,有无漏气等。

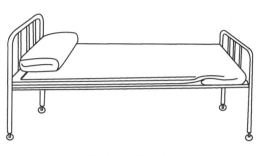

图1-5　备用床

2. 计划

（1）护士准备:着装整洁,洗手,戴口罩。

（2）用物准备（以被套法为例）:床、床垫、床褥、棉胎或毛毯、枕芯、大单、被套、枕套、治疗车。

（3）环境准备:病室内无病人进行治疗或进餐,环境整洁、通风等。

3. 实施　见表1-1。

表1-1　铺备用床（被套法）

操作流程	操作步骤	要点说明
1. 备齐用物	（1）备齐并叠好用物,按使用先后顺序放于治疗车上,推至病床边 （2）有脚轮的床,固定脚轮闸,必要时调整床的高度。	• 便于拿取铺床用物,提高工作效率,节省体力 • 避免床移动,方便操作
2. 移开桌椅	（1）移开床旁桌,距离床约20cm;移床旁椅至床尾正中,距床约15cm （2）置用物于床尾椅上	• 便于操作 • 便于取用
3. 翻转床垫	翻转床垫	• 避免床垫局部长期受压发生凹陷
4. 铺平床褥	将床褥齐床头平放于床垫上,下拉至床尾,铺平	• 床褥中线与床中线对齐
5. 铺好大单	（1）将大单的横、纵中线对齐床面的横、纵中线放于床褥上,依次向床头、床尾打开大单 （2）再打开近侧和对侧大单 （3）铺近侧床头角,先将大单散开平铺于床头,一手托起床垫一角,另一手伸过床头中线,将大单平整折入床垫下 （4）在距离床头约30cm处提起大单边缘,使其与床沿垂直,呈一等腰三角形平铺于床面。以床沿为界将三角形分为上下两部分,先将下半部分平塞于床垫下,再将上半部分垂下并平塞入床垫下（图1-6 A、B、C、D、E、F） （5）同法铺好床尾角大单 （6）双手同时拉平、拉紧大单中部边缘,平整塞入床垫下（图1-6 G） （7）转至对侧,同法铺好对侧大单	• 护士站在床中部,身体靠近床边,双脚左右分开,两膝稍弯曲,使用肘部力量,减少来回走动,节时省力 • 护士双脚前后分开站立,保持身体平衡 • 铺大单顺序:先床头后床尾;先近侧后对侧 • 使床平紧,不易松散 • 使大单平紧、美观
6. 套好被套		

续表

操作流程	操作步骤	要点说明
▲"S"形套被套法(图1-7A、B)	(1) 将被套的纵中线对齐床面的纵中线,头端齐床头放置,分别向床尾、床两侧打开铺平	• 护士站在对侧床头处,身体靠近床边,双脚根据情况左右或前后分开,两膝稍弯曲,减少来回走动,节时省力
	(2) 将被套尾端开口处上层打开至1/3处,将折好的"S"形棉胎(或毛毯)放于开口处	• 便于放棉胎
	(3) 拉棉胎上缘中部至被套头端中部,分别套好床头两角,使棉胎两侧与被套侧缘平齐,于床尾处拉平棉胎及被套,系好带子或拉上拉链	• 防止被头空虚
		• 避免棉胎下缘滑出被套
▲卷筒式套被套法(图1-7C)	(1) 将被套反面向外折叠,同"S"形套被套法打开并平铺于床面上,将棉胎铺于被套上,上缘齐床头	
	(2) 将棉胎与被套一并自床头卷向床尾,再由开口端翻转至床头,于床尾处拉平棉胎及被套,系好带子或拉上拉链	
7. 折叠被筒	将盖被左右侧边缘向内折叠与床沿平齐,铺成被筒;再将被尾端向内折叠,与床尾平齐	• 盖被平整,中线对齐,上端距离床头15cm
8. 套枕放置	(1) 于床尾处套好枕套; (2) 开口背门平放于床头盖被上	• 枕头平整、四角充实 • 使病室整齐美观
9. 移回桌椅	将床旁桌椅移回原处	• 保持病室整齐
10. 整理用物	(1) 推车离开病室 (2) 整理用物,洗手	• 放于指定位置

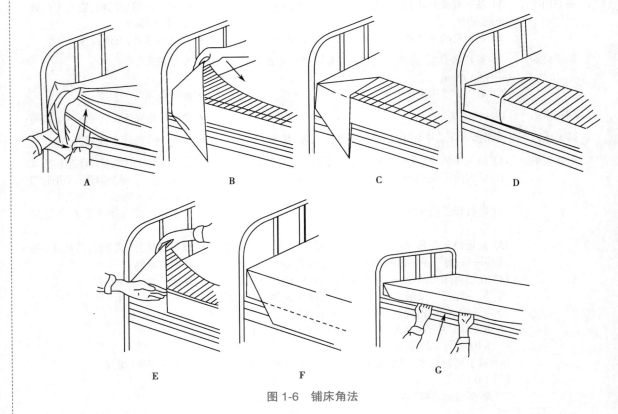

图1-6　铺床角法

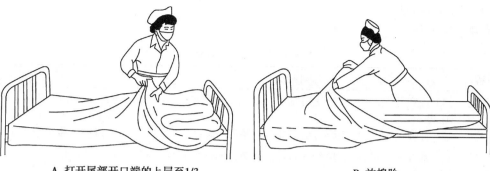

A. 打开尾部开口端的上层至1/3　　　　　　　B. 放棉胎

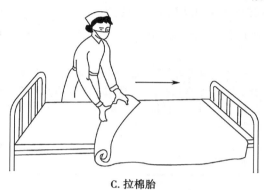

C. 拉棉胎

图 1-7　套被套法

4. 评价

（1）护士操作时遵循节力原则,节时、省力。

（2）操作过程流畅,动作连续、轻稳。

（3）病室及病人床单位整洁、美观。

（4）大单中线与床中线对齐,四角平整、紧扎;盖被中线与床中线对齐,内外平整、被头充实,两侧及被尾内折对称;枕头平整、四角充实,开口背门。

【注意事项】

1. 符合实用、耐用、舒适、安全的铺床原则。

2. 病人进餐或接受治疗时应暂停铺床。

3. 用物准备齐全,折叠正确并按使用先后顺序放置。

4. 操作中应用节力原理:减少走动次数,避免无效动作;身体靠近床边,两腿根据情况左右或前后分开,稍屈膝,以扩大支撑面,增加身体稳定。

（二）暂空床（unoccupied bed）（被套式）（图 1-8）

【目的】

1. 供新入院或暂时离床活动的病人使用。

2. 保持病室整洁。

【操作程序】

1. 评估

（1）新入院病人神志、诊断、病情,是否有伤口或引流管等情况。

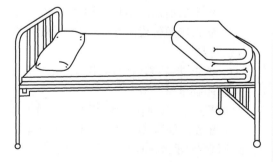

图 1-8　暂空床

（2）病人病情是否允许暂离床活动或外出检查。

2. 计划

（1）护士准备:着装整洁,洗手,戴口罩。

（2）用物准备:同备用床,必要时备橡胶中单和中单（或一次性中单）。

（3）环境准备：同备用床。

3. 实施　见表1-2。

表1-2　铺暂空床（被套法）

操作流程	操作步骤	要点说明
1. 备齐用物	（1）备齐并叠好用物，按使用先后顺序放于治疗车上，推至病床边 （2）有脚轮的床，固定脚轮闸，必要时调整床的高度	• 便于取用，提高工作效率，节省体力 • 避免床移动，方便操作
2. 移开桌椅	（1）移开床旁桌，距离床约20cm，移床旁椅至床尾正中，距床约15cm （2）置用物于床尾椅上，将枕头放于方便处	• 便于操作 • 便于取用
3. 折叠盖被	将备用床的盖被上端向内折，然后扇形三折于床尾，使之与床尾平齐	• 方便病人上下床活动，并保持病室整齐、美观
4. 铺橡胶中单及中单（视病情需要）	将橡胶中单及中单的纵中线与床面的纵中线对齐、上缘距床头45~50cm放于床面上，逐层打开，两单边缘下垂部分一并平塞入床垫下。转至对侧，分别将橡胶中单和中单边缘下垂部分拉紧塞入床垫下	• 保护床褥免受污染 • 中单应完全遮盖住橡胶中单，避免橡胶中单外露，接触病人皮肤
5. 整理用物	（1）推车离开病室 （2）整理用物，洗手	• 放于指定位置

4. 评价

（1）同备用床评价（1）~（4）。

（2）所准备的用物符合病人病情需要。

（3）病人上下床方便。

【注意事项】

同备用床。

（三）麻醉床（anesthetic bed）（被套式）（图1-9）

【目的】

1. 便于接收和护理麻醉手术后的病人。

2. 保护床上用物不被血渍或呕吐物等污染，并且便于更换。

3. 使病人舒适、安全，预防并发症。

【操作程序】

1. 评估

（1）病人的诊断、病情、手术和麻醉方式。

（2）手术后所需的治疗和护理用物。

（3）病人床单位设施是否齐全、性能是否完好。

2. 计划

（1）护士准备：着装整洁，洗手，戴口罩。

（2）用物准备

1）床上用物：同备用床（被套式），另加橡胶中单和中单（或一次性中单）各2条。

2）麻醉护理盘：①治疗巾内放置开口器、舌钳、压舌板、通气导管、牙垫、治疗碗、镊子、氧气导管或鼻塞、吸痰导管、纱布数块；②治疗巾外放置心电监护仪（或血压计和听诊器）、弯盘、棉签、胶布、手电筒、护理记录单和笔。

3）其他：输液架，根据需要另备吸痰和给氧装置、胃肠减压器、负压吸引器、引流袋、延长管、输液泵、微量泵等。

（3）环境准备：同备用床。

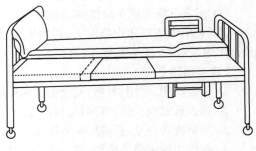

图1-9　麻醉床

3. 实施　见表 1-3。

表 1-3　铺麻醉床(被套法)

视频：铺麻醉床

操作流程	操作步骤	要点说明
1~5	同备用床步骤 1~5,铺好近侧大单	
6. 铺橡胶中单及中单	(1) 将橡胶中单和中单的纵中线与床面的纵中线对齐,放于床中部或齐床尾放置,逐层打开,两单边缘下垂部分一并平塞入床垫下 (2) 于床头铺另一条橡胶单和中单,将橡胶中单和中单的纵中线与床面的纵中线对齐,上缘与床头平齐放置,逐层打开,两单边缘下垂部分一并平塞入床垫下 (3) 转至对侧,分层铺好对侧大单、橡胶中单和中单	● 根据病人的麻醉方式和手术部位铺橡胶中单和中单 ● 非全麻手术病人只需在床中部铺橡胶中单和中单 ● 腹部手术铺在床中部,下肢手术铺在床尾部 ● 若需要铺在床中部,则橡胶中单和中单的上缘应距离床头 45~50cm ● 中单应完全遮盖住橡胶中单,避免橡胶中单外露,接触病人皮肤 ● 中线要对齐,各单应拉紧、铺平
7. 套好被套	同备用床步骤 6	
8. 折叠被筒	(1) 同备用床将盖被两侧边缘向内折叠与床沿齐,尾端向内折叠与床尾齐 (2) 将盖被三折叠于一侧床边,开口向门	● 盖被平整,中线对齐,上端距离床头 15cm ● 盖被三折置于一侧床边,便于将病人移到床上
9. 套上枕套	于床尾处套好枕套,系带,开口背门,横立于床头	● 防止头部受伤 ● 使病室整齐美观
10. 移回桌椅	将床旁桌移回原处,床旁椅移至盖被同侧	● 便于将病人搬移到床上
11. 放麻醉盘	将麻醉护理盘放在床旁桌上,其余用物按需要放于合适位置	● 便于取用
12. 整理用物	(1) 推车离开病室 (2) 整理用物,洗手	● 放于指定位置

4. 评价

(1) 同备用床评价(1)~(4)。

(2) 所准备的用物能满足手术后病人的治疗护理需要。

(3) 方便搬移病人。

【注意事项】

1. 同备用床 1~4。

2. 铺麻醉床时应更换干净的被单,保证术后病人安全舒适,预防感染。

3. 中单要完全遮盖橡胶中单,避免橡胶中单与皮肤直接接触。

附 1-1　三单式备用床

【目的】

同被套式备用床。

【操作程序】

1. 评估　同被套式备用床。

2. 计划

(1) 护士准备:同被套式备用床。

(2) 用物准备:将被套改换为两条大单(分别为罩单和衬单),棉胎改换为毛毯,其余用物同被套式备用床。

(3) 环境准备:同被套式备用床。

3. 实施　附表 1-1。

附表 1-1　铺备用床(三单法)

操作流程	操作步骤	要点说明
1~5	同被套式备用床步骤 1~5	
6. 铺衬单	将衬单反面朝上,头端反折 10cm 与床头平齐,纵中线与床的纵中线对齐,展开铺于床面上,床尾部分按铺大单的方法法折好床角	• 使床平整、不易松散
7. 铺毛毯	将毛毯铺于衬单上,上端距离床头 15cm,将床尾部铺成直角	• 在距离床尾处约 30cm 处向上提起毛毯边缘,使其与床沿垂直,呈一等腰三角形。以床沿为界将三角形分为上下两部分,将上半三角的底边直角部分拉出,其边缘与地面垂直,平塞于床垫下,同法铺好另一角
8. 铺罩单	正面向上对其纵中线,上端与床头平齐,将罩单向内反折 15cm 包住毛毯后再将衬单向上反折包住毛毯和罩单,床尾折成 45° 角垂于床边;转至对侧,逐层铺好衬单、毛毯和罩单	
9. 套枕头	同被套式备用床	
10. 移回桌椅	同被套式备用床	• 保持病室整洁

4. 评价 同被套式备用床。

【注意事项】
同被套式备用床。

第三节　人体力学在护理工作中的运用

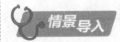情景导入

情景描述:

病人赵某,男性,38 岁,因急性胰腺炎就诊,病人将在急诊手术后直接入住病室,病区护士小张正在为其铺麻醉床。

请问:

1. 常用的力学原理有哪些?

2. 护士在进行铺床操作时如何运用人体力学原理节省体力?

人体力学(human mechanics)是运用力学原理研究维持和掌握身体的平衡,以及人体由一种姿势变为另一种姿势时身体如何有效协调的一门科学。正确的姿势有利于维持人体正常的生理功能,并且只用消耗较小的能量,就能发挥较大的工作效能。不正确的姿势容易使肌肉产生疲劳和紧张,严重时还可造成肌肉、肌腱的损伤。

在临床护理工作中,护士正确运用力学原理可以帮助病人采取正确的姿势和体位,避免肌肉过度紧张,使病人感到舒适和安全。同时,在执行各项护理操作过程中,正确运用力学原理也可帮助护士减轻自身肌肉紧张及疲劳,提高工作效率。

一、常用的力学原理

(一) 杠杆作用

杠杆(lever)是利用直杆或曲杆在外力的作用下绕杆上一固定点转动的一种简单机械。杠杆的受

力点称为力点,固定点称为支点,克服阻力的点称为阻力点。支点到动力作用线的垂直距离称为动力臂(简称力臂),支点到阻力作用线的垂直距离称为阻力臂(简称重臂)。

人体的活动与杠杆作用有关,在运动中,骨骼好比杠杆,关节是运动的支点,骨骼肌是运动的动力。它们在神经系统的调节和各系统的配合下,对身体起着支持、保护和运动的作用。

根据杠杆上的力点、支点和阻力点的位置不同,可以将杠杆分为三类:平衡杠杆、省力杠杆和速度杠杆。

1. 平衡杠杆　支点在力点与阻力点之间的杠杆称为平衡杠杆。这类杠杆的动力臂与阻力臂可以等长也可以不等长。例如,人的头部在寰枕关节上进行仰头和低头的动作。寰椎作为支点,支点前后各有一组肌群产生作用力(后部肌群作用力用 F1 表示,前部肌群作用力用 F2 表示),头部重量为阻力(用 L 表示)。当前部肌群(前颈阔肌)产生的力(F2)与阻力(L)的力矩之和与后部肌群(胸锁乳突肌)产生的力(F1)的力矩相等时,头部趋于平衡(图 1-10)。

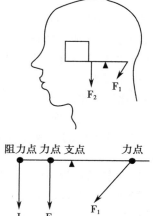

图 1-10　头部平衡杠杆作用

2. 省力杠杆　阻力点在支点和动力点之间的杠杆称为省力杠杆。这类杠杆的力臂大于阻力臂,所以省力。例如,人用脚尖走路时,足尖是支点,足跟后的肌肉收缩为作用力(用 F 表示),体重(用 L 表示)落在两者之间的距骨上。由于力臂大于阻力臂,所以用较小的力就能够支撑体重(图 1-11)。

3. 速度杠杆　动力点位于阻力点与支点之间的杠杆称为速度杠杆。这类杠杆的动力臂比阻力臂短,因而费力,使用这类杠杆的目的在于工作方便。这类杠杆在人体活动中较常见。例如,用手臂举起重物时的肘关节运动,肘关节是支点,手臂前肌群(肱二头肌)的作用力(用 F1 表示)位于支点和重量(用 L 表示)之间,由于力臂较短,就得用较大的力。这种杠杆虽费力,但却赢得了运动速度和范围。手臂后肌群(肱三头肌)的作用力(用 F2 表示)和手中重物的力矩使手臂伸直,而肱二头肌的力矩使手臂向上弯曲,当二者相等时,手臂则处于平衡状态(图 1-12)。

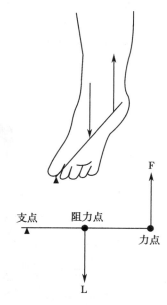

图 1-11　足部省力杠杆作用

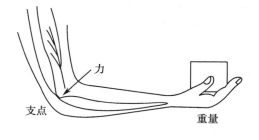

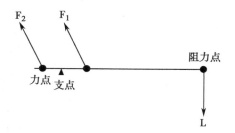

图 1-12　手臂速度杠杆作用

(二)摩擦力

相互接触的两个物体在接触面上发生的阻碍相对滑动的力称为摩擦力。摩擦力的方向与物体运动的方向相反。摩擦力的大小取决于压力的大小(即垂直于接触面的压力)和摩擦系数的大小。摩擦系数的大小取决于接触面的材质、光滑程度、干湿程度等。干燥、粗糙平面的摩擦系数大于平滑面的系数。摩擦力有三种：

1. 静摩擦力　相互接触的两个物体，在外力作用下，有滑动的趋势但尚未滑动时，所产生的阻碍物体运动的摩擦力称为静摩擦力。静摩擦力与使物体发生滑动趋势的力方向相反，大小与其相同。

2. 滑动摩擦力　一个物体在另一物体上相对滑动时，所产生的阻碍滑动的摩擦称为滑动摩擦力，其方向与物体相对运动的方向相反。在护理工作中，有些情况下需要尽可能增加摩擦力，以防滑倒，如手杖底部加上橡胶垫可增加摩擦系数，防止滑倒；有些情况下又需要减少摩擦力，使物体较容易地移动，如病床、轮椅、推车等的轮子，要定时加润滑油，减少接触面的摩擦系数，利于推动。

3. 滚动摩擦力　物体滚动时受到的摩擦力称为滚动摩擦力。滚动摩擦力系数最小，因此推动有轮的床比没有轮的床需要的力要小得多。

（三）平衡与稳定

物体或人体的平衡与稳定，是由其重量、支撑面的大小、重心的高低及重力线是否落在支撑面内决定的。

1. 物体的重量与稳定度成正比　物体重量越大，稳定性就越大。推倒一个较重的物体比推倒一个较轻物体所需的力要大。在护理操作中，如要把病人移到一个较轻的椅子上，为防止椅子倾倒，应注意用其他的力量支撑，如将椅子靠墙或扶住椅背。

2. 支撑面的大小与稳定性成正比　支撑面是人或物体与地面接触的面积。支撑面小，就需要付出较大的肌肉拉力以保持平衡稳定，如用一只脚站立时，肌肉就必须用较大的拉力，才能维持人体的平衡稳定。扩大支撑面可以增加人或物体的稳定性，如老年人站立或行走时，用手杖扩大支撑面，可增加稳定性。

3. 物体的重心高度与稳定性成反比　当物体的组成成分均匀，重心位于它的几何中心。当物体的形状发生改变时，重心的位置也会随之变化。当人直立两臂下垂时，重心位于骨盆的第二骶椎前约7cm处（图 1-13）。人体重心的位置会随着躯干和四肢的姿势改变而变化，如把手臂举过头顶，重心随之升高，同样，如身体下蹲时，重心下降，甚至吸气时因为膈肌下降，重心也会下降。人或物体的重心越低，稳定性越大。如下坡时，蹲下或坐下时的稳定性就比站立时大。

4. 重力线必须通过支撑面，才能保持人或物体的稳定　重力线是重量的作用线，是通过重心垂直于地面的线。竖直向下的重力与竖直向上的支持力，二者大小相等、方向相反，且作用在一直线上，即处于平衡状态。人体只有在重力线通过支撑面时，才能保持平衡。当人从座椅上站起来时，最好先将身体向前倾，一只脚向后移，使重力线落在扩大的支撑面内，这样就可以平稳地站起来（图 1-14）。如

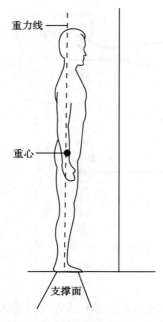

图 1-13　人体直立时重心在骨盆中部

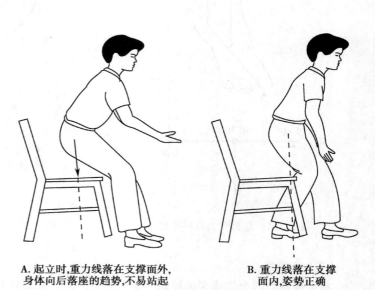

A. 起立时，重力线落在支撑面外，身体向后落座的趋势，不易站起　　B. 重力线落在支撑面内，姿势正确

图 1-14　人体从坐位变立位时，重力线的改变

果重力线落在支撑面外,人体重量将会产生一个破坏力矩,使人易于倾倒。

二、人体力学的运用原则

(一)扩大支撑面

在护理操作时,护士应根据实际需要两脚前后或左右分开,以扩大支撑面,维持身体的平衡与稳定。在协助或给病人安置卧位时,也应尽可能扩大支撑面,如病人侧卧时,应将两臂屈肘,一手放于枕旁,一手放于胸前,两腿前后分开,上腿弯曲在前,下腿稍伸直,以扩大支撑面,维持卧位的稳定。

(二)降低重心

护士在进行较低平面的护理操作或取较低位置的物品时,身体应屈膝屈髋,降低重心,同时两下肢应随身体动作的方向前后或左右分开,以增加支撑面,使重力线落在支撑面内,利用重心的移动去操作,可以保持身体的稳定性。

(三)减少身体重力线的偏移程度

护士在提取物品时应尽量将物品靠近自己身体,抱起或抬起病人身体移动时,也应该将病人身体尽量靠近自己,这样可以减少身体重力线的偏移程度,以使重力线落在支撑面内,维持稳定。

(四)利用杠杆作用

护士在进行操作时,身体应尽量靠近操作物体,两臂持物时,两肘部应紧靠身体两侧,上臂下垂,前臂和所持的物体靠近身体,缩短阻力臂,以达到省力的目的。当必须提取重物时,最好将重物分成重量相等的两部分,由两手分别提取。若重物只能由一只手臂提取,则另外一只手臂应向外伸展,以保持身体的平衡。

(五)尽量使用大肌肉或多肌群

进行护理操作时,在能使用整只手的情况下,应尽量避免只用手指操作;在能使用躯干部和下肢肌肉的情况下,应尽量避免只使用上肢。如护士手持治疗盘时,应使五指分开托住治疗盘,并与手臂一起用力,由于多肌群用力,故不易疲劳。

(六)使用最小肌力做功

护士在移动重物时,应注意事先计划好移动的位置和方向,应尽量以直线方向有节律地移动;尽可能用推或拉的方式代替提取。

将人体力学原理应用于护理工作中,可有效地节省护士的体力,减少不必要的力的付出,提高工作效率。同时,运用人体力学原理可以帮助护士保持病人良好的姿势和体位,增进病人的舒适和安全。

(詹文娴)

思考题

1. 田某,女,53岁。因车祸急诊入院,左侧腿部疼痛,并有多处擦伤。X线示:左侧胫骨粉碎性骨折。

请问:

(1)作为急诊科的接诊护士,首先应采取的护理措施有哪些?

(2)如果病人需要急诊手术,护士应为其准备哪种床单位?

(3)铺床时应该注意哪些问题?

2. 病人张女士,65岁,因受凉后咳嗽、咳痰,夜间呼吸费力、不能平卧3天而入院。

请问:

(1)为该病人设置适宜的病室温度、湿度各是多少?

(2)如果病室湿度过低对此病人有什么影响?

(3)日间该病室的噪声应控制在多少为宜?

3. 黄某,男,61岁。心前区压榨样疼痛1小时,伴脉速、恐惧感,晚上11时来医院就诊。

请问:

(1) 急诊室护士对黄某应立刻采取哪些护理措施?

(2) 为保证抢救及时,急救物品需做到哪些要求?

思路解析

扫一扫,测一测

第二章 入院和出院护理

 学习目标

1. 掌握入院和出院护理工作内容;分级护理的适用对象和护理要点。
2. 熟悉入院程序。
3. 能正确实施轮椅运送法和平车运送法。
4. 了解担架运送法。
5. 具有严谨求实的工作态度,对病人关心体贴,确保安全。

入院和出院护理是护理工作的常规内容之一,是贯彻整体护理理念、满足病人身心需要的具体体现。对于入院病人,护士运用护理程序为其提供规范、周全的护理服务,使病人尽快适应环境,有利于建立良好的护患关系,促使病人积极配合医疗护理活动,缩短病程。对于出院病人,护士按照出院护理程序协助其办理出院手续,给予详细的出院指导,协助病人重返社会,提高生活质量。对于不能行走的病人入院、出院或外出,需要选择合适的运送方法,保障病人安全舒适。

第一节 入 院 护 理

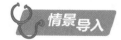 **情景导入**

情景描述:

上午 10 时,内分泌科新入院一位病人王某,女,56 岁,退休教师,患 2 型糖尿病 9 年,近期出现右侧肢体活动不便,视物模糊,经 CT 检查有轻度脑梗死。入院治疗。

请问:

1. 入院时应给予该病人哪些护理?
2. 根据病情,应给予该病人的护理级别是什么?
3. 该护理级别的主要护理内容有哪些?

入院护理是指病人入院后,护士对其进行的一系列护理活动,包括病人进入病区前的护理和进入病区后的初步护理。入院护理的目的主要包括:①协助病人尽快熟悉环境,消除紧张不安等不良情绪反应,使病人尽快适应医院生活;②满足病人的各种合理需求,增进护患关系,调动病人配合治疗和护理的积极性;③做好健康教育,满足病人对疾病信息的需求。

一、病人进入病区前的护理

病人经门诊或急诊医生检查诊断后,因病情需要确定住院治疗时,医生签发住院证,护理人员根据病人的情况提供相关的护理措施,协助病人入院。

(一) 办理入院手续

病人或家属凭医生签发的住院证到住院处办理入院手续,如填写入院登记表格、缴纳住院保证金等。住院处接收病人后,立即电话通知病区值班护士,护士应根据病人病情需要提前做好迎接准备。如病区无空余床位时,可协助病人办理待床手续;急诊病人应设法与病室主管人员联系,调整或加床位安排病人入院;对急诊手术的病人,可先手术后再补办入院手续。

(二) 实施卫生处置

护士根据医院的条件、病人的病情及身体状况,在卫生处置室对病人进行卫生处置,如沐浴、更衣、理发及修剪指甲等。对有体虱或头虱者,先灭虱,再做以上的卫生处置;对传染病或疑似传染病病人,应送隔离室进行卫生处置;对危重症病人、即将分娩者、体质虚弱者可酌情免浴。病人换下的衣服和暂时不用的物品,应交家属带回或办理手续存放在住院处。

(三) 护送病人入病区

由住院处护士携病历护送病人入病区。根据病情可选用不同的护送方式,如步行、轮椅、平车或担架。应根据病人病情合理安置卧位,以免病人不适,途中应注意安全和保暖,不应停止输液或给氧等必要的治疗。护送病人进入病区后,应与病区值班护士就病人的病情、治疗护理措施及物品等进行详细的交接。

二、病人进入病区后的初步护理

(一) 一般病人进入病区后的初步护理

1. 准备病人床单位　病区护士接到住院处通知后,应根据病人病情及治疗需要安排并准备好病人床单位。将备用床改为暂空床;根据病情可在床上加铺橡胶中单和中单;备齐病人所需用品,如病人服、面盆、痰杯、热水瓶等。危重病人安置在重症病室,传染病或疑似传染病病人安置在隔离室。

2. 入院介绍　病人进入病区后,病区护士应以热情的态度迎接新病人,将病人引到指定的床位,妥善安置。向病人及家属做自我介绍,并介绍责任护士、主管医生及同室病友,说明自己将为病人提供的服务内容和工作范围。护士应以自己的语言和行动消除病人的不安情绪,增强病人的安全感和对护士的信任。

3. 身体评估　测量病人的体温、脉搏、呼吸、血压、体重及身高,及时记录在体温单上。

4. 通知医生　通知主管医生前来诊视病人,必要时协助体检或治疗。

5. 填写住院病历和有关护理表格

(1) 用蓝(黑)色墨水笔逐页填写住院病历眉栏及各种表格。住院病案排列顺序:体温单、医嘱单、入院记录、病史及体格检查、病程记录、会诊记录、各种检验和检查报告单、知情同意书、特别护理记录单、住院病历首页、住院证、门诊病历。

(2) 用红色钢笔在体温单 40~42℃之间相应时间栏内,纵向填写入院时间。

(3) 记录首次测量的体温、脉搏、呼吸、血压、体重及身高值。

(4) 填写入院登记本、诊断卡(插在住院病人一览表上)、床头(尾)卡。

6. 介绍与指导　向病人及家属介绍病区环境、作息时间及医院的有关规章制度,病人床单位及其相关设备的使用方法,指导病人留取常规标本的方法、时间及注意事项。

7. 入院护理评估　了解病人的基本情况和身心需要,提出健康问题,拟订初步护理计划。在 24 小时内填写入院护理评估单。

8. 根据医嘱提供护理　根据医嘱执行各项治疗和护理措施,通知营养室准备膳食,对病人实施整体护理。

(二) 急诊病人入病区后的初步护理

病区接受的急诊病人多从急诊室直接送入或由急诊室经手术室手术后转入,病区护士接到通知

图片:入院护理流程图

笔记

后应根据病人情况做好护理工作。

1. 准备病人床单位 病区护士接到通知后,应立即准备好病人床单位,并在床上加铺橡胶中单和中单;急诊手术后的病人需准备麻醉床;危重病人安置在危重病室或抢救室以便抢救;传染病病人按消毒隔离原则安置。

2. 准备急救药品及器材 如供氧装置、负压吸引装置、输液用具、急救车及急救物品等。

3. 通知医生,配合抢救 护士应密切观察病情变化,测量生命体征,积极配合医生进行急救,做好护理记录。在医生未到之前,护士应根据病情作出初步判断,给予紧急处理,如建立静脉通道、止血、吸氧和吸痰等。

4. 暂留护送人员 对不能正确叙述病情和要求的病人,如语言障碍、意识不清的病人或婴幼儿等,需暂留护送人员,以便询问了解病情及相关情况。

三、分级护理

分级护理(levels of care)是根据病人病情的轻、重、缓、急和自理能力不同,按照护理程序的工作方法制定不同级别的护理措施。

分级护理可分为四个等级,分别为特级护理、一级护理、二级护理及三级护理。不同的护理级别针对不同的病情需要规定了相应的护理要求,以促进护理资源的合理分配,有利于护理工作的开展和保证护理质量。各级护理级别的适用对象及相应的护理要点见表2-1。

表2-1 分级护理

护理级别	适用对象	护理要点
特级护理	1. 病情危重,随时可能发生病情变化需要抢救的病人 2. 重症监护病人 3. 各种复杂或者大手术后的病人 4. 严重创伤或大面积烧伤的病人 5. 使用呼吸机辅助呼吸,并需要严密监护病情的病人 6. 实施连续性肾脏替代治疗(CRRT),并需要严密监护生命体征的病人 7. 其他有生命危险,需要严密监护生命体征的病人	1. 安排专人24h护理,严密观察病人病情变化,监测生命体征。并及时准确填写特别护理记录单 2. 备好急救所需物品 3. 根据医嘱,正确实施治疗、给药措施 4. 根据医嘱,准确测量出入量 5. 根据病人病情,正确实施基础护理和专科护理,如口腔护理、压疮护理、气道护理及管路护理等,实施安全措施 6. 保持病人的舒适和功能体位 7. 实施床旁交接班
一级护理	1. 病情趋向稳定的重症病人 2. 手术后或者治疗期间需要严格卧床的病人 3. 生活完全不能自理且病情不稳定的病人 4. 生活部分自理,病情随时可能发生变化的病人。如:各种大手术后、休克、昏迷、瘫痪、高热、大出血、肝肾衰竭和早产儿等	1. 每1h巡视病人,观察病人病情变化,及时准确填写特别护理记录单 2. 根据病人病情,测量生命体征 3. 根据医嘱,正确实施治疗、给药措施 4. 根据病人病情,正确实施基础护理和专科护理,如口腔护理、压疮护理、气道护理及管路护理等,实施安全措施 5. 提供护理相关的健康指导
二级护理	1. 病情稳定,仍需卧床的病人 2. 生活部分自理的病人。如:大手术后病情稳定者、年老体弱者、慢性病不宜多活动者、幼儿等	1. 每2h巡视病人,观察病人病情变化 2. 根据病人病情,测量生命体征 3. 根据医嘱,正确实施治疗、给药措施 4. 根据病人病情,正确实施护理措施和安全措施 5. 提供护理相关的健康指导
三级护理	1. 生活完全自理且病情稳定的病人 2. 生活完全自理且处于康复期的病人,如:一般慢性病人、疾病恢复期病人和择期手术前的病人等	1. 每3h巡视病人,观察病人病情变化 2. 根据病人病情,测量生命体征 3. 根据医嘱,正确实施治疗、给药措施 4. 提供护理相关的健康指导

笔记

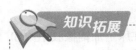

家 庭 病 床

家庭病床(hospital bed at home)是以家庭作为护理场所,选择适宜在家庭环境下进行医疗或康复的病种,让病人在熟悉的环境中接受医疗和护理,既有利于促进病员的康复,又可减轻家庭经济和人力负担。

家庭病床收治的对象和范围包括:病情适合在家庭中疗养的病人,如骨折固定后的病人等;经住院治疗、急诊留观或手术后恢复期,病情稳定但仍需继续治疗的病人,如脑卒中、手术后恢复期的病人等;年老、体弱、行动不便,去医院就医有困难的病人,如慢性心肺疾病、关节疼痛、痴呆、临终病人等。

家庭病床是顺应社会发展而出现的一种新的医疗护理形式。家庭病床的建立使医务人员走出医院大门,最大限度地满足社会医疗护理要求,服务的内容也日益扩大,包括疾病普查、健康教育与咨询、预防和控制疾病发生发展,从治疗扩大到预防,从医院内扩大到医院外,形成了一个综合的医疗护理体系。家庭病床成为社区护理的主要形式。经过几十年的发展,到目前仍远远不能满足人们的需求。未来几年,家庭病床的开展仍然是社区护理发展的目标和方向。

第二节 出 院 护 理

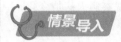

情景描述:

心内科病人刘某,男,70 岁,患冠心病 12 年,近期频发心绞痛入院。经过治疗病情稳定,医生开具出院医嘱。

请问:

1. 病人出院当日,护士应为病人做哪些工作?

2. 如何对该病人进行出院指导?

3. 病人出院后,如何处理病人用过的床单位?

出院护理是指病人出院时,护理人员对病人所进行的一系列护理工作。出院护理的目的包括:①对病人进行出院指导,协助其尽快恢复社会功能,并能遵医嘱按时接受治疗或定期复查;②指导病人办理出院手续;③对病室及用物进行终末处理,准备迎接新病人。

图片:出院
护理流程图

一、出院前的护理

(一) 通知病人及家属

医生根据病人康复情况,确定出院日期并开具出院医嘱。护士应根据出院医嘱,提前通知病人及家属,并协助其做好出院准备。如疾病未痊愈仍需住院治疗,但病人或家属因个人、经济等因素要求出院,需填写"自动出院"字据,然后由医生开出"自动出院"的医嘱。如根据病人的病情需转往其他医院继续诊治的,医生开具出院医嘱,需告知病人及家属进行转院。

(二) 评估病人身心需要

出院前,护士应对病人的身心状况进行评估,以便针对病人的康复情况给予适当的健康教育,护士应认真观察病人的情绪变化和生理需求,特别是对病情无明显好转、转院、自动离院的病人,进行有针对性的安慰和鼓励,增强其康复信心,以减少离开医院后所产生的恐惧与焦虑。

(三) 出院指导

护士应根据病人康复的情况,进行恰当、适时的健康教育,指导病人出院后的注意事项,如休息、饮食、卫生、治疗、功能锻炼和定期复查等,必要时可为病人或家属提供书面材料,协助病人建立维护和增进自我健康的意识,提高病人自我护理的能力。

(四) 征求意见

在病人离开医院时,征求病人及其家属对医疗、护理等各项工作的意见和建议,以便不断完善医院管理,改进工作方法,提高医疗护理质量。

二、出院当日护理

(一) 执行出院医嘱

1. 停止一切医嘱,用红笔在各种执行单(服药单、注射单、治疗单、饮食单等)或有关表格单上写"出院"字样,注明日期并签名。

2. 填写出院通知单,通知病人或家属到出院处结账、办理出院手续。

3. 用红色钢笔在体温 40~42℃ 之间的相应时间栏内纵向填写出院时间。

4. 撤去诊断卡和床头(尾)卡。

5. 填写出院登记本。

6. 病人出院后需继续服药时,护士凭医嘱处方从药房领取药物,交给病人或家属带回,并指导用药方法和注意事项。

(二) 填写出院护理评估单

病人出院时,护士应按照护理程序的步骤,填写病人的出院护理评估单。

(三) 护送病人出院

协助病人或家属办理出院手续后,护士收到住院处签发的出院通知单,应协助病人整理用物,归还病人所寄存的物品,收回住院期间借用的物品,并消毒处理。根据病人病情选用轮椅、平车或步行护送病人出院。

三、出院后的护理

(一) 整理出院病案

病人办好出院手续后,护士应按有关要求整理病历,交病案室保存。出院病案排列顺序:住院病历首页、住院证、出院或死亡记录、入院记录、病史及体格检查、病程记录、会诊记录、各种检验和检查报告单、知情同意书、特别护理记录单、医嘱单、体温单。

(二) 用物终末处理

护士应等病人离开病室后,方可进行用物及病室终末处理,以免给病人造成心理上的不舒适。

1. 撤去床上的污被服,放入污衣袋,根据病种进行清洗和消毒。

2. 床垫、床褥、棉胎、枕芯用紫外线照射消毒,也可在日光下暴晒 6h。

3. 病床、床旁桌椅与地面用消毒溶液擦拭。非一次性面盆、痰杯、便盆等用消毒液浸泡。

(三) 病室终末处理

1. 病室开窗通风,进行空气消毒。

2. 传染病病人的床单位及病室,均按传染病终末消毒法进行处理。

3. 铺好备用床,准备迎接新病人。

第三节　运送病人法

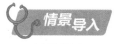

情景描述:

急诊科上午 8 时 40 分接诊一名男性病人,20 岁,体重 54 kg。自述在擦玻璃时从高 3m 窗台坠落,小腿、腰部及骶尾部疼痛。入院检查:病人神志清楚,生命体征平稳,小腿骨折,怀疑腰椎骨折,需要去

CT 室做检查。

请问:

1. 应选择什么方法运送病人?

2. 根据病人病情和体重,选择何种方式搬运病人?

3. 运送时应注意什么问题?

对于不能自主活动的病人在入院、接受检查或治疗、室外活动、出院时,护士应根据病人的病情及躯体活动受限程度选用不同的运送工具,常用的有轮椅运送法(wheelchair transportation)、平车运送法(trolley transportation)和担架运送法(stretcher transportation)。在运送的过程中,护士应正确运用人体力学原理,利于减轻操作疲劳,提高工作效率。

一、轮椅运送法

【目的】

1. 运送不能行走但能坐起的病人入院、出院、检查、治疗及室外活动。

2. 帮助病人下床活动,促进血液循环和体力的恢复。

【操作程序】

1. 评估

(1) 病人的一般情况:年龄、病情、体重、躯体活动能力、病损部位。

(2) 病人的认知反应:意识状态、对轮椅运送法的认识程度、心理反应、理解合作程度。

(3) 轮椅各部件的性能是否良好。

(4) 地面是否干燥、平坦,季节及室外的温度情况。

2. 计划

(1) 病人准备:病人能了解轮椅运送的目的、方法及注意事项,愿意配合。

(2) 护士准备:着装整洁,洗手,戴口罩。

(3) 用物准备:轮椅(各部件性能良好)、毛毯(根据季节酌情准备)、别针、软枕(根据病人需要)。

(4) 环境准备:保证通道宽敞,地面防滑。

3. 实施　见表 2-2。

表 2-2　轮椅运送法

操作流程	操作步骤	要点说明
上轮椅		
1. 检查用物	仔细检查轮椅的轮胎、椅背、脚踏板及刹车等,将轮椅推至床旁(图 2-1)	• 确保各部分性能正常,保证病人安全
2. 核对解释	认真核对病人姓名、床号,向病人介绍搬运的过程、方法及配合事项	• 确认病人,取得病人的理解与配合
3. 安置轮椅	(1) 使椅背和床尾平齐,面向床头 (2) 车闸制动,翻起脚踏板 (3) 天冷时需用毛毯,将毛毯三折平铺在轮椅上,两边展开,使毛毯上端高过病人颈部 15cm 左右	• 缩短距离,便于入坐 • 防止轮椅滑动 • 防止受凉
4. 协助起床	(1) 撤掉盖被,扶病人坐起,移于床缘 (2) 协助病人穿衣裤、袜子 (3) 嘱病人用手掌撑住床面,双足垂床沿,维持坐姿 (4) 协助病人穿袜鞋,根据天气穿外衣	• 观察和询问病人有无眩晕和不适
5. 协助坐椅	(1) 嘱病人将双手置于护士肩上,护士面对病人,双脚分开站稳,双手环抱病人腰部,协助病人下床 (2) 协助病人转身,嘱病人扶住轮椅把手,坐入轮椅中 (3) 翻下脚踏板,协助病人将双脚置于踏板上 (4) 嘱病人双手扶着轮椅两侧扶手,身体尽量向后靠坐稳,不可前倾、自行站起或下轮椅	• 确保病人安全 • 如身体不能保持平衡者,应系安全带避免发生意外 • 使足部获得支托,确保病人舒适 • 确保病人安全

视频：轮椅运送法

笔记

续表

操作流程	操作步骤	要点说明
6. 包裹保暖	将毛毯上端边缘向外翻折约 10cm,围在病人颈部,在胸前将两侧重叠用别针固定,两侧用毛毯围着双臂做成两个袖筒,分别用别针在腕部固定;再用毛毯将病人上身、腰部、两下肢及脚包裹,露出双手	• 天气寒冷时,防止受凉
7. 整理病床	将病床整理成暂空床	• 保持病室整洁
8. 护送病人	(1) 观察病人,确定无不适后,松开车闸 (2) 嘱病人勿前倾或自行下车,推病人至目的地	• 运送过程中,随时观察、询问病人,确保安全
下轮椅		
1. 固定轮椅	将轮椅推至床尾,轮椅椅背与床尾平齐,固定车闸,翻起脚踏板	
2. 协助回床	打开毛毯,护士面对病人,双手置于病人腰部,病人双手交叉于护士颈后,协助病人站立并慢慢坐回床缘,脱去鞋子和保暖外衣,协助病人移至床正中	• 护士运用节力原则 • 确保病人安全
3. 安置病人	协助病人取舒适卧位,盖好盖被	
4. 归位整理	整理病人床单位,观察病情,推轮椅回原处	• 询问病人有无其他需要
5. 准确记录	洗手,记录	• 记录执行时间和病人反应

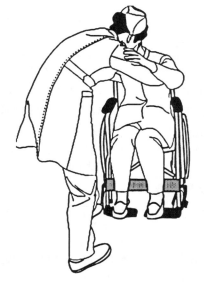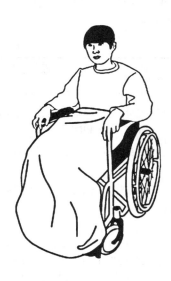

图 2-1　轮椅运送法

4. 评价

(1) 病人运送过程安全,无疲劳、不舒适。

(2) 护士动作协调、轻稳,运送病人顺利。

(3) 护患沟通有效,病人能主动配合。

【注意事项】

1. 使用前应仔细检查轮椅的轮胎、椅座、椅背、脚踏板及刹车等各部件的性能,以确保安全。

2. 病人上下轮椅时,固定好车闸。

3. 病人如有下肢水肿、溃疡或关节疼痛,可在脚踏板上垫一软枕,抬高双脚,促进病人舒适。

4. 身体不能保持平衡者,应系安全带。

5. 推轮椅运送病人时,速度要慢,并随时观察病人病情变化。

6. 下坡时应减速,并嘱病人抓紧扶手,身体尽量向后靠,勿向前倾或自行下车;过门槛时,翘起前轮,避免过大的震动,保证病人的安全。

7. 寒冷季节应注意保暖。

二、平车运送法

【目的】

运送不能起床的病人入院、外出检查、治疗、手术或转运病人。

【操作程序】

1. 评估

(1) 病人的一般情况:年龄、病情、体重、躯体活动能力、病损部位。

(2) 病人的认知反应:意识状态、对平车运送法的认识程度、心理反应、合作程度。

(3) 平车性能是否良好。

(4) 地面是否干燥、平坦,室外的温度情况。

2. 计划

(1) 病人准备:病人能了解平车运送的目的、方法及注意事项,愿意配合。

(2) 护士准备:着装整洁,洗手,戴口罩。

(3) 用物准备:平车(车上置布单和橡胶单包好的垫子和枕头)、带套棉被或毛毯,如为骨折病人,平车上应垫木板并将骨折部位固定稳妥。如为颈椎、腰椎骨折或病情危重的病人,应备帆布中单或布中单。

(4) 环境准备:环境宽敞,道路通畅,便于操作。

3. 实施　见表2-3。

视频:平车运送法

表 2-3　平车运送法

操作流程	操作步骤	要点说明
1. 检查用物	仔细检查平车各部件,将平车推至病人床旁	• 确保各部分性能正常,保证病人安全
2. 核对解释	核对病人床号、姓名,向病人及家属解释操作的目的、方法和配合事项	• 确认病人,取得病人或家属的理解与配合
3. 安置导管	妥善安置好病人身上的输液管道及各种导管	• 避免导管脱落、受压或液体反流,保持通畅
4. 搬运病人	根据病人的病情和体重,选择合适的搬运方法	
▲挪动法 (图 2-2)		• 适用于病情许可,且病人能在床上配合者
	(1) 移开床旁桌椅,松开盖被	• 便于挪动
	(2) 将平车的大轮靠床头、小轮靠床尾推至与床平行,紧靠床边,调整平车或病床使其高度一致	• 使病人头部卧于大轮端以减少颠簸引起不适
	(3) 将车闸制动	• 防止平车移动,确保病人安全
	(4) 协助病人将上半身、臀部、下肢依次向平车挪动。由平车回床时,顺序相反,先挪动下肢,再挪动臀部、上半身	• 护士在旁抵住平车,防止平车移动
▲一人搬运法 (图 2-3)		• 适用于患儿及病情允许且体重较轻的病人
	(1) 移床旁椅至对侧床尾	• 便于搬运
	(2) 将平车放至床尾,大轮靠近床尾,使平车头端与床尾呈钝角	• 运送时使病人头端卧于大轮端,促进舒适
	(3) 将车闸制动,搬运者站在钝角内的床边	• 缩短搬运距离
	(4) 松开盖被,协助病人穿好衣服	
	(5) 护士一手臂自病人腋下伸至对侧肩部外侧,另一手臂伸至病人大腿下	• 两脚前后分开并屈膝,可扩大支撑面降低重心,增加稳定性
	(6) 嘱病人双臂交叉于护士颈后,双手用力握住	
	(7) 抱起病人,移步转身,将病人轻轻放在平车上,卧于平车中央	• 确保病人安全

续表

操作流程	操作步骤	要点说明
▲二人搬运法(图2-4)	(1)~(3)同一人搬运法 (4)护士甲、乙二人站在病人床边,将病人双手交叉置于胸腹前,协助病人移至床边 (5)护士甲一手臂托住病人头、颈、肩部,另一手臂托住腰部;护士乙一手臂托住病人臀部,另一手臂托住腘窝处,二人同时抬起病人,使病人的身体向护士倾斜,移步转身至平车前,同时屈膝,将病人轻放于平车中央	• 适用于病情较轻,但自己不能活动而体重又较重的病人 • 身高者托病人的上半身,使病人头处于高位,减轻不适
▲三人搬运法(图2-5)	(1)~(3)同一人搬运法 (4)护士甲、乙、丙三人站在床边,协助病人移至床边 (5)甲托住病人头颈、肩背部,乙托住腰、臀部,丙托住腘窝、小腿部。同时抬起,使病人的身体向护士倾斜,三人同时移步至平车,将病人轻放于平车中央	• 适用于病情较轻,但自己不能活动而体重又较重的病人 • 三位搬运者由床头按身高顺序排列,使病人头处于高位,以减少不适 • 病人尽量靠近护士,使重心落在支撑面内,减少重力线的偏移,缩短重力臂以达到平衡、省力 • 注意动作协调一致,按口令同时抬起保持平衡,保证病人安全
▲四人搬运法(图2-6)	(1)移开床旁桌椅,松开盖被 (2)在病人腰、臀下铺帆布中单或布中单,将病人双手交叉置于胸腹前 (3)将平车的大轮靠床头、小轮靠床尾推至与床平行,紧靠床边,调整平车或病床使其高度一致 (4)将车闸制动 (5)护士甲站在床头,托住病人的头和颈肩部;乙站在床尾,托住病人双腿;丙和丁分别站在病床和平车两侧,抓紧帆布中单或布中单四角 (6)由一人喊口令,四人合力同时将病人抬起 (7)将病人轻轻放至平车中央	• 适用于颈椎、腰椎骨折,或病情较重病人 • 中单的质量一定要能承受病人的体重 • 骨折病人需垫木板,并固定好骨折部位 • 防止平车移动,确保病人安全 • 站于床头的护士应观察病人病情变化 • 多人搬运护士动作必须协调一致 • 昏迷病人应将头转向一侧,颅脑损伤病人头偏向健侧 • 颈椎损伤或怀疑颈椎损伤的病人,搬运时要保持头部处于中立位,确保病人不会受到二次损伤
5. 安置病人	安置病人于舒适位置,用盖被包裹病人,先盖脚部,后盖两侧,两侧头部盖被边角向外折叠,露出头部	• 确保病人保暖舒适 • 整齐美观
6. 整理病床	整理病人床单位,铺成暂空床	• 保持病室整洁美观
7. 运送病人	松开车闸,推送病人至指定地点	• 运送过程中确保病人安全、舒适
8. 准确记录	洗手,记录	• 记录执行时间和病人反应

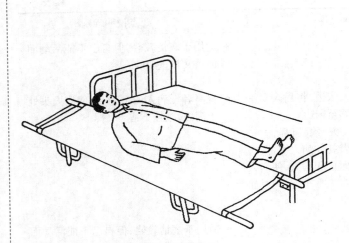

图 2-2 挪动法

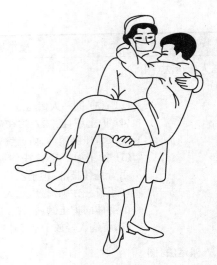

图 2-3 一人搬运法

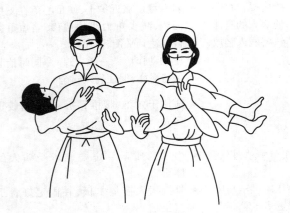

图 2-4 二人搬运法

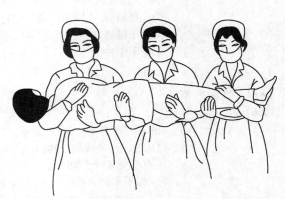

图 2-5 三人搬运法

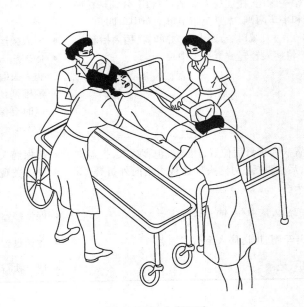

图 2-6 四人搬运法

4. 评价

(1) 病人在搬运过程中感觉平稳、舒适、安全,未中断治疗。

(2) 护士动作正确、规范、节力、协调。

(3) 护患沟通有效,病人能主动配合。

【注意事项】

1. 操作中动作轻稳,协调一致,保证病人安全、舒适。

2. 病人的头卧于平车大轮端。小轮转弯灵活,推动在前,大轮转动的次数少,以减少颠簸产生的不适。

3. 搬运颈椎损伤或怀疑颈椎损伤病人,一定要选用四人搬运法,过程中要保持头部处于中立位,并沿身体纵轴向上略加牵引颈部或用双手托起病人头部,慢慢移至平车中央。病人取仰卧位,颈下垫小枕或衣物,保持头颈中立位,头颈两侧用衣物或沙袋固定。如搬运不当会引起高位脊髓损伤,发生高位截瘫,甚至导致死亡。

4. 冬季注意保暖,避免受凉。

5. 推车时,护士应站在病人头侧,以便观察病情,注意病人面色、呼吸、脉搏的变化。

6. 上下坡时,病人头部保持在高处一端,以免引起不适。

7. 进出门时应先将门打开,不可用车撞门。

8. 车速应适宜,不可过快。

三、担架运送法

担架是急救时运送病人最基本、最常用的工具。其特点是可以上下楼梯,且对体位影响较小,方便上下各种交通工具,不受地形、道路等条件限制。

常用的担架有帆布担架和硬板担架两种,如现场急救缺少担架的情况下,可使用木板等代用品。担架的使用方法同平车运送法,可以采用两人或三人搬运法。由于担架位置较低,故应先由两人将担架抬起,使之与床沿并齐,便于搬运病人,搬运时尽量保持平稳,不要摆动。

担架运送病人时应注意:

1. 病人应仰卧于担架中央,四肢不可靠近担架边缘,以免碰撞造成损伤。

2. 胸、颈椎损伤的病人使用硬板担架。

3. 疑似颈椎损伤的病人注意保持头颈中立位,颈下垫软枕或衣物,防止头颈左右移动。

4. 注意观察运送途中病情变化,保持呼吸通畅,防止舌后坠阻塞呼吸道,或分泌物、呕吐物吸入气管引起窒息。

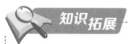

知识拓展

过 床 器

过床器又称过床易,是一种辅助搬运的器具,是将病人在手术台、推车、病床、CT台之间换床、移位、护理的最佳工具,采用轻型材料做载体,并利用特殊的光滑材料做外罩,利用两者之间的平滑移动帮助病人平稳、安全地达到移位的目的。

在临床护理工作中使用过床器为卧床不能自主翻身的病人翻身,节力又方便。首先操作者站在病人拟翻向的一侧,两手各扶持病人的肩部和臀部,轻轻将病人向对侧翻30°左右后,左手扶持住病人,右手将过床器滑入身体背侧三分之一或二分之一处,松开左手使病人平卧,操作者以两手用力将过床器慢慢向病人身体下方推,使病人平卧于过床器上,操作者再到病人另一侧,从病人身体下方伸入双手拉住过床器边缘,先向操作者方向轻拉过床器使病人移向操作者方向,再向上用力,使病人翻身侧卧,顺势抽出过床器,动作应连贯,用力要适当,翻身后保持舒适体位。

过床器的使用可以减轻病人被移动和搬运的痛苦,避免在搬运过程中对病人造成不必要的损伤,同时也可以极大地降低护士搬运病人的劳动强度,有利于提高护理工作效率,提高护理质量。

(马国平)

思考题

1. 王某,女,28 岁,孕 40 周,入院待产,体重 76.5kg,神志清,欲将其从待产室送去产房。

请问:

(1) 护士考虑用什么运送法?

(2) 搬运中应注意什么问题?

2. 张某,女,68 岁,车祸外伤,意识不清,怀疑颈椎损伤。

请问:

(1) 从车祸现场把病人抬到救护车上,用什么搬运方法?

(2) 病人到达急诊室后。查体:BP 60/40mmHg,P 120 次 /min,脉搏细弱,表情淡漠,出冷汗,躁动不安。在医生到达前,值班护士应首先做什么?

3. 黄某,男,63 岁,医生诊断为糖尿病,住院 3 周后,病情稳定,病人意识清醒,活动自如。医生同意出院。

请问:

(1) 在黄先生出院前,护士需要做哪些出院相关性护理工作?

(2) 护士应对黄先生做哪些出院指导?

思路解析

扫一扫,测一测

学习目标

1. 掌握常用卧位的适用范围;疼痛病人的护理措施;医院常见安全意外的防护措施;活动受限的原因及对机体的影响。

2. 熟悉不舒适病人的护理原则;疼痛的性质;病人安全意外的一般处置原则;休息的条件;睡眠时相、周期,影响睡眠的因素,睡眠障碍分类及住院病人的睡眠特点;肌力训练的注意事项。

3. 掌握各种卧位的安置及变换方法;能协助病人翻身侧卧及移向床头法;正确使用保护具;学会运用被动性 ROM 练习、肌肉的等长练习和等张练习为病人实施活动指导。

4. 了解舒适卧位的基本要求;疼痛的原因及影响因素;病人安全防护的基本原则;休息和活动的意义。

5. 具有爱伤观念,做到护理操作过程中语言亲切、态度和蔼,保证病人舒适与安全,能运用所学施予人性化医疗服务的能力。

　　舒适、休息与活动是人类的基本需要,是维持人体健康,使机体处于最佳生理和心理状态的必备条件。因此,护士应为病人创造一个舒适、安全的休息环境,并指导、协助其进行适当活动以满足其舒适与安全的需要。

第一节　舒　适　概　述

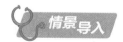

情景描述:

　　病人李某,女,45 岁。因子宫肌瘤于全麻下行全子宫切除术,术后回病室时留置有胃管和尿管。夜班护士在巡视该病室时发现病人烦躁不安、主诉伤口疼痛。次日晨查房:病人生命体征平稳,意识清醒。

　　请问:

1. 引起该病人不舒适的主要原因有哪些?

2. 护理人员应该采取何种护理措施帮助病人维持舒适?

　　在健康状态下,个体可以通过自身调节来满足舒适的需要,但在患病状态下,个体的平静与安宁状态被打破,因安全感降低甚至消失而处于不舒适的状态。因此,在护理过程中,护士应及时发现影响病人舒适与安全的因素,并根据情况采取适当的护理措施,以满足其对舒适与安全的需求。

一、舒适与不舒适的概念

(一) 舒适

舒适(comfort)是指个体在身心轻松自在、安宁环境状态下,所具有的满意、身心健康、没有焦虑与疼痛的自我感觉。因文化背景和生活经历存在差异,个体对舒适的理解和体验是不同的。用整体的观念看待舒适,应包括以下四个方面:

1. 生理舒适　指个体身体上无焦虑与疼痛的感觉。
2. 心理舒适　指个体在信仰、信念、自尊、生命价值等内在自我意识层面需求的满足。
3. 环境舒适　指围绕于个体的外界事物,如适宜的温湿度、音响、光线、颜色等可以使个体产生舒适的感觉。
4. 社会舒适　指个体、家庭和社会的相互关系,和谐的关系会为个体带来舒适的感觉。

这四个方面相互关联、互为因果,当其中某一方面出现问题时,个体都会感到不舒适。

(二) 不舒适

不舒适(discomfort)是指个体的身心处于不健全或有缺陷状态,周围环境存在不良刺激,个体对生活不满、负荷极重的一种自我感觉。通常表现为紧张、精神不振、烦躁不安、消极失望、失眠或身体疼痛、无力,难以坚持日常生活和工作。

舒适和不舒适之间没有截然的分界线,个体每时每刻都处在舒适与不舒适之间的某一点上,并在不断地变化着。最高水平的舒适是个体体力充沛、精神舒畅,感觉安全和完全放松,一切生理和心理需要都得到了满足。当生理、心理需求得不到满足时,舒适程度则逐渐下降并被不舒适所替代。护士应与病人建立相互信任的关系,认真倾听病人与家属的诉说、仔细观察病人,运用专业知识消除导致不舒适的因素,为病人创造一个促进舒适的环境。

二、不舒适的原因

影响机体不舒适的因素有很多,主要包括身体因素、心理-社会因素、环境因素等,这些因素往往相互关联、相互影响。

(一) 身体因素

1. 疾病　疾病本身会引起机体的不适,如疼痛、恶心、呕吐、咳嗽、头晕、腹胀、发热等,其中疼痛是最常见、最严重的一种不舒适。
2. 个人卫生不良　自理能力降低的病人,如长期卧床、身体虚弱、昏迷等,若不能得到良好的护理,常出现口臭、皮肤污垢、汗臭、瘙痒等不舒适。
3. 姿势或体位不当　病人因四肢缺乏适当扶托、关节过度屈曲或伸展、身体某部位长期受压或因疾病所致的强迫体位等,都可因肌肉与关节的疲劳、麻木和疼痛而导致机体的不适。
4. 活动受限　病人在使用约束具或石膏绷带、夹板固定时,因活动受限而出现不适感。

(二) 心理-社会因素

1. 焦虑与恐惧　疾病不仅会给病人带来身体上的不适,还会给病人带来心理上的压力。病人通常因担心疾病造成的伤害或不能忍受治疗过程中的痛苦,而对疾病与死亡充满焦虑、恐惧等情绪。
2. 压力　病人对必须面对的手术及治疗感到担心,对疾病的康复缺乏信心。
3. 角色适应不良　在适应病人角色的过程中,会因担心家庭、孩子或工作等出现角色行为冲突、角色行为缺如,从而不能安心养病,影响疾病的康复。
4. 不被重视、自尊受损　医护人员的忽视、冷落会使病人担心得不到关心和照顾,产生不被重视的感觉;操作时身体的隐私部位暴露过多或缺少遮挡等因素,会使病人产生自尊心受损的感觉。
5. 缺乏支持系统　因疾病原因被隔离或被亲朋好友忽视;缺乏经济支持等。

(三) 环境因素

1. 不适宜的物理环境　空气不新鲜、有异味、温湿度不适宜、噪声、被褥不整洁、床垫软硬不当等都会造成病人的不舒适感。

2. 不适宜的社会环境　新入院病人常因病室环境和病友的陌生而缺乏安全感,进而产生紧张和焦虑的情绪。

三、不舒适病人的护理原则

(一)细致观察,去除诱因

不舒适是一种自我感觉,客观评估比较困难。但通过细致的观察和科学的分析,可大致评估不舒适的原因及程度,护士应认真倾听病人的主诉及家属提供的信息,同时细心观察其肢体语言,如面部表情、手势、姿势、体态及活动或躯体移动能力、饮食、睡眠、皮肤颜色及温湿度等,从而判断导致不舒适的因素及不舒适的程度。

对身体不适的病人,可针对诱因采取有效的护理措施。如为腹部手术后病人提供半坐卧位或必要的支撑物可以缓解切口疼痛、减轻不适,促进康复;为已发生尿潴留的病人行诱导排尿或导尿术护理,可以解除因膀胱高度膨胀所引起的不适。

(二)心理支持

心理护理是建立在护士与病人或家属相互信任的基础上的。与病人有效沟通,可以指导其正确调节情绪;与家属沟通,共同做好病人的心理护理。对由心理-社会因素引起不舒适的病人,护士可采取不予评判的倾听方式,使其郁积于心的苦闷与压抑得以宣泄。

(三)角色尊重

护士要以亲切的语言与和蔼的态度尊重病人,同时还要洞察其心理需求;认真听取病人对治疗和护理的意见,并鼓励其积极、主动地参与护理活动,促使其尽快恢复健康。

(四)加强生活护理

良好的生活护理能有效提高舒适程度。尤其对于危重症病人,护士应协助或完全替代其完成生活护理,让病人感觉舒适与安全。

(五)创造良好环境

医院环境的设计与设置应体现"以病人为中心"的人性化理念,既要满足医疗与护理的需要,还要兼顾病人舒适与安全的需要。护士应结合医院条件为病人创造一个舒适的物理环境与和谐的社会环境,以满足病人的各种需求。

第二节　合理休息

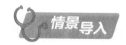

情景描述:

病人王某,女,39岁,因胆囊炎入院治疗。夜班护士在查房中发现病人情绪低落、焦虑不安,难以入睡。在与病人沟通中护士了解到王女士因不适应医院环境、又一直放心不下3岁的儿子,总是睡不着,睡着后又容易被夜间的响声惊醒。

请问:

1. 病人失眠的原因是什么?

2. 作为责任护士,应采取何种护理措施以促进病人睡眠?

休息(rest)是指通过改变当前的活动方式,使机体身心放松、消除或减轻疲劳、恢复精力,处于没有紧张和焦虑的松弛状态。休息的方式因人而异,取决于个体的年龄、健康状况、工作性质和生活方式等因素。例如对于脑力劳动者而言,听音乐、散步、打球都是休息。在所有的休息方式中,睡眠是最常见、最重要的一种,通常睡眠质量的好坏直接影响到休息的质量。

一、休息的意义

(一) 对健康人的意义

充足的休息是健康人维持机体身心健康的必要条件。休息不仅可以减轻或消除疲劳,缓解精神紧张与压力,恢复体力与精力;还可以维持机体生理调节的规律性,促进机体的正常生长发育,有利于工作、生活和学习。缺少休息可导致疲倦、劳累、乏力和注意力不集中;长期休息不良还会导致机体健康水平下降,甚至出现疾病。

(二) 对病人的意义

充足的休息是促进疾病康复的重要措施。休息不仅可以减少机体能量的消耗,提高治疗效果、缩短病程;还可以促进蛋白质合成,利于组织的修复。例如,人处于卧位时,肝、肾的血流量比站位时多50%,从而得到充足的营养物质,促进组织的修复和器官功能的恢复。

二、休息的条件

(一) 生理上的舒适

身体舒服是保证有效休息的重要前提,包括:各组织、器官功能良好;皮肤完整、无破损;关节肌肉活动正常;卧位舒适;身体各部位清洁、无异味、无疼痛、无异常感觉等。

(二) 心理上的放松

情绪紧张和精神压力会导致睡眠型态改变,因此个体的心理和情绪状态会影响休息的质量。个体患病时常伴有情绪、行为及日常生活形态的变化,难以适应疾病给自身及家庭带来的各种问题,出现害怕、焦虑、烦躁不安、抑郁、沮丧、依赖等情绪变化,直接对休息和睡眠造成影响。

(三) 充足的睡眠

充足的睡眠是休息的最基本条件。虽然每个人所需要的睡眠时间有较大的区别,但都有最低的睡眠时数,只有满足了一定的睡眠时数,才能得到充分的休息,否则会出现烦躁易怒、精神紧张、全身疲乏、注意力不集中等表现。

(四) 适宜的环境

医院的物理环境是影响病人休息的重要因素之一,环境性质可以决定病人的心理状态。环境中的空间、温度、湿度、光线、色彩、空气、声音等对病人的休息、疾病康复均有不同程度的影响。因此,医疗卫生服务机构在病区设计与设置时应考虑这些因素,为病人创造一个安静、整洁、舒适、安全的环境。

三、睡眠

睡眠(sleep)对人类来说,是维持生命活动的重要内容,也是维持健康的重要组成部分,它是一种由不同时相组成的、周期发生的、知觉的特殊状态,对周围环境可相对地不作出反应。睡眠不仅可以消除疲劳,更好地恢复精力与体力,还对脑的发育、记忆信息在脑内的加工、激素分泌等生理活动有重要作用,同时对促进病人机体康复也有重要意义。

(一) 睡眠的生理

1. **睡眠的发生机制** 睡眠是由位于脑干尾端的睡眠中枢控制的,这一中枢向上传导冲动作用于大脑皮质(或称上行抑制系统)与控制觉醒状态的脑干网状结构上行激动系统的作用相互拮抗,从而调节睡眠与觉醒的相互转化。

2. **睡眠的生理特点** 睡眠时机体的许多生理功能都会发生变化,如嗅、视、听、触等感觉功能暂时减退,骨骼肌反射和肌肉紧张度减弱,同时伴有一系列自主神经功能的改变,如血压下降、心率减慢、呼吸变慢、代谢率降低、瞳孔缩小、胃液分泌增多等。

3. **睡眠的时相** 根据睡眠发展过程中脑电波变化和机体活动功能的表现,睡眠可分为两个时相:一是慢波睡眠(slow wave sleep,SWS),脑电波呈现同步化慢波,又称非快速动眼睡眠(non rapid eye movement,NREM)或正相睡眠(orthodox sleep,OS);二是快波睡眠(fast wave sleep,FWS),脑电波呈现去同步化快波,又称快速动眼(rapid eye movement,REM)睡眠或异相睡眠(paradoxical sleep,PS),睡眠过程中两个时相相互交替。

（1）慢波睡眠：为正常人所必需，其特点是脑电波慢而同步，机体耗氧量下降，但脑耗氧量不变；腺垂体生长激素分泌明显增多；闭目，瞳孔缩小，全身肌肉松弛但保持一定的张力。此期睡眠可分为四个时期：

第一期：入睡期（Ⅰ期），此期为过渡时期，是所有睡眠期中睡得最浅的一期，容易被唤醒，生命体征与新陈代谢逐渐减慢，全身肌肉开始松弛。此期仅维持几分钟。

第二期：浅睡期（Ⅱ期），此期仍可听到声音，容易被唤醒，身体功能活动继续减慢，肌肉逐渐放松。此期持续10~20min。

第三期：中度睡眠期（Ⅲ期），此期肌肉完全放松，生命体征数值下降、规则，身体很少移动，很难被唤醒。此期持续15~30min。

第四期：深度睡眠期（Ⅳ期），此期身体完全松弛且无法移动，极难被唤醒，基础代谢率进一步下降，腺垂体分泌大量生长激素，加速受损组织修复。此期大约持续10min。

（2）快波睡眠：此期的特点是脑电波活跃，眼球快速转动，与觉醒时很难区分。其表现与慢波睡眠相比：各种感觉进一步减退，唤醒阈提高，骨骼肌反射和肌肉紧张度进一步减弱，几乎完全松弛，可有间断阵发性表现，如眼球快速运动、血压升高、心率加快、呼吸加快且不规则等交感神经兴奋性表现。某些容易在夜间发作的疾病，如心绞痛、哮喘等可能与快波睡眠出现的间断阵发性表现有关。快波睡眠中脑血流量增多且脑内蛋白质合成加快，但生长激素分泌减少；快波睡眠与幼儿神经系统的成熟有密切关系，能够促进学习记忆力和精力恢复；快波睡眠对精神和情绪上的平衡也十分重要。

总之，睡眠时相对人体具有特殊意义。慢波睡眠和快波睡眠都是正常人所必需的，慢波睡眠有利于体力的恢复，快波睡眠则有利于精力的恢复。

4. 睡眠周期　在正常状况下，睡眠周期是慢波睡眠和快波睡眠不断重复的形态，每个睡眠周期都含有60~120min不等的有顺序的睡眠时相，平均是90min，儿童的交替周期较成人短，约60min。成人每6~8h的睡眠中，平均包含4~6个睡眠时相周期（图3-1）。

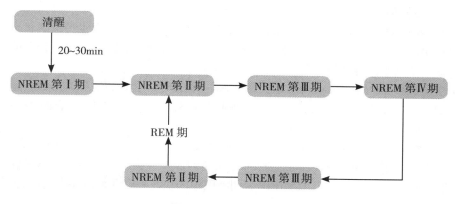

图3-1　睡眠时相周期

正常睡眠在入睡后最初的20~30min，从慢波睡眠的入睡期进入浅睡期和中度睡眠期，再经深度睡眠期返回到中度睡眠期和浅睡期，再从浅睡期进入快波睡眠，大约持续10min后，又进入浅睡期。如此周而复始。

在每个睡眠周期中，每一时相所用时间会随睡眠的进行发生变化。随着睡眠的进行，快波睡眠时间会延长，而慢波睡眠的中度和深度睡眠时间会相应缩短。越接近睡眠后期，快波睡眠持续时间越长。两种睡眠时相均可直接转为觉醒状态，但在觉醒状态下，一般只能进入慢波睡眠，而不能进入快波睡眠。

（二）睡眠的评估

1. 影响睡眠的因素

（1）生理因素

1）年龄：随着年龄的增长，睡眠时数逐渐减少。如婴儿平均14h，青少年8~9h，成人6~8h。

2) 内分泌:妇女在月经期普遍感到疲劳,希望通过增加睡眠补充体力;绝经期女性容易出现睡眠紊乱,可通过补充激素改善睡眠状况。

3) 昼夜节律:睡眠一般发生在昼夜性节律的最低期,与人的生物钟保持一致。如果人的睡眠不能与昼夜节律协同一致,如长时间频繁夜间工作等,会造成生物节律失调,入睡困难。

4) 疲劳:适度疲劳有助于入睡,但过度疲劳则难以入睡。

(2) 病理因素:几乎所有的疾病都会影响原有的睡眠型态。如某些疾病导致病人采取被迫卧位及各种原因引起的、未能及时缓解的疼痛等,都会影响正常的睡眠。而患有精神分裂症、强迫症等精神疾病的病人,常常处于过度觉醒的状态。

(3) 心理因素:任何强烈的情绪变化及不良的心理反应,如焦虑、紧张、愤怒、悲伤等均可影响正常睡眠。

(4) 环境因素:环境的变化直接影响人的睡眠状况,大多数人在陌生环境下难以入睡。医院是特定人群进行防病治病的场所,昼夜连续的治疗与护理、复杂和特殊的环境是影响病人睡眠的重要因素。

(5) 食物因素:一些食物及饮料的摄入也会影响睡眠状况。含有较多 L-色氨酸的食物,如肉类、乳制品和豆类能促进入睡,缩短入睡时间,被认为是天然的催眠剂;少量饮酒能促进放松和睡眠,但大量饮酒会抑制脑干维持睡眠的功能,使睡眠变浅;浓茶、咖啡及可乐中含有咖啡因,使人兴奋,干扰睡眠,即使入睡也容易中途醒来,且总睡眠时间缩短,故睡眠不好的人应限制摄入量,尤其应避免在睡前 4~5h 饮用。

(6) 药物因素:某些神经系统药物、抗高血压药、抗组胺药、镇静药、镇痛药、平喘药及激素等均对睡眠有影响。安眠药能加速睡眠,但长期不适当使用可使病人产生药物依赖或出现戒断反应,加重原有睡眠障碍。

(7) 个人习惯:睡前常进行的一些习惯性活动,如读书、洗热水澡、喝牛奶等均有助于睡眠,如果这些习惯被改变,也可能会导致睡眠障碍。

2. 常见的睡眠障碍

(1) 失眠(insomnia):是最常见的睡眠障碍,主要表现为难以入睡或难以维持睡眠状态。病人常主诉没有休息好,清醒时或白天感到疲乏、昏昏欲睡、易激动;有黑眼圈,常打呵欠;有轻度的一过性眼球震颤,轻微手颤。依据原因可分为:

1) 原发性失眠症(primary insomnia):即失眠症,是一种慢性综合征,包括难以入睡、睡眠中多醒或早醒。在原发性失眠症中,上半夜占优势的慢波睡眠时相减少,即失眠不仅是睡眠时数减少,睡眠质量也会下降。

2) 继发性失眠症(secondary insomnia):是由心理、生理或环境等因素引起的短暂失眠。

3) 药物依赖性失眠症(drug dependent insomnia):是因原发性失眠症滥用药物而导致的。过多使用安眠药物会造成睡眠活动的改变,其脑电图表明睡眠中的快波睡眠和慢波睡眠的第Ⅲ、Ⅳ时相均明显减少。

(2) 发作性睡眠(narcolepsy):是指不可控制的短时间嗜睡,发作时病人可由清醒状态直接进入快波睡眠,睡眠与正常睡眠相似,但一般睡眠程度不深、易唤醒,但醒后又入睡。单调的工作、安静的环境以及餐后更易发作。猝倒症是发作性睡眠最危险的并发症,约有 70% 的发作性睡眠病人会出现猝倒现象,发作时意识清晰,躯干及肢体肌张力突然部分或全部失去,导致严重的跌伤,一般持续 1~2min。约有 25% 的发作性睡眠症病人会出现生动的、充满色彩的幻觉和幻听。

(3) 睡眠过度(hypersonmnia):指睡眠时间过长或长期处于想睡的状态。睡眠周期正常,睡眠总时数增长,可持续几小时或几天,且处于难以唤醒状态,其他方面基本正常。睡眠过度可发生于多种脑部疾病,如脑血管疾病、脑外伤、脑炎、脑瘤等,也可见于糖尿病、镇静药过量,还可见于严重的忧郁、焦虑等心理疾病,病人通过睡眠逃避日常生活的紧张与压力。

(4) 睡眠呼吸暂停(sleep apneas):是以睡眠中呼吸反复停顿为特征的一组综合征,每次停顿≥10s,通常每小时停顿次数 >20 次,临床上表现为时醒时睡,并伴有动脉血氧饱和度降低、低氧血症、高血压及肺动脉高压。睡眠呼吸暂停可分为中枢性和阻塞性呼吸暂停两种类型,中枢性呼吸暂停系由中枢神经系统功能不良造成(与快波睡眠有关的脑干呼吸机制失调所致);阻塞性呼吸暂停发生在严重、频繁、用力地打鼾或喘息之后,与吸气过程中上气道塌陷、狭窄和呼吸中枢控制功能失调有关。睡眠呼吸暂停是心血管疾病的危险因素,护士应指导此类病人采取正确的睡眠姿势,以确保呼吸道通畅。

(5) 其他

1) 睡行症(sleep walking disorder):又称夜游症、梦游症,发作时难以唤醒,表现为入睡后不久突然起床四处走动,双目向前凝视,一般不说话,询问不回答,偶可见较复杂的动作,如避开障碍物、倒水等,醒后对所进行的活动完全遗忘。主要见于儿童,以男性多见,随年龄增长症状逐渐消失,提示该病症为中枢神经延缓成熟所致。

2) 遗尿(bedwetting):指5岁以上的儿童仍不能控制排尿,在日间或夜间反复出现的不自主排尿。多见于儿童,与大脑尚未发育完善有关,常发生在深度失眠时,随年龄增长逐渐消失;睡前饮水过多或过度兴奋也可诱发。

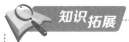

知识拓展

睡眠状况自评量表

睡眠状况自评量表(self-rating scale of sleep,SRSS)适用于筛选不同人群中有睡眠问题者,也可用于睡眠问题者治疗前后评定效果对比研究。SRSS共有10个项目,每个项目分5级评分(1~5),评分愈高,说明睡眠问题愈严重。此量表最低分为10分(基本无睡眠问题),最高分为50分(最严重)。

睡眠状况自评量表(SRSS)

1. 您觉得平时睡眠足够吗?	① 睡眠过多了	② 睡眠正好	③ 睡眠欠一些	④ 睡眠不够	⑤ 睡眠时间远远不够
2. 您在睡眠后是否已觉得充分休息过了?	① 觉得充分休息过了	② 觉得休息过了	③ 觉得休息了一点	④ 不觉得休息过了	⑤ 觉得一点儿也没休息
3. 您晚上已睡过觉,白天是否打瞌睡?	① 0~5d	② 很少(6~12d)	③ 有时(13~18d)	④ 经常(19~24d)	⑤ 总是(25~31d)
4. 您平均每个晚上大约能睡几小时?	① ≥9h	② 7~8h	③ 5~6h	④ 3~4h	⑤ 1~2h
5. 您是否有入睡困难?	① 0~5d	② 很少(6~12d)	③ 有时(13~18d)	④ 经常(19~24d)	⑤ 总是(25~31d)
6. 您入睡后中间是否易醒?	① 0~5d	② 很少(6~12d)	③ 有时(13~18d)	④ 经常(19~24d)	⑤ 总是(25~31d)
7. 您在醒后是否难于再入睡?	① 0~5d	② 很少(6~12d)	③ 有时(13~18d)	④ 经常(19~24d)	⑤ 总是(25~31d)
8. 您是否多梦或常被噩梦惊醒?	① 0~5d	② 很少(6~12d)	③ 有时(13~18d)	④ 经常(19~24d)	⑤ 总是(25~31d)
9. 为了睡眠,您是否吃安眠药?	① 0~5d	② 很少(6~12d)	③ 有时(13~18d)	④ 经常(19~24d)	⑤ 总是(25~31d)
10. 您失眠后心情(心境)如何?	① 无不适	② 无所谓	③ 有时心烦、急躁	④ 心慌、气短	⑤ 乏力、没精神、做事效率低

姓名:　　　性别:　　　年龄:　　　职业:

评定注意事项:本量表由评定对象自己填写,在自评者评定前,一定要把量表的填写方法和每条涵义都弄明白,然后做出独立的、不受任何人影响的自我评定。

在开始之前,先由工作人员指着SRSS量表告诉他:此量表有10个题目,请仔细阅读每一条,把意思弄明白,然后根据您近1个月内的实际情况,在最适合您状况的答案序号上打一钩(√),1次评定在20min内完成。

四、促进休息和睡眠的护理措施

(一)创造良好的睡眠环境

为病人创造安静、安全、舒适、整洁的休息环境。根据情况调整病室的温度、湿度、空气、光线及音响,减少外界环境对病人感官的不良刺激。寝具清洁、干燥,宽度足够翻身,棉被厚度适宜。

(二)增进舒适,满足睡眠习惯

人只有在舒适和放松的情况下才能保证正常的睡眠。因此,采取有效措施减少病人的疼痛与不适,有助于促进其自然入睡。如酌情为疼痛病人提供镇痛药物;解除腹胀、尿潴留等不适。满足睡眠习惯,也是帮助病人尽快入睡的有效措施。

(三)加强心理护理

病人在住院期间的心情十分复杂,如对环境的陌生,离开亲人的孤独感,因患病产生的紧张、焦虑,对检查、治疗的顾虑等都会严重影响睡眠。因此,护士要善于观察病人、注重与病人的沟通,与其建立良好的信任关系,关心和体贴病人,帮助他们消除恐惧与焦虑,稳定情绪、恢复平静,以提高休息和睡眠质量。

(四)合理安排护理工作

住院病人的觉醒阈值往往较低,极易被惊醒。因此,常规护理工作应安排在白天,并尽量减少对病人睡眠的干扰。如遇特殊情况,必须在睡眠期间进行护理时,间隔时间应尽量在90min(即一个睡眠周期),以避免病人在睡眠周期中出现睡眠中断。

(五)合理使用药物

护士应掌握的用药原则是当所有促进睡眠的方法都无效时才可使用安眠药,并且用药时间越短越好。对于失眠病人,可适当使用安眠药物,护士必须掌握病人所服药物的性能及是否对睡眠有影响或不良反应,要注意观察用药期间的睡眠情况及身心反应,必要时与医生联系予以处理。

(六)睡眠障碍病人的护理

1. 失眠 找出原因,采取有促进睡眠的针对性措施,如睡前喝少量牛奶、进行放松和深呼吸练习、背部按摩、自我催眠等,必要时遵医嘱给予镇静催眠药物。

2. 发作性睡眠 应选择药物治疗。正确指导病人学会自我保护,注意发作前兆,减少意外发生,禁止病人从事高空、驾车、水上作业等工作,避免发生危险。

3. 睡眠过度 除药物治疗外,护士要加强病情观察,做好病人的心理护理,指导其控制饮食、减轻体重,增加有趣和有益的活动,限制睡眠时间。

4. 睡眠呼吸暂停 指导病人采取正确的睡眠姿势,保证呼吸道通畅。

5. 其他 为睡行症病人采取各种防护措施,如移开室内危险物品、锁门,避免发生危险;限制遗尿病人的晚间饮水量,并督促其睡前排尿。

第三节 卧 位

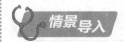

情景描述:

急诊科于夜间接收了一名主诉右上腹疼痛剧烈,同时伴有高热、恶心、呕吐的30岁男性病人。经过医生的查体以及一些辅助检查,诊断为"急性胆囊炎合并穿孔",随即在硬膜外麻醉下行胆囊切除术。手术顺利,术后回普外科病室。

请问:

1. 病人回病室后护士应给其采取何种卧位?为什么?

2. 术后第2d病人主诉切口处疼痛,体温38.2℃,此时护士为病人安置何种卧位?为什么?

卧位（lying position）是指病人在休息、治疗和检查时所采取的卧床姿势。临床常根据病情为病人安置卧位，正确的卧位不仅使病人感到舒适，还能预防因长期卧床而造成的并发症。如妇科检查时可采取截石位、呼吸困难时可采取半坐卧位等。

一、概述

（一）舒适卧位的基本要求

舒适卧位是指病人在卧床期间，身体各部位与周围环境处于合适的位置、感觉轻松自在。护士应熟悉各种卧位的要求及方法，根据病情需要，协助或指导其处于正确或舒适的位置，并提供恰当的支持物或保护性设施。

1. 卧床姿势　应尽量符合人体力学的要求，扩大支撑面、降低重心，使体重平均分布于身体的负重部位，关节维持在功能位置，在身体空隙部位垫以软枕或靠垫等，以促进病人全身放松，充分休息。

2. 体位变换　至少每2h变换体位1次，并加强受压部位皮肤的护理。

3. 身体活动　病人身体各部位每天均应活动，改变卧位时应做关节活动范围练习。禁忌者除外，如关节扭伤、骨折急性期等。

4. 受压部位　应加强局部受压部位皮肤的护理，预防压力性溃疡的发生。

5. 保护隐私　在护理操作中，应根据需要适当地遮盖病人身体，注意保护隐私，促进其身心舒适。

（二）卧位的分类

1. 按照卧位的自主性分　卧位可分为主动卧位、被动卧位和被迫卧位3种：

（1）主动卧位（active lying position）：指病人自己身体活动自如，能根据自身意愿和习惯随意改变体位。见于病情较轻、术前及恢复期病人。

（2）被动卧位（passive lying position）：指病人自身没有变换体位的能力，只能处于被安置的体位。常见于昏迷、瘫痪和极度衰弱的病人。

（3）被迫卧位（compelled lying position）：指病人意识清楚，也有变换的能力，但由于疾病影响或因治疗而被迫采取的卧位。如支气管哮喘急性发作者由于呼吸极度困难而被迫采取端坐位。

2. 根据卧位的平衡稳定性分　卧位可分为稳定性卧位和不稳定性卧位：

（1）稳定性卧位：支撑面大、重心低，平衡稳定，病人感到舒适、轻松的卧位。如侧卧位（图3-2）。

（2）不稳定性卧位：支撑面小、重心高，难以平衡，大量肌群处于紧张状态，病人感到不舒适、易疲劳。应尽量避免采取不稳定性卧位（图3-3）。

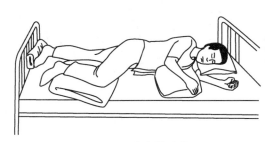

图3-2　稳定性卧位

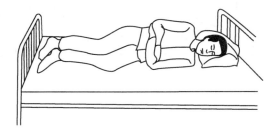

图3-3　不稳定性卧位

二、常用卧位

（一）仰卧位（supine position）

又称平卧位，是一种自然的休息姿势。病人仰卧，头下放枕，双臂置于身体两侧，双腿自然放平。根据病情、检查或治疗的需要，仰卧位可分为以下3种类型：

1. 去枕仰卧位

（1）姿势：病人去枕仰卧，头偏向一侧，双臂置于身体两侧，双腿自然放平，枕横立于床头（图3-4）。

（2）适用范围

1）昏迷或全身麻醉未清醒的病人：可防止呕吐物反流入气管而引起窒息或肺部并发症。

视频：卧位
安置方法

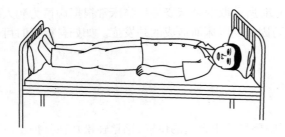

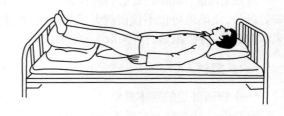

图 3-4 去枕仰卧位　　　　　　　　　　　　　图 3-5 中凹卧位

2) 脊髓腔穿刺术后或椎管内麻醉后 6~8h 内的病人：可预防因颅内压降低而引起的头痛（穿刺后，脑脊液可自穿刺点漏出至脊膜腔外，造成颅内压降低，牵张颅内静脉窦和脑膜等组织而引起头痛）。

2. 中凹卧位（休克卧位）

（1）姿势：病人仰卧，双臂置于身体两侧，抬高头胸部 10°~20°，抬高下肢 20°~30°。可在膝下垫软枕，以维持病人的舒适与稳定（图 3-5）。

（2）适用范围：休克病人。抬高头、胸部，有利于保持气道通畅，改善通气功能，从而改善缺氧症状；抬高下肢，有利于促进静脉血回流，增加心排血量，从而缓解休克症状。

3. 屈膝仰卧位

（1）姿势：病人仰卧，头下垫枕，双臂置于身体两侧，双膝屈起并稍向外分开（图 3-6）。

（2）适用范围

1) 腹部检查：有利于腹部肌肉放松，便于检查。

2) 导尿和会阴冲洗等：便于暴露操作部位，方便操作。使用该卧位时应注意保暖和保护病人隐私。

（二）侧卧位（side-lying position）

1. 姿势　病人侧卧，双臂屈肘，一手放在胸前，一手放于枕边，下腿稍伸直，上腿弯曲。必要时可在胸腹部、背部、双膝之间放置软枕，以扩大支撑面、增加稳定性，使病人感到舒适与安全（图 3-7）。

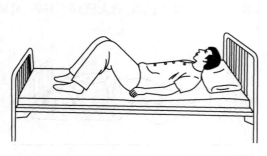

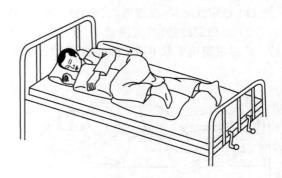

图 3-6 屈膝仰卧位　　　　　　　　　　　　　图 3-7 侧卧位

2. 适用范围

（1）检查：肛门、胃镜与肠镜等检查，便于暴露操作部位，方便操作。

（2）灌肠：病人臀部尽量靠近床缘，以便于插管和灌液。

（3）臀部肌内注射：采用该体位注射时，病人应上腿伸直、下腿弯曲，以利于注射侧臀部肌肉的放松。

（4）预防压力性溃疡：与平卧位交替，可预防因局部组织长期受压所致的压力性溃疡。

（三）半坐卧位（fowler position）

1. 姿势　病人仰卧，根据需要先摇高床头支架，抬高上半身，再摇高膝下支架，以防止病人下滑。必要时，可在病人足底垫一软枕，防止病人足底触及床尾栏杆，以增加其舒适感。放平时，应先摇平膝下支架，再摇平床头支架（图 3-8）。

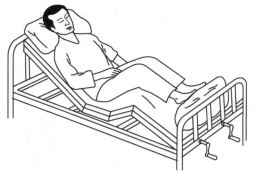

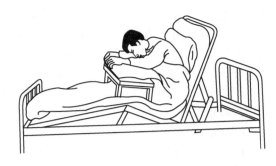

图 3-8 半坐卧位(摇床法)   图 3-9 端坐位

2. 适用范围

(1) 颜面部及颈部手术后的病人:此卧位可减少局部出血。

(2) 心肺疾病引起呼吸困难的病人:此卧位借助重力作用使部分血液滞留于下肢和盆腔脏器内,减少回心血量,从而减轻肺淤血和心脏负担;同时,可使膈肌下降,胸腔容量增大,从而减轻腹腔内脏器对心肺的压力,增加肺活量,有利于气体交换,缓解呼吸困难。

(3) 腹腔、盆腔手术后或有炎症的病人:此卧位可使腹腔渗出液流入盆腔,防止感染向上蔓延引起膈下脓肿,从而使感染局限(由于盆腔腹膜具有抗感染能力较强、吸收较弱的特点,故可防止炎症扩散和毒素吸收、减轻中毒反应)。此外,腹部手术后的病人采取半坐卧位还可以松弛腹肌、减轻腹部切口缝合处的张力,以缓解疼痛、促进舒适,有利于切口愈合。

(4) 疾病恢复期体质虚弱的病人:此卧位有利于病人逐渐适应体位的改变,有利于向站立位过渡。

(四) 端坐位(sitting position)

1. 姿势 在半坐卧位的基础上将床头抬高 70°~80°,使病人能向后靠坐,若病人虚弱,可在床上放一跨床桌,桌上放软枕以供病人伏桌休息;同时,抬高膝下 15°~20°。必要时加床档,以确保病人安全(图 3-9)。

2. 适用范围 左心衰竭、心包积液、支气管哮喘发作的病人。由于极度呼吸困难,病人被迫昼夜采取端坐位。

(五) 俯卧位(prone position)

1. 姿势 病人俯卧,头偏向一侧,双臂屈曲置于头部两侧,双腿伸直;于胸下、髋部及踝部各放软枕以支撑身体、维持舒适(图 3-10)。

2. 适用范围

(1) 腰、背部检查或配合胰、胆管造影检查时。

(2) 脊椎手术后或腰、背、臀部有伤口,不能平卧或侧卧的病人。

(3) 胃肠胀气导致腹痛者。此卧位可使腹腔容积增大,从而缓解胃肠胀气所致的腹痛。

(六) 头低足高位(trendelenburg position)

1. 姿势 病人仰卧,头偏向一侧,用木墩或其他支托物将床尾的床脚垫高 15~30cm 或根据病情需要而定,将软枕横立于床头,以防碰伤头部,增加安全性(图 3-11)。此卧位会使病人感到不适,因此不

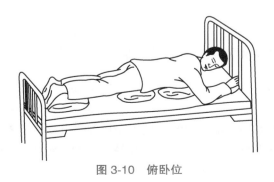

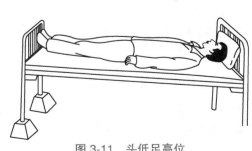

图 3-10 俯卧位   图 3-11 头低足高位

宜长时间使用;孕妇、高血压、心肺疾病病人慎用,颅内高压者禁用。如为电动床可调节整个床面倾斜。

2. 适用范围

(1) 体位引流:用于肺部引流,使痰液易于咳出。

(2) 十二指肠引流:需同时采取右侧卧位,以利于胆汁引流。

(3) 妊娠时胎膜早破:此卧位可预防脐带脱垂。

(4) 跟骨牵引或胫骨结节牵引:利用人体重力作为反牵引力,防止下滑。

(七) 头高足低位(dorsal elevated position)

1. 姿势 病人仰卧,用木墩或其他支托物将床头的床脚垫高 15~30cm 或根据病情需要而定,将软枕横立于床尾,以防足部触及床尾而引起不适(图 3-12)。电动床可调节整个床面倾斜。

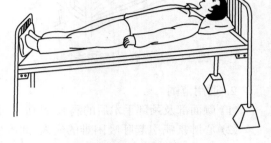

图 3-12 头高足低位

2. 适用范围

(1) 颅骨牵引:可以利用人体重力作为反牵引力。

(2) 颅脑疾病或颅脑手术后病人:预防脑水肿,缓解颅内高压症状。

(八) 膝胸卧位(knee-chest position)

1. 姿势 病人跪卧,双小腿平放于床上、稍分开;大腿与床面垂直;胸尽量贴近床面、腹部悬空、背部伸直、臀部抬起;头转向一侧,双臂屈肘置于头部两侧(图 3-13)。

2. 适用范围

(1) 肛门、直肠、乙状结肠镜检查及相应的治疗。

(2) 矫正胎位不正或子宫后倾。矫正胎位时注意保暖,每次不应超过 15min。

(3) 促进产后子宫复原。

(九) 截石位(lithotomy position)

1. 姿势 病人仰卧于检查床上,双腿分开于支腿架上(支腿架上放软垫),臀部尽量齐床沿,双手放于身体两侧或胸前(图 3-14)。采取此卧位时应注意为病人遮挡与保暖。

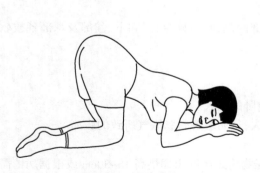 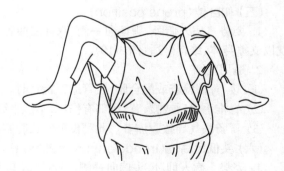

图 3-13 胸膝卧位   图 3-14 截石位

2. 适用范围

(1) 会阴、肛门部位的检查、治疗或手术:如膀胱镜、妇产科检查、阴道灌洗等。

(2) 产妇分娩。

三、卧位的变换

长期卧床的病人容易出现精神萎靡、消化不良、便秘、肌肉萎缩等症状;由于局部组织持续受压,导致血液循环障碍,易发生压力性溃疡;呼吸道分泌物不易咳出,容易发生坠积性肺炎。因此,护士应督促、协助长期卧床的病人变换卧位,以保持舒适与安全、预防并发症。

（一）协助病人移向床头

【目的】

协助滑向床尾而不能自行移动的病人移向床头,恢复舒适与安全。

【操作程序】

1. 评估

（1）病人的年龄、体重、需要变换卧位的原因。

（2）病人的神志、生命体征、躯体和四肢的活动度、伤口及引流情况等。

（3）病人的心理状态及合作程度。

2. 计划

（1）病人准备:病人及（或）家属了解移向床头的目的、过程及配合要点,情绪稳定,愿意配合。

（2）护士准备:着装整洁,洗手(根据病人具体情况决定护士人数)。

（3）用物准备:根据病情准备软枕。

（4）环境准备:整洁、安静,室温适宜,光线充足,必要时进行遮挡。

3. 实施　见表 3-1。

表 3-1　协助病人移向床头法

操作流程	操作步骤	要点说明
1. 核对解释	核对床号、姓名,向病人及家属解释操作目的、过程及注意事项	● 建立安全感,取得配合
2. 安置导管	（1）将各种导管及输液装置安置妥当	● 注意保持导管通畅。翻身时,应先检查导管是否脱落、移位、扭曲,防止受压或折叠
	（2）将盖被折叠于床尾或一侧	● 避免碰伤病人
	（3）根据病情放平床头支架,将枕横立于床头	
3. 协助移位		
▲一人协助 （图 3-15）		● 适用于体重较轻者
	（1）病人仰卧屈膝,双手握住床头栏杆,双脚蹬床面	
	（2）护士一手托住病人肩背部,一手托住臀部助力,协助其移向床头	● 病人的头部应予以托持
▲二人协助		● 适用于病情较重或体重较重者
	（1）病人仰卧屈膝	
	（2）护士分别站床的两侧,交叉托住病人的肩部和臀部,或一人托住颈肩部及腰部,一人托住臀及腘窝部,两人同时抬起病人移向床头	● 病人的头部应予以托持
4. 整理洗手	（1）安置病人于舒适卧位,整理病人床单位	
	（2）洗手	● 避免交叉感染

视频:协助病人移向床头

4. 评价

（1）病人能配合操作,感觉舒适与安全。

（2）护士动作轻稳、协调。

（3）护患沟通有效,满足双方需求。

【注意事项】

1. 协助病人移向床头时,注意保护其头部,防止头部碰撞床头栏杆而受伤。

2. 如病人身上带有各种导管时,应先将导管安置妥当,翻身后检查导管是否脱落、移位、扭曲、受压,以

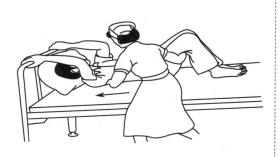

图 3-15　一人协助移向床头法

保持通畅。

3. 两人协助病人移向床头时,动作应协调、用力要平稳。

(二) 协助病人翻身侧卧

【目的】

1. 变换姿势、增进舒适。

2. 满足治疗、护理的需要,如背部皮肤护理,更换床单。

3. 预防并发症,如压力性溃疡、坠积性肺炎等。

【操作程序】

1. 评估

(1) 病人的体重、年龄、目前的健康状况、需要更换卧位的原因。

(2) 病人的生命体征、意识状况、躯体和四肢的活动能力;局部皮肤受压情况;骨折牵引;手术部位伤口及引流等情况。

(3) 病人及家属对更换卧位的目的、方法和操作过程的了解程度及配合能力等。

2. 计划

(1) 病人准备:病人及家属了解更换卧位的目的、方法、操作过程及配合要点。

(2) 护士准备:着装整洁,洗手(根据具体情况决定护士人数)。

(3) 用物准备:根据病情准备软枕、床档等物品。

(4) 环境准备:整洁、安静,室温适宜,光线充足,必要时进行遮挡。

3. 实施　见表 3-2。

视频:协助病人翻身侧卧

表 3-2　协助病人翻身侧卧法

操作流程	操作步骤	要点说明
1. 核对解释	核对床号、姓名,向病人及家属解释操作目的、过程、注意事项	• 建立安全感,取得配合
2. 安置导管	将各种导管及输液装置等安置妥当	• 注意保持导管通畅。翻身时,应先检查导管是否脱落、移位、扭曲,防止受压或折叠
3. 安置病人	病人仰卧,双肘屈曲,双手放于腹部	
4. 协助翻身		
▲一人协助(图 3-16)		• 适用于体重较轻者
	(1) 先将枕头移向近侧,然后将病人的肩部、臀部移向近侧,再将病人的双下肢移近并屈曲	• 根据病情使用床档
	(2) 护士一手扶病人肩、一手扶病人膝,轻轻将其推转向对侧,背对护士,将软枕垫于病人背部、胸前和膝部,使之舒适、安全	• 使病人尽量靠近护士,缩短重力臂、达到省力 • 不可推、拖、拉、拽,以免擦破皮肤
▲二人协助(图 3-17)		• 适用于病情较重或体重较重者
	(1) 甲、乙两护士站于病人同侧,先将枕移向近侧,护士甲托病人颈肩部和腰部,护士乙托病人臀部和腘窝,同时将病人抬起移向近侧	• 病人的头部应托持
	(2) 两护士分别扶托病人肩、腰、臀和膝部,轻推使其转向对侧,将软枕垫于病人背部、胸前和膝部	• 两人动作协调轻稳 • 扩大支撑面,确保卧位安全、舒适、稳定
5. 检查安置	(1) 检查并安置病人肢体,保持各关节处于功能位置 (2) 检查、保持各种管道通畅	
6. 洗手记录	(1) 洗手 (2) 记录	• 避免交叉感染 • 记录翻身时间和皮肤情况

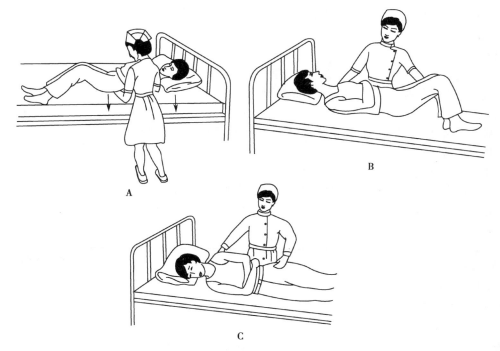

图 3-16　一人协助翻身侧卧法

4. 评价

（1）病人能配合操作，并且病人安全、舒适，受压部位的皮肤情况得到改善。

（2）护士动作轻稳、协调。

（3）护患沟通有效，双方需要得到满足。

【注意事项】

1. 根据病人病情和皮肤受压情况确定翻身间隔的时间，在协助病人更换体位时应注意观察局部情况。如发现病人皮肤有红肿或破损，应及时处理并酌情增加翻身次数，记录于翻身卡上，同时做好交接班工作。

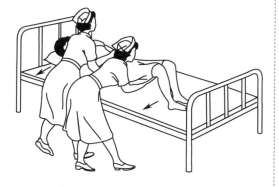

图 3-17　二人协助翻身侧卧法

2. 协助病人更换体位时，应先将病人身体抬离床面后再行进一步操作，切忌拖、拉、推、拽等动作，以免造成人为的皮肤擦伤；若两人协助翻身，应注意动作的协调与轻稳。

3. 协助有特殊情况的病人更换体位时应给予特殊处理：①若病人身上带有各种导管，翻身或移动前应先将管道妥当安置，变换卧位后仔细检查，防止出现导管扭曲、折叠、受压、移位、脱落等情况，确保管道通畅；②为手术后病人翻身前，应先检查伤口敷料是否干燥、有无脱落，如敷料潮湿或已脱落则应先换药再翻身，翻身后注意避免压迫伤口；③颅脑手术后的病人，应协助其取健侧卧位或平卧位，翻身时避免剧烈翻转头部以免引起脑疝，导致病人突然死亡；④为牵引病人翻身时，不可放松牵引；⑤为石膏固定或有较大伤口病人翻身后，应使用软垫支撑以防肢体或伤口受压。

4. 协助病人更换体位时护士应注意节力原则。翻身时，让病人尽量靠近护士，使重力线通过支撑面来保持平衡；同时，缩短重力臂可以达到安全、省力的目的。

四、轴线翻身法

【目的】

1. 协助颅骨牵引、脊椎损伤、脊椎手术、髋关节术后的病人在床上翻身。

2. 预防脊椎再损伤及关节脱位。

3. 预防压力性溃疡,增加病人舒适感。

【操作程序】

1. 评估

(1) 了解病人年龄、病情、意识状态及配合能力。

(2) 观察病人损伤部位、伤口情况和管路情况。

2. 计划

(1) 病人准备:病人及家属了解更换卧位的目的、操作方法及配合要点。

(2) 护士准备:着装整洁,洗手。

(3) 用物准备:根据病情准备软枕、床档等物品。

(4) 环境准备:整洁、安静,室温适宜,光线充足,必要时进行遮挡。

3. 实施 见表3-3。

表 3-3 轴线翻身法

操作流程	操作步骤	要点说明
1. 同"协助病人翻身侧卧法"操作步骤 1~4		
2. 安置卧位	病人取仰卧位	
3. 翻身 ▲二人协助病人轴线翻身法		• 适用于脊椎受损或脊椎手术后需改变卧位者
	(1) 移动病人:两名护士站在病床同侧,将大单置于病人身下;两名护士分别抓紧靠近病人肩、腰背、髋部、大腿等处的大单,将病人拉至近侧,拉起床档	• 使病人尽量靠近护士,缩短重力臂、达到省力
	(2) 安置体位:护士绕至对侧,将病人近侧手臂置于头侧,远侧手臂置于胸前,双膝间放一软枕	• 翻转时勿让病人身体屈曲,以免脊柱错位
	(3) 协助侧卧:护士双脚前后分开,两人双手分别抓紧病人肩、腰背、髋部、大腿等处的远侧大单,由其中一名护士发口令,两人同时将病人整个身体以圆滚轴式翻转至侧卧	
▲三人协助病人轴线翻身法		• 适用于颈椎损伤者
	(1) 移动病人:由甲、乙、丙三名护士完成。护士甲固定头部,纵轴向上略加牵引,使头、颈部随躯干一起慢慢移动;护士乙双手分别置于病人肩、背部;护士丙双手分别置于病人腰部、臀部,使其头、颈、腰、髋保持在同一水平线上,移至近侧	• 病人的头部应托持
	(2) 转向侧卧:翻转至侧卧位,翻转角度不超过60°	• 保持病人脊椎平直
4. 放置软枕	将软枕置于病人背部及双膝间,以支撑身体、维持舒适	
5. 检查安置	(1) 检查、维持各种管道保持通畅 (2) 维持病人肢体各关节处于功能位	
6. 洗手记录	(1) 洗手 (2) 记录	• 避免交叉感染 • 记录翻身时间和皮肤情况

4. 评价

(1) 病人能配合操作,并且安全、舒适,受压部位的皮肤情况得到改善。

(2) 护士动作轻稳、协调。

(3) 护患沟通有效,需要得到满足。

视频:轴线翻身法

笔记

【注意事项】

1. 翻转病人时,应注意保持脊椎平直,以维持脊柱的正确生理弯曲,避免躯干屈曲,加重脊柱骨折、脊椎损伤和关节脱位。翻身角度不可超过60°,避免由于脊柱负重增大而引起关节突骨折。

2. 病人有颈椎损伤时,勿扭曲或旋转病人的头部,以免加重神经损伤引起呼吸肌麻痹而死亡。

3. 翻身时注意为病人保暖并防止坠床。

4. 准确记录翻身时间。

第四节 疼 痛

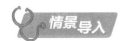

情景描述:

消化内科病区有一位"肝癌晚期"病人,是70岁的女性退休教师,今日为入院第2d,病人常主诉疼痛难忍。今晨责任护士在做晨间护理时发现病人沉默寡言,眉头紧锁,咳嗽频繁并有气喘,难以交流。

请问:

1. 护士应如何评估病人的疼痛程度?

2. 护士应采取哪些护理措施缓解病人的疼痛?

3. 护士应向病人及家属进行哪些健康教育?

疼痛是一种最常见、最严重的、不舒适的主观感受,也是最常见的临床症状之一。疼痛的发生提示个体的健康受到威胁,且与疾病的发生、发展与转归有着密切的联系,是临床诊断疾病、鉴别疾病的重要指征之一,也是评价治疗与护理效果的重要标准,被称为"第五生命体征"。因此,护士必须掌握疼痛的相关理论知识,才能帮助病人减轻或缓解疼痛,促进舒适感。

一、概述

(一) 定义

1979年国际疼痛研究会(the Internation Association for the Study of Pain,IASP)将疼痛(pain)定义为:是一种令人不快的感觉和情绪上的感受,伴随着现有的或潜在的组织损伤。

(二) 性质

1. 疼痛是一种主观知觉体验,难以评估。

2. 疼痛常表示存在组织损伤,提示有治疗的必要。

3. 相同的疼痛,因个人的耐受力不同,出现不同的反应。

4. 疼痛随诱因或侵犯器官系统的不同而不同。

5. 疼痛存在一个明确的强度界限,即存在最大限值。

6. 疼痛一般可以被治疗和治愈。

7. 疼痛是身体的一种保护机制,是重要的预警信号。

(三) 疼痛的类型

1. 病理分类

(1) 躯体性疼痛:特点是刺激经由正常路径传入,如疼痛长期存在,可造成正常组织的损伤和潜在损伤,对非阿片类和(或)阿片类治疗有效。可分为身体痛和内脏痛,前者发生于骨、关节、肌肉、皮肤或结缔组织,性质多为剧痛或跳动性疼痛,可清楚定位;后者发生于内脏器官,如胃肠道和胰腺,其中实质性脏器被膜病变(如肿瘤)所引起的疼痛往往剧烈且定位清楚,而空腔脏器病变(如梗阻)所致疼痛多定位不清楚,且常为间歇性绞痛。

(2) 神经性疼痛:特点为感觉冲动经异常的外周或中枢神经系统传入,往往需要使用辅助性止痛药进行治疗。可分为中枢神经性疼痛和周围神经性疼痛,前者又可分为传入性疼痛和交感神经源性疼痛;后者又可分为多元神经痛和单一神经痛。

2. 临床分类

(1) 急性疼痛:多发生在急性外伤、疾病或外科手术后,发作迅速、疼痛程度由中至重不等。其持续时间较短,常常少于 6 个月。受伤部位痊愈后,疼痛可经治疗消失,也可自愈。

(2) 慢性疼痛:指疼痛持续时间较长(超过 3 个月),具有持续性、顽固性和反复性的特点,且疼痛程度不一。常发生在慢性非恶性疾病,如关节炎、腰背痛、韧带痛、头痛和周围神经病变,可伴随疲乏、失眠、食欲缺乏、体重下降、抑郁、无助和愤怒等症状。

(3) 癌痛:常为慢性疼痛。晚期癌症病人的疼痛发生率为 60%~80%,其中 1/3 的病人为重度疼痛。癌症疼痛的原因有:①肿瘤侵犯所致;②抗肿瘤治疗所致;③与肿瘤相关的疼痛;④非肿瘤或治疗所致。

(四) 疼痛的原因及影响因素

1. 原因

(1) 温度刺激:体表接触过高或过低的温度均会造成组织损伤,受伤的组织释放组胺等化学物质,刺激神经末梢而导致疼痛。

(2) 化学刺激:强酸、强碱等化学物质,不仅可以直接刺激神经末梢而致疼痛,还可使受损组织释放致痛物质,再次作用于痛觉感受器加剧疼痛。

(3) 物理损伤:刀切割、针刺、碰撞、肌肉受压等均可使局部组织受损,刺激痛觉神经末梢而引发疼痛。大部分物理性损伤引起的组织缺血、淤血、缺氧等均可使组织释放致痛物质,而致疼痛加剧、疼痛时间延长。

(4) 病理因素:疾病造成体内某些管腔堵塞,组织缺血、缺氧;空腔脏器过度扩张;平滑肌痉挛或过度收缩及局部组织炎性浸润等均可引起疼痛。

(5) 心理因素:情绪紧张或低落、愤怒、悲痛、恐惧等心理状态都会引起局部血管收缩或扩张,因而导致疼痛。此外,疲劳、睡眠不足或用脑过度也会导致功能性头痛。

2. 影响因素

(1) 年龄:个体对疼痛的敏感程度因年龄不同而异,是影响疼痛的主要原因之一。婴幼儿对疼痛的敏感程度较成年人差,随年龄增长,疼痛的敏感度也随之增加,但老年人对疼痛的敏感程度又逐渐下降。

(2) 个人经历:包括个体的疼痛经验及对疼痛原因的理解与态度。疼痛经验是个体自身对刺激体验所获得的感觉。个体对任何单一刺激所产生的疼痛,都会受到以前类似疼痛经验的影响,再从行为中表现出来,而个人对疼痛的态度则直接影响其行为表现。

(3) 社会文化背景:病人所处的社会和文化背景,可影响对疼痛的认知评价和对疼痛的反应。不同的人生观、价值观影响了个体对疼痛的反应和表达方式。生活在鼓励忍耐和推崇勇敢文化背景中的人,往往更能耐受疼痛。

(4) 个体差异:个体的疼痛敏感程度和表达方式常因性格和所处的特定环境不同而有所差异。如自控力及自尊心较强的人常能忍耐疼痛;善于表达情感的人主诉疼痛的机会较多。病人独处时常能忍受疼痛;周围有较多的人特别是护士陪伴时,病人对疼痛的耐受性明显下降。

(5) 情绪:情绪能影响病人对疼痛的反应。消极的情绪,如沮丧、恐惧、焦虑、失望可加剧疼痛,而疼痛又会增加焦虑情绪;积极的情绪,如愉快、兴奋、自信可以减缓疼痛。因此,情绪的调整在病人疼痛管理中具有重要作用。

(6) 注意力:个体对疼痛的注意程度会对疼痛感觉造成影响。当注意力集中在其他事物时,痛觉可以减轻甚至消失。如松弛疗法、听音乐、看电视、愉快交谈等均可通过分散注意力而达到减轻疼痛的目的。

(7) 疲乏:病人疲乏时对疼痛的耐受性下降,痛觉加剧。当得到充足的睡眠和休息时,疼痛感觉可减轻。

(8) 支持系统:在病人经历疼痛时,如果有良好的社会支持,如家属或朋友的陪伴,可以减少其孤独感和恐惧感,从而减轻疼痛。

(9) 治疗及护理因素:很多治疗与护理操作都有可能引起或加剧病人的疼痛感,如穿刺、注射等。护士在执行可能会导致疼痛的操作时,可通过动作轻柔、安慰、分散注意力等方法避免或减轻痛感。

另外,护士应掌握疼痛的知识,正确评估和处理疼痛;应掌握必要的药理知识,使病人既能得到必要的镇痛处理又能避免药物的不良反应或成瘾性。

二、护理评估

疼痛的评估是进行有效疼痛管理的首要环节,不仅要判断疼痛是否存在,还要评价镇痛治疗的效果。对疼痛的评估应包括疼痛的表现及影响因素等方面,并在此基础上制定相应的疼痛护理计划。

（一）一般状况的评估

1. 病人以往的疼痛经历,如疼痛部位、程度、性质、伴随症状等。

2. 身体运动情况,有无防卫性或保护性动作。

3. 思维感知过程和社交行为改变情况,如发泄行为、幻觉行为。

4. 生理改变,如痛苦面容、肌张力改变;血压、呼吸、脉搏的改变;出汗、瞳孔扩大等。

（二）疼痛程度的评估

可以通过与病人的沟通和询问明确以下几点:

1. 疼痛部位。

2. 疼痛的时间。

3. 疼痛的性质。

4. 疼痛时病人的反应。

5. 疼痛对病人的影响。

6. 区分生理性、心理性疼痛。

7. 疼痛的分级 可以通过《描述疼痛咨询表》对病人进行疼痛程度的评估。见表3-4。

表3-4 描述疼痛咨询表

咨询问题
1. 您觉得是什么地方痛?
2. 什么时候开始痛?
3. 您觉得是怎样的痛? 尖锐的痛还是钝痛、抽痛? 或是规律的痛?
4. 您的痛有多严重或有多强烈?
5. 什么可以缓解您的疼痛?
6. 什么会让您觉得更痛?
7. 您曾试过什么方法来缓解疼痛? 哪些是有用的? 哪些是无效的?
8. 依照过去的经验,您若有疼痛时,您会怎么处理?
9. 您的痛是一直持续的吗? 若不是,一天或一星期痛几次?
10. 每一次疼痛持续多久?

对疼痛的分级比较困难,主要是通过病人对疼痛体验的描述,带有一定的主观性。目前主要有以下几种方法:

（1）世界卫生组织（World Health Organization，WHO）四级疼痛分级法:

1）0级:无痛。

2）1级（轻度疼痛）:有疼痛但不严重,可忍受,睡眠不受影响。

3）2级（中度疼痛）:疼痛明显,不能忍受、睡眠受干扰,要求用镇痛药物。

4）3级（重度疼痛）:疼痛剧烈,不能忍受、睡眠严重受干扰,需要用镇痛药物。

（2）评分法测量

1）文字描述评分法（verbal descriptors scale，VDS）:把一条直线分成5等份,0= 无痛,1= 微痛,2= 中度疼痛,3= 重度疼痛,4= 剧痛。请病人按照自身疼痛的程度选择合适的描述（图3-18）。

2）数字评分法（numerical rating scale，NRS）:在一条直线上分段,用数字0~10替代文字描述疼痛

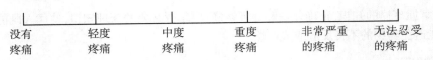

| 没有
疼痛 | 轻度
疼痛 | 中度
疼痛 | 重度
疼痛 | 非常严重
的疼痛 | 无法忍受
的疼痛 |

图 3-18　文字描述评分法

的程度。0 分表示无痛,10 分表示剧痛,中间次序表示疼痛的程度,请病人自己评分。适用于疼痛治疗前后效果测定的对比(图 3-19)。

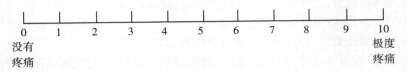

0　1　2　3　4　5　6　7　8　9　10
没有　　　　　　　　　　　　　　　　极度
疼痛　　　　　　　　　　　　　　　　疼痛

图 3-19　数字评分法

3) 视觉模拟评分法(visual analogue scale,VAS):用一条 10cm 直线,不作任何划分,仅在直线的两端分别注明"无痛"和"剧痛",请病人根据自己的实际感觉在线上标记疼痛程度。0 表示无痛,轻度疼痛平均值 2.57 ± 1.04,中度疼痛平均值 5.18 ± 1.41,重度疼痛平均值 8.41 ± 1.35(图 3-20)。这种评分法使用灵活方便,病人有很大的选择自由,不需要选择特定的数字或文字。该法也有利于护士较为准确地掌握病人的疼痛程度以及评估疼痛治疗的效果。

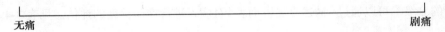

无痛　　　　　　　　　　　　　　　　剧痛

图 3-20　视觉模拟评分法

4) 面部表情量表法(faces pain scale-revised,FPS-R):由 6 个面部表情来表达疼痛程度,从微笑(代表不痛)到最后痛苦的哭泣(代表无法忍受的疼痛)。适用于任何年龄、无特定的文化背景及性别要求、各种急慢性疼痛的病人,特别是老人、小儿以及表达能力丧失者,病人能立即指出能反映他疼痛的那张面部表情图(图 3-21)。

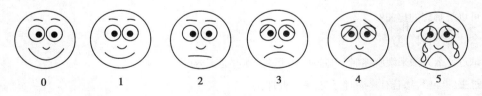

0　　1　　2　　3　　4　　5

图 3-21　面部表情疼痛量表法

三、护理措施

疼痛的治疗和护理原则是尽早、适当地解除疼痛。早期疼痛比较容易控制,疼痛时间越长,病人对疼痛的感受越深,最后难以用药物解除。因此,一旦确定病人有疼痛,应及时制定护理计划并采取有效的措施以缓解疼痛。

(一) 寻找原因、对症处理

首先应设法减少或消除引起疼痛的原因,避免诱因。如对于外伤引起的疼痛,应酌情给予止血、包扎等处理后再给药止痛措施;对于胸腹部手术后引起的伤口疼痛,应在术前进行健康教育、术后指导病人通过有效咳嗽、深呼吸及协助按压伤口等措施缓解疼痛。

(二) 合理运用止痛措施

1. 药物止痛　药物治疗是治疗疼痛最基本、最常用的方法,护士应根据病人的身体状况和相关治疗正确使用镇痛药物,并注意观察、记录使用镇痛药物的效果及不良反应。对于病人出现的不良反应,要积极采取措施,避免病人因不适而拒绝用药。镇痛药物种类甚多,在诊断未明确之前不能随意使用镇痛药物,以免掩盖症状,延误病情。当疼痛缓解或停止时应及时停药,防止药物不良反应及耐药性的产生,对于长期使用可致成瘾的药物应慎用。

(1) 三阶梯镇痛疗法:对于癌性疼痛的药物治疗,目前临床上普遍采用WHO所推荐的三阶梯镇痛疗法(three steps analgesic ladder)。其目的是逐渐升级,合理应用镇痛药物,以达到缓解疼痛的目的。

三阶梯镇痛疗法原则:药效的强弱依阶梯顺序使用,包括口服药、按时给药、联合服药、个体化给药、密切观察药物不良反应及宣教。大多数病人接受后能满意止痛。

三阶梯镇痛疗法的内容:①第一阶段:主要适用于轻度疼痛的病人。选用非阿片类药物、解热镇痛药、抗炎类药,如阿司匹林、布洛芬、对乙酰氨基酚等。②第二阶段:主要适用于中度疼痛的病人。若应用非阿片类药物止痛无效,可选用弱阿片类药物,如可卡因、氨酚待因和曲马多等。③第三阶段:主要适用于重度和剧烈癌痛的病人。选用强阿片类药物,如吗啡、哌替啶、美沙酮等。在癌痛治疗中,常采用联合用药法,即加用一些辅助药以减少主药的用量和不良反应。常用的辅助药有:非甾体类抗炎药、抗焦虑药和抗抑郁药,如阿司匹林、地西泮、氯丙嗪和阿米替林等。

(2) 病人自控镇痛泵:病人自控镇痛泵(patient controlled analgesia,PCA)是指病人疼痛时,根据疼痛状况自行完成由计算机控制的、预先设定剂量的止痛药物治疗的方法。该法符合按需镇痛的原则,可满足不同病人、不同时刻、不同疼痛强度下的不同镇痛需要,并可使药物在体内持续保持最小镇痛药物浓度(minimum effective analgesic concentration,MEAC)。同时,此法既可以减少医务人员的操作,又可以减轻病人的痛苦与心理负担。

2. 物理止痛　指应用各种物理因子作用于患病个体,通过引起一系列生物学效应促进疾病康复。如冷、热疗法可以减轻局部疼痛,理疗、按摩与推拿也是临床上常用的物理止痛方法。

3. 针灸止痛　根据疼痛的部位,针刺或者灸法于不同的穴位,使人体经脉疏通、气血调和,以达到止痛的目的。

(三)采取认知行为疗法

1. 松弛疗法　通过锻炼放松肌肉,缓解血管痉挛,消除紧张、焦虑情绪,普遍降低交感神经系统及代谢活动,以达到减轻疼痛的目的,如冥想、瑜伽、念禅和渐进性放松运动等。可以指导病人在一种舒适、自然的坐位或卧位下,依照治疗者指令从头到足依次放松全身肌肉,闭目凝神、驱除杂念、平静呼吸。可用于非急性不适的健康或疾病的任何阶段。

2. 指导想象　是指通过对某种使人愉快的特定事物的想象以达到特定的正向效果,以逐渐降低病人对疼痛的意识。如护士引导病人集中注意力想象自己处于一个绿草茵茵、溪水潺潺、花香馥郁的意境中,以达到松弛和减轻疼痛的作用。

3. 分散注意力　网状激动系统在接受充足的或过度的感觉输入时可阻断疼痛刺激的传导。因此,可以组织病人参加其感兴趣的活动,能有效地转移其对疼痛的注意力,如唱歌、大声描述照片或图片、愉快地交谈、下棋和做游戏等。此法不仅能通过向病人提供愉快的刺激,转移注意力减轻对疼痛的意识,还能增加对疼痛的耐受性。此方法最适用于持续几分钟的短促、剧烈的疼痛。

4. 音乐疗法　音乐是一种有效分散注意力的方法。优美的旋律对降低心率、减轻焦虑、缓解疼痛等都有较好的效果。注意根据病人的喜好选择不同类型的音乐,如古典音乐或流行音乐。病人至少要听15分钟才有治疗作用。

5. 生物反馈　目的是提高病人自我控制自主神经功能的能力,并帮助其更好地摆脱不良情绪。基本的方法是用电子仪器将某些生理功能转化为某种声光信号,病人则根据这种信号进行自我控制力的训练。实施前须告知病人肌肉紧张度越高,声光信号就越强;肌肉松弛时,声音则变低。病人根据这种信号自我训练使声音变低,从而达到缓解肌肉紧张、减轻疼痛的目的。此法对肌肉紧张和偏头痛尤其有效。

(四)促进病人舒适

通过护理活动促进舒适是减轻或解除疼痛的重要措施。如为病人提供舒适、整洁的病室环境;确保病人对所需物品都能够伸手可及;鼓励病人诉说自我感受,并协助病人寻找保持最佳舒适状态的方式;在各项治疗前,给予清楚、准确的解释,并将护理活动安排在药物显效时限内,以减轻病人焦虑等情绪,使其身心舒适、疼痛减轻。

（五）健康教育

根据病人的情况,选择相应的健康教育内容。一般应包括:疼痛的机制与原因、如何面对疼痛、减轻或解除疼痛的自理技巧等。

四、护理评价

1. 病人重返正常的日常生活,与他人正常交往。
2. 病人感觉疼痛减轻,机体状况和功能得到改善,自我感觉舒适。
3. 病人的焦虑情绪得到缓解,休息与睡眠质量良好。
4. 病人的一些疼痛征象减轻或消失。
5. 护理后,病人对疼痛的适应能力增强。

第五节　活　　动

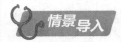

情景描述:

急诊观察室上午 9 时接诊一名因获悉儿子车祸消息后昏倒的女性病人。上午 11 时,病人清醒后浑身瘫软,四肢无力,完全不能活动。病人入院前无相关器质性疾病。

请问:

1. 病人四肢无法活动的原因是什么?
2. 请分析病人目前的机体活动能力为几级?
3. 护士应采取哪些护理措施提高病人的活动能力?

一、活动的意义

活动(activity)是人的基本需要之一,活动能力是与生俱来的。人们通过活动满足各层次的需要,从而维持个体的身心健康。由于疾病的影响,人的活动能力可能会下降或丧失,直接影响机体各系统的生理功能和心理状态。

（一）对健康人的意义

1. 适当的活动可以保持良好的肌张力,增强运动系统的强度和耐力,保持关节的弹性和灵活性,增强全身活动的协调性,控制体重、避免肥胖。

2. 适当的运动可以促进血液循环,提高机体的氧合能力,增强心肺功能,同时还可以促进消化、预防便秘。

3. 适当的运动有助于缓解心理压力,促进身心放松;有助于睡眠,减慢老化过程和慢性疾病的发生。

（二）对病人的意义

对于病人,正常活动的减少,会对疾病的恢复、情绪状态的稳定带来很大的影响。如丧失活动能力的病人,在躯体方面会产生压力性溃疡、坠积性肺炎、关节挛缩、肌肉萎缩、便秘等并发症;在心理方面会产生焦虑、自卑、抑郁等问题;在日常生活能力、社交能力、自我概念等方面,缺乏人的完整性。

二、活动受限的原因

（一）生理因素

1. 疼痛　剧烈的疼痛会限制病人活动。如术后病人因切口疼痛而主动或被动限制活动;类风湿关节炎病人,为避免关节活动时的疼痛会被动减少活动,形成某种特定的姿势。

2. 运动、神经系统受损　这种损伤会造成暂时或永久性运动功能障碍,如脑血管意外、脊髓损伤等常因神经受损导致所支配部分的身体运动出现障碍;重症肌无力、肌肉萎缩的病人也会出现明显的活动受限,甚至不能活动。

3. 损伤　肌肉、骨髓、关节的器质性损伤,都伴有身体活动能力的下降,如挫伤、骨折等。

4. 残障　肢体的先天畸形、失明或其他残障,均可导致机体的活动受限。另外,疾病所造成的关节肿胀、增生、变形等也会影响机体活动。

5. 营养状态改变　由于疾病造成的严重营养不良、疲乏、虚弱无力等,因不能为机体提供活动所需能量而限制了活动;极度肥胖者也会出现机体活动受限。

6. 疾病　先天性心肺畸形者因无法提供机体活动所需能量,可造成机体活动受限;一些心理极度忧郁者和患有精神病的病人,在思维异常的同时也会伴有活动能力的下降。

7. 医护措施的实施　为治疗某些疾病而采取的医护措施会限制病人活动。如为防止昏迷病人坠床等意外,需采取必要的约束;使用石膏绷带固定和牵引的骨科病人,要限制其活动范围,甚至制动;为减少心肌梗死病人的心脏负荷,需要求其绝对卧床休息。

（二）心理因素

当个体所承受的压力超过其适应范围时,会发生情绪制动,直到经过一段时间的调适后才能恢复正常的生活与活动。如遭受丧子之痛的母亲,因悲痛至极而无法活动。

（三）社会因素

较小的空间会限制个体的活动,使其正常的社交活动受到制动,称为社交制动,如被安置在隔离病区的传染病病人。

三、活动受限对机体的影响

（一）对皮肤的影响

活动受限对皮肤最主要的影响是形成压力性溃疡。内容参见本书第五章第三节皮肤清洁护理。

（二）对运动系统的影响

人体长期处于活动受限的状态,会导致骨骼、肌肉和关节的功能改变,出现全身软弱无力、腰背痛、肌肉萎缩、骨质疏松、关节僵硬挛缩或变形等,严重时会导致运动系统功能丧失。

（三）对心血管系统的影响

1. 直立性低血压　长期卧床的病人因全身肌肉张力和神经血管反射降低而影响血液回流。从卧位到坐位或直立时,血管无法适应神经血管的反射,处于扩张状态,致使血液滞留在下肢,造成血压突然下降,因脑供血不足而出现眩晕等低血压症状。

2. 静脉血栓　是指血液在静脉内不正常地凝结,阻塞管腔,导致静脉血液回流障碍,病变可累及四肢浅静脉或下肢深静脉。病人的卧床时间越长,发生血栓的危险性越高,特别是肥胖、脱水、贫血及休克的卧床病人。引起静脉血栓的主要因素是静脉壁损伤、血流滞缓和血液高凝状态,三个因素同时存在会增加静脉血栓形成的危险性。静脉血栓的主要危险是,脱落的血栓栓塞于肺部血管导致肺动脉栓塞,甚至死亡。

（四）对呼吸系统的影响

1. 坠积性肺炎　长期卧床的病人呼吸道内会堆积大量黏液使气道内纤毛排出异物的功能下降,大量分泌物因病人虚弱、无力咳出,受重力作用流向肺底,如果处理不及时会造成肺部感染,导致坠积性肺炎。

2. 二氧化碳潴留　长期卧床病人因身体虚弱,无力做有效深呼吸;因胸部扩张受限,使有效通气量减少;因肺部排出异物功能下降,使分泌物增多,影响气体的正常交换,均可导致二氧化碳潴留。

（五）对消化系统的影响

1. 食欲缺乏、营养不良　由于活动量减少和疾病消耗,病人常出现食欲缺乏、畏食,长期活动受限则会导致严重的营养不良。

2. 便秘　长期卧床会使胃肠道蠕动减慢,加之膳食纤维和水分的摄入量减少、不习惯床上排便等因素均会导致病人出现便秘。如病人经常出现便秘,会因辅助排便的腹肌和提肛肌张力下降而加重便秘,甚至出现头痛、头晕、腹胀等症状。

(六)对泌尿系统的影响

1. 排尿困难 正常情况下,机体处于站姿或坐姿时会阴部肌肉放松,同时肌肉下压有助于排尿。平躺时,上述情况改变,出现排尿困难。

2. 尿潴留 长期存在的排尿困难的卧床者,会因膀胱膨胀造成逼尿肌过度伸展,导致机体对膀胱胀满的感受性变差,形成尿潴留。

3. 泌尿系结石 机体因活动量减少,使尿液中的钙磷浓度增加,如同时伴有尿液潴留则会导致泌尿道结石的形成。

4. 泌尿系感染 尿液潴留会减少正常排尿对尿道的冲洗作用,导致致病菌由尿道口进入尿道、大量繁殖,并上行至膀胱、输尿管和肾,造成泌尿系感染。

(七)对心理、社会方面的影响

长期卧床会给病人带来一些心理和社会方面的问题。有些病人常出现焦虑、恐惧、失眠、愤怒、挫折感等;有些病人会变得胆怯、畏缩,或出现定向力障碍;有些制动的病人会出现情绪波动,甚至在行为上表现为敌对好斗;有些病人由于疾病造成的身体残疾使其无法就业、面临经济困难。

四、病人活动能力的评估

(一)一般资料

病人的年龄、性别、文化程度、职业等信息可以帮助护士为病人选择适合的活动方式,提高护理措施的针对性。年龄决定了机体对活动的需要及耐受程度;性别决定了运动方式及运动强度;文化程度和职业则影响了病人对活动的态度与兴趣。

(二)心肺功能状态

活动会增加机体对氧的需要量,出现代偿性心率呼吸加快、血压升高,给呼吸和循环系统带来压力和负担。当病人有循环系统或呼吸系统疾病时,不恰当的活动会加重原有疾病,甚至会导致心脏骤停。因此,活动前应评估病人的血压、脉搏、呼吸等指标,根据其心肺功能确定活动负荷量的安全范围,并根据其反应及时调整活动量。

(三)骨骼肌肉状态

机体若要完成日常活动,需要具有健康的骨骼组织和良好的肌力。肌力的评估可以通过机体收缩特定肌肉群的能力来判断,肌力程度一般分为6级:

0级:完全瘫痪、肌力完全丧失

1级:可见肌肉轻微收缩但无肢体运动

2级:肢体可移动位置但不能抬起

3级:肢体能抬离床面但不能对抗阻力

4级:能做对抗阻力的运动,但肌力减弱

5级:肌力正常

(四)关节功能状态

评估关节功能状况时,要根据疾病和卧床对关节的具体影响进行评估,通过病人自己移动关节的主动运动和护士协助病人移动关节的被动运动,观察关节是否有肿胀、变形和僵硬;关节的活动范围是否受限,关节活动时有无响声、疼痛等不适。

(五)机体活动能力

通过对病人日常活动情况的评估来判断其活动能力,如通过观察其完成行走、穿衣、梳头、洗漱等活动的情况,综合评价机体的活动能力。机体活动功能按受损程度可分为5度:

0度:完全能独立,可自由活动

1度:需要使用设备或器械(如拐杖、轮椅)

2度:需要他人的帮助、监护和教育

3度:既需要有人帮助,又需要使用设备和器械

4度:完全不能独立,不能参加活动

（六）目前患病状况

疾病的性质和严重程度决定了机体活动受限的程度。全面的评估有助于合理安排病人的活动量及活动方式,同时也有助于治疗与康复的实施。如慢性病或疾病恢复期的病人,病情对活动的影响较小,应鼓励其坚持主动运动以促进疾病康复;截瘫、昏迷、骨折等病人需限制活动,应采取以护士协助为主的被动活动。另外,护士在评估病人疾病的同时,还要考虑治疗对运动的特殊要求,如心肌梗死病人要绝对卧床休息。

（七）社会心理状况

心理状况对活动的完成具有重要影响。病人在情绪低落、焦虑时,对活动缺乏热情,甚至产生厌倦或恐惧时,会严重影响活动的进行,难以达到预期效果。病人心境开朗时,对各种活动积极、热情,对疾病的治疗充满信心,能很好地完成各种活动。另外,病人家属的态度和行为也会影响病人的心理状态,护士应指导家属对病人给予充分的理解与支持,帮助其建立广泛的社会支持系统,协助其完成护理计划。

五、对病人活动的指导

（一）选择合适的卧位

病人卧床时,身体应舒适、稳定,尽可能放松,减少肌肉和关节紧张。同时,应指导、协助病人及时变换卧位,避免因长时间缺乏活动而影响关节和肌肉的正常生理功能。

（二）保持脊柱的正常生理弯曲和各关节的功能位置

脊柱对行走、跑跳时产生的震动具有缓冲作用,并对脊髓和脑组织起着重要的保护作用。长期卧床者由于缺乏活动,或长时间采取不适当的被动体位或强迫体位,对脊柱、关节及肌肉组织活动造成影响,出现局部疼痛、肌肉僵硬等症状。因此,应注意在病人颈部和腰部进行支托,维持关节处于功能位置;如病情允许,应经常变换体位、给予背部按摩以促进局部血液循环。同时指导病人进行腰背肌力量的锻炼,保持脊柱的正常生理功能和活动范围,防止关节畸形和功能丧失。

（三）维持关节活动范围

关节活动范围（range of motion,ROM）是指关节运动时所通过的运动弧,常以度数表示,亦称关节活动度。是衡量一个关节活动量的尺度。

关节活动度练习简称为 ROM 练习,是指根据每一特定关节可活动的范围,通过应用主动或被动的练习方法,维持关节正常的活动度,恢复和改善关节功能的锻炼方法。

1. ROM 练习目的

（1）维持关节活动度。

（2）预防关节僵硬、粘连和挛缩。

（3）促进血液循环,有利于关节营养的供给。

（4）恢复关节功能。

（5）维持肌张力。

2. ROM 分类

（1）主动性 ROM 练习:指个体独立完成的关节全范围运动。病人消耗自己的能量来移动身体各部分,既可维持关节功能,又可维持肌肉力量。适用于可自行移动躯体的病人。

（2）被动性 ROM 练习:指个体依靠医务人员完成的关节全范围运动。对于活动受限的病人应尽早进行 ROM 练习,每天 2~3 次。可以在为病人进行清洁护理、翻身和更换卧位时完成,既省时,又可观察病情变化。

3. ROM 操作方法　见表 3-5。

（四）肌肉练习

肌肉收缩包括等长收缩和等张收缩两种形式。因此,可将肌肉运动分为等长练习和等张练习两类。

1. 等长练习　肌肉收缩时张力明显增加而长度不改变,因不伴有明显的关节运动,又称静力练习。优点是不引起明显的关节活动,可在肢体固定早期应用,常用于骨科疾病,目的是加强肌肉力量的锻炼,预防肌肉萎缩。如膝关节完全伸直定位后,做股四头肌的收缩松弛运动。

视频：全身
关节活动度
测量

表 3-5　ROM 操作方法

操作流程	操作步骤	要点说明
1. 核对解释	解释关节运动的目的及方法	• 确认病人，取得合作
2. 操作准备	(1) 帮助病人穿上宽松衣服 (2) 调节床至合适高度，移开床边椅，将盖被折向床尾	• 便于病人活动和操作
3. 调整体位	(1) 病人取自然放松姿势，面向操作者 (2) 抬起病人手足，移动自身重心	• 使病人尽量靠近操作者 • 尽量用足部力量，减少疲劳
4. 活动关节	(1) 比较两侧关节的活动 (2) 依次对颈、肩、肘、腕、手指、髋、膝、踝、趾关节作外展、内收、伸展、屈曲、内旋、外旋等关节活动范围运动。各关节活动的形式和范围(表 3-6、表 3-7、图 3-22、图 3-23) (3) 观察病人反应	• 了解关节原来的活动程度 • 操作时关节前后应予以支托，用手做环状或支架以支撑关节远端肢体(图 3-24) • 对急性关节炎、骨折、肌腱断裂、关节脱位者，应在临床医生和康复医生指导下完成，避免出现再次损伤 • 对心脏病者，应注意观察病人胸痛、心律、心率、血压等方面的变化，避免因剧烈活动诱发心脏病发作 • 病人出现疼痛、疲劳、痉挛或抵抗反应时，应停止操作
5. 整理记录	(1) 测量生命体征，整理病人床单位 (2) 洗手，记录	• 协助病人采取舒适卧位 • 记录运动的项目、次数、时间以及关节活动度的变化

表 3-6　各关节的活动形式和范围

部位	屈曲	伸展	过伸	外展	内收	内旋	外旋
脊柱	颈段前屈 35°	后伸 35°			左右侧屈 30°		
	腰段前屈 45°	后伸 20°					
肩部	前屈 135°	后伸 45°		90°	左右侧屈 30°	135°	45°
肘关节	150°	0°	5°~10°		45°		
前臂						旋前 80°	旋后 100°
腕关节	掌屈 80°	背伸 70°		桡侧偏屈 50°		尺侧偏屈 35°	
手	掌指关节 90°			拇指屈曲 50°		过伸 45°	
	近侧指间关节 120°					屈曲 80°	
	远侧指间关节 60°~80°					外展 70°	
髋	150°	0°	15°	45°		40°	60°
膝	135°	0°	10°		30°		
踝关节	背屈 25°	跖屈 45°					

表 3-7　各关节活动形式的注释

动作	定义	动作	定义
外展(abduction)	远离身体中心	内旋(internal rotation)	转向中心
内收(adduction)	移向身体中心	外旋(external rotation)	自中心向外旋
屈曲(flexion)	关节弯曲或头向前弯	伸展过度(hyperextension)	超过一般的范围
伸展(extension)	关节伸直或头向后弯		

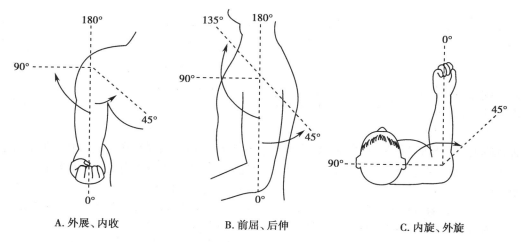

A. 外展、内收　　　　　B. 前屈、后伸　　　　　C. 内旋、外旋

图 3-22　肩关节的活动范围

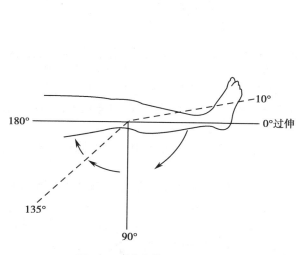

图 3-23　膝关节的活动范围

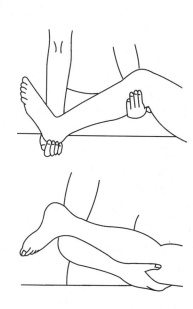

图 3-24　以手做成环状或支架来支托腿部

2. 等张练习　指对抗一定的负荷做关节的活动锻炼,因肌肉收缩的同时伴有大幅度关节运动,又称动力练习。优点是肌肉运动符合大多数日常活动的运动方式,同时能改善肌肉的神经控制。等张练习既可增加肌肉力量,又可促进关节功能,常遵循大负荷、少重复次数、快速引起疲劳的原则进行。

进行肌力训练时应注意以下事项:

(1) 根据病人病情及运动需要,制订适合的运动量及频度的练习计划。每次的肌肉练习达到适度疲劳,运动后有适当的间歇让肌肉充分复原,一般每日或隔日运动 1 次。

(2) 肌肉的运动效果与运动者的主观努力密切相关,帮助病人充分认识活动与疾病康复的关系,经常对病人进行鼓励,及时显示练习效果以增强其信心。

(3) 锻炼前后应做好准备及放松运动,指导运动者掌握练习要领,避免出现肌肉损伤。

(4) 肌力运动不应引起明显疼痛。如出现疼痛、不适,伴有血压、呼吸、脉搏、意识、情绪等方面变化时,应及时停止锻炼,并报告医生及时采取措施。

(5) 注意肌肉等长收缩引起的升压反应及增加心血管负荷的作用。有轻度高血压、冠心病或其他心血管病变者慎用肌力练习;有较严重心血管病变者禁忌做肌力练习。

第六节 安　全

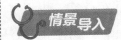

情景描述：

骨科收入一位"风湿性关节炎"的71岁女病人，该病人有16年的冠心病病史，14年的糖尿病病史。今天上午行"左膝关节置换术"，术后病人返回病室时已清醒，主治医生嘱咐要严密观察病情。

请问：

1. 该病人可能存在哪些安全问题？

2. 如何预防该病人出现损伤？

一、概述

安全是人的基本需要之一，病人安全更是世界医疗行业共同关注的话题，也是医院评价的核心标准之一。因此，护士要了解病人的安全需要，做好病人的安全防护工作。

（一）基本概念

1. 病人安全　WHO于2009年将病人安全（patient safety）定义为："是将卫生保健相关的不必要伤害减少到可接受的最低程度的风险控制过程"。病人安全是以病人为中心，从思想认识、管理制度、工作流程、医疗与护理行为及医院环境、医疗设施与仪器设备等方面进行安全隐患的考虑与防范。

2. 病人安全的相关概念　2009年WHO公布的关于"病人安全国际分类"的研究报告，对涉及病人安全的相关概念或术语进行了界定：

（1）医疗相关损害（healthcare-associated harm）：指在制定医疗服务计划或提供医疗服务期间发生的由医疗服务直接引起或间接相关的损害。

（2）损害（harm）：指机体结构不完整或功能不正常和（或）疾病、损伤、不适、残障或死亡等导致的对个体生理、心理和社会的有害影响。

（3）意外（incident）：指引起或可能引起对病人不必要伤害的事件或情境。意外可源于医院设施、医疗仪器设备、临床管理、临床医疗护理实践、医院内感染、药物或输液、血液制品、医患双方行为等。

（4）失误（error）：指未能执行事先计划的、正确的救治措施，或者执行了错误的措施，导致病人受伤害的风险增加。

（二）病人安全的发展

对病人安全问题的关注主要起始于两个著名的研究报告：1991年美国哈佛大学的"哈佛医学实践研究"启动了病人安全实证研究的序幕；1999年美国医学研究所发表了著名的研究报告"犯错的是人：构建一个更安全的卫生体系"，报告中指出美国每年估计有9.8万人死于可预防的医疗差错，此报告引起世界范围对病人安全问题的高度重视和思考。随后于2004年10月27日，经WHO第57届世界卫生大会讨论，宣布正式成立"病人安全世界联盟"，目的是在全世界协调、传播和加快改善病人安全。此后，WHO会同世界各国政府和非政府病人安全组织，先后开展并发布"世界病人安全行动计划"及"病人安全研究报告"，组织开展病人安全专题研究，推出病人安全实践指南，设立病人安全研究专项基金等活动，为促进全球病人安全的研究和实践起到了积极的引领和推动作用。

（三）影响病人安全的因素

1. 卫生系统因素　是从宏观层面影响卫生服务从而影响病人安全的因素，包括卫生政策、法规和卫生体制等相关因素。中国医院协会从2006年起连续发布《病人安全目标》，2016年结合当前我国医院质量与安全管理工作实际颁布的新版《病人安全目标》使之简明化、标识化，更具操作性，为构建我国病人保障体系起到了积极的推动作用。

2. 医院管理因素

(1) 病人安全文化(patient safety culture):是指医疗机构为实现病人安全而形成的员工共同的态度、信念、价值观及行为方式。病人安全文化是病人安全的重要组织行为保障,主要要素包括:对病人安全重要性的共同认识;对病人安全预防措施的信心;坦诚互信的沟通;团队协作精神;信息通畅;学习型组织及机构;医院领导者的参与;对差错不可避免性的认识;主动查找医疗安全隐患;非惩罚性的不良事件报告分析制度。

(2) 卫生产品、设备安全:医院必须实施严格的医药卫生产品相关管理制度,保障医药卫生产品的安全质量,这是保障病人安全的基本要求。

(3) 医院工作环境设置:医院的基础设施、物品配置、设备性能的完善与规范均是影响病人安全的因素。另外,熟悉周围环境的人与物才能较好地进行沟通交流,获取各种信息与支持,增加安全感;相反,陌生的环境容易使人产生焦虑、恐惧等情绪,使其缺乏安全感。

3. 医护人员因素 主要是医护人员的数量及其素质高低对病人安全造成的影响。充足的人员配备有利于及时满足病人的基本需求及病情监测等需要;医护人员的素质包括思想素质、业务素质和职业素质等,若其业务素质未达到执业标准,就可能因某些行为差错或过失而对病人造成身心伤害。

4. 病人因素 包括病人的年龄、感觉功能和目前的健康状况等。年龄会影响个体对周围环境刺激的感知能力,进而影响个体采取自我保护的行为。良好的感觉功能可以帮助人们了解周围的环境,进而识别、判断自身行为的安全性;感觉异常或障碍会妨碍个体对周围环境中现存的或潜在的危险因素的辨别,而使其受到伤害。人在健康状况不佳时,身体虚弱、行动受限、机体免疫力下降等因素成为导致其受伤的安全隐患。

5. 社会和文化因素 群众的健康意识、公众对医疗服务的预期、卫生资源的可及性、医疗经济负担、医患关系、护患关系等社会和文化因素也对病人安全产生一定的影响。

二、病人安全的评估与防护

(一) 病人安全评估

1. 个体危险因素的评估

(1) 个人特点:包括年龄、性别、教育背景、个性等。

(2) 身心健康状态:疾病的病程、严重程度、症状、自理能力、情绪情感状态等。

(3) 疾病诊治:某些诊疗手段、药物治疗的不良反应及给药不当引起的毒性反应等。

(4) 对环境的熟悉度:病人因环境不熟悉而缺乏安全感,导致与他人沟通交流受限,因信息缺乏而增加不安全感。

(5) 既往就医经历:经历过或目睹过不良事件的病人往往显示出比他人更高的、对病人安全预防的参与度。

2. 环境危险因素的评估 如病床设计不合理、缺乏扶手等安全辅助设施;环境照明过暗或过亮;地板湿滑、地面不平或有障碍物;病人身上导管牵绊等均会增加病人跌倒、坠床的危险性。

在评估病人的安全需要后,护士可采取有针对性的预防与保护措施,为病人建立、维护一个安全与舒适的环境。

(二) 病人安全防护

1. 医院常见不安全因素

(1) 物理性损伤:①机械性损伤:医院最常见的机械性损伤是跌倒和坠床。②温度性损伤:包括用热和用冷时引起的损伤。医院内常见的温度性损伤是由热水袋、热水瓶导致的烫伤,氧气、乙醚等易燃易爆物品液化气体所致的烧伤,烤灯、高频电刀等电器所致的灼伤,冰袋、冰枕等所致的冻伤等。③压力性损伤:常见的压力性损伤有因长期受压所致的压力性溃疡,因高压氧舱治疗不当所致的气压伤,因石膏和夹板固定过紧所致的局部损伤等。④放射性损伤:常见的放射性损伤有放射性皮炎、皮肤溃疡等,严重者可导致死亡。

(2) 化学性损伤:医院内常见的化学性损伤是由于药物使用不当所引起的,如药物剂量过大、配伍不当甚至用错药物等。

（3）生物性损伤：医院内常见的生物学损伤包括微生物和昆虫对人体的伤害。微生物侵入机体后可诱发各种疾病，直接威胁病人的安全；蚊、蝇、虱、蚤、蟑螂等昆虫的叮咬不仅会影响病人的休息和睡眠，还会导致过敏性损伤，甚至传播疾病，应采取有效的防虫、杀虫措施，并加强防范。

（4）心理性损伤：病人对疾病的认识和态度、与周围人群的情感交流、医护人员对病人的行为和态度等均可影响病人的心理，甚至导致心理性损伤。

（5）医源性损伤：是指由于医务人员行为及言语上的不慎，对病人心理或生理造成的损害。如个别医务人员因责任心不强、业务技术水平低，在为病人进行治疗、护理时所致的医疗事故，轻者给病人生理或心理上带来痛苦，重者危及病人生命安全。

2. 病人安全防护的基本原则

（1）常规开展病人安全危险性评估。

（2）采取有效措施保护病人安全。

（3）妥善保管、规范使用各种医疗设备、仪器和器械。

（4）制定常见安全问题的应急预案。

（5）加强对病人和家属的安全教育，鼓励病人参与安全防护。

（6）创建积极、开放的病人安全文化。

3. 病人安全意外的一般处置原则

（1）损失抑制优先原则：损失抑制又称减损措施，是指损失发生后采取各种补救措施以防止损失的进一步扩大，达到尽可能保护受损对象的目的。病人安全意外发生后，护士应优先关注病人的受损情况，积极采取补救措施以尽可能减少损伤。

（2）沟通互动为重原则：一旦发生安全意外，病人因利益受到损害或潜在损害，出现紧张、害怕、焦虑等情绪反应，甚至会怨恨相关人员。护士应配合医生及时和病人及家属进行沟通互动、并进行安慰，让其清楚医护人员都在努力防止和减轻损害的发生，从而得到病人的理解与配合。

（3）学习警示为主原则：护士应详细记录病人安全意外发生的过程，运用根本原因分析法等找出可能的内在或外在原因，认真反思、详细记录，并做好交接班。另外，按医院管理规定逐级报告意外事件，医院或病区应视情况组织一定范围的学习，查找相关安全隐患，并修订相关管理措施与制度，以防今后再次发生类似意外。

4. 医院常见安全意外的防护

（1）跌倒和坠床：①入院时向病人介绍病区环境及相关设施的正确使用；②固定好病床，必要时使用床栏，躁动者按需使用保护具；③将呼叫器、病人必需物品放在方便病人取用处，对下床活动的年老体弱者主动给予搀扶或其他帮助；④保持地面平整、干燥，清除病室、走廊、卫生间等处的障碍物；⑤保持病室、走廊、卫生间良好的照明；⑥加强对意识障碍、意识丧失、躁动等病人的巡视和观察，必要时留家属陪护，加强对重点病人的交接班。

（2）用药错误：①规范医院和病区的药品管理制度；②医院或病区内应有集中配制药物或液体的专用设施；③护士应熟悉各种药物的性能、不良反应等药物应用知识，掌握药物的保管制度和药疗的基本原则，正确指导病人合理、准确用药；④用药时护士应根据医嘱严格执行"三查七对"的核对制度；⑤药物应现用现配，并注意配伍禁忌；⑥病区应建立药物使用后不良反应的观察制度和程序，在用药后严密观察病人的反应；⑦合理使用抗生素等。

（3）病人身份辨识错误：①多部门共同合作制定确认病人身份的制度和程序、健全与完善各科室病人身份识别制度；②加强部门与工作人员之间的沟通；③实施《手术安全核查表》核查制度；④建立使用"腕带"作为识别标识的制度；⑤职能部门落实督导检查职能。

（4）病人转运意外：①根据病情需要确定转运护送人员的组成，病情不稳定者须由指定的医生或护士护送；②转运前做好转运设备、器材和药品的准备；③正确使用各种转运设备，转运途中及时观察、处理病情；④加强转运所涉及各方的沟通与交接；⑤制定转运相关的管理规范，严格遵守相关管理规定；⑥交接转运病人时需注意：交接双方共同评估病人病情；清楚交接病情、药物、病历等相关资料；合理安置病人并确保病人安全与舒适。

（5）导管意外：①加强护患沟通，使病人和家属理解导管的重要性，取得其理解与合作；②加强对有拔管危险或倾向病人的监护,必要时可按需给予约束;③掌握妥善固定各种导管的相关技术,如固定导尿管时应留出足够长度以防因翻身造成牵拉而致滑脱;④加强巡视以检查导管是否出现松动、滑脱、扭曲、受压等;⑤交接班时做好导管安全的检查及交接。

三、保护具的运用

保护具(protective device)是在特殊情况下用来限制病人身体或机体某部位的活动,以达到维护病人安全与治疗效果的各种器具。

(一)适用范围

1. 儿科病人　由于小儿尤其是 6 岁以下的患儿,其认知及自我保护能力尚未发育完善,因此容易发生抓伤、坠床、跌倒、撞伤、烫伤等意外或不配合治疗的行为。

2. 坠床高危病人　如麻醉后未清醒者、躁动不安、意识不清或年老体弱者等。

3. 某些术后病人　如失明、白内障摘除术后病人等。

4. 皮肤瘙痒病人　包括全身或局部瘙痒难忍的病人。

5. 精神疾病病人　如躁狂症、有自我伤害倾向的病人等。

6. 长期卧床、极度消瘦、虚弱及其他易发生压力性溃疡者。

(二)使用原则

1. 知情同意原则　使用前应向病人及家属说明所使用保护具的原因、目的和使用方法,在取得病人和(或)家属的同意后方可使用。

2. 短期使用原则　约束器具只可短期使用,且使用时必须保持病人的肢体关节处于功能位,同时要保证病人舒适与安全。

3. 随时评价原则　应用约束器具时应随时观察约束部位有无皮肤破损、血液循环障碍、意外伤害及病人心理状况等,并及时评价使用效果、了解并发症;根据实际情况定时放松约束用具,并做好相应记录。如病人或家属要求解除约束用具,在解释、劝说无效的情况下应给予解除。

4. 记录原则　记录使用保护具的原因、目的、时间、每次观察的结果、护理措施及解除约束的时间。

(三)常用保护具的使用方法

1. 床档(side rails)　主要预防病人坠床。常见的床档可有多种样式,如多功能床档(图 3-25)、半自动床档(图3-26) 和木栏式床档(图 3-27)。其中多功能床档使用时需将床档插入两边床缘,不用时可插于床尾,必要时还可在进行胸外心脏按压时垫于病人身下;半自动床档一般固定于床缘两侧,可按需进行升降;木杆床档亦固定于床两侧,床档中间有一活动门,使用时将门关上即可。

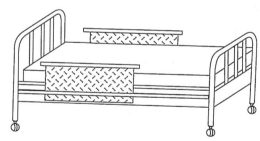

图 3-25　多功能床档

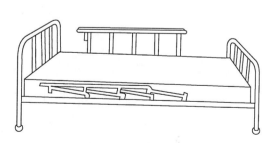

图 3-26　半自动床档

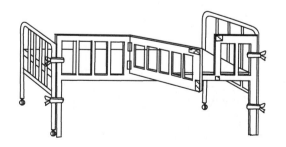

图 3-27　木栏式床档

视频：约束带的使用

2. 约束带(restraints)　用于保护躁动病人,限制病人身体及某一部位的活动,防止其自伤或伤害他人。

(1)宽绷带:常用于腕部及踝部的固定。用前需先用棉垫包裹腕部及踝部,增加病人舒适并保护皮肤,再用宽绷带打成双套结(图3-28),固定在棉垫外并稍拉紧,松紧度以既不影响血液循环又不会使肢体脱出为宜(图3-29),然后将绷带系于床缘上。

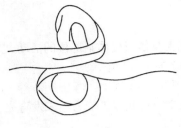

图 3-28 双套结

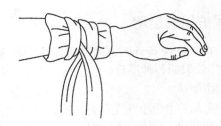

图 3-29 宽绷带约束法

(2) 肩部约束带:常用于肩部的固定,以限制病人坐起。使用时让病人两侧肩部套进袖筒,在腋窝处衬棉垫,两袖筒上的细带在胸前打结固定,把两条长带子系于床头(图3-30);还可用大单代替肩部约束带(图3-31)。

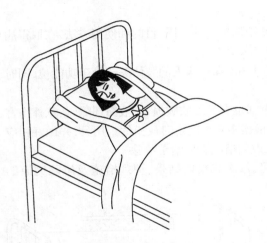

图 3-30 肩部约束带固定法

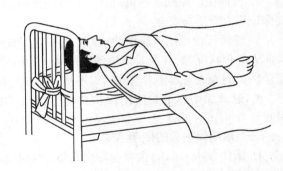

图 3-31 肩部大单固定法

(3) 膝部约束带:常用于膝部的固定,以限制病人下肢活动。用时在两膝及膝下均衬棉垫,将约束带横放于两膝上,两头带各固定一侧膝关节,然后将宽带系于床缘(图3-32)。膝部约束带也可用大单斜折而成,横放在两膝下,拉着宽带的两端向内侧压盖在膝上,并穿过膝下的横带拉向外侧,使之压住膝部,固定大单于床缘两侧(图3-33)。

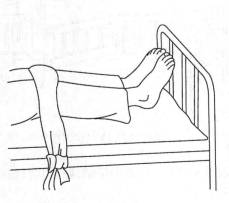

图 3-32 膝部约束带固定法

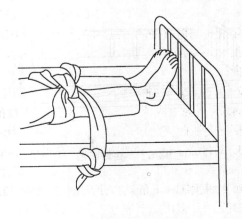

图 3-33 膝部大单固定法

（4）尼龙搭扣约束带：常用于手腕、上臂、膝部、踝部的固定。使用时在被约束部位垫上棉垫，将约束带放于关节处，对合约束带上的尼龙搭扣，调整适宜的松紧度后将系带固定于床缘（图3-34）。

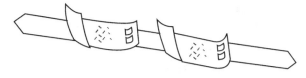

图3-34 尼龙搭扣约束带

3. 支被架 主要用于肢体瘫痪或昏迷的病人，防止盖被压迫肢体而造成不舒适或足下垂、压力性溃疡等，也可用于烧伤病人进行暴露疗法时的保暖。支被架为一半圆形带栅栏的架子，由铁条、木条或其他材料制成，使用时将架子置于需保护肢体上，在支架上盖好盖被即可（图3-35）。

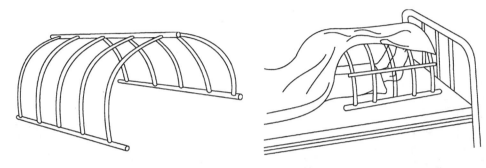

图3-35 支被架

【注意事项】

1. 严格掌握保护具的使用指征，始终维护病人的自尊。

2. 使用保护具时维持病人肢体处于功能位，并协助病人定时更换体位，以保证其安全与舒适。

3. 使用约束带时，必须放置衬垫，固定松紧适宜（以能伸入1~2个手指为标准），并定时松解，每2h松解1次或结合病人意愿给予松解。约束期间，需随时观察受约束部位的皮肤和血液循环，发现异常及时处理。必要时可通过局部按摩促进血液循环。

4. 为确保病人安全，使用保护具过程中呼叫器应放置在病人易取处或由专门人员陪护，以便病人能随时与医务人员取得联系。

5. 病人使用保护具的原因、开始使用和解除的时间、使用过程中的情况等均应及时记录。

四、辅助器的使用

辅助器是帮助病人保持身体平衡、提供身体支持的器材，是维护病人安全的护理措施之一。主要用于身体残障或因疾病、高龄而行动不便者进行活动时，以保障其安全。

1. 腋杖 是供给短期或长期残障者离床时使用的一种支持性辅助用具（图3-36）。腋杖的长度包括腋垫和杖底橡胶垫，适宜长度的简易计算方法为：使用者身高减去40cm。使用时，使用者双肩放松，身体挺直站立，腋窝与拐杖顶垫间相距2~3cm，腋杖底端应侧离足跟15~20cm，握紧把手时，手肘应可以弯曲。

2. 手杖 是一种手握式的辅助用具，常用于不能完全负重的残障者或老年人。手杖分木制或金属制，底端可为单脚或四脚型（图3-37）。手杖的长度应符合以下原则：①肘部在负重时能稍微弯曲；②手柄适合抓握，弯曲部与髋部同高，手握手柄时感觉舒适。手杖应由健侧手臂用力握住。

3. 助行器 是一种四边形或三角形的金属框架，自身轻，可将病人保护其中，支撑体重，便于站立行走的工具（图3-38）。具有支撑面积大、稳定性好的特点，适用于上肢健康、下肢功能较差的病人。使用者可以根据肢体功能选择使用步行式助行器或轮式助行器。步行式助行器无轮脚、自身轻、高度可调、稳定性好，适用于下肢功能轻度损害的病人（图3-39）；轮式助行器有轮脚，易于推行移动，适用于上下肢功能均较差的病人（图3-40）。

0307

组图：辅助器

笔记

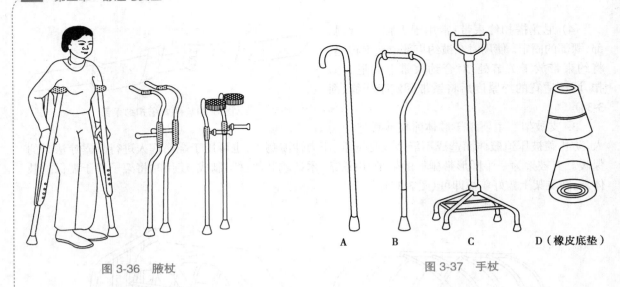

图 3-36 腋杖

图 3-37 手杖

A　　B　　C　　D（橡皮底垫）

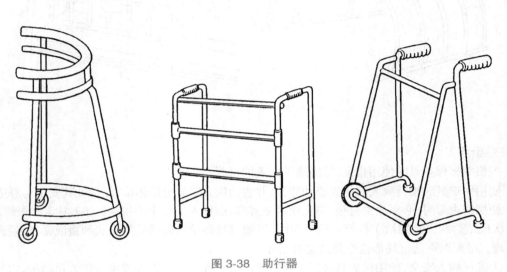

图 3-38 助行器

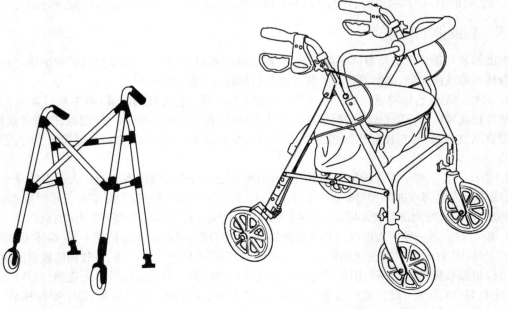

图 3-39 步行式助行器

图 3-40 轮式助行器

【注意事项】

1. 使用者意识清楚,身体状态良好、稳定。

2. 选择适合自身的辅助器。不适合的辅助器与错误的使用姿势可导致腋下受压造成神经损伤、腋下和手掌挫伤及跌倒,还会引起背部肌肉劳损和酸痛。

3. 使用者的手臂、肩部或背部应无伤痛,活动不受限制,以免影响手臂的支撑力。

4. 使用辅助器时,病人的鞋要合脚、防滑,衣服要宽松、合身。

5. 调整腋杖和手杖后,将全部螺钉拧紧,橡皮底垫紧贴腋杖与手杖底端,并应经常检查确定橡皮底垫的凹槽能否产生足够的吸力和摩擦力。

6. 选择较大的练习场地,避免拥挤和注意力分散。同时应保持地面干燥,无可移动的障碍物。必要时备一把椅子,供病人疲劳时休息。

(高　颖　吕海琴)

思考题

1. 李某,男,26岁。因支气管哮喘急性发作,呼吸极度困难不能平卧,焦虑不安。

请问:

(1) 应为该病人安排何卧位?

(2) 阐明采用此卧位的原因及方法。

2. 戴某,男,70岁,退休干部,诊断"肺癌晚期"入院,入院后病人诉说胸痛难以忍受,沉默寡言,眉头紧锁,咳嗽频繁并有气喘,难以交流。

请问:

(1) 一般选用哪种评估工具评估该病人的疼痛程度?

(2) 对该病人进行疼痛护理时应遵循哪些原则?

(3) 采取哪些措施为该病人进行心理护理?

3. 张某,女,46岁,2个月前丧偶,病人主诉近2个月来总是感到疲乏,清醒时或白天昏昏欲睡,经常打呵欠,而晚上又难以入睡,并且出现头晕目眩、心悸气短、健忘等症状,工作效率明显下降。

请问:

(1) 病人目前主要问题是什么?

(2) 出现该问题的主要原因是什么?

(3) 护士应采取哪些护理措施帮助病人解决该问题?

思路解析

扫一扫,测一测

第四章 医院感染的预防和控制

 学习**目标**

1. 掌握无菌技术操作原则、隔离消毒原则。
2. 熟悉各种物理、化学消毒灭菌方法。
3. 能正确使用常用化学消毒剂,规范完成各项无菌技术和隔离技术操作。
4. 了解医院感染的分类、形成的主要因素及预防措施;各种隔离的种类。
5. 具有无菌和隔离观念以及自我保护意识,工作认真、求实,预防和控制医院感染的发生。

随着现代医学的高速发展、医疗水平的迅速提高,各种新医疗技术的开展、抗生素和免疫抑制剂的广泛应用等引发医院感染的因素存在,医院感染的发生逐年增加且日益复杂化,已成为现代医疗实践的一大障碍和世界性医学课题。

医院感染的发生不仅影响病人的安全,也威胁着医务人员的健康,同时还给病人、家庭、社会造成沉重负担。因此,医院感染的预防和控制是医院医务工作者的共同职责,是保证医疗护理质量和医疗护理安全的重要内容。清洁、消毒、灭菌、无菌技术、隔离技术、合理使用抗生素和消毒灭菌效果的监测等是目前预防和控制医院感染的关键措施。因此,这些措施的实施需贯穿于医疗、护理工作全过程,护士应熟练掌握控制医院感染的知识和技术,确保措施落实到位,以避免医院感染的发生。

第一节 医 院 感 染

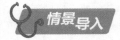 情景**导入**

情景描述:

呼吸科护士小杨今晨在为一位 78 岁持续高热的肺炎病人进行口腔护理时发现,病人的口腔上颚处有片状的假膜覆盖,不易拭去。小杨想到该病人患病以来一直使用头孢曲松钠、头孢呋辛钠等抗生素,知道了出现该情况的原因,并报告了医生,也为该病人实施了一系列针对性的护理措施。

请问:

1. 该病人口腔出现了什么情况? 为什么会出现这种情况?
2. 为有效预防和控制这类情况的发生,护士应该做好哪些工作?

 笔记

一、概述

(一) 概念

医院感染 (nosocomial infection) 又称医院获得性感染 (hospital-acquired infection)、医院内感染 (hospital infection),狭义上指住院病人在住院期间遭受病原体侵袭而引起的诊断明确的感染或疾病,包括在住院期间的感染和在医院内获得而在院外发生的感染,但不包括入院前已开始或入院时已处于潜伏期的感染。广义上医院感染的对象包括一切在医院活动的人群,如医生、护士及病人家属,但主要是住院病人。若在医疗机构或其科室的病人中,短时间内发生 3 例以上同种同源感染病例的现象称为医院感染暴发。

(二) 医院感染的分类

医院感染按获得病原体的来源分为外源性感染和内源性感染。

1. 外源性感染 (exogenous infections)　又称交叉感染 (cross infections),指感染病原体来自病人体外,通过直接或间接的传播途径使病人遭受的感染。如医护人员手、血制品、病人与病人之间、病人与医务人员之间直接感染,以及通过水、空气、污染的医疗器械等的间接感染。

2. 内源性感染 (endogenous infections)　又称自身感染 (autogenous infections),指病人遭受其自身固有菌群的侵袭而发生的感染。在人的口咽、肠道、呼吸道、泌尿生殖道及皮肤等部位寄居的正常菌群或条件致病菌,在正常情况下是不致病的,而当人体的皮肤、黏膜受损失去屏障功能,抵抗力下降、免疫功能下降或寄居原部位的细菌发生易位时,原有的生态平衡失调,可引起感染。

二、医院感染发生的条件

医院感染的发生必须具备感染源、传播途径和易感宿主三个基本条件,当三者同时存在并相互联系时就构成了感染链,导致感染的发生。切断感染链中任何一个环节,感染就不可能发生。因此,医护人员可以通过各种措施切断感染链,达到预防医院感染发生的目的。

(一) 感染源

感染源 (source of infection) 是指病原体自然生存、繁殖并排出的宿主(人或动物)或场所,又称病原微生物贮源。在医院感染中主要感染源有:

1. 内源性感染源　感染源为病人自身。指病原体为寄居在病人身体某些特定部位(呼吸道、口腔黏膜、胃肠道、泌尿生殖道和皮肤等)的常居菌或暂居菌,或来自外环境并定植在这些部位的正常菌群,以及身体其他部位感染的病原微生物,在一定条件下成为内源性感染的重要来源。

2. 外源性感染源　感染源为病人以外的宿主或医院环境。主要包括:

(1) 已感染的病人及病原携带者:已感染的病人是最重要的感染源。病原携带者(包括携带病原体的病人、医务人员、探陪人员)是医院感染中另一重要感染源,一方面病原微生物不断生长繁殖并经常排出体外,另一方面携带者本身因无自觉症状而常常被忽视,因此其临床意义重大。

(2) 环境贮源:医院的空气、水源、设备、器械、药品、食品以及垃圾等容易受各种病原微生物的污染而成为感染源,如铜绿假单胞菌、沙门菌等兼有腐生特性的革兰阴性杆菌可在潮湿的环境或液体中存活和繁殖。

(3) 动物感染源:各种动物如鼠、蚊、蝇、蟑螂、蝉、螨等都可能感染或携带病原微生物而成为动物感染源,其中以鼠类的意义最大。鼠类不仅是沙门菌的重要宿主,而且是鼠疫、流行性出血热等传染病的感染源。

(二) 传播途径

传播途径 (modes of transmission) 是指病原体从感染源排出后侵入易感宿主的途径和方式。主要传播途径如下:

1. 接触传播　指病原体通过感染源与易感宿主之间直接或间接的接触而进行的传播方式。接触传播是外源性感染的主要传播途径。

(1) 直接接触传播:感染源直接将病原微生物传播给易感宿主,如母婴间风疹病毒、巨细胞病毒、艾滋病病毒等传播感染;病人之间、病人与医务人员之间也可通过手的直接接触而感染病原体。

（2）间接接触传播：感染源排出的病原微生物通过媒介传递给易感宿主。最常见的传播媒介是医务人员的手，其次是各种侵入性诊治器械、病室物品和生物媒介的传播。

2. 空气传播 指带有病原微生物的微粒子（≤5μm）如飞沫、菌尘，远距离（>1m）通过空气流动导致的疾病传播。如含出血热病毒的啮齿类动物、家禽通过排泄物污染尘埃后形成气溶胶颗粒传播流行性出血热；开放性肺结核病人排出结核杆菌通过空气传播给易感人群。

3. 飞沫传播 指带有病原微生物的飞沫核（>5μm）在空气中短距离（<1m）移动到易感人群的口、鼻黏膜或眼结膜等导致的传播。病人伤口脓液、排泄物、皮肤鳞屑等传染性物质；个体在咳嗽、打喷嚏、谈笑时可从口、鼻腔喷出的小液滴；医务人员进行某些诊疗操作时产生液体微粒；这些液滴或液体微粒都称为飞沫。飞沫含有呼吸道黏膜的分泌物及病原体，液滴较大，在空气中悬浮时间不长，只能近距离地传播给周围的密切接触者。如猩红热、百日咳、白喉、麻疹、急性传染性非典型肺炎（SARS）、流行性脑脊髓膜炎、肺鼠疫等主要通过飞沫传播。

4. 饮水、饮食传播 食物中常带有各种条件致病菌，尤其是大肠埃希菌及铜绿假单胞菌可在病人肠道定植，增加感染机会。病原体通过饮水、饮食传播常可导致感染暴发流行。

5. 生物媒介传播 是指动物或昆虫携带病原微生物，作为人类传播的中间宿主，如禽类传播致病性禽流感，蚊子传播疟疾、乙型脑炎等。

（三）易感宿主

易感宿主（susceptible host）指对某种疾病或传染病缺乏免疫力的人。如将易感者作为一个总体，则称为易感人群。医院是易感人群相对集中的地方，易发生感染且容易流行。

病原体传播到宿主后是否引起感染主要取决于病原体的毒力和宿主的易感性。病原体的毒力取决于其种类和数量；而宿主的易感性取决于病原体的定植部位和宿主的防御功能。医院感染常见的易感人群主要有：①婴幼儿及老年人；②机体免疫功能严重受损者；③营养不良者；④接受各种免疫抑制剂治疗者；⑤不合理使用抗生素者；⑥接受各种侵入性诊疗操作者；⑦手术时间或住院时间长者；⑧精神状态差，缺乏主观能动性者。

三、医院感染发生的促发因素

（一）易感人群增多

住院病人中的慢性病、恶性疾病、老年病人的比例增加、机体抵抗力减弱，而某些治疗方法如放疗、化疗等又可降低病人对感染的防御能力。

（二）介入性诊治手段增多

现代诊疗技术如内镜、泌尿系导管、动静脉导管、气管切开、气管插管、吸入装置、脏器移植、牙钻、采血针、吸引管、监控仪器探头等侵入性诊治手段，使因器械污染、皮肤黏膜损伤所致感染的机会增多。

（三）抗生素的广泛应用

治疗期间无适应证的预防性用药、术前用药时间过早、术后停药时间过晚或联合用药过多等，均导致病人体内正常菌群失调，从而耐药菌株增加，使内源性感染增多。

（四）医院内感染的管理制度不健全

医院感染管理制度不健全、缺乏对消毒灭菌效果的监控；医务人员对医院感染的严重性认识不足，未严格执行无菌技术和消毒隔离。

（五）环境污染严重

医院是病原体汇集的场所，如卫生设施不足或处理不当，感染机会会增加。

四、医院感染的预防和控制

控制医院感染的关键是切断感染链，如控制感染源、切断传播途径和保护易感宿主。各级各类医院都必须将医院感染管理纳入医院的管理工作，有效预防和控制医院感染。

（一）建立医院感染管理体系

医院感染管理机构应有独立完整的体系，《医院感染管理办法》规定：住院床位总数在100张以上的医院通常设置三级管理组织,即医院感染管理委员会、医院感染管理科、各科室医院感染管理小组;住院床位总数在 100 张以下的医院应当指定分管医院感染管理工作的部门,其他医疗机构应当有医院感染管理专(兼)职人员。

1. 医院感染管理委员会 系医院感染管理的最高组织机构和决策机构,负责制定本医疗机构医院感染管理计划及医院感染防控总体方案,并对医院感染管理工作进行监督和评价。其成员由医院感染管理部门、医务部(或医务科)、护理部、临床科室、消毒供应室、手术室、临床检验部门、药事管理部门、设备管理部门、后勤管理部门及其他有关部门的主要负责人组成,主任委员由医院院长或者主管医疗工作的副院长担任。

2. 医院感染管理科 肩负着管理和专业技术指导双重职责的职能科室。在医院领导和医院感染管理委员会的领导下行使管理和监督职能,对医院感染相关事件的处理进行专业技术指导的业务职能。需配备满足临床需要的专(兼)职人员来具体负责医院感染的预防与控制,负责人为高级专业技术职称。

3. 各科室医院感染管理小组 是医院感染管理三级组织的"一线"力量,是医院感染管理制度和防控措施的具体实践者。小组成员包括医生和护理人员,通常由科主任或主管副主任、护士长、病室医生组长、护理组长组成,在科主任领导下开展工作。

(二)加强预防医院感染的宣传教育

向医务人员、病人及家属、配餐员、卫生员、护工等,进行预防医院感染的宣传教育是防止医院感染的一项重要工作。采取多种形式,提高医护人员有关医院感染的专业知识,加强职业道德教育,要求医护人员必须要有高度的责任感,严格遵守诊疗过程中的操作规程。

(三)健全、落实各项规章制度

1. 管理制度 如病人入院、住院和出院三个阶段的随时、终末和预防性消毒隔离制度、清洁卫生制度、供应室物品消毒管理制度、感染管理报告制度等。

2. 监测制度 严格按照原卫计委最新版本《医院消毒供应中心清洗、消毒及灭菌效果监测标准(WS 310.3—2016)》和《医疗机构消毒技术规范(WS/T 367—2012)》要求,包括对灭菌效果、消毒污染、一次性医疗器材及门、急诊常用器械的监测;对感染高发科室,如手术室、内镜室、重症监护室、血液透析室、产房、新生儿病室、口腔科、烧伤病室等消毒卫生标准的监测。

3. 消毒质量控制标准 如医护人员卫生手的消毒、空气消毒、物体表面的消毒、各种管道装置的消毒、护理用品消毒和非医疗用品的消毒等,应符合国家卫生行业标准 WS 310.1—2016 ~WS 310.3—2016 医院消毒供应中心的管理规范、清洗、消毒及灭菌技术操作规范、清洗、消毒及灭菌效果监测标准。

(四)医院布局设施合理

医院建筑布局合理,设施应有利于消毒隔离。如与病人直接接触的科室均应设置物品"处置室",将病人接触过的物品先消毒达到无害化后再进一步处理;医院还应有污水处理设备,对医院内产生的污水进行无害化处理,保护环境;电梯合理分布,设置污物运送专用电梯,和无菌物品、人员运送的电梯分开,做好探视者和陪护者的管理等。

(五)履行医院感染控制的职责

医务人员在医院感染管理中应履行以下职责:

1. 严格执行技术操作规程等医院感染管理的各项规章制度。

2. 掌握抗感染药物的临床合理应用原则,合理使用抗生素。

3. 掌握医院感染诊断标准。

4. 发现医院感染病例,应及时送病原学检查、查找感染链、积极治疗病人、如实填写报告等。

5. 参加预防和控制医院感染的知识技能培训。

6. 掌握自我防护知识,预防锐器刺伤,正确进行各项技术操作。

第二节 清洁、消毒、灭菌

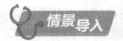

情景描述：

感染科护士小卿要为一乙型肝炎病人进行静脉输液。操作前,小卿在治疗室内用浸有有效氯的抹布擦拭了治疗盘、治疗车和操作台,洗手、戴好口罩后开始准备静脉输液所需的用物,特别注意检查、核对各类无菌物品的名称、有效期、包装是否完整等……

请问:

1. 小卿在为病人进行静脉输液前为什么要按这样的流程准备用物?

2. 根据你对静脉输液全过程的观察,请列举可能涉及哪些清洁、消毒、灭菌的方法?

一、概念

1. 清洁(cleaning) 是指用物理方法清除物体表面的污垢、尘埃和有机物的过程。

2. 消毒(disinfection) 是指用物理或化学的方法清除或杀灭除芽孢以外的所有病原微生物,使其数量减少到无害程度的过程。

3. 灭菌(sterilization) 是指用物理或化学的方法杀灭所有微生物(包括致病的和非致病的)以及细菌芽孢的过程。

二、清洁法

用清水洗净或用肥皂水、洗洁精等刷洗物品表面及其关节、齿牙,使其光洁,无血渍、污渍、水垢等残留物质和锈斑。常用于医院地面、墙壁、桌椅、病床等的清洁,也是物品消毒灭菌前的必要步骤。特殊污渍如碘酊污渍,可用乙醇或维生素 C 溶液擦拭;甲紫污渍,可用乙醇或草酸擦拭;陈旧血渍,可用过氧化氢溶液浸泡后洗净;高锰酸钾污渍,可用维生素 C 溶液或 0.2%~0.5% 过氧乙酸溶液浸泡后洗净擦拭。

三、消毒灭菌方法

(一)物理消毒灭菌法

1. 热力消毒灭菌法 利用热力作用使微生物的蛋白质凝固变性,酶失活、细胞壁和细胞膜发生改变而导致其死亡。分干热法和湿热法两种,前者由空气导热,传导较慢;后者由空气、水、水蒸气导热,传导快,穿透力强。因此,湿热灭菌所需温度较低、时间较短。

(1)燃烧灭菌法:是一种简单、迅速、彻底的灭菌法。

1)方法:该法包括焚烧和烧灼两种。焚烧法:直接在焚烧炉内焚毁。常用于无保留价值的污纸、特殊感染(如破伤风、气性坏疽、铜绿假单胞菌感染)的敷料及病理标本的灭菌处理。烧灼法:直接用火焰灭菌。常用于:①培养用的试管或烧瓶:当开启或关闭塞子时,将试管(瓶)口和塞子,在火焰上来回旋转 2~3 次,避免污染;②金属器械及搪瓷类物品急用时,或无条件用其他方法消毒时,金属器械可放在火焰上烧灼 20s,搪瓷容器倒入少量 95%~100% 乙醇后慢慢转动,使乙醇分布均匀,然后点火燃烧直至熄灭。

2)注意事项:①用此法灭菌,须远离氧气、乙醚、汽油等易燃、易爆物品;②在燃烧中途不得添加乙醇,以免火焰上窜而致烧伤或火灾;③贵重器械及锐利刀剪禁用此法灭菌,以免损坏器械或使刀刃变钝。

(2)干烤灭菌法:利用特制的烤箱,通电升温后进行灭菌,其热力传播与穿透主要靠空气对流与介质的传导,灭菌效果可靠。适用于玻璃、金属、搪瓷类物品、油脂及各种粉剂等在高温下不损坏、不变质、不蒸发的物品的灭菌,不适用于纤维织物、塑料制品等物品的灭菌。

1)方法:将所需消毒、灭菌的物品洗净晾干后放入电烤箱内,干烤灭菌所需的温度和时间应根据物品种类和烤箱的类型来确定,一般为:①消毒:箱温 120~140℃,时间 10~20min;②灭菌:箱温 150℃时间 2.5h,箱温 160℃时间 2h,箱温 170℃时间 1h,箱温 180℃时间 0.5h。

2)注意事项:①物品应清洁,玻璃器皿需保持干燥;②物品包装大小合适:体积通常不超过 10cm×10cm×20cm,粉剂、油剂厚度不超过 0.6cm,凡士林纱布厚度不超过 1.3cm;③装载符合要求:装载高度不超过烤箱内腔高度的 2/3,勿与烤箱底和四壁接触,物品间应留有空隙;④温度设置合理:充分考虑物品对温度的耐受力,按要求设定温度,有机物灭菌温度不超过 170℃;⑤准确计算灭菌时间:从烤箱内达到灭菌温度时算起,同时需打开柜体的排风装置,中途不宜打开烤箱添放新的物品;⑥灭菌后开启柜门:待烤箱内温度降至 40℃以下方可打开烤箱,以防玻璃器皿炸裂;⑦监测灭菌效果(见压力蒸汽灭菌法)。

(3)煮沸消毒法:是家庭和某些基层医疗单位常用的一种消毒方法。此法简单、方便、经济、实用,适用于搪瓷、金属、玻璃、餐饮具、橡胶类等耐湿、耐高温物品的消毒。

1)方法:将物品刷洗干净后全部浸没在水中,加热煮沸后维持 5~10min 即可杀灭繁殖体达到消毒目的;煮沸 15min 可杀灭多数细菌芽孢,某些热抗力极强的细菌芽孢需煮沸更长时间,如肉毒芽孢需煮沸 3h 才能杀灭。

2)注意事项:①消毒前总体要求:使用软水,物品必须刷洗干净并完全浸没在水中,水面应至少高于物品最高处 3cm;空腔导管腔内预先灌满水,大小相同的碗、盆不能重叠,器械轴节及容器盖子要打开,放入总物品不宜超过容量的 3/4。②根据物品性质决定放入水中的时间:橡胶制品用纱布包好,待水沸后放入,3~5 分钟取出;玻璃器皿(用纱布包裹)、金属及搪瓷类物品应从冷水或温水时放入;如中途加入物品,则在第二次水沸后重新计时。③水的沸点受气压影响,一般海拔每增高 300m,消毒时间需延长 2min。④为增强杀菌作用、去污防锈,可将碳酸氢钠加入水中,配成 1%~2% 的浓度,沸点可达 105℃。⑤消毒后应将物品及时取出置于无菌容器内,及时应用,4h 内未用需要重煮消毒。

(4)压力蒸汽灭菌法:是一种临床应用最广、效果最为可靠的首选灭菌方法。是利用高压饱和蒸汽的高热所释放的潜热(当 1g100℃水蒸气变成 1g100℃的水时,释放出 2255J 的热能)灭菌。适用于耐高温、耐高压、耐潮湿的物品,如器械、敷料、搪瓷、橡胶、玻璃制品、某些药品、溶液细菌培养基等的灭菌。

1)压力蒸汽灭菌器分类:有下排气压力蒸汽灭菌器和预真空压力蒸汽灭菌器两大类。①下排气压力蒸汽灭菌器下部有排气孔,灭菌时利用重力置换的原理,使热蒸汽在灭菌器中自上而下将冷空气由下排气孔排出,灭菌器全部充满热蒸汽。下排气压力蒸汽灭菌器包括手提式压力蒸汽灭菌器(图 4-1)和卧式压力蒸汽灭菌器(图 4-2)。②预真空压力蒸汽灭菌器,配有真空泵,在通入蒸汽前先将内部

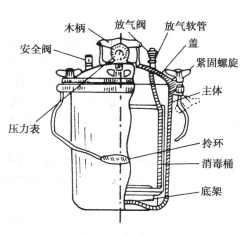

图 4-1　手提式压力蒸汽灭菌器

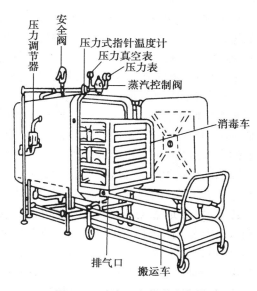

图 4-2　卧式压力蒸汽灭菌器

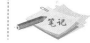

抽成真空,形成 2.0~2.7kPa 的负压,以利蒸汽迅速穿透到物品内部。可分为预真空法和脉动真空法,后者通过多次抽真空使灭菌效果更可靠。

应根据待灭菌物品选择适宜的压力蒸汽灭菌器和灭菌程序,灭菌器的操作方法遵循使用说明,灭菌参数见表4-1。

表 4-1　压力蒸汽灭菌器灭菌参数

类别	物品类别	压力(kPa)	温度(℃)	所需最短时间(分钟)
下排气式	敷料	102.9	121	30
	器械	102.9	121	20
预真空式	敷料、器械	205.8	132~134	4

快速压力蒸汽灭菌法适用于对裸露物品的快速灭菌,灭菌时间和温度与灭菌器种类、物品是否带孔有关。见表4-2。

表 4-2　快速压力蒸汽灭菌(132℃)所需最短时间

物品种类	灭菌时间(分钟)	
	下排气	预真空
不带孔物品	3	3
带孔物品	10	4
不带孔 + 带孔物品	10	4

2) 注意事项:①安全操作:操作人员要经过专门训练,合格后才能上岗;严格遵守操作规程;设备运行前每日进行安全检查并预热,预真空灭菌器每日开始灭菌运行前还应空载进行 B-D 试纸测试。②包装合理:包装前器械或物品须清洗擦干,包装材料要求透气性好但不能透过微生物,常用脱脂棉布、专用包装纸、带通气孔的器具;卧式灭菌器物品包不大于 30cm × 30cm × 25cm,预真空灭菌器内物品包体积可以是 30cm × 30cm × 50cm,器械包重量不宜超过 7kg,敷料包重量不宜超过 5kg;物品捆扎不能过紧,包内放置化学指示物、包外贴化学指示胶带。③装载恰当:使用专用灭菌架或篮筐装载灭菌物品,灭菌包之间留有空隙;宜将同材质物品置于同一批次灭菌,如材质不同,将纺织类物品竖放于金属、搪瓷类物品之上;卧式灭菌柜装填量不得超过 80%、预真空灭菌柜不得超过 90%,但不小于柜室容量的 10%,如使用脉动真空压力蒸汽灭菌器,装填量不得小于柜室容量的 5%。④密切观察:灭菌时随时观察压力及温度并准确计时,加热速度不宜过快,只有当柜室的温度达到要求时开始计算灭菌时间。⑤灭菌后卸载:灭菌器温度降至室温、压力表在“0”位时取出的物品冷却 >30min;每批次应检查灭菌是否合格,若灭菌不彻底或有可疑污染则不作无菌包使用;快速压力蒸汽灭菌后的物品 4h 内使用,不能储存。⑥监测灭菌效果:Ⅰ物理监测法:将留点温度计的水银柱甩至 50℃以下,放入需菌包内,待灭菌后检查读数是否达到灭菌温度;Ⅱ化学监测法:是目前广泛使用的常规检测手段。主要是通过化学指示剂的化学反应,灭菌后呈现的颜色变化来辨别是否达到灭菌要求。常用化学指示胶带法,使用时将其粘贴在需灭菌物品的包装外面,也可选用化学指示卡(管),放在标准试验包的中央部位;Ⅲ生物监测法:生物监测法为最可靠的监测方法。按照《消毒技术规范》的规定,将嗜热脂肪杆菌芽孢菌片制成标准生物测试包或生物 PCD,或使用一次性标准生物测试包,对灭菌器的灭菌质量进行生物监测。标准生物监测包置于灭菌器排气口的上方或生产厂家建议的灭菌器内最难灭菌的部位,并设阳性对照和阴性对照。如果一天内进行多次生物监测,且生物指示剂为同一批号,则只设一次阳性对照即可。

(5) 其他:湿热消毒灭菌法还可选择低温蒸汽消毒法和流通蒸汽消毒法。前者是将蒸汽输入预先抽空的压力蒸汽灭菌锅内,并控制其温度 73~80℃,持续 10~15min 进行消毒。主要用于不耐高热的物品,如内镜、麻醉面罩和塑料制品等消毒,能杀灭细菌繁殖体,但不能杀死芽孢;用于乳类、酒类消毒时又称巴氏消毒法,将液体加热到 61.1~62.8℃,保持 30min 或加热到 71.7℃,保持 15~16s。后者是在常压下用 100℃的水蒸气消毒,相对湿度 80%~100%,15~20min 即可杀灭细菌繁殖体,适用于医疗器械、器具和物品手工清洗后的初步消毒,餐饮具和部分卫生用品等耐热、耐湿物品的消毒。

2. 光照消毒法(辐射消毒)主要利用紫外线或臭氧的杀菌作用,使菌体蛋白光解、变性而致细菌死亡。

(1)日光曝晒法:利用日光的热、干燥和紫外线的作用达到消毒效果。常用于床垫、毛毯、衣服、书籍等物品的消毒。将物品放在直射日光下曝晒 6h,定时翻动,使物品各面均受到日光照射。

(2)紫外线消毒法:紫外线属于波长在 100~400nm 的低能电磁波,消毒使用的 C 波紫外线波长在 250~270nm,其中杀菌力最强的为 253.7nm。紫外线可杀灭多种微生物,包括杆菌、病毒、真菌、细菌繁殖体、部分芽孢等。其杀菌机制为:①使微生物的 DNA 变性,失去转换能力而死亡;②破坏菌体蛋白中的氨基酸,使菌体蛋白光解变性;③降低菌体内氧化酶的活性;④紫外线可使空气中的氧气电离产生具有极强杀菌作用的臭氧。

常用的紫外线消毒法有紫外线灯和紫外线消毒器。紫外线灯有普通直管热阴极低压汞紫外线消毒灯、高强度紫外线消毒灯、低臭氧紫外线消毒灯和高臭氧紫外线消毒灯四种;紫外线消毒器是采用臭氧紫外线杀菌灯制成的,主要包括紫外线空气消毒器、紫外线表面消毒器和紫外线消毒箱三种。

由于紫外线辐射能量低、穿透力弱,因此主要适用于空气、物体表面和液体的消毒。

1)方法:①空气消毒:首选紫外线空气消毒器,可在室内有人活动时使用,开机 30min 即可达到消毒效果。在室内无人情况下,也可用悬吊式或移动式紫外线灯直接照射。紫外线灯安装的数量≥1.5W/m³,有效照射距离 1.8~2.2m,照射时间≥30min。②物品表面消毒:最好使用便携式紫外线消毒器近距离照射或紫外线灯悬吊式照射;小件物品可放入紫外线消毒箱内照射;也可采用紫外线灯悬吊式照射,有效距离为 25~60cm,照射时间为 20~30min。照射时应将物品摊开或挂起,使其各个表面受到直接照射。③用于液体消毒,可采用水内照射法或水外照射法,紫外光源应装有石英玻璃保护罩,水层厚度应 <2cm,并根据紫外线辐照的强度确定水流速度。

2)注意事项:①保持灯管清洁:一般每周 1 次用 70%~80% 乙醇布巾或棉球擦拭灯管表面,发现灯管表面有灰尘、油污时,应随时擦拭。②消毒环境合适:清洁、干燥,电源电压 220V,适宜温度为 20~40℃,相对湿度为 40%~60%;若温度过低或相对湿度过高,应适当延长照射时间。③正确计算并记录消毒时间:紫外线的消毒时间须从灯亮 5~7min 后开始计时,建立时间登记卡,若使用时间超过 1000h,需更换灯管。④有效防护:紫外线对人的眼睛、皮肤均有强烈的刺激,照射时人应离开房间,必要时戴防护镜和穿防护衣或用纱布遮盖双眼、用被单遮盖暴露的肢体,照射后开窗通风 3~4min。⑤定期监测:至少每年标定 1 次灯管照射强度,普通 30W 直管型新灯辐照强度应≥90μW/cm²,使用中辐照强度应≥70μW/cm²;30W 高强度紫外线新灯的辐照强度应≥180μW/cm²。主要应用物理、化学、生物监测法:物理监测法是开启紫外线灯 5min 后,将紫外线辐照计置于所测紫外线灯下正中垂直 1m 处,仪表稳定后所示结果即为该灯管的辐照强度;化学监测法是开启紫外线灯 5min 后,将紫外线灯强度辐射指示卡置于紫外线灯下正中垂直 1m 处,照射 1min 后,判断辐照强度;生物监测法一般每月 1 次,主要通过对空气、物品表面的采样,检测细菌菌落数以判断其消毒效果。

(3)臭氧灭菌灯消毒法:灭菌灯内装有臭氧发生管,在电场作用下,将空气中氧气转化成高纯臭氧。臭氧稳定性极差,在常温下可自行分解为氧,所以臭氧不能瓶装生产,只能现场生产立即使用。臭氧主要依靠其强大的氧化作用杀菌,是一种广谱杀菌剂,可杀灭细菌繁殖体、芽孢、病毒、真菌,并可破坏肉毒杆菌毒素等。主要用于空气、水及物品表面的消毒。

1)方法:①空气消毒时,应关闭门窗、无人状态下,臭氧浓度 20mg/m³,持续 30min;②水消毒时,根据不同场所按厂家产品使用说明书要求使用;③物品表面消毒时,密闭空间内臭氧浓度 60mg/m³,持续 60~120min。

2)注意事项:①臭氧对人体有害,国家规定大气中臭氧浓度≤0.16mg/m³;②臭氧具有强氧化性,可损坏多种物品,且浓度越高对物品损坏越重;③温湿度、有机物、水的浑浊度、pH 等多种因素可影响臭氧的杀菌作用;④空气消毒后开窗通风≥30min,人员方可进入室内。

3. 电离辐射灭菌(冷灭菌)　是利用放射性核素 ⁶⁰Co 发射的高频 γ 射线或电子加速器产生的高能电子束穿透物品进行灭菌。此法具有广谱灭菌作用,适用于不耐高温物品的灭菌,如橡胶、塑料、高分子聚合物(如一次性注射器、输液输血器等)、精密医疗仪器、生物医学制品、节育用具及金属等。注意事项:①应机械传送物品以防放射线对人体的伤害;②为增强 γ 射线的杀菌效果,灭菌应在有氧环境下进行;③湿度越高杀菌效果越好。

4. 过氧化氢等离子体灭菌法　是一种新型的低温灭菌技术。多采用过氧化氢蒸汽低温等离子体灭菌器。灭菌器在高频电磁场作用下过氧化氢气体发生电离反应,形成包括正电氢离子和自由电子(氢氧电子和过氧化氢电子)等的低密度电离气体云,具有很强的杀菌作用。适用于不耐热、不耐湿的诊疗器械如电子仪器、光学仪器等的灭菌。灭菌参数:过氧化氢作用浓度 >6mg/L,灭菌腔壁温度 45~65℃,灭菌周期 28~75min。

注意事项:①不适用的灭菌对象:吸收液体的物品或材料、由含纤维素的材料制成的物品或其他任何含木质纸浆的物品、一头闭塞的内腔、液体或粉末、一次性使用物品、植入物、不能承受真空的器械;②装载之前,所有物品均需正确清洗和充分干燥,并使用专用的包装材料和容器;③灭菌包不叠放,不接触灭菌腔内壁;④灭菌效果监测:Ⅰ物理监测法,每次灭菌应连续监测并记录每个灭菌周期的灭菌参数,符合灭菌器使用说明或操作手册要求;Ⅱ化学监测法,观察包内包外化学指示物的颜色变化,判断其灭菌是否合格;Ⅲ生物监测法,用嗜热脂肪杆菌芽孢或枯草杆菌黑色变种芽孢作为生物指示剂,每天至少进行 1 次灭菌循环的检测。

5. 过滤除菌法　利用生物洁净技术,除掉空气中 0.5~5μm 尘埃,以达到洁净空气的目的,通常用层流通风和过滤除菌法。层流通风主要使室外空气通过孔隙 <0.2μm 的高效过滤器,利用物理阻留、静电吸附等原理除去介质中的微生物,达到空气洁净之目的。凡在送风系统上装备高效空气过滤器的房间,称生物洁净室。主要用于手术室、烧伤病区、器官移植病区等保护性区域。过滤除菌是将待消毒的介质,通过规定孔径的过滤材料,去除气体或液体中的微生物,但不能将微生物杀灭。

6. 微波消毒灭菌法　微波是一种频率高、波长短、穿透力强的电磁波。在电磁波的高频交流电场中,物品中的极性分子发生极化进行高速运动,并频繁改变方向,互相摩擦,使温度迅速升高,达到消毒灭菌效果。微波可杀灭包括芽孢在内的所有微生物,常用于餐具的消毒。注意事项:①对人体有害,应避免小剂量长期接触或大剂量照射;②盛放物品时不用金属容器;物品高度不超过柜室腔高的 2/3,宽度不超过转盘周边,不接触装置四壁;③微博的热效应需要一定的水分,待消毒的物品应浸入水中或用湿布包裹;④被消毒的物品应为小件或不太厚。

(二) 化学消毒灭菌法

凡不适用于物理消毒灭菌且耐潮湿的物品如金属锐器(刀、剪、缝针)和光学仪器(胃镜、膀胱镜等)及皮肤、黏膜,病人的分泌物、排泄物,病室空气等,均可采用此法。化学消毒灭菌法是利用液体或气体的化学药物渗透到菌体内,使菌体蛋白凝固变性,细菌酶失去活性,导致微生物代谢障碍而死亡;或破坏细胞膜结构,改变其通透性,导致细胞膜破裂、溶解,从而达到消毒灭菌的目的。

理想的化学消毒灭菌剂应具备的条件:杀菌谱广,有效浓度低,作用速度快,性质稳定,无刺激性、腐蚀性,不引起过敏反应,无色、无味、无臭,且用后易于除去残留药物,易溶于水,可在低温下使用,不易受有机物、酸、碱及其他物理、化学因素的影响,毒性低,不易燃烧、爆炸,使用无危险性,用法简便,价格低廉,便于运输。

1. 化学消毒灭菌剂的使用原则

(1) 根据物品的性能及不同微生物的特性,选择合适的消毒灭菌剂。

(2) 严格掌握消毒灭菌剂的有效浓度、消毒时间及使用方法,使用新鲜配制的消毒液。

(3) 消毒灭菌前,物品要洗净擦干;浸泡时,打开器械的轴节或套盖,大小相同的碗盆不能重叠,管腔要灌满药液,物品全部浸没在消毒液内;浸泡消毒后的物品使用前应用无菌生理盐水或无菌蒸馏水冲洗,气体消毒后的物品,应待气体散发后再使用,以免刺激组织。

(4) 消毒液应定期更换,易挥发的要加盖、定期监测调整浓度。

(5) 消毒液中不能放置纱布、棉花等物,以防降低消毒效力。

2. 化学消毒灭菌剂的使用方法

(1) 浸泡法(immersion):将需消毒的物品完全浸没在消毒液中的方法。按被消毒物品和消毒液的种类不同,确定消毒溶液浓度、浸泡时间。适用于耐湿不耐热物品的消毒,如锐利器械、精密仪器等。

(2) 擦拭法(rubbing):用化学消毒液擦拭被污染物体表面或进行皮肤消毒的方法。应选用易溶于水、穿透性强、无显著刺激性的消毒剂。常用于地面、家具、墙壁等的消毒。

（3）喷雾法（nebulization）：用喷雾器将化学消毒剂均匀喷洒在空气中和物体表面进行消毒的方法。常用于空气和物品表面（如墙壁、地面）的消毒。

（4）熏蒸法（fumigation）：利用消毒药品所产生的气体进行消毒灭菌的方法。常用于换药室、手术室、病室的空气消毒。在消毒间或密闭的容器内，也可用熏蒸法对被污染的物品进行消毒灭菌。空气消毒常用的消毒剂及消毒方法见表4-3。

表4-3 空气消毒常用的消毒剂及消毒方法

消毒剂	消毒方法
2% 过氧乙酸	8ml/m³，加热熏蒸，密闭门窗 30~120min
纯乳酸	0.12ml/m³，加等量水，加热熏蒸，密闭门窗 30~120min
食醋	5~10ml/m³，加热水 1~2 倍，加热熏蒸，密闭门窗 30~120min，用于流感、流脑、H_1N_1 感染病人病室的消毒

3. 常用的化学消毒灭菌剂 见表4-4。

表4-4 常用的化学消毒灭菌剂

名称	消毒效力	性质与作用原理	适用范围与使用方法	注意事项
环氧乙烷	灭菌	低温为液态，有芳香醚味，≥10.8℃为气态。与菌体蛋白结合，使酶代谢受阻而杀灭微生物	（1）不耐热、不耐湿的诊疗器械、器具和物品的灭菌，如电子仪器、光学仪器、纸质、化纤、塑料、陶瓷、金属等制品（2）按说明，据物品种类、包装、装载量与方法等确定灭菌参数。灭菌时使用100%纯环氧乙烷和二氧化碳混合气体；小型灭菌器灭菌参数：浓度450~1200mg/L，温度37~63℃，相对湿度为40%~80%，时间为1~6h	• 易燃易爆且有一定毒性，必须严格遵守安全操作程序；贮存于阴凉通风、无火源及电源开关处，温度低于40℃，相对湿度60%~80%• 灭菌后的物品应清除环氧乙烷残留量后方可使用• 每次灭菌，应进行效果检测及评价• 不可用于食品、液体、油脂类和粉剂等灭菌
戊二醛	灭菌	无色透明液体，与菌体蛋白质及酶的氨基酸结合导致微生物灭活	（1）不耐热的诊疗器械、器具与物品的浸泡消毒与灭菌（2）使用前加入 pH 调节剂（碳酸氢钠）和防锈剂（亚硝酸钠）使溶液的 pH 为 7.5~8，浓度为 2%~2.5%；消毒时间 60min，灭菌时间需 10h；内镜消毒时按要求采用浸泡法或擦拭法	• 室温下密闭、避光保存于干燥、通风处；盛装容器应洁净、加盖，使用前经消毒处理加强日常监测，配制好的消毒液可连续使用 14d，使用中戊二醛的含量应≥1.8%• 消毒或灭菌后以无菌方式取出，用无菌水冲净后再用无菌纱布擦干• 对皮肤黏膜有刺激，对人体有毒，配制时应注意个人防护
过氧乙酸	灭菌高效	无色或浅黄色透明液体，有刺激性，带有醋酸味，能产生新生态氧，主要通过氧化和酸性作用等杀灭细菌	（1）耐腐蚀物品、环境、室内空气等的消毒；专用机械消毒设备适用于内镜的灭菌（2）常用浸泡、擦拭法、喷洒法或冲洗法一般物品表面：0.1%~0.2% 溶液，作用 3min；空气：0.2% 溶液喷洒作用 60min 或 15% 溶液（7ml/m³）加热熏蒸，相对湿度为60%~80%，室温下 2h耐腐蚀物品：0.5% 溶液，冲洗 10min食品用工具、设备：0.05% 溶液，作用 10min	• 稳定性差，应密闭贮存阴凉通风避光处，防高温、远离还原剂和金属粉末• 定期检测其浓度，如原液低于 12% 禁止使用• 现配现用，配制时避免与碱或有机物相混合，使用时限≤24h• 溶液有刺激性、腐蚀性和漂白作用，配制时要注意个人防护，金属和织物浸泡消毒后及时用无菌水冲洗干净

续表

名称	消毒效力	性质与作用原理	适用范围与使用方法	注意事项
甲醛	灭菌	无色透明液体,刺激性强,能使菌体蛋白变性,酶活性消失	(1) 不耐热、不耐湿的诊疗器械、器具和物品的灭菌,如电子仪器、光学仪器、金属器械、管腔器械、玻璃器皿、合成材料物品 (2) 应用低温甲醛蒸汽灭菌器进行灭菌,根据使用要求装载适量 2% 复方甲醛溶液或福尔马林(35%~40% 甲醛溶液)。灭菌参数:温度 55~80 ℃,相对湿度为 80%~90%,时间为 30~60min	• 灭菌箱需密闭,使用专用灭菌溶液,设置专用排气系统,不可使用自然挥发或熏蒸法操作者按规定持证上岗 • 对人有一定毒性和刺激性,运行时的周围环境中甲醛浓度 <0.5mg/m³ • 甲醛有致癌作用,不宜用于室内空气消毒 • 灭菌物品摊开放置,灭菌后去除残留气体
二溴海因	高效	白色或淡黄色结晶,溶于水后,能水解生成次溴酸,使菌体蛋白变性	(1) 饮水、游泳池、污水和一般物体表面消毒 (2) 将药剂溶于水,配成一定浓度的有效溴溶液:游泳池水消毒:浓度 1.2~1.5mg/L;污水消毒:浓度 1000~1500mg/L,90~100min;一般物体表面消毒用浸泡、擦拭和喷洒等法:浓度 400~500mg/L,10~20min	• 密闭贮存阴凉干燥耐酸容器内,远离易燃物和火源,禁止与酸或碱、易氧化的有机物和还原物共同贮存 • 不适用于皮肤、黏膜和空气的消毒 • 对有色织物有漂白作用;对金属有腐蚀作用,消毒时应加入防锈剂亚硝酸钠 • 有刺激,使用时注意防护
含氯消毒剂(常用液氯漂白粉、漂白粉精、二氯化氯、酸性氧化电位水)	高、中效	在水溶液中放出有效氯,有强烈的刺激性气味通过氧化、氯化作用破坏细菌酶的活性使菌体蛋白凝固变性	(1) 二氧化氯:适用于物品、环境、物体表面及空气的消毒。常用浸泡法、擦拭法,时间 30min,浓度据污染的微生物种类决定:细菌繁殖体污染,浓度为 100~250mg/L;乙肝病毒、结核杆菌污染,浓度为 500mg/L;细菌芽孢污染,浓度为 1000mg/L;空气污染,浓度为 500mg/L 溶液按 20~30mg/m³,作用 30~60min (2) 酸性氧化电位水:适用于灭菌前手工清洗手术器械、内镜消毒、手、皮肤和黏膜消毒、餐饮具、瓜果蔬菜消毒,物体表面、卫生洁具、环境、织物的消毒。有效氯含量 60 ± 10mg/L,一般使用流动浸泡法,消毒时间:手消毒 1~3min;皮肤、黏膜、瓜果蔬菜、物体表面 3~5min;餐饮具 10min;内镜冲洗消毒按说明书进行 (3) 其他含氯消毒剂:适用于物品、物体表面分泌物、排泄物的消毒。对细菌繁殖体污染的物品,用含有效氯 500mg/L 的溶液浸泡或擦拭 10min 以上;被乙肝病毒、结核杆菌、细菌芽孢污染的物品,用含有效氯 2000~5000mg/L 的溶液浸泡擦拭或喷洒 30min 以上;按有效氯 10 000mg/L 的干粉加入排泄物中,略加搅拌后作用 2h 以上;按有效氯 50mg/L 的干粉加入污水中搅拌均匀,作用 2h 以上	• 密闭保存在阴凉、干燥、通风处 • 溶液性质不稳定,应现配现用,使用时间 ≤24h • 有腐蚀及漂白作用,不宜用于金属制品、有色织物及油漆家具的消毒 • 配制好的酸性氧化电位水室温下储存不超过 3d,每次使用前应在出口处检测 pH 和浓度;使用完毕排放后需再排放少量碱性还原电位水或自来水以减少对排水管的腐蚀

续表

名称	消毒效力	性质与作用原理	适用范围与使用方法	注意事项
碘酊	中效	棕红色澄清液,有碘和乙醇气味,能使细菌蛋白氧化变性而杀菌	(1)注射、手术部位皮肤以及新生儿脐带部位皮肤消毒 (2)使用浓度:有效碘18~22g/L,擦拭2遍以上,作用1~3min,稍干后用70%~80%乙醇脱碘	• 避光密闭保存于阴凉、干燥通风处 • 不适用于破损皮肤、眼及黏膜消毒 • 对金属制品有腐蚀作用,不作相应金属制品的消毒 • 皮肤过敏者慎用
碘伏	中效	黄棕色至红棕色固体粉末,有碘气味,碘与聚醇醚和乙烯吡咯酮类表面活性剂形成络合物,能迅速而持久地释放有效碘,使菌体蛋白氧化而失活达到连续杀菌的目的	(1)手、皮肤、黏膜及伤口消毒 (2)常用擦拭法、冲洗法。碘伏浓度:手及皮肤消毒2~10g/L;黏膜消毒250~500mg/L 外科手消毒:擦拭或刷洗,作用3~5min 手部皮肤:擦拭2~3遍,作用≥2min 注射部位皮肤:擦拭2遍,时间遵循产品说明 口腔黏膜及创面:1000~2000mg/L擦拭,作用3~5min 阴道黏膜及创面:500mg/L冲洗,作用时间遵循产品说明	• 避光密闭保存于阴凉、干燥通风处 • 稀释后稳定性差,宜现用现配 • 皮肤消毒后无需乙醇脱碘 • 对二价金属制品有腐蚀作用,不作相应金属制品的消毒 • 对碘过敏者慎用
醇类(乙醇、异丙醇、正丙醇或两种成分的复方制剂)	中效	无色澄清透明液体,有乙醇固有的刺激性气味,能破坏细菌胞膜的通透性屏障,使细胞质凝固丧失代谢功能达到消毒功效	(1)适用于手、皮肤、物体表面及诊疗器具的消毒,常用体积比70%~80%的乙醇溶液 (2)常用擦拭法、浸泡法或冲洗法 手消毒:擦拭揉搓时间≥15s 皮肤、物体表面:擦拭2遍,作用3~5min 诊疗器具:完全浸没于消毒液中,加盖,作用≥30min;或进行表面擦拭消毒	• 避光、避火密闭保存于阴凉、干燥通风处,定期测定,用后加盖,保持有效浓度不低于75% • 不适于空气及医疗器械的消毒灭菌;不宜用于脂溶性物体表面消毒 • 不宜用于被血、脓、粪便等有机物严重污染表面的消毒 • 对醇类过敏者禁用
季铵盐类消毒剂(苯扎溴铵)	中效 低效	芳香气味的无色透明液体,是阳离子表面活性剂,能吸附带阴离子的细菌,破坏细胞膜,改变其通透性使菌体蛋白变性	(1)适用于环境、皮肤与黏膜、物体表面的消毒 (2)常用擦拭法、浸泡法 环境或物品表面:1000~20 000mg/L的溶液浸泡或擦拭15~30min 皮肤:原液擦拭3~5min 黏膜:1000~2000mg/L的溶液,作用时间遵循产品说明	• 避免接触有机物和拮抗物,不宜与阴离子表面活性剂如肥皂或洗衣粉合用,也不能与碘或氧化物同用 • 低温时可能出现浑浊或沉淀,可置于温水中加温 • 高浓度原液可造成严重的角膜以及皮肤、黏膜灼伤,操作时需加强防护 • 不适于瓜果蔬菜类消毒
胍类消毒剂复方氯己定	中效 低效	无色、澄清透明、不分层液体,能破坏菌体细胞膜的酶活性,使胞浆膜破裂	(1)适用于手、皮肤与黏膜的消毒 (2)常用擦拭法、冲洗法 手术及注射部位皮肤和伤口创面:有效含量≥2g/L的氯己定-乙醇溶液(70%体积比)擦拭2~3遍,作用时间遵循产品说明 外科手消毒:使用方法遵循产品说明 口腔、阴道或伤口创面:有效含量≥2g/L的氯己定水溶液冲洗,作用时间遵循产品说明	• 避光密闭保存于阴凉、干燥处 • 不适用于结核杆菌、细菌芽孢污染物品消毒 • 不能与阴离子表面活性剂如肥皂混合或前后使用 • 纱布、棉花有吸附作用,会降低药效,所以溶液内不可投入纱布、棉花等

注:灭菌剂:杀灭一切微生物(包括细菌芽孢)达到灭菌要求的消毒剂。高效消毒剂:杀灭一切细菌繁殖体(包括分枝杆菌)、病毒、真菌及其孢子等,对细菌芽孢也有一定杀灭作用的消毒剂。中效消毒剂:杀灭分枝杆菌、真菌、病毒及细菌繁殖体等微生物的消毒剂。低效消毒剂:杀灭细菌繁殖体和亲脂病毒的消毒剂。

四、医院日常的清洁、消毒、灭菌

清洁、消毒、灭菌工作贯穿于医院日常的诊疗护理活动和卫生处理工作中,主要包括对医院环境、各类用品、病人分泌物及排泄物等进行处理的过程,其目的是尽最大限度减少医院感染的发生。

(一) 消毒、灭菌方法的分类

根据消毒灭菌因子的浓度、强度、作用时间和对微生物的杀灭能力,可将消毒灭菌法分为四个作用水平:

1. 灭菌法　杀灭一切微生物(包括细菌芽孢)以达到灭菌保证水平的方法。包括热力灭菌、电离辐射灭菌等物理灭菌法,以及采用戊二醛、环氧乙烷、甲醛等灭菌剂在规定条件下,以合适的浓度和有效的作用时间进行的化学灭菌法。

2. 高水平消毒法　杀灭一切细菌繁殖体包括分枝杆菌、病毒、真菌及其孢子和绝大多数细菌芽孢的方法。包括臭氧消毒法、紫外线消毒法以及含氯制剂、碘酊、过氧化物、二氧化氯等以及能达到灭菌效果的化学消毒剂在规定条件下,以合适的浓度和有效的作用时间进行的消毒的方法。

3. 中水平消毒法　杀灭除细菌芽孢以外的各种病原微生物包括分枝杆菌的方法。包括煮沸消毒法,醇类、碘类(碘伏等)、部分含氯消毒剂等以合适的浓度和有效的作用时间进行的化学灭菌方法。

4. 低水平消毒法　只能杀灭细菌繁殖体(分枝杆菌除外)和亲脂病毒的消毒方法。包括通风换气、冲洗等机械除菌法和苯扎溴铵、氯己定等化学消毒方法。

(二) 预防性消毒和疫源性消毒

根据有无明确感染源,医院消毒分为预防性消毒和疫源性消毒。

1. 预防性消毒(preventive disinfection)　指在未发现明确感染源的情况下,为预防感染的发生对可能受到病原微生物污染的物品和场所进行的消毒。例如医院的医疗器械灭菌、诊疗用品的消毒、餐具的消毒和一般病人住院期间和出院后进行的消毒等。

2. 疫源性消毒(disinfection of epidemic focus)　指对疫源地内污染的环境和物品的消毒,包括随时消毒和终末消毒。

(1) 随时消毒(concurrent disinfection):指疫源地内有传染源存在时进行的消毒,目的是及时杀灭或清除由感染源排出的病原微生物。应根据现场情况随时进行,消毒合格标志为自然菌的消亡率≥90%。

(2) 终末消毒(terminal disinfection):指传染源离开疫源地后进行的彻底的消毒。可以是传染病病人住院、转移后,对其住所及污染物品进行的消毒。也可以是传染病病人出院、转院或死亡后,对病室进行的最后一次消毒。应根据消毒对象及其污染情况选择适宜的消毒方法,要求空气或物体表面消毒后自然菌的消亡率≥90%,排泄物、分泌物或被污染的血液等消毒后不应检出病原微生物或目标微生物。

(三) 环境消毒

医院环境常被病人、隐性感染者或带菌者排出的病原微生物污染,成为感染的媒介。因此,医院环境的清洁与消毒是控制医院感染的基础。医院环境要清洁,无低洼积水、灰尘、垃圾、蛛网、蚊蝇及蚊蝇孳生地,窗明几净。环境表面的日常清洁消毒遵循先清洁后消毒的原则;发生感染暴发或者环境表面检出多重耐药菌,需实施强化清洁与消毒。环境空气和物品表面的菌落总数符合卫生标准,见表4-5。

表4-5　环境空气和物品表面菌落总数卫生标准

环境类别		空气平均菌落数 [a]		物品表面平均菌落数
		CFU/平皿	CFU/m³	CFU/m³
I类	洁净手术室	符合 GB50333 要求 [b]	≤150	≤5
	其他洁净场所	≤4.0(30min) [c]	≤150	≤5
II类		≤4.0(15min)	——	≤5
III类		≤4.0(5min)	——	≤10
IV类		≤4.0(5min)	——	≤10

注:a. CFU/平皿为直径9cm的平板暴露法,CFU/m³为空气采样器法

b.《医院洁净手术部建筑技术规范》(GB50333——2013),2014年6月1日实施,其中规定,洁净手术部用房等级为四级,其菌落要求根据手术区和周边区而不相同。

c. 平板暴露法检测时的平板暴露时间

1. 环境空气消毒 从空气消毒的角度可将医院环境分为四类,根据类别采用相应的消毒方法,如采用空气消毒剂,须符合《空气消毒剂卫生要求》(GB27948—2011)规定。

(1) Ⅰ类环境:为采用空气洁净技术的诊疗场所,包括层流洁净手术室、层流洁净病室和无菌药物制剂室等。通常选用安装空气净化消毒装置的集中空调通风系统、空气洁净技术、循环风紫外线空气消毒器或静电吸附式空气消毒器、紫外线灯照射消毒、达到Ⅰ类环境空气菌落数要求的其他空气消毒产品。

(2) Ⅱ类环境:均为有人房间,包括普通手术室、产房、婴儿室、早产儿室、导管室、血液病病区、烧伤病区等保护性隔离病区,重症监护病区、新生儿室等。必须采用对人无毒、无害且可连续消毒的方法,如通风、Ⅰ类环境净化空气的方法,达到Ⅱ类环境空气菌落数要求的其他空气消毒产品。

(3) Ⅲ类环境:包括母婴同室、消毒供应中心的检查包装灭菌区和无菌物品的存放区、血液透析中心(室)、注射室、换药室、急诊室、化验室、其他普通住院病区和诊室等。除可采用Ⅱ类环境净化空气的方法外,还可采用化学消毒剂和中草药熏蒸或喷雾、达到Ⅲ类环境空气菌落数要求的其他空气消毒产品。

(4) Ⅳ类环境:包括普通门、急诊及其检查、治疗室、感染疾病科门诊及病区。可采用Ⅲ类环境中的空气消毒方法。

2. 环境和物品表面消毒 医疗环境中的各种物体表面、地面清洁,不得检出致病性微生物。如无明显污染,采用湿式清洁;如受到肉眼可见污染时应及时清洁、消毒。①对治疗车、床栏、床头柜、门把手、灯开关、水龙头等频繁接触的物体表面每天清洁、消毒。②被病人血液、呕吐物、排泄物或病原微生物污染时,应根据具体情况采用中水平消毒法或高水平消毒法,少量(<10ml)的溅污,可先清洗再消毒;大量(≥10ml)的溅污,先用吸湿材料去除可见污染,再清洁和消毒。③人员流动频繁、拥挤的场所应在每天工作结束后进行清洁、消毒。④感染高风险的部门如Ⅰ类环境、Ⅱ类环境中的科室以及感染性疾病科、检验科、耐药菌和多重耐药菌污染的诊疗场所,应保持清洁、干燥,做好随时消毒和终末消毒。地面消毒用 400~700mg/L 有效氯的含氯消毒液擦拭,作用 30min,物体表面消毒方法同地面,或用 1000~2000mg/L 季铵盐类消毒液擦拭。⑤被朊毒体、气性坏疽及突发不明原因的传染病病原体污染的环境表面或物品表面应做好随时消毒和终末消毒。

(四) 被服类消毒

包括全院病人衣服和床上用品、医务人员的工作服帽和值班被服的清洗、消毒,主要在洗衣房进行。间接接触病人的被芯、枕芯、被褥、床垫、病床围帘等,应定期清洗与消毒;遇污染应及时更换、清洗与消毒。直接接触病人衣服和床单、被套、枕套等,应一人一更换,住院时间长者每周更换,遇污染及时更换。更换后的用品应及时清洗与消毒,消毒方法合法、有效。

每个病区应有 3 个衣被收集袋,分别收放有明显污染的病人衣被、一般病人衣被及医务人员的工作服帽、值班被服。一次性使用衣被收集袋用后焚烧;非一次性使用者采用不同的清洗、消毒方法:①病人的一般衣被如床单、病员服等用1% 洗涤液,70℃以上热水(化纤衣被 40~50℃)在洗衣机中清洗 25min,再用清水漂洗。②感染病人的被服应专机洗涤,用 1%~2% 洗涤剂于 90℃以上洗 30min 或 70℃含有效氯 500mg/L 的消毒洗衣粉溶液洗涤 30~60min,然后用清水漂净。甲类及按甲类管理的乙类传染病病人的衣服应先用压力蒸汽灭菌后,再送洗衣房洗涤或烧毁。③病人的污染衣被应先去除有机物,然后按感染病人的被服处理,婴儿衣被应单独洗涤。④工作人员的工作服及值班被服应与病人的被服分机或分批清洗、消毒。同时应注意加强工作人员的防护以及衣被的收集袋、接送车、洗衣机、洗衣房、被服室等的消毒。

(五) 器械物品的清洁、消毒、灭菌

医疗器械及其他物品是导致医院感染的重要途径之一,必须严格执行医疗器械、器具的消毒技术规范,并遵循消毒灭菌法的选择原则。

进入人体组织、无菌器官的医疗器械、器具和物品必须达到灭菌水平;接触皮肤、黏膜的医疗器械、器具和物品必须达到消毒水平;各种用于注射、穿刺、采血等有创操作的医疗器具必须一用一灭菌。灭菌后的器械物品不得检出任何微生物;消毒时要求不得检出致病性微生物,对试验微生物的杀灭率≥99.9%,对自然污染的微生物杀灭率≥90%;如使用化学消毒剂消毒灭菌,应定期检测消毒液

中的有效成分,使用中的消毒液染菌量≤100CFU/ml,致病性微生物不得检出;消毒后的内镜,细菌总数≤20CFU/件,致病性微生物不得检出。

普通病人污染的可重复使用诊疗器械、器具和物品与一次性使用物品分开放置;一次性使用的不得重复使用。疑似或确诊朊毒体、气性坏疽及突发原因不明的传染病病原体感染者宜选用一次性诊疗器械、器具和物品,使用后进行双层密闭封装焚烧处理;可重复使用的污染器械、器具及物品由消毒供应中心统一按要求回收并处置。

(六) 医院污物、污水的处理

1. 医院污物的处理　医院污物主要指:

(1) 医疗垃圾:在诊疗、卫生处理过程中产生的废弃物,包括感染性废物、病理性废物、损伤性废物、药物性废物、化学性废物等五类。

(2) 生活垃圾:指病人生活过程中产生的排泄物及垃圾,包括剩余饭菜、果皮、果核、罐头盒、饮料瓶、手纸、各种包装纸、粪、尿等排泄物。这些污物均有被病原微生物污染的可能,所以应分类收集,通常设置黑黄红三种颜色的污物袋。黑色袋装生活垃圾,黄色袋装医用垃圾,红色袋装放射垃圾,损伤性废物置于医疗废物专用的黄色锐器盒内。垃圾袋需坚韧耐用,不漏水;医院污物处理需遵循相应的法规要求并建立严格的管理制度如污物入袋制度、运送交接制度、暂存登记制度、卫生安全防护制度、污物污染应急预案等。

2. 医院污水的处理　医院污水指排入医院化粪池的污水和粪便,包括医疗污水、生活污水和地面雨水。医院污水经预处理和消毒后,最终排入城市下水道网络,污泥供作农田肥料,如不加强管理,可能会含有各种病原微生物和有害物质,将造成环境污染和社会公害。所以医院应建立集中污水处理系统并按污水种类分别进行排放,排放质量应符合《污水综合排放标准》;综合医院的感染病区和普通病区的污水应实行分流,分别进行消毒处理。

五、消毒供应中心(室)

消毒供应中心(central sterile supply department,CSSD)是医院内承担所有重复使用诊疗器械、器具、物品的清洗、消毒、灭菌以及灭菌物品供应的部门,是预防和控制医院内感染的重要科室。CSSD工作质量的好坏,直接影响诊疗和护理质量,关系到病人和医务人员的安危。CSSD(室)工作必须遵循有关规定(WS310.1—2016~WS310.3—2016)。

(一) 消毒供应中心的设置

医院应独立设置消毒供应中心,条件好的医院消毒供应中心应为附近基层医院服务。

1. 建筑原则　应遵循医院感染预防与控制的原则,遵守国家法律法规对医院建筑和职业防护的相关要求。

2. 基本要求　消毒供应中心应有与产房、临床科室、手术室直接传递物品的专用通道;周围环境应清洁、无污染源,区域相对独立;内部通风、采光良好,气体排放、温度和湿度控制符合要求;建筑面积应符合医院建设标准的规定,并兼顾未来发展的需要。

(二) 消毒供应中心的布局

分为工作区域和辅助区域,各区域标志明显、界限清楚、通行路线明确。

1. 工作区域　包括去污区、检查包装灭菌区和无菌物品存放区,其划分应遵循“物品由污到洁,不交叉、不逆流;空气流向由洁到污;去污区保持相对负压;检查包装灭菌区保持相对正压”的原则。各区间应设实际屏障;去污区和检查包装灭菌区均应设洁、污物品通道和人员出入缓冲间(带)。工作区域的洗手设施应采用非手触式水龙头开关,无菌物品存放区不应设洗手池。

(1) 去污区:为污染区域,用于对重复使用的诊疗器械、器具和物品进行回收、分类、清洗、消毒(包括运输器具的清洗、消毒等),此区域工作人员应采用标准防护。

(2) 检查包装灭菌区:为清洁区域,用于对已去污的诊疗器械、器具和物品进行检查、装配、包装及灭菌(包括敷料制作等),要求器械和敷料分室包装。

(3) 无菌物品存放区:为清洁区域,用于对已灭菌物品的存放、保管和发放;一次性用物应设置专门区域存放。

2. 辅助区域　包括工作人员值班室、办公室、休息室、更衣室、卫浴间等。

（三）消毒供应中心的工作内容

1. 回收　对临床各科使用过的需重复使用的诊疗器械、器具和物品集中进行回收；对被朊毒体、气性坏疽及突发原因不明的传染病病原体污染的诊疗器械、器具和物品，使用者应双层封闭包装并标明感染性疾病名称，由消毒供应中心单独回收。应采用封闭式回收，避免反复装卸；不应在诊疗场所对所污染的诊疗器械、器具和物品进行清点，回收工具每次使用后也要清洗、消毒、干燥后备用。

2. 清洗、消毒

（1）清洗方法：包括机械清洗和手工清洗。机械清洗适用于大部分常规器械的清洗，手工清洗适用于精密、复杂器械的清洗和有机物污染较重器械的初步处理。精密器械的清洗应遵循生产厂家提供的使用说明或指导手册；有管腔和表面不光滑的物品，应用清洁剂浸泡后手工刷洗或超声清洗；能拆卸的复杂物品应拆开后清洗。

（2）清洗步骤：包括冲洗、洗涤、漂洗、终末漂洗。清洗用水、物品及操作等遵循国家有关规定。

（3）对被朊毒体、气性坏疽及突发原因不明的传染病病原体污染的诊疗物品，应先消毒灭菌再清洗。

（4）清洗后的器械、器具和物品应进行消毒处理。首选湿热消毒，也可采用75%乙醇、酸性氧化电位水或其他国家许可的消毒液进行消毒。

3. 干燥、检查与保养　首选干燥设备根据物品性质进行干燥处理；无干燥设备及不耐热的器械、器具和物品使用消毒低纤维絮擦布、压力枪或≥95%乙醇进行干燥处理；管腔类器械使用压力气枪进行干燥处理；不应使用自然干燥法进行干燥。使用目测或带光源放大镜对干燥后的每件器械、器具和物品进行检查，要求器械表面及关节、齿牙处光洁无锈、无血渍、无水垢，功能完好无损毁；带电源器械还应进行绝缘性能的安全检查。器械保养时根据不同特性分类处理，如橡胶类物品应防粘连、防老化；玻璃类物品避免碰撞、骤冷骤热；金属类器械使用润滑剂防锈，以免损坏锐利刀剪的锋刃；布类物品防霉、防火、防虫蛀等。

4. 包装　包括装配、包装、封包、注明标识等步骤，器械与敷料应分室包装。

（1）包装前应根据器械装配技术规程，核对器械的种类、规格和数量，拆卸的器械应组装。

（2）手术器械应摆放在篮筐或有孔盘中配套包装；盆、盘、碗等单独包装，轴节类器械不应完全锁扣，有盖的器皿应开盖；摆放的物品应隔开，朝向一致，管腔类物品应盘绕放置并保持管腔通畅。

（3）包装分为闭合式和密封式两种。普通棉布包装材料应无破损、无污渍，一用一清洗；开放式的储槽不应用于灭菌物品的包装；硬质容器的使用遵循操作说明；灭菌手术器械采用闭合式包装，两层包装材料分两次包装；密封式包装采用纸袋、纸塑料等材料。

（4）灭菌包外设有灭菌化学指示胶带；高度危险性物品包内放置化学指示卡；如果透过包装材料可以直接观察包内灭菌化学指示卡的颜色变化，则不放置包外灭菌化学指示胶带；使用专用胶带或医用热封机封包，应保持闭合完好性，胶带长度与灭菌包体积、重量相适宜、松紧适度；纸塑袋、纸袋等密封包其密封宽度应≥6mm，包内器械距包装袋封口≥2.5cm；硬质容器应设置安全闭锁装置；无菌屏障完整性破坏时应可识别。

（5）灭菌物品包装的标识应注明物品名称、数量、灭菌日期、失效日期、包装者等内容。

5. 装载、灭菌及卸载　根据物品的性质选择适宜的灭菌方法，按照不同的灭菌器要求装载灭菌包，放置方法恰当，尽量将同类物品同锅灭菌，装载时标识应注明灭菌时间、灭菌器编号、灭菌批次、科室名称、灭菌包种类等，标识应具有追溯性。灭菌后按要求卸载，并且待物品冷却，检查包外化学指示胶带变色情况以及包装的完整性和干燥情况。

6. 储存与发放　灭菌后物品应分类、分架存放于无菌物品存放区。一次性使用无菌物品应去除外包装后，进入无菌物品存放区。物品存放架或柜距地面高度应≥20cm，离墙≥5cm，距天花板≥50cm。物品放置应固定位置、设置标识，定期检查、盘点、记录。在有效期内发放。发放时有专人专窗，或者按照规定线路由专人、专车或容器加防尘罩去临床科室发放；接触无菌物品前应先洗手或手消毒；无菌物品的发放遵循先进先出的原则，确认无菌物品的有效性；发放记录应具有可追溯性；发放无菌物品的运送工具应每日清洁处理，干燥存放，有污染应消毒处理，干燥后备用。

7. 相关监测　消毒供应中心应有专人负责质量监测,根据要求定期对清洁剂、消毒剂、洗涤用水、润滑剂、包装材料等进行质量检查;定期进行监测材料的质量检查;对清洗消毒器、超声清洗器、灭菌器等进行日常清洁和检查;根据灭菌器的类型对灭菌效果分别进行检查。

(四) 消毒供应中心的管理

消毒供应中心在主管院长或其相关职能部门的直接领导下开展工作,由护理管理部门、医院感染管理部门、人事管理部门、设备及后勤管理等部门协同管理,以保障消毒供应中心的工作需要,确保医疗安全。

消毒供应中心应建立健全岗位职责,建立操作规程、消毒隔离、监测、设备管理、器械管理(包括外来医疗器械)及职业安全防护等管理制度和突发事件的应急预案;建立质量管理追溯制度;完善质量控制过程的相关记录;同时建立与相关科室的联系制度。

消毒供应中心的工作人员应接受与岗位职责相应的岗位培训,正确掌握各类诊疗器械、器具与物品的清洗、消毒、灭菌的知识与技能;相关清洗、消毒、灭菌设备的操作规程;医院感染与控制的知识;职业安全防护原则和方法。同时根据专业进展,开展继续教育培训,更新知识。

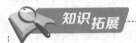

医用物品对人体的危险性分类

1968 年 E.H.Spaulding 根据医疗器械污染后使用所致感染的危险性大小及在病人使用之前的消毒或灭菌要求,将医疗器械分三类,即高度危险性物品(critical items)、中度危险性物品(semi-critical items)和低度危险性物品(non- critical items)。

1. 高度危险性物品　进入人体无菌组织、器官、脉管系统,或有无菌体液从中流过的物品或接触破损皮肤、破损黏膜的物品,一旦被微生物污染,具有极高感染风险,如手术器械、穿刺针、腹腔镜、活检钳、心脏导管、植入物等。高度危险性物品使用前必须灭菌。

2. 中度危险性物品　与完整黏膜相接触,而不进入人体无菌组织、器官和血流,也不接触破损皮肤、破损黏膜的物品,如胃肠道内镜、气管镜、喉镜、体温表、呼吸机管道、麻醉机管道、压舌板、肛门直肠压力测量导管等。中度危险性物品使用前必须应选择高水平或中水平消毒方法,菌落总数应≤20CFU/ 件,不得检出致病性微生物。重复使用的氧气湿化瓶、吸引瓶、婴儿暖箱水瓶以及加温加湿罐等采用高水平消毒。

3. 低度危险性物品　与完整皮肤接触而不与黏膜接触的器材,包括生活卫生用品,病人、医务人员生活和工作环境中的物品。如听诊器、血压计等;病床围栏、床面以及床头柜、被褥;墙面、地面;痰盂(杯)和便器等。低度危险性物品使用前可选择中、低水平消毒法或保持清洁;遇有病原微生物污染,针对所污染的病原微生物种类选择有效的消毒法。低度危险性物品的菌落总数应≤200CFU/ 件,不得检出致病性微生物。

第三节　无 菌 技 术

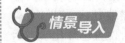

情景描述:

门诊换药室护士小彭要为一手臂烫伤的病人进行伤口换药,发现烫伤部位呈现周围轻度红肿,被烫局部的皮肤已破损,有少量脓性分泌物。小彭为该病人准备了一个无菌换药包(内放治疗碗 2 个、镊子 2 把、纱布 2、棉球数个),遵医嘱又备好烫伤膏。

请问:

1. 小彭如何操作才能确保无菌物品不被污染,不因换药加重病人的伤口感染?

2. 若该病人的伤口需要用生理盐水棉球清洗,小彭应如何准备?

一、概述

（一）概念

1. 无菌技术（aseptic technique）　指在医疗、护理操作中，防止一切微生物侵入人体和防止无菌物品、无菌区域被污染的技术。

2. 无菌物品（aseptic supplies）　指经过灭菌处理后保持无菌状态的物品。

3. 无菌区域（aseptic area）　指经过灭菌处理后未被污染的区域。

4. 非无菌物品（non-aseptic supplies）或非无菌区域（non-aseptic area）　指未经灭菌处理或虽经灭菌处理但又被污染的物品或区域。

（二）无菌技术操作原则

1. 操作环境要求　操作区域和操作台要清洁、宽敞、干燥，操作前30min通风、停止清扫、减少人员走动，以免尘埃飞扬。

2. 操作者仪表行为要求　①操作前：着装整洁、修剪指甲、洗手、戴口罩，必要时穿无菌衣、戴无菌手套。②操作中：应面向无菌区域，但不可面对无菌区谈笑、咳嗽、打喷嚏；手臂须保持在腰部或操作台面以上；不可跨越无菌区域。

3. 无菌物品管理要求　①无菌物品和非无菌物品应分别放置，并有明显标志。②无菌物品须存放在无菌包或无菌容器内，无菌包或无菌容器外注明物品名称、灭菌日期，按有效期先后顺序摆放。③定期检查无菌物品保存情况，如符合存放环境要求，使用纺织品材料包装的无菌物品有效期为14d，否则一般为7d；医用一次性纸袋包装的无菌物品，有效期为1个月；使用一次性医用皱纹纸、一次性纸塑袋、医用无纺布或硬质容器包装的无菌物品，有效期为6个月；由医疗器械生产厂家提供的一次性使用无菌物品遵循包装上标识的有效期；无菌包过期或包布受潮均应重新灭菌。

4. 操作过程无菌要求　①取用或传递无菌物品必须使用无菌持物钳（或镊）。②无菌物品一经取出虽未使用也不可放回无菌容器（或无菌包）。③无菌物品疑有污染或已被污染，应予更换或重新灭菌。④一套无菌物品仅供一位病人使用。

二、无菌技术基本操作法

（一）无菌持物钳使用法

【目的】

取放或传递无菌物品，保持无菌物品的无菌状态。

【操作程序】

1. 评估　操作环境，持物钳。

2. 计划

(1) 护士准备：着装整洁，剪指甲，洗手，戴口罩。

(2) 用物准备：无菌持物钳、盛放无菌持物钳的容器。

无菌持物钳的种类：临床常用的无菌持物钳有卵圆钳、三叉钳和长、短镊子四种（图4-3）。

组图：无菌持物钳的种类及使用

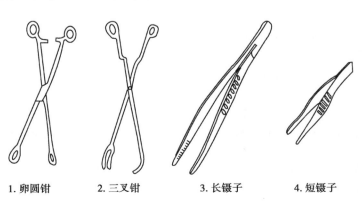

| 1. 卵圆钳 | 2. 三叉钳 | 3. 长镊子 | 4. 短镊子 |

图4-3　无菌持物钳的种类

无菌持物钳的存放:每个容器只放一把无菌持物钳,目前临床主要使用干燥保存法,即将盛有无菌持物钳的无菌干罐保存在无菌包内,使用前开包,4h更换1次。

(3)环境准备:光线适宜,整洁、宽敞、干燥。

3. 实施 见表4-6。

表4-6 无菌持物钳的使用

操作程序	操作步骤	要点说明
1. 检查标识	检查并核对名称、有效期、灭菌标识	• 确保在有效期内 • 第一次使用,应记录打开日期、时间并签名,4h内有效
2. 开盖取钳	打开盛放无菌持物钳的容器盖,手持无菌持物钳上1/3处,闭合钳端,将钳移至容器中央,垂直取出,关闭容器盖(图4-4)	• 手不可触及容器口边缘和内面 • 盖闭合时不可从盖孔中取、放无菌持物钳
3. 钳端向下	使用时保持钳端向下,在腰部以上视线范围内活动,不可倒转向上	• 保持无菌持物钳的无菌状态
4. 放钳盖	使用后闭合钳端,打开容器盖,快速垂直放回容器中,盖好容器盖	• 防止无菌持物钳在空气中暴露过久

4. 评价

(1)取放无菌持物钳时,未触及容器口边缘。

(2)使用时钳端始终向下。

【注意事项】

1. 严格遵守无菌操作原则。

2. 盛放持物钳的容器应大口有盖,且每个容器只能放一把无菌持物钳;取放无菌持物钳时应先闭合钳端,不可触及容器口边缘;使用过程中,始终保持钳端向下;如需到远处夹取无菌物品,应连同容器一起搬移,就地使用。

3. 无菌持物钳只能用于夹取或传递无菌物品(油纱布除外),不可用于换药或消毒皮肤。

4. 干燥法保存时应4h更换1次。

5. 如为湿式保存,除注意上述1~3外,还需注意:①消毒液要浸没持物钳轴节以上2~3cm或镊子长度的1/2;②无菌持物钳及容器应每周清洁、消毒2次,同时更换消毒液;③使用频率较高的部门应每天清洁、灭菌(如门诊换药室、注射室、手术室等);④取放无菌持物钳时不可触及液面以上容器内壁;⑤放入无菌持物钳时需松开轴节以利于钳与消毒液充分接触。

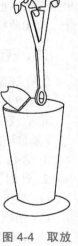

图4-4 取放无菌持物钳

(二)无菌容器使用法

【目的】

用于盛放无菌物品并保持其无菌状态。

【操作程序】

1. 评估 无菌容器的种类及有效期。

2. 计划

(1)护士准备:着装整洁,剪指甲,洗手,戴口罩。

(2)用物准备:盛有无菌持物钳的无菌罐、盛放无菌物品的容器。常用的无菌容器有无菌盒、罐、盘等。无菌容器内盛灭菌器械、棉球、纱布等。

(3)环境准备:光线适宜,整洁、宽敞、干燥。

3. 实施 见表4-7。

视频:无菌容器的使用

笔记

表 4-7　无菌容器使用法

操作程序	操作步骤	要点说明
1. 检查标识	检查并核对无菌容器名称、灭菌日期、失效期、灭菌标识	• 应同时查对无菌持物钳以确保在有效期内
2. 正确开盖	打开容器盖,平移离开容器,内面向上拿在手中或盖的内面向上置于稳妥处(图 4-5)	• 盖子不得在无菌容器上方翻转,以防灰尘落于容器内造成污染 • 拿盖时,手勿触及容器盖的边缘及内面
3. 夹取物品	用无菌持物钳从无菌容器内垂直夹取无菌物品	• 无菌持物钳及物品不可触及容器边缘
4. 正确盖盖	取物后立即将盖由近向远或从一侧向另一侧盖严	• 避免容器内无菌物品在空气中暴露过久
5. 持托容器	手持无菌容器时(如无菌碗)应托住容器底部(图 4-6)	• 手指不可触及容器边缘及内面 • 第一次使用,应记录开启日期、时间并签名,24h 内有效

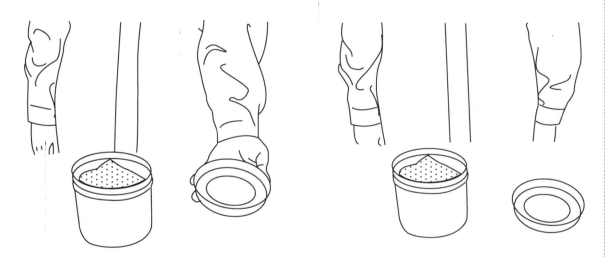

图 4-5　打开无菌容器盖

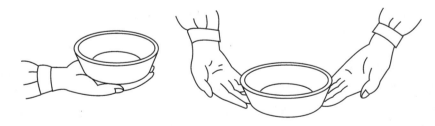

图 4-6　手持治疗碗

4. 评价

(1) 无菌容器的内面及边缘无污染。

(2) 及时盖严无菌容器。

【注意事项】

1. 严格遵守无菌操作原则。

2. 持无菌容器时应托住底部,手指不可触及无菌容器的内面及边缘。

3. 从无菌容器取出的物品虽未使用也不可放回无菌容器。

4. 无菌容器应定期消毒灭菌；一经打开,使用时间不超过 24h。

(三) 取用无菌溶液法

【目的】

保持无菌溶液的无菌状态,供治疗护理用。

【操作程序】

1. 评估　操作环境,无菌溶液的名称及有效期。

2. 计划

(1) 护士准备:着装整洁,剪指甲,洗手,戴口罩。

(2) 用物准备:无菌溶液、弯盘、无菌容器、无菌持物钳、消毒液、棉签、启瓶器、记录纸、笔等。

(3) 环境准备:光线适宜,整洁、宽敞、干燥。

3. 实施　见表 4-8。

表 4-8　取用无菌溶液法

操作程序	操作步骤	要点说明
1. 清洁瓶表面	取盛有无菌溶液的密封瓶,擦净瓶外灰尘	
2. 核对检查	核对瓶签上的药名、剂量、浓度、有效期,检查瓶盖有无松动,瓶身有无裂缝,对光检查溶液的澄清度	• 确保溶液质量可靠
3. 消毒开瓶	用启瓶器撬开瓶盖,消毒瓶塞,待干后盖上无菌纱布,打开瓶塞	• 手不可触及瓶口及瓶塞的内面
4. 冲洗瓶口	手握溶液瓶的标签面,倒出少量溶液于弯盘冲洗瓶口 (图 4-7 A)	• 避免溶液外溅和沾湿标签
5. 倒出溶液	由原处倒出所需溶液于无菌容器中 (图 4-7 B)	• 瓶口高度适宜,瓶口不接触容器,液体勿外溅
6. 盖好瓶塞	倒液后立即塞好瓶塞	• 必要时消毒瓶塞后再盖好
7. 记录整理	(1) 在瓶签上注明开瓶日期、时间并签名,放回原处	• 已开启过的无菌溶液,瓶内溶液有效期 24h
	(2) 按要求整理用物并处理	• 余液只作清洁操作用

4. 评价

(1) 无菌溶液未被污染。

(2) 瓶签未浸湿,瓶口未污染,液体未溅出。

【注意事项】

1. 严格遵守无菌操作原则。

2. 不可将物品伸入无菌溶液瓶内蘸取溶液或直接接触瓶口倒液;已倒出的溶液不可再倒回瓶内。

3. 已开启的无菌溶液瓶内的溶液,24h 内有效,余液只作清洁操作用。

(四) 无菌包使用法

【目的】

从无菌包内取出无菌物品,供无菌操作用。

【操作程序】

1. 评估　操作环境,操作台面,无菌包的名称及有效期。

2. 计划

(1) 护士准备:着装整洁,剪指甲,洗手,戴口罩。

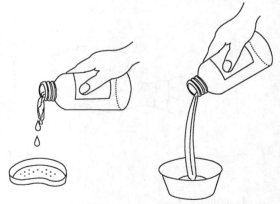

A. 冲洗瓶口　　B. 倒无菌溶液至无菌容器中

图 4-7　倒取无菌溶液法

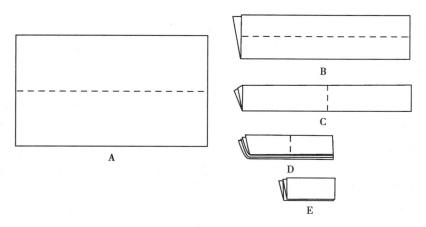

图 4-8　治疗巾纵折法

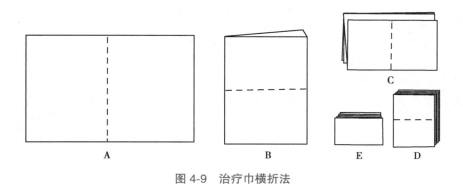

图 4-9　治疗巾横折法

（2）用物准备：无菌持物钳、无菌包、包布（质厚、致密、未脱脂的棉布制成双层纯棉布）、治疗巾［在灭菌前的折叠方法常见有纵折法（图 4-8）、横折法（图 4-9）］、敷料和器械、标签、化学指示胶带、记录纸、笔等。

（3）环境准备：光线适宜，整洁、宽敞、干燥。

3. 实施　见表 4-9。

表 4-9　无菌包使用法

操作程序	操作步骤	要点说明
▲包扎法（图 4-10）		
1. 放物包扎	（1）将物品、化学指示卡放在包布中央，玻璃物品先用棉垫包裹； （2）把包布一角盖住物品，然后折盖左右两角（角尖端向外翻折），最后一角折盖后，用化学指示胶带粘贴封包	• 以免玻璃物品碰撞损坏 • 避免开包时污染包布内面
2. 贴好标签	贴上标签，注明物品名称、灭菌日期，送灭菌处理	
▲开包法		
1. 检查核对	检查并核对无菌包名称、灭菌日期、有效期、灭菌标识，无潮湿或破损	• 应同时查对无菌持物钳以确保在有效期内 • 如标记模糊或已过期，包布潮湿破损，则不可使用

视频：无菌包的使用

续表

操作程序	操作步骤	要点说明
2. 开包取物	▲桌上开包法 （1）将无菌包放在清洁、干燥处，撕开粘贴 （2）用拇指和示指揭开包布外角，再揭开左右两角，最后揭开内角 （3）用无菌钳取出所需物品，放在事先备好的无菌区内	• 手不可触及包布内面，操作时不可跨越无菌区
	▲手上开包法 若将小包内物品全部取出使用，可将包托在手上打开，另一手将包布四角抓住，稳妥地将包内物品放入无菌区域内（图 4-11）	• 手不可触及包布内面
	▲一次性物品取用法 （1）先查看无菌物品的名称、灭菌有效期，封包有无破损，核对无误后方可打开 （2）打开取用 1）一次性无菌注射器或输液器：在封包上特制标记处用手撕开（或用剪刀剪开），暴露物品后，可用手取 2）打开一次性无菌敷料或导管：用拇指和示指揭开双面粘合封包上下两层（或消毒封包边口后，再用无菌剪刀剪开），暴露物品后，用无菌持物钳夹取	• 根据不同物品的不同要求开启
3. 整理记录	如包内用物未用完，按原折痕包好，注明开包日期及时间并签名	• 已打开过的无菌包内物品有效期 24h

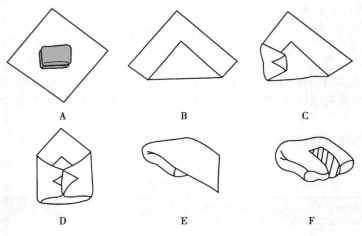

图 4-10 无菌包包扎法

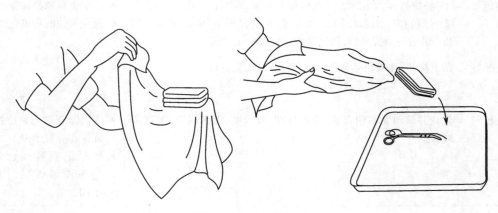

图 4-11 手上开包法

4. 评价

（1）包扎无菌包方法正确，松紧适宜。

（2）打开或还原无菌包时，手未触及包布内面及无菌物品。

（3）操作时，手臂未跨越无菌区。

（4）开包日期及时间记录准确。

【注意事项】

1. 严格遵守无菌操作原则。

2. 打开无菌包时手只能接触包布四角的外面，不可触及包布内面，不可跨越无菌区。

3. 包内物品未用完，应按原折痕包好，注明开包日期及时间，限 24h 内有效。

4. 包内物品超过有效期、被污染或包布受潮、破损，须重新灭菌。

（五）铺无菌盘法

【目的】

将无菌治疗巾铺在清洁、干燥的治疗盘内，形成一无菌区，放置无菌物品，以供检查、治疗、护理用。

【操作程序】

1. 评估 操作环境，治疗项目，无菌物品有效期。

2. 计划

（1）护士准备：着装整洁，剪指甲，洗手，戴口罩。

（2）用物准备：无菌持物钳、无菌包（内置无菌治疗巾）、治疗盘、无菌物品及容器、标签、弯盘、记录纸、笔等。

（3）环境准备：光线适宜，整洁、宽敞、干燥。

3. 实施 见表 4-10。

视频：单巾单层底铺盘法

视频：双巾铺盘法

表 4-10 铺无菌盘法

操作程序	操作步骤	要点说明
1. 查对开包	（1）取无菌治疗巾包，查看其名称、灭菌标记、灭菌日期，有无潮湿、松散及破损 （2）打开无菌包，用无菌钳取出一块无菌巾，放于清洁治疗盘内 （3）将剩余无菌治疗巾按原折痕包好，并注明开包日期、时间并签名	• 应同时查对无菌持物钳、无菌物品以确保在有效期内 • 治疗盘应清洁、干燥 • 包内治疗巾可在 24h 内有效
2. 取巾铺盘		
▲单巾单层底铺盘	（1）双手捏住无菌巾一边外面两角，轻轻抖开，双折铺于治疗盘上，将上层呈扇形折于近侧，开口边向外暴露无菌区（图 4-12） （2）放入无菌物品后，拉平扇形折叠层，盖于物品上，上下层边缘对齐。将开口处向上翻折两次，两侧边缘向下翻折一次，露出治疗盘边缘	• 治疗巾的内面为无菌区，不可触及衣袖及其他有菌物品 • 上下层无菌巾边缘对齐后翻折以保持无菌
▲单巾双层底铺盘	（1）双手捏住无菌巾一边外面两角，轻轻抖开，从远到近，3 折成双层底，上层呈扇形折叠，开口向外 （2）放入无菌物品拉平扇形折叠层，盖于物品上，边缘对齐（图 4-13）	
▲双巾铺盘	（1）双手捏住无菌巾一边外面两角，轻轻抖开，从远侧向近侧平铺于治疗盘上 （2）放入无菌物品后，再取无菌巾一块无菌面向下盖于物品上，上下两层边缘对齐。四周超出治疗盘部分向上翻折 1 次	
3. 记录签名	记录注明铺盘日期及时间并签名	• 保持盘内无菌，4h 内有效

笔记

93

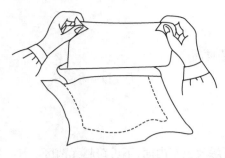

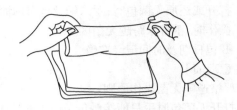

图 4-12 单巾单层底铺盘　　　　图 4-13 单巾双层底铺盘

4. 评价

(1) 无菌物品及无菌区域未被污染。

(2) 无菌巾上物品放置有序,使用方便。

【注意事项】

1. 严格遵守无菌操作原则。

2. 铺无菌盘的区域必须清洁、干燥,无菌巾避免潮湿、污染。

3. 手、衣物等非无菌物品不可触及无菌面,不可跨越无菌区。

4. 铺好的无菌盘尽早使用,有效期不超过 4h。

(六) 戴脱无菌手套法

【目的】

预防病原微生物通过医务人员的手传播疾病和污染环境。

【操作程序】

1. 评估　操作环境,无菌手套的号码及有效期。

2. 计划

(1) 护士准备:着装整洁,剪指甲,洗手,戴口罩。

(2) 用物准备:无菌手套、弯盘。无菌手套一般有两种类型:①天然橡胶、乳胶手套;②人工合成的非乳胶产品,如乙烯、聚乙烯手套。

(3) 环境准备:光线适宜,整洁、宽敞、干燥。

3. 实施　见表 4-11。

视频:戴无菌手套

表 4-11　戴脱无菌手套法

操作程序	操作步骤	要点说明
1. 核对开包	(1) 检查并核对无菌手套号码、灭菌日期,包装 (2) 开手套袋(图 4-14)	• 选择大小合适手套 • 确认在有效期内
2. 取戴手套		
▲分次取戴 (图 4-15)	(1) 一手掀起手套袋开口处外层,另一手捏住手套翻折部分(手套内面)取出手套,对准五指戴上 (2) 未戴手套的手掀另一袋口,戴好手套的手指插入另一手套的翻折内面(即手套外面)取出手套,同法戴好 (3) 将后一只戴好的手套的翻边扣套在工作服衣袖外面,同法套好另一只手套	• 手不可触及手套的外面(无菌面) • 手套外面不可触及非无菌物
▲一次取戴 (图 4-16)	(1) 两手拇指和示指同时掀起手套袋开口处外层,一手持手套翻折部分同时取出一双手套 (2) 将两手套五指对准,一手捏住手套翻折部分,一手对准手套五指戴上;再以戴好手套的手指插入另一手套的翻折内面,同法戴好另一手套 (3) 将后一只戴好的手套的翻边扣套在工作服衣袖外面,同法套好另一只手套	

续表

操作程序	操作步骤	要点说明
3. 检查调整	（1）双手对合交叉调整手套的位置 （2）检查是否漏气	• 戴好手套的双手保持在腰以上视线范围内
4. 脱下手套	用戴手套的手捏住另一手套腕部外面翻转脱下，再将脱下手套的手指插入另一手套内将其翻转脱下	• 勿使手套外面（污染面）接触到皮肤 • 不可强拉手套边缘或手指部分以免损坏
5. 整理用物	按要求整理用物并处理，洗手、脱口罩	• 弃手套于黄色垃圾袋内

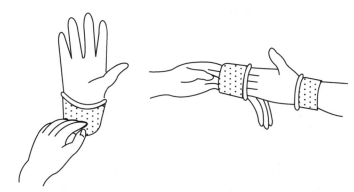

A. 一手捏住一只手套的反褶部分，另一手对准五指戴上手套

B. 戴好手套的手指插入另一只手套的反褶内面

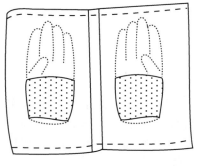

图 4-14　无菌手套的放置

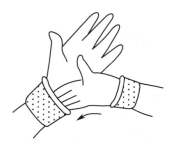

C. 将一只手套的翻边扣套在工作服衣袖外面

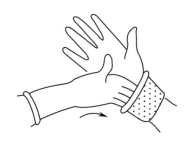

D. 将另一只手套的翻边扣套在工作服衣袖外面

图 4-15　分次取戴无菌手套法

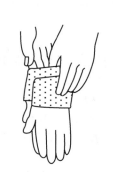

A. 两手指捏住两只手套的反褶部分，对准五指

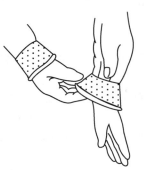

B. 戴好手套的手指插入另一只手套的反褶内面

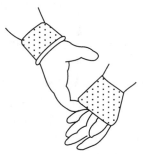

C. 将一只手套的翻边扣套在工作服衣袖外面

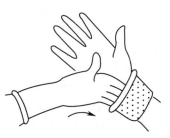

D. 将另一只手套的翻边扣套在工作服衣袖外面

图 4-16　一次性取戴无菌手套法

4. 评价

（1）无菌手套无污染。

（2）戴、脱手套时未强行拉扯手套。

【注意事项】

1. 严格遵守无菌操作原则。

2. 手套大小合适；修剪指甲。

3. 戴手套时，手套外面不可触及非无菌物品和未戴手套的手；戴手套后双手始终保持在腰部或操作台面以上视线范围内；如发现手套破损或可疑污染立即更换；脱手套时，应翻转脱下，避免强拉，手套外面勿触及皮肤；脱手套后应洗手。

4. 诊疗护理不同病人之间应更换手套；一次性手套应一次性使用。

5. 戴手套不能替代洗手，必要时进行手消毒。

第四节　隔　离　技　术

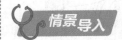

情景描述：

护士小杨今天值夜班，接收一确诊为甲型 H_1N_1 流感病人。小杨为其安排了单独的一个病室，并告知病人在住院期间，不得进入内走廊和医护办公室，如有需要可以随时通过对讲机与护士和医生联系。

请问：

1. 为什么要为该病人安排单独病室？

2. 护士小杨在接触病人时应采取哪些护理措施？

一、概述

隔离是预防医院感染的重要措施之一，由中华人民共和国原卫生部发布、2009 年 12 月 1 日起实施的《医院隔离技术规范》是当前医院隔离工作的指南。除医院建筑设计应符合卫生学要求，布局合理具有隔离预防的功能外，在隔离工作中护士应严格遵循隔离原则，认真执行隔离技术，同时应加强隔离知识教育，使所有出入医院的人员能理解隔离的意义并主动配合隔离工作。

（一）概念

隔离（isolation）是采用各种方法、技术，防止病原体从病人及携带者传播给他人的措施。通过隔离可以切断感染源，将传染源、高度易感人群安置在指定地点和特殊环境中，暂时避免与周围人群接触，防止病原微生物在病人、工作人员及媒介物中扩散。

（二）隔离区域的划分

1. 清洁区（clean area）　是指凡未被病原微生物污染的区域。如医护人员的值班室、更衣室、配膳室、浴室以及库房等。

2. 潜在污染区（potentially contaminated area）　也称半污染区，是指凡有可能被病原微生物污染的区域，如医护办公室、治疗室、护士站、化验室、病人用后的物品或医疗器械等的处理室、内走廊等。

3. 污染区（contaminated area）　是指病人直接或间接接触、被病原微生物污染的区域。如病室、处置室、污物间、厕所以及病人入院、出院处理室等。

4. 两通道（two passages）　指进行传染病诊治的病区中的医务人员通道和病人通道。医务人员通道出入口设在清洁区一端，病人通道出入口设在污染区一端。

5. 缓冲间（buffer room）　指进行传染病诊治的病区中清洁区与潜在污染区之间、潜在污染区与污染区之间设立的两侧均有门的小室，为医务人员的准备间。

6. 负压病区(病室)(negative pressure ward/room) 通过特殊通风装置,使病区(病室)的空气按照由清洁区向污染区流动,使病区(病室)内的压力低于室外压力。负压病区(病室)排出的空气需经处理,确保对环境无害。

(三)医院建筑布局与隔离要求

根据病人获得感染性的危险程度,医院可分成4个区域:①低危险区(清洁区):不接触病人的区域。包括行政管理区、教学区、图书馆、生活服务区等;②中等危险区(半污染区):非感染病人,非高度易感病人的护理区域,包括普通门诊、普通病室;③高危险区(污染区):有感染病人的区域,如感染疾病科门诊、感染疾病科病室;④极高危险区:高度易感病人的区域(保护性隔离)或监护区域(如手术室、产房、重症监护病室、早产儿室、新生儿病室、血液透析室、移植病室等)。同一等级分区的科室相对集中,高危险区域的科室宜相对独立,宜与普通门诊和病区分开,远离食堂、水源和其他公共场所;通风系统应区域化,防止区域间空气交叉感染;按照要求配备合适的手卫生设施。

1. 呼吸道传染病病区的布局与隔离要求 适用于经呼吸道传播疾病病人的隔离。

(1)建筑布局:应设在医院相对独立的区域,分为清洁区、潜在污染区和污染区,设立两通道和三区之间的缓冲间。各区域之间宜用感应自控门,缓冲间两侧的门不应同时开启,以减少区域之间空气流通。经空气传播疾病的隔离病区,应设置负压病室,病室的气压宜为 −30Pa,缓冲间的气压宜为 −15Pa。

(2)隔离要求:①应严格服务流程和三区的管理。各区之间界线清楚,标识明显。②病室内应有良好的通风设施;安装适量的非手触式开关的流动水洗手池。③不同种类传染病病人应分室安置。疑似病人应单独安置;受条件限制的医院,同种疾病病人可安置于一室,两病床之间距离不少于 1.1m。

2. 感染性疾病病区的布局与隔离要求 适用于主要经接触传播疾病病人的隔离。

(1)建筑布局:应设在医院相对独立的区域,远离儿科病区、重症监护病区和生活区。设单独入口、出口和入院、出院处理室。中小型医院可在建筑物的一端设立感染性疾病病区。

(2)隔离要求:①分区明确,标识清楚;②病区通风良好,自然通风或安装通风设施,配备适量的非手触式开关的流动水洗手设施;③不同种类感染性疾病病人应分室安置;疑似病人应单独安置;每间病室不应超过 4 人,病床间距不少于 1.1m。

3. 普通病区、门诊、急诊的布局与隔离要求

(1)普通病区:在病区的末端,设一间或多间隔离病室;感染性疾病病人与非感染性疾病病人宜分室安置;受条件限制的医院,同种感染性疾病、同种病原体感染病人可安置于一室,病床间距宜大于 0.8m;病情较重的病人宜单人间安置。

(2)门诊:普通门诊应单独设出入口,设置问询、预检分诊、挂号、候诊、诊断、检查、治疗、交费、取药等区域;儿科门诊应自成一区,出入方便,并设预检分诊、隔离检查室等;感染疾病科门诊符合国家相关规定。各诊室应通风良好,配备适量的流动水洗手设施和(或)配备速干手消毒剂;建立预检分诊制度,发现传染病病人或疑似传染病病人,应到专用隔离诊室或引导至感染疾病科门诊诊治,可能污染的区域应及时消毒。

(3)急诊:应单独设入出口、预检分诊、诊检室、隔离诊查室、抢救室、治疗室、观察室等;有条件的医院宜设挂号、收费、取药、化验、X 线检查、手术室等;严格预检分诊制度,及时发现传染病病人及疑似病人,及时采取隔离措施;各诊室应配备非手触式开关的流动水洗手设施和(或)配备速干手消毒剂;急诊观察室床间距不小于 1.2m。

(四)隔离的管理要求

1. 布局规范 建筑布局应符合医院卫生要求,并应具备隔离预防的功能,区域划分明确、标识清楚。

2. 隔离制度 应根据国家的有关规定,结合本医院的实际情况,制定隔离预防制度并实施。

3. 实施原则 隔离的实施应遵循"标准预防"和"基于疾病传播途径的预防"的原则。应采取有效措施,管理感染源、切断传播途径和保护易感人群。

4. 人员管理 应加强传染病病人的管理,包括隔离病人,严格执行探视制度。加强医务人员隔离知识与防护知识的培训,手卫生符合规范。

(五)隔离原则

1. **隔离标志明确,卫生设施齐全**　①隔离病区设有工作人员与病人各自的进出门、梯道,通风系统区域化,隔离区域标识清楚,入口处配置更衣、换鞋的过渡区,并配有必要的卫生、消毒设备等;②隔离病室门外或病人床头安置不同颜色的提示卡(卡正面为预防隔离措施,反面为适用的疾病种类)以表示不同性质的隔离,门口放置用消毒液浸湿的脚垫,门外设立隔离衣悬挂架(柜或壁橱),备隔离衣、帽子、口罩、鞋套以及手消毒物品等。

2. **严格执行服务流程,加强三区管理**　明确服务流程,保证洁、污分开,防止因人员流程、物品流程交叉导致污染:①病人及病人接触过的物品不得进入清洁区;②病人或穿隔离的工作人员通过走廊时,不得接触墙壁、家具等;③各类检验标本应放在指定的存放盘和架上;④污染的物品未经消毒处理,不得带到他处;⑤工作人员进入污染区时,应按规定穿隔离衣、戴帽子、口罩,必要时换隔离鞋;穿隔离衣前,必须备齐所需物品,各种护理操作应有计划并集中执行以减少穿隔离衣的次数和成刷手的频率;⑥离开隔离病区前脱隔离衣、鞋,并消毒手,脱帽子、口罩;⑦严格执行探视制度,探陪人员进出隔离区域应根据隔离种类采取相应的隔离措施,接触病人或污染物品后必须消毒双手。

3. **隔离病室环境定期消毒,物品处置规范**　①隔离室应每日进行空气消毒和物品表面消毒,应用Ⅳ类环境的消毒方法,根据隔离类型确定每日消毒的频次。②病人接触过的物品或落地物品应视为污染,消毒后方可给他人使用;病人的衣物、稿件、钱币、票证等消毒后才能交予家人。③病人的生活用品如脸盆、痰杯、餐具、便器个人专用,每周消毒;衣服、床单、被套等消毒后清洗;床垫、被、褥等定期消毒;呕吐物、分泌物、排泄物及各种引流液须经消毒方可排放。④需送出病室处理的物品分类置于黄色污物袋内,袋外有明显标记。

4. **实施隔离教育,加强隔离病人心理护理**　①定期进行医务人员隔离与预防知识的培训,为其提供合适、必要的防护用品,使其正确掌握常见传染病的传播途径、隔离方式和防护技术,熟练掌握隔离操作规程,同时开展病人和探陪人员的隔离知识教育,使其能主动协助、执行隔离管理;②了解病人的心理状态,合理安排探视时间,尽量解除病人因隔离而产生的恐惧、孤独、自卑等心理反应。

5. **掌握解除隔离的标准,实施终末消毒处理**　①传染性分泌物三次培养结果均为阴性或已度过隔离期,医生开出医嘱后,方可解除隔离。②对出院、转科或死亡病人及其所住病室、所用物品及医疗器械等进行的消毒处理,包括病人的终末处理、病室和物品的终末处理。病人的终末处理:病人转科或出院前,应沐浴,换上清洁衣服,个人用物须消毒后方能带离隔离区;如病人死亡,衣物原则上一律焚烧,尸体须用中效以上消毒剂进行消毒处理,并用浸透消毒液的棉球填塞口、鼻、耳、阴道、肛门等孔道,一次性尸单包裹后装入尸袋内密封再送太平间。病室及物品的终末处理见表4-12:关闭病室门窗、打开床旁桌、摊开棉被、竖起床垫,用消毒液熏蒸或用紫外线照射;打开门窗,用消毒液擦拭家具、地面;体温计用消毒液浸泡,血压计及听诊器放熏蒸箱消毒;被服类消毒处理后再清洗。

表 4-12　传染病病室及污染物品的消毒法

类别	物品	消毒方法
病室	房间	2% 过氧乙酸熏蒸
	地面、墙壁、家具	0.2%~0.5% 过氧乙酸,1%~3% 漂白粉澄清液喷洒或擦拭
医疗用品	玻璃类、搪瓷类、橡胶类	0.5% 过氧乙酸溶液浸泡,高压蒸汽灭菌或煮沸消毒
	金属类	环氧乙烷熏蒸,0.2% 碱性戊二醛溶液浸泡
	血压计、听诊器、手电筒	环氧乙烷或甲醛熏蒸,0.2%~0.5% 过氧乙酸溶液擦拭
	体温计	1% 过氧乙酸溶液浸泡,75% 乙醇浸泡,碘伏(含 0.1% 有效碘)
日常用品	食具、茶杯、药杯	煮沸或微波消毒,环氧乙烷熏蒸,0.5% 过氧乙酸溶液浸泡
	信件、书报、票证	环氧乙烷熏蒸

续表

类别	物品	消毒方法
被服类	布类、衣物	环氧乙烷熏蒸,高压蒸汽灭菌,煮沸消毒
	枕芯、被褥、毛织品	烈日下晒 6h 以上或紫外线灯照射 60min,环氧乙烷熏蒸,戊二醛熏蒸
其他	排泄物、分泌物	漂白粉或生石灰消毒,痰盛于蜡纸盒内焚烧
	便器、痰盂	3% 漂白粉澄清液或 0.5% 过氧乙酸溶液浸泡
	剩余食物	煮沸消毒 30min 后弃掉
	垃圾	焚烧

二、隔离种类及措施

目前,隔离预防主要是在标准预防的基础上,实施两大类隔离:一是基于传染源特点切断疾病传播途径的隔离,二是基于保护易感人群的隔离。

(一)基于切断疾病传播途径的隔离预防

确认的感染性病原微生物的传播途径主要有三种:接触传播、空气传播和飞沫传播。一种疾病可能有多种传播途径时,应在标准预防的基础上采取相应传播途径的隔离与预防

1. 接触传播的隔离与预防　是对确诊或可疑感染了经接触传播的疾病如肠道感染、多重耐药菌感染、埃博拉出血热、皮肤感染等采取的隔离与预防。在标准预防的基础上,隔离措施还有如下内容:

(1)隔离病室使用蓝色隔离标志。

(2)病人的隔离:①根据感染疾病类型确定入住单人隔离室或同病种感染者同室隔离;②限制病人的活动范围,减少不必要的转运,如需要转运时,应采取有效措施,减少对其他病人、医务人员和环境表面的污染;③病人接触过的一切物品,如被单、衣物、换药器械等均应先灭菌,然后再进行清洁、消毒、灭菌。被病人污染的敷料应装袋标记后送焚烧处理。

(3)医务人员的防护:①进入隔离室前必须戴好口罩、帽子,从事可能污染工作服的操作时,应穿隔离衣;离开病室前,脱下隔离衣,按要求悬挂,每天更换清洗与消毒或使用一次性隔离衣,用后按医疗废物管理要求进行处置。接触甲类传染病应按要求穿脱、处置防护服。②接触病人的血液、体液、分泌物、排泄物等物质时,应戴手套;离开隔离病室前、接触污染物品后应摘除手套,洗手和(或)手消毒。手上有伤口时应戴双层手套。

2. 空气传播的隔离与预防　是对经空气传播的呼吸道传染疾病如肺结核、麻疹、水痘等采取的隔离与预防。在标准预防的基础上,隔离措施还有如下内容:

(1)隔离病室使用黄色隔离标志。

(2)病人的隔离:①安置单间病室,无条件时相同病原体感染病人可同居一室,关闭通向走廊的门窗,尽量使隔离病室远离其他病室或使用负压病室;无条件收治时尽快转送至有条件收治呼吸道传染病的医疗机构,并注意转运过程中医务人员的防护;②当病人病情允许时,应戴外科口罩,定期更换,并限制其活动范围;③病人口鼻分泌物须经严格消毒后再倾倒,病人的专用的痰杯要定期消毒,被病人污染的敷料应装袋标记后焚烧或做消毒—清洁—消毒处理;④严格进行空气消毒。

(3)医务人员的防护:①严格按照区域流程,在不同的区域,穿戴不同的防护用品,离开时按要求摘脱,并正确处理使用过的物品;②进入确诊或可疑传染病病人房间时,应戴帽子、医用防护口罩;进行可能产生喷溅的诊疗操作时,应戴护目镜或防护面罩,穿防护服,当接触病人及其血液、体液、分泌物、排泄物等物质时应戴手套。

3. 飞沫传播的隔离与预防　是对经飞沫传播的疾病如病毒性腮腺炎、百日咳、流行性感冒、流行性脑脊髓膜炎及急性传染性非典型肺炎(SARS)等采取的隔离与预防。在标准预防的基础上,隔离措施还有如下内容:

（1）隔离病室使用粉色隔离标志。

（2）病人的隔离：①同空气传播的病人隔离①②③；②加强通风或进行空气的消毒；③病人之间、病人与探视者之间相隔距离在 1m 以上，探视者应戴外科口罩。

（3）医务人员的防护：①医务人员严格按照区域流程，在不同的区域，穿戴不同的防护用品，离开时按要求摘脱，并正确处理使用后物品；②与病人近距离（1m 内）接触时，应戴帽子、医用防护口罩；进行可能产生喷溅的诊疗操作时，应戴护目镜或防护面罩，穿防护服；当接触病人及其血液、体液、分泌物、排泄物等物质时应戴手套。

4. 其他传播途径的隔离与预防　对经生物媒介传播的疾病如鼠、蚤引起的鼠疫等，应根据疾病的特性，采取相应的隔离与防护措施。

（二）基于保护易感人群的隔离预防

保护性隔离（protective isolation）是以保护易感人群作为制定措施的主要依据而采取的隔离，也称反向隔离，适用于免疫功能极度低下或极易感染的病人，如严重烧伤、早产儿、白血病、脏器移植及免疫缺陷的病人。应在标准预防的基础上，采取下列主要的隔离措施：

1. 设专用隔离室　病人应住单间病室隔离，室外悬挂明显的隔离标志。病室内空气保持正压通风，定时换气；地面、家具等均应每天严格消毒。

2. 进出隔离室要求　凡进入病室内人员应穿戴灭菌后的隔离衣、帽子、口罩、手套及拖鞋；未经消毒处理的物品不可带入隔离区域；接触病人前、后及护理另一位病人前均应洗手。

3. 污物处理　病人的引流物、排泄物、被其血液及体液污染的物品，应及时分装密闭，标记后送指定地点。

4. 探陪要求　凡患呼吸道疾病或咽部带菌者，包括工作人员均应避免接触病人；原则上不予探视，探视者需要进入隔离室时应采取相应的隔离措施。

三、隔离技术基本操作法

隔离技术是指个人防护用品（personal protective equipment，PPE）的专业使用法。个人防护用品常指用于保护医务人员避免接触感染性因子的各种屏障用品，包括帽子、口罩、手套、护目镜、防护面罩、防水围裙、隔离衣、防护服等。

（一）帽子、口罩的使用法

帽子可防止工作人员的头屑飘落、头发散落或被污染，分为一次性帽子和布制帽子。

口罩可阻止对人体有害的物质吸入呼吸道，也能防止飞沫污染无菌物品或清洁物品。包括三类：①纱布口罩：能保护呼吸道免受有害粉尘、气溶胶、微生物及灰尘伤害，普通脱脂纱布口罩长 18cm 左右，宽 14cm 左右，应不少于 12 层，纱布要求密度适当，经纬纱均不得少于 9 根；②外科口罩：医务人员在有创操作过程中能阻止血液、体液和飞溅物传播，通常为一次性使用的无纺布口罩，有可弯折鼻夹，多为夹层，外层有防水作用，中间夹层有过滤作用，能阻隔空气中 $5\mu m$ 颗粒超过 90%，内层可以吸湿；③医用防护口罩：是能阻止经空气传播的直径 $\leqslant 5\mu m$ 感染因子或近距离 <1m 接触经飞沫传播的疾病而发生感染的口罩，要求配有不小于 8.5cm 的可弯折鼻夹，长方形口罩展开后中心部分尺寸长和宽均不小于 17cm，密合型拱形口罩纵、横径均不小于 14cm。口罩滤料的颗粒过滤效率应不小于 95%。

【目的】

保护工作人员和病人，防止感染和交叉感染。

【操作程序】

1. 评估　帽子的大小、口罩种类、有效期，病人病情、目前采取的隔离种类。

2. 计划

（1）护士准备：着装整洁，洗手。

（2）用物准备：根据需要备合适的帽子、口罩。

（3）环境准备：整洁、宽敞。

3. 实施　见表 4-13。

微课：帽子与口罩的使用

表 4-13　口罩的使用法

操作程序	操作步骤	要点说明
1. 清洗双手		• 按揉搓洗手的步骤洗手
2. 戴好帽子		• 帽子大小合适,能遮护全部头发
3. 戴好口罩		• 根据用途及佩戴者脸型大小选择口罩,口罩应干燥、无破损、无污渍。
▲纱布口罩	将口罩罩住鼻、口及下巴,口罩下方带系于颈后,上方带系于头顶中部	• 如系带是耳套式,分别将系带系于左右耳后
▲外科口罩(图 4-17)	(1) 将口罩遮住鼻、口及下巴,口罩下方带系于颈后,上方带系于头顶中部 (2) 将双手指尖放在鼻夹上,从中间位置开始,用手指向内按压,并逐步向两侧移动,根据鼻梁形状塑造鼻夹 (3) 调整系带的松紧度,检查闭合性	• 如系带是耳套式,分别将系带系于左右耳后 • 不应一只手提鼻夹 • 确保不漏气
▲医用防护口罩(图 4-18)	(1) 一手托住防护口罩,有鼻夹的一面背向外 (2) 将防护口罩遮住鼻、口及下巴,鼻夹部位向上紧贴面部 (3) 用另一只手将下方系带拉过头顶,放在颈后双耳下,再将上方系带拉至头顶中部 (4) 将双手指尖放在金属鼻夹上,从中间位置开始,用手指向内按鼻夹,并分别向两侧移动和按压,根据鼻梁的形状塑造鼻夹 (5) 检查:将双手完全盖住口罩,快速呼气,检查密合性,如有漏气应调整鼻夹位置	 • 不应一只手提鼻夹 • 应调整到不漏气为止
4. 摘下口罩	(1) 洗手后先解开下面的系带,再解开上面的系带 (2) 用手指捏住系带将口罩取下丢入医疗垃圾袋内	• 如是一次性口罩,脱下后放入污物袋;如是纱布口罩,每日更换、清洗、消毒 • 取下时不可接触污染面
5. 摘取帽子	洗手后取下帽子	• 如是一次性帽子,脱下后放入污物袋;如是布制帽子,每日更换、清洗、消毒

4. 评价

(1) 戴帽子、口罩方法正确。

(2) 取下的口罩放置妥当。

(3) 保持帽子、口罩的清洁、干燥。

【注意事项】

1. 使用帽子的注意事项　①进入污染区和洁净环境前、进行无菌操作等应戴帽子;②帽子要大小合适,能遮住全部头发;③被病人血液、体液污染后应及时更换;④一次性帽子使用后,放入医疗垃圾袋集中处理;⑤布制帽子保持清洁、干燥,每次或每天更换与清洁。

2. 使用口罩的注意事项　①应根据不同的操作要求选用不同种类的口罩:一般诊疗活动,可佩戴外科口罩或纱布口罩;手术室工作或护理免疫功能低下病人、进行体腔穿刺等操作时应戴外科口罩;接触经空气传播或近距离接触经飞沫传播的呼吸道传染病病人时,应戴医用防护口罩。②始终保持口罩的清洁、干燥;口罩潮湿、受到病人血液或体液污染后,应及时更换。③纱布口罩应每天更换、清洁与消毒,遇污染时及时更换;医用外科口罩只能一次性使用。④正确佩戴口罩,不应只用一只手捏鼻夹;口罩不可悬于胸前,更不能用污染的手触摸口罩;佩戴医用防护口罩进入工作区域前,应进行密合性检查。⑤脱口罩前后应洗手,使用后的一次性口罩应放入医疗垃圾袋内集中处理。

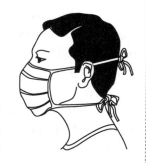

图 4-17　外科口罩

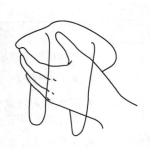
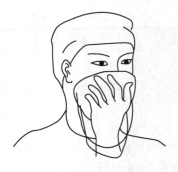

A. 一手托住口罩，
有鼻夹的一面背向外

B. 口罩罩住鼻、口及下巴，
鼻夹部位向上紧贴面部

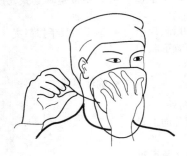
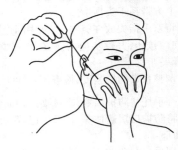

C. 将下方系带拉过头顶，放在颈后双耳下

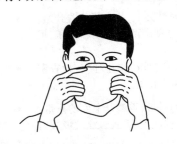

D. 双手指尖放在金属鼻夹上，根据鼻梁的形状塑造鼻夹

图 4-18　医用防护口罩

（二）手的清洗与消毒法

1. 洗手（handwashing）　指医务人员用肥皂（或皂液）和流动水洗手，去除手部皮肤污垢、碎屑和部分致病菌的过程。

2. 卫生手消毒（antiseptic handrubbing）　指医务人员用速干手消毒剂揉搓双手，以减少手部暂居菌的过程。

3. 外科手消毒（surgical hand antisepsis）　指外科手术前医务人员用肥皂（或皂液）和流动水洗手，再用手消毒剂清除或者杀灭手部暂居菌和减少常居菌的过程。使用的手消毒剂具有可持续抗菌活性。

【目的】
除去手部皮肤污垢及大部分暂居菌，切断通过手传播感染的途径。

【操作程序】

1. 评估　手污染的程度，病人病情，目前采取的隔离种类。

2. 计划

（1）护士准备：着装整洁，修剪指甲，取下手表、饰物，卷袖过肘。

（2）用物准备：流动水洗手池设备（无此设备的可备消毒液、清水各一盆）、消毒刷、清洁剂、干手器或纸巾、消毒小毛巾，必要时备护手液或直接备速干手消毒剂。

（3）环境准备：整洁、宽敞。

3. 实施　手的清洗与消毒法见表4-14、表4-15。

视频：卫生
洗手法

表4-14　手的清洗与卫生消毒法（有洗手池设备）

操作流程	操作步骤	要点说明
1. 充分准备	打开水龙头,调节合适水流和水温	• 水龙头最好是感应式或用肘、脚、膝控制的开关
2. 淋湿双手	水温适当	• 太热或太冷会使皮肤干燥
▲卫生洗手法	(1) 在流动水下,使双手充分淋湿 (2) 关上水龙头,取适量洗手液或肥皂(皂液),均匀涂抹至整个手掌、手背、手指和指缝 (3) 揉搓双手,具体揉搓步骤为:①掌心相对,手指并拢相互揉搓;②掌心对手背,沿指缝相互揉搓,交换进行;③掌心相对,双手交叉指缝相互揉搓;④弯曲手指使关节在另一手掌心旋转揉搓,交换进行;⑤一手握另一手大拇指旋转揉搓,交换进行;⑥五个手指尖并拢在另一手掌心旋转揉搓,交换进行;⑦握住手腕回旋式揉擦手腕,交替进行(图4-19)	• 揉搓双手至少15s,揉搓双手所有皮肤,包括指背、指尖和指缝
▲刷手法	(1) 用手刷蘸洗手液按前臂→腕部→手背→手掌→手指→指缝→指甲顺序彻底刷洗后用流水冲净 (2) 按上述顺序再刷洗一次	• 每只手刷30s,两遍共刷2min • 刷洗范围应超过被污染范围 • 手刷应每日消毒,肥皂液应每日更换
3. 冲洗擦干	打开水龙头,在流动水下彻底冲净双手,用擦手纸或毛巾擦干双手或在干手器下烘干双手;必要时取适量护手液护肤	• 冲洗时手指向下,从肘部向指尖方向冲洗 • 避免溅湿工作服 • 冲水后立即关闭水龙头 • 擦手毛巾应保持清洁、干燥,每日消毒

表4-15　手的清洗与卫生消毒法（无洗手池设备）

操作流程	操作步骤	要点说明
▲浸泡消毒法		
1. 浸泡双手	双手浸泡在消毒液中	• 消毒液浸没肘部及以下
2. 揉搓擦洗	用小毛巾或手刷刷前臂→腕部→手背→手掌→手指→指缝→指甲顺序反复擦洗	• 根据消毒液的性质浸泡消毒2~5min
3. 洗净擦干	用清水洗净后用洁净毛巾或擦手纸擦干双手或在干手器下烘干双手	
▲卫生手消毒		
1. 涂消毒剂	(1) 按洗手步骤洗手并保持手的干燥 (2) 取速干手消毒剂于掌心,均匀涂抹至整个手掌、手背、手指和指缝,必要时增加手腕及腕上10cm	• 符合洗手的要求与要点 • 消毒剂要求:作用速度快、不损伤皮肤、不引起过敏反应
2. 揉搓待干	按照揉搓洗手的步骤揉搓双手,直至手部干燥	• 保证消毒剂完全覆盖手部皮肤 • 揉搓时间至少15s • 自然干燥

4. 评价　手的清洗和消毒方法正确,冲洗彻底,工作服未被溅湿。符合《医务人员手卫生规范(WS/T313-2009)》。

【注意事项】

1. 明确选择洗手方法的原则　当手部有血液或其他体液等肉眼可见污染时,应用清洁剂或流动水洗手;当手部没有肉眼可见污染时,可用速干手消毒剂消毒双手代替洗手,揉搓方法与洗手方法相同。

视频:刷手法

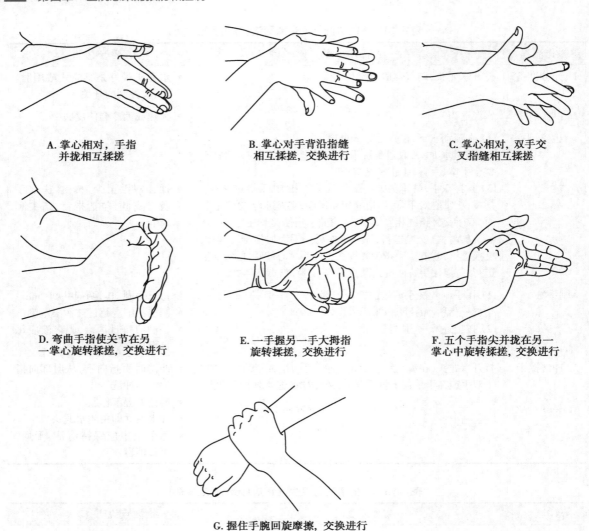

A. 掌心相对，手指
并拢相互揉搓

B. 掌心对手背沿指缝
相互揉搓，交换进行

C. 掌心相对，双手交
叉指缝相互揉搓

D. 弯曲手指使关节在另
一掌心旋转揉搓，交换进行

E. 一手握另一手大拇指
旋转揉搓，交换进行

F. 五个手指尖并拢在另一
掌心中旋转揉搓，交换进行

G. 握住手腕回旋摩擦，交换进行

图 4-19　揉搓洗手的步骤

2. 遵守洗手流程，揉搓面面俱到　遵守洗手流程和步骤，调节合适的水温、水流，避免污染周围环境或溅到身上；如水龙头为手触式的，注意随时清洁水龙头开关。揉搓双手时各个部位都需洗到、冲净，尤其是指背、指尖、指缝和指关节等部位；冲洗双手时注意指尖向下，以免水流入衣袖，并避免溅湿工作服。

3. 刷洗时，身体应与洗手池保持一定距离，以免隔离衣污染水池边缘或水溅到身上。

4. 牢记洗手时机，掌握洗手指征　①直接接触每个病人前后；②接触病人血液、体液、分泌物、排泄物、伤口敷料等之后；③接触病人周围环境及物品后；④直接为传染病病人进行检查、治疗、护理后；⑤处理病人污物后；⑥从同一病人身体的污染部位移动到清洁部位时；⑦接触病人黏膜、破损皮肤或伤口前后；⑧穿脱隔离衣前后，脱手套之后；⑨进行无菌操作，接触清洁、无菌物品之前；⑩处理药物或配餐前。

（三）避污纸的使用法

避污纸是备用的清洁纸片，做简单隔离操作时，用避污纸垫着拿取物品可保持双手或物品不被污染，以省略消毒程序。取避污纸时应从页面抓取，不可掀页撕取并注意保持避污纸清洁以防交叉感染。避污纸用后弃于污物桶内，集中焚烧。

（四）穿脱隔离衣法

隔离衣是用于保护医务人员，免受血液、体液和其他感染性物质污染，或用于保护病人免受感染的防护用品，分为一次性隔离衣和布制隔离衣。一次性隔离衣通常用无纺布制作，由帽子、上衣和裤子组成，可分为连身式和分身式两种。通常根据病人的病情、目前隔离种类和隔离措施确定是否穿隔离衣，并选择其型号。

组图：避污
纸的使用

【目的】

保护病人和工作人员免受病原体的侵袭而导致交叉传染。

【操作程序】

1. 评估　病人病情,目前采取的隔离种类,是否符合以下情形之一:

(1) 接触经接触传播的感染性疾病病人,如传染病病人、多重耐药菌感染病人时。

(2) 对病人实行保护性隔离时,如大面积烧伤病人、骨髓移植病人等病人的诊疗、护理时。

(3) 可能受到病人血液、体液、分泌物、排泄物喷溅时。

2. 计划

(1) 护士准备:衣帽整洁、修剪指甲、取下手表、饰物、卷袖过肘、洗手、戴口罩。

(2) 用物准备:隔离衣、挂衣架、手消毒用物、污物袋。

(3) 环境准备:整洁、宽敞。

3. 实施　见表 4-16。

表 4-16　穿脱隔离衣法

操作流程	操作步骤	要点说明
▲穿隔离衣法(图 4-20)		
1. 检查取衣	(1) 检查隔离衣的完整性、清洁情况,核对长短、型号是否适合 (2) 手持衣领取下隔离衣(图 4-20A),清洁面向自己,将衣领两端向外折齐,露出肩袖内口(图 4-20B)	• 隔离衣需全部遮盖工作服,有破损、潮湿则不可使用 • 衣领及隔离衣内面为清洁面
2. 穿好衣袖	右手持衣领,左手伸入袖内,右手将衣领向上拉,使左手露出(图 4-20C)。换左手持衣领,右手伸入袖内,依上法使右手露出(图 4-20D)	• 衣袖勿触及面部、衣领
3. 系好衣领	两手持衣领,由领子中央顺着边缘向后将领带系(扣)好(图 4-20E)	• 系领子时袖口不可触及衣领、帽子、面部和颈部
4. 扣好袖口	扣好袖口(或系上袖带)(图 4-20F)	• 带松紧的袖口则不需系袖口
5. 系好腰带	将隔离衣一边(约在腰下 5 cm 处)渐向前拉,见到衣边捏住其外边缘(图 4-20G),同法捏住另一侧边缘(图 4-20H)。双手在背后将边缘对齐(图 4-20I),向一侧折叠(图 4-20J)。一手按住折叠处,另一手将腰带拉至背后,压住折叠处,将腰带在背后交叉,回到前面打一活结(图 4-20K)	• 手不可触及隔离衣内面 • 隔离衣应能遮盖背面的工作服,折叠处不能松散 • 若后侧下部边缘有衣扣应扣上 • 穿好隔离衣后,双臂保持在腰部以上、视野范围内,且不得进入清洁区、接触清洁物
▲脱隔离衣法(图 4-21)		
1. 松解腰带	解开腰带,在前面打一活结(图 4-21A)	• 若后侧下部边缘有衣扣应先解开
2. 解开袖口	解开袖口,将衣袖拉至肘部将部分衣袖塞入工作服袖下(图 4-21B),露出双手	• 勿使衣袖外面塞入工作服袖内
3. 消毒双手		• 不能沾湿隔离衣
4. 解开衣领	解开领带(或领扣)(图 4-21C)	• 保持衣领清洁
5. 脱袖挂放	如需继续使用的隔离衣: (1) 一手伸入一侧衣袖内(图 4-21D),拉下衣袖过手,用衣袖遮盖着的手握住另一衣袖的外面将袖子拉下(图 4-21E),双手轮换拉下袖子,渐从袖管中退至衣肩(图 4-21F),再以一手握住两肩缝撤另一手 (2) 双手握住衣领,将隔离衣两边对齐,挂在衣钩上。如需更换的隔离衣,脱下后清洁面向外,卷好投入污衣袋内	• 如挂在半污染区,清洁面向外;挂在污染区则污染面向外
6. 再次洗手	按卫生洗手法洗手	

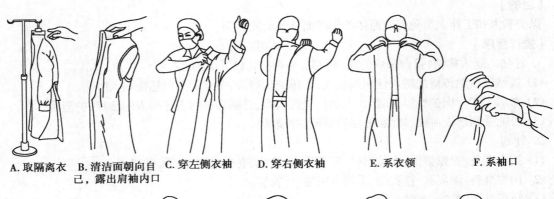

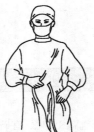 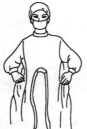 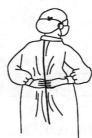 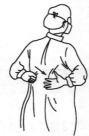 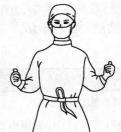

A. 取隔离衣　B. 清洁面朝向自　C. 穿左侧衣袖　D. 穿右侧衣袖　E. 系衣领　F. 系袖口
　　　　　　　　己，露出肩袖内口

G. 将左侧衣边　H. 将右侧衣边　I. 将两侧衣边　J. 将对齐的衣边　K. 系腰带
　拉到前面　　　拉到前面　　　在背后对齐　　向左侧折叠

图 4-20　穿隔离衣法

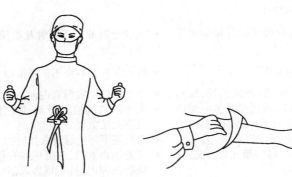 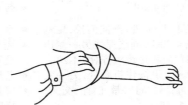 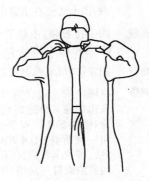

A. 解开腰带在前面打一活结　　B. 翻起袖口，将衣袖向上拉　　C. 解衣领

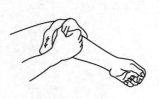 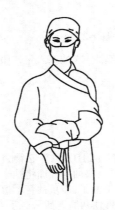 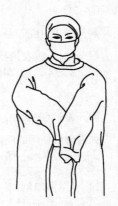 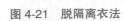

D. 拉下衣袖　　　　E. 左手在袖口内拉　　　F. 双袖对齐，双肩
　　　　　　　　　　右侧衣袖的污染面　　　逐渐退出隔离衣

图 4-21　脱隔离衣法

笔记

4.评价

（1）隔离观念强，操作者、环境、物品无污染。

（2）手的消毒方法正确，冲洗彻底，隔离衣未被溅湿。

【注意事项】

1.穿隔离衣前，应备齐操作所需一切用物，检查隔离衣有无潮湿、破损，长短需能遮盖工作服；穿脱隔离衣时避免污染清洁面和面部；穿隔离衣后，不得进入清洁区、接触清洁物品，只能在规定区域内活动，双臂应保持在腰部以上、肩部以下视野范围以内。

2.隔离衣应每天更换，接触不同病种病人时应更换隔离衣，如有潮湿或污染应立即更换。

3.消毒手时，不能沾湿隔离衣，隔离衣也不可触及其他物品。

4.脱下的隔离衣还需使用时，如挂在半污染区，清洁面向外；挂在污染区则污染面向外。

四、职业防护

（一）概述

1.职业防护　是指在护理工作中采取多种有效措施，保护护士免受职业损伤因素的侵袭，或将其危害降到最低程度。

2.标准预防　是指假定所有人的血液、体液、分泌物等体内物质都有潜在的传染性，接触时均应采取防护措施，防止因职业感染传播疾病的策略。

3.基本特点

（1）既要防止血源性疾病的传播，也要防止非血源性疾病的传播。

（2）强调双向防护，既防止疾病从病人传至医务人员，又防止疾病从医务人员传至病人。

（3）根据疾病的主要传播途径，采取相应的隔离措施，包括接触隔离、空气隔离和微粒隔离。

（二）标准预防的具体措施

1.手卫生

（1）在以下情况下应洗手或使用速干手消毒剂：①直接接触每个病人前后，从同一病人身体的污染部位移动到清洁部位时；②接触病人黏膜、破损皮肤或伤口前后，接触病人的血液、体液、分泌物、排泄物、伤口敷料等之后；③穿脱隔离衣前后，摘手套后；④进行无菌操作前，接触清洁、无菌物品之前；⑤接触病人周围环境及物品后；⑥处理药物或配餐前。

（2）在下列情况时应先洗手，然后进行卫生手消毒：①接触病人的血液、体液和分泌物以及被传染性致病微生物污染的物品后；②直接为传染病病人进行检查、治疗、护理或处理传染病人污物之后。

（3）当手部有血液或其他体液等肉眼可见的污染时，应用肥皂或皂液和流动水洗手；手部没有肉眼可见的污染时，宜用速干手消毒剂消毒双手代替洗手。

2.戴手套

（1）以下情况应戴清洁手套：接触病人的血液、体液、分泌物、排泄物、呕吐物时；接触污染物品时。

（2）以下情况应戴无菌手套：医务人员进行手术时；为病人进行诊疗技术等无菌操作时；接触病人破损皮肤、黏膜时。

（3）诊疗护理不同的病人之间应更换手套。操作完成后脱去手套，应按规定程序与方法洗手，戴手套不能替代洗手，必要时进行手消毒。操作时发现手套破损时，应及时更换。戴无菌手套时，应防止手套污染。如手部皮肤破损，应戴双层手套。

3.正确使用口罩、护目镜或防护面罩

（1）一般诊疗活动、手术室工作或护理免疫功能低下病人、进行体腔穿刺等操作时应戴外科口罩，接触经空气传播或近距离接触经飞沫传播的呼吸道传染病病人时，应戴医用防护口罩。

（2）下列情况应使用护目镜或防护面罩：在进行诊疗、护理操作，可能发生病人血液、体液、分泌物等喷溅时；近距离接触经飞沫传播的传染病病人时；为呼吸道传染病病人进行气管切开、气管插管等近距离操作，可能发生病人血液、体液、分泌物喷溅时，应使用全面型防护面罩。

（3）口罩潮湿后、受到病人血液、体液污染后，应及时更换；摘口罩时不要接触口罩前面；护目镜、防护面罩每次使用后应清洁与消毒。

4. 适时使用隔离衣与防护服

(1) 下列情况应穿隔离衣：接触经接触传播的感染性疾病病人如传染病病人、多重耐药菌感染病人等时；对病人实行保护性隔离，如为大面积烧伤病人的诊疗、护理时；可能受到病人血液、体液、分泌物、排泄物喷溅时。

(2) 下列情况应穿防护服：临床医务人员在接触甲类或按甲类传染病管理的传染病病人时；接触经空气传播或飞沫传播的传染病病人，可能受到病人血液、体液、分泌物、排泄物喷溅时。

(3) 隔离衣和防护服只限在规定区域内穿脱。穿前应检查隔离衣和防护服有无破损；穿时勿使衣袖触及面部及衣领，发现有渗漏或破损应及时更换；脱时应注意避免污染。脱下隔离衣以后，将隔离衣污染面向里，衣领及衣边卷至中央，放入污衣袋清洗、消毒后备用。隔离衣每天更换、清洗与消毒，遇污染随时更换。

5. 防水围裙的使用

(1) 可能受到病人的血液、体液、分泌物及其他污染物质喷溅、进行复用医疗器械的清洗时，应穿防水围裙。

(2) 重复使用的围裙，每班使用后应及时清洗与消毒。遇有破损或渗透时，应及时更换。

6. 安全注射

(1) 使用过的针具和注射器应及时处理，不得重复使用。

(2) 锐器使用后放置于锐器盒中，在容器装满之前将其密封和处理。

(3) 禁止用双手回套针帽。免疫注射时使用自动销毁式注射器。

(4) 任何锐器不能两人同时触摸；避免手术中经手传递锐器。

7. 污染的医疗仪器设备或物品应正确处理。物体表面、环境、衣物按规定进行消毒。

8. 医疗废物应按照医院《医疗废物管理规定》进行处理。

(三) 医院感染控制中医务人员四级防护

1. 一般防护　适用于普通门(急)诊、普通病室的医务人员。

(1) 严格遵守标准预防的原则。

(2) 工作时应穿工作服、戴外科口罩。

(3) 认真执行手卫生。

2. 一级防护　适用于发热门(急)诊的医务人员。

(1) 穿工作服、隔离衣，戴工作帽和医用防护口罩。

(2) 每次接触病人后立即进行手清洗和消毒。

3. 二级防护　适用于进入隔离留观室和专门病区的医务人员；接触从病人身上采集的标本，处理其分泌物、排泄物、使用过的物品和死亡病人尸体的工作人员；转运病人的医务人员和司机。

(1) 进入隔离留观室和专门病区必须戴医用防护口罩(每 4h 更换 1 次或感潮湿时更换)，穿工作服、隔离衣、鞋套，戴手套、工作帽。

(2) 每次接触病人后立即进行手清洗和消毒。

(3) 对病人实施近距离操作时，戴护目镜。

(4) 注意呼吸道及黏膜防护。

4. 三级防护　适用于为病人实施吸痰、气管切开和气管插管、雾化治疗、诱发痰液的检查、支气管镜、高频震荡通气、复苏操作的医务人员。除二级防护外，还应加戴全面型呼吸防护器。

(四) 穿、脱防护用品的程序

1. 穿防护用品应遵循的程序

(1) 清洁区进入潜在污染区：洗手→戴帽子→戴医用防护口罩→穿工作衣裤→换工作鞋后→进入潜在污染区(手部皮肤破损的戴乳胶手套)。

(2) 潜在污染区进入污染区：穿隔离衣或防护服→戴护目镜／防护面罩→戴手套→穿鞋套→进入污染区。

2. 脱防护用品应遵循的程序

(1) 医务人员离开污染区进入潜在污染区前：摘手套、消毒双手→摘护目镜／防护面罩→脱隔离衣或防护服→脱鞋套→洗手和 / 或手消毒→进入潜在污染区,洗手或手消毒。

（2）从潜在污染区进入清洁区前:洗手和 / 或手消毒→脱工作服→摘医用防护口罩→摘帽子→洗手和 / 或手消毒后,进入清洁区。

（3）沐浴、更衣→离开清洁区。

附表 4-1　常见传染病传染源、传播途径及隔离预防

疾病名称		传染源	传播途径				隔离预防						
			空气	飞沫	接触	生物媒介	口罩	帽子	手套	防护镜	隔离衣	防护服	鞋套
病毒性肝炎	甲型、戊型	潜伏期末期和急性期病人			+		±	±	+		+		
	乙型、丙型、丁型	急性和慢性病人及病毒携带者			#		±	±	+				
麻疹		病人	+	++	+		+	+	+		+		
流行性腮腺炎		早期病人和隐性感染者		+			+	+			+		
脊髓灰质炎		病人和病毒携带者		+	++	苍蝇、蟑螂	+	+	+		+		
流行性出血热		啮齿类动物、猫、猪、狗、家兔	++		+		+	+	+	±	+		
狂犬病		患病或隐性感染的犬、猫、家畜和野兽			++		+	+	+	±	+		
伤寒、副伤寒		病人和带菌者			+		±	±	+		+		
细菌性痢疾		病人和带菌者			+			±	+		+		
霍乱		病人和带菌者			+		+	+	+		+		+
猩红热		病人和带菌者		++			+	+	+		+		
白喉		病人、恢复期或健康带菌者		++	+		+	+	+		+		
百日咳		病人		+			+	+	±		+		
流行性脑脊髓膜炎		病人和脑膜炎双球菌携带者		++	+		+	+	+	±	+		
鼠疫	肺鼠疫	感染了鼠疫杆菌的啮齿类动物和病人		++	+	鼠蚤	+	+	+	±	+		
	腺鼠疫	感染了鼠疫杆菌的啮齿类动物和病人			+	鼠蚤	±	±	+		+		
炭疽		患病的食草类动物和病人		+	+		+	+	+	±	+		
流行性感冒		病人和隐性感染者		+	+		+	+	+		+		
肺结核		开放性肺结核病人	+	++			+	+	+	±	+		
SARS		病人		++	+		+	+	+	+	+	+	+
HIV		病人和病毒携带者			●			+	+		+		
手足口病		病人和病毒携带者		+	+		+		+		+		
梅毒		病人和病毒携带者			●				+		+		
淋病		病人和病毒携带者			■				+		+		
人感染高致病性禽流感		病禽、健康带毒的禽		+	+		+	+	+	±		+	+

注:

1. 在传播途径一列中,"+":其中传播途径之一;"++":主要传播途径。

2. 在隔离预防一列中,"+":应采取的防护措施;"±":工作需要可采取的防护措施;"#":为接触病人的血液、体液而传播。

● 为性接触或接触病人的血液、体液而传播。

■ 为性接触或接触他者分泌物污染的物品而传播。

附 4-1　N95 口罩、护目镜或防护面罩的使用

"N95 口罩"是符合美国职业安全与健康研究所（NIOSH）制定标准的呼吸防护具。N 代表 not resistant to oil，可用来防护非油性悬浮微粒。95 表示最低过滤效率≥95%。"N95 口罩"可滤过直径小至 0.3μm 的微粒。测试中，隔滤直径 0.075μm 的微粒，成功率为 95%。传染性非典型肺炎（SARS）病毒的直径 0.1~0.12μm。"N95 口罩"的最大特点是可以预防由病人体液或血液飞溅引起的飞沫传染。

护目镜能防止病人的血液、体液等具有感染性物质溅入人体眼部；防护面罩能防止病人的血液、体液等具有感染性物质溅到人体面部。下列情况应使用护目镜或防护面罩：①在进行诊疗、护理操作，可能发生病人血液、体液、分泌物等喷溅时；②近距离接触经飞沫传播的传染病病人时；③为呼吸道传染病病人进行气管切开、气管插管等近距离操作，可能发生病人血液、体液、分泌物喷溅时，应使用全面型防护面罩。

戴护目镜、防护面罩前应检查有无破损，佩戴装置有无松脱；佩戴后应调节舒适度；摘下护目镜、防护面罩时应捏住靠头或耳朵的一边，放入医疗垃圾袋内，如需重复使用，放入回收容器内，以便清洁、消毒。

（邓翠珍　李沛霖）

思考题

1. 新护士小黄应聘进入医院手术室工作，今日在带教护士的指导下协助为一急诊手术的病人进行术前器械的紧急准备。

请问：

（1）如果采用预真空快速蒸汽灭菌法对手术器械包进行灭菌，需注意哪些事项？

（2）她所在的医院地处海拔 2100m，如果有部分器械需要用煮沸法进行消毒，她在进行煮沸法消毒时，应注意哪些事项？说明理由。

2. 病人，女性，52 岁。"宫颈癌"根治术后 2 周，拟行化疗，选择经周围静脉中心静脉穿刺（PICC）。

请问：

（1）进行穿刺部位皮肤消毒最好选择哪一种消毒剂？

（2）在穿刺过程中，护士怀疑手套被污染，正确的处理方法？

3. 感染科小杨当班时收治一名因"猩红热"入院治疗的男病人。小杨为病人办理了入院手续。

请问：

（1）护士小杨如何对病人使用过的票证进行消毒？

（2）对病人入院时换下的衣服应如何处理？

（3）该病人床旁固定使用的体温计消毒应选用何种消毒剂？为什么？

思路解析

扫一扫，测一测

学习目标

1. 掌握口腔护理常用溶液及其作用;压疮的概念、发生的原因、好发部位、预防、临床分期及其护理要点。

2. 熟悉口腔护理、床上洗发、床上擦浴的操作步骤和注意事项;熟悉压疮发生的高危人群;熟悉晨晚间护理目的、内容;头虱、虮除灭法及其步骤。

3. 能正确实施特殊口腔护理、床上洗发、床上擦浴、会阴部护理及卧有病人床更换床单法。

4. 了解牙线剔牙法、床上梳发、沐浴法及卧有病人床整理法。

5. 具有严谨求实的工作态度,有爱伤观念,确保病人安全。

清洁(hygiene)是人类最基本的生理需要之一。清洁是指清除身体表面的微生物和污垢,防止微生物繁殖,促进血液循环,增强皮肤的抵抗能力,预防感染和并发症的发生。同时,清洁使人感觉舒适、愉快,维持良好的自我形象。健康人具有保持身体清洁的能力,但当人患病时,自我照顾能力下降,往往无法满足自身清洁的需要。因而,做好病人的清洁卫生工作是护士的重要职责。护士应及时评估病人的病情、清洁状况、清洁习惯及清洁能力,与病人共同探讨,制定合理、有效的护理计划,指导病人建立新的清洁模式,帮助病人满足清洁的需要,使其身心处于最佳的状态。清洁护理包括口腔护理、头发护理、皮肤护理以及会阴部护理等。

第一节 口 腔 护 理

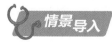

情景描述:

病人,男,75 岁,10d 前因与家人争吵时突然昏倒、神志不清而进入当地乡镇卫生院就诊,入院诊断为脑栓塞,病人右侧肢体偏瘫,生活不能自理。住院治疗 10d 病情不见好转,家人要求转至市级医院,入院体检时发现其口腔装有活动性义齿,且口腔黏膜有 1cm×1.5cm 溃疡。

请问:

1. 为病人口腔护理时应注意哪些问题?

2. 护士做口腔护理时应准备哪些用物?

3. 口腔黏膜的溃疡如何护理?

　　口腔由牙齿、牙龈、颊、硬腭、软腭与舌组成,具有摄取、咀嚼、吞咽食物,以及感觉、消化等功能。口腔的特殊生理结构和温度、湿度及食物残渣等,非常适宜微生物生长繁殖,是病原微生物侵入机体的主要途径之一。正常情况下,口腔内存有大量的致病性和非致病性微生物。健康人由于机体抵抗力强,唾液中溶菌酶的杀菌作用,以及每日饮水、进食、刷牙、漱口等活动起到了减少或清除细菌的作用,一般不会出现口腔健康问题。但当患病时,机体抵抗力下降,上述活动减少,为口腔内细菌繁殖创造了条件,易发生口腔炎症、溃疡甚至继发腮腺炎、中耳炎等并发症;同时,还可引起口臭、龋齿,影响食欲及消化功能,甚至影响病人自我形象,产生一定的社交障碍。

　　护士应向病人解释口腔卫生的重要性,介绍口腔护理(oral care)的有关知识,指导病人养成良好的饮食习惯和口腔卫生习惯。如每日晨起、睡前刷牙,餐后漱口,睡前不进食对牙齿有刺激性和腐蚀性的食物,少食甜食,口腔干燥时多饮水等。

一、一般口腔护理

　　适用于能自己完成口腔清洁的病人。

(一)口腔卫生指导

　　1. 刷牙用具的选择　牙刷应选用外形较小,刷毛柔软,表面光滑的牙刷。牙刷一般每 3 个月更换 1 次,应选用不具腐蚀性的牙膏。药物牙膏一般能抑制细菌生长,脱敏防蛀,可根据个人需要选择。牙膏不宜固定品种,应轮换使用。

　　2. 刷牙的方法

　　(1) 颤动法:将牙刷毛面轻放于牙齿及牙龈沟上,刷毛与牙齿成 45° 角,以快速环形来回颤动刷洗,每次刷 2~3 颗牙齿,刷完一个部位后再刷相邻部位。前排牙齿的内侧面可用牙刷毛面的顶端震颤刷洗;刷洗上下咬合面时,刷毛与牙齿平行来回刷洗;刷完牙齿后再刷舌面(图 5-1)。

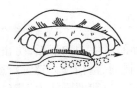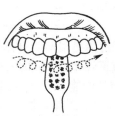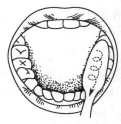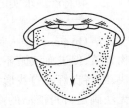

A. 牙齿外表面刷洗法　　B. 牙齿内侧面刷洗法　　C. 牙齿咬合面刷洗法　　D. 舌表面刷洗法

图 5-1　刷牙方法

　　(2) 竖刷法:将牙刷刷毛末端置于牙冠与牙龈交界处,沿牙齿方向轻微加压并顺牙缝纵向刷洗。牙齿的外侧面、内侧面及上下咬合面都应刷洗干净。舌面由里向外刷洗。每次刷牙时间不少于 3 分钟。

　　3. 牙线剔牙法　牙线可清除食物残渣,去除牙齿间的牙菌斑,预防牙周病。尼龙线、丝线、涤纶线均可用作牙线剔牙。具体方法为将牙线两端分别绕于两手示指或中指,两手拇指、示指配合动作控制牙线。用拉锯式轻轻将牙线越过相邻牙接触点,压入牙缝,然后用力弹出,每个牙缝反复数次即可。建议每日使用牙线剔牙 2 次,餐后立即剔牙效果更好(图 5-2)。

(二)义齿的清洁与护理

　　义齿(dentures)可促进牙齿缺失者食物咀嚼,便于交谈,保持良好的口腔外形和个人外观。义齿也会积聚食物残渣,有牙菌斑和牙石,也需要每天清洁与护理。有活动义齿的病人,为保证良好的口腔外观和咀嚼功能,应在白天佩戴,晚上取下,使牙床得到休养。每天至少协助病人清洁义齿 2 次,取下的义齿按刷牙的方法用牙膏或义齿清洁剂刷洗,然后用清水冲洗干净,病人漱口后再戴上。暂时不戴的义齿,应浸泡于清水中保存,每日更换清水 1 次。义齿不可浸泡于热水或乙醇等消毒溶液中,以免变色、变形和老化。

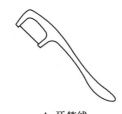 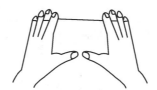

A. 牙签线　　　　　　　　　　B. 手置牙线法

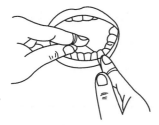 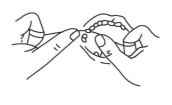 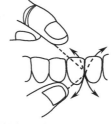

C. 拉锯式使用牙线清洁下牙法　　D. 拉锯式使用牙线清洁上牙法　　E. 将牙线用力弹出,每个牙缝反复数次

图 5-2　牙线剔牙法

二、特殊口腔护理

适用于高热、昏迷、禁食、危重、鼻饲、口腔疾患、大手术后等自理能力缺陷的病人。一般应给予特殊口腔护理每日 2~3 次,如病情需要,可酌情增加次数。

【目的】

1. 保持口腔清洁、湿润,使病人舒适,预防口腔感染等并发症。

2. 去除口腔异味,防止口臭,增进食欲,保持口腔正常生理功能。

3. 观察口腔黏膜、舌苔的变化,以及有无特殊口腔气味,以提供病情观察的动态信息。

【操作程序】

1. 评估

(1) 病人病情及自理能力。

(2) 病人的心理反应、合作程度。

(3) 病人口腔状况

1) 口唇:色泽、湿润度,有无干裂、出血、疱疹等。

2) 牙齿:是否齐全,有无义齿、龋齿、牙石、牙垢等。

3) 牙龈:颜色,有无溃疡、肿胀或萎缩、出血、脓液等。

4) 舌:颜色、湿润度,有无溃疡、肿胀或齿痕,舌苔颜色及厚薄等。

5) 口腔黏膜:颜色、完整性,有无溃疡、出血、疱疹、脓液等。

6) 腭部:悬雍垂、扁桃体的颜色,有无肿胀及异常分泌物等。

7) 口腔气味:有无异常气味,如烂苹果味、氨臭味、肝臭味、大蒜样臭味等。

(4) 病人的知识及口腔卫生习惯。

2. 计划

(1) 病人准备:了解口腔护理的目的、方法、注意事项及配合要点;取舒适卧位。

(2) 护士准备:着装整洁,洗手,戴口罩。

(3) 用物准备

1) 治疗车上层:治疗盘内备治疗碗(内盛漱口溶液浸湿的无菌棉球约 16 个、弯止血钳 1 把、镊子 1 把)、压舌板 1 个、小茶壶或杯子(内盛漱口溶液)、弯盘、吸水管、漱口溶液、手电筒、棉签、治疗巾、小橡胶单,必要时备开口器。

治疗盘外备口腔外用药(按需准备,如液状石蜡、冰硼散、西瓜霜、制霉菌素甘油、金霉素甘油等)、手消毒液、常用漱口溶液(应根据病人口腔 pH 与药物的药理作用,选用漱口溶液。见表 5-1)。

表 5-1　口腔 pH 与漱口溶液的选择

口腔 pH	选用漱口溶液	作用
中性	0.9% 氯化钠溶液	清洁口腔,预防感染
中性	朵贝尔溶液(复方硼砂溶液)	轻度抑菌,消除口臭
中性	0.02% 呋喃西林溶液	清洁口腔,广谱抗菌
偏酸性	1%~3% 过氧化氢溶液	抗菌防臭,用于口腔有溃烂、坏死组织者
偏酸性	1%~4% 碳酸氢钠溶液	碱性溶液,用于真菌感染
偏碱性	2%~3% 硼酸溶液	酸性防腐剂,抑菌,清洁口腔
偏碱性	0.1% 醋酸溶液	用于铜绿假单胞菌感染

视频：口腔
护理

2)治疗车下层:生活垃圾桶、医用垃圾桶。

(4)环境准备:整洁、安静、舒适、安全。

3. 实施　见表 5-2。

表 5-2　特殊口腔护理

操作流程	步骤说明	要点说明
1. 核对解释	携用物至床边,核对解释	• 意识不清者,向家属解释
2. 安置体位	取侧卧或仰卧位、半坐位,头偏向护士	• 体位视情况而定
3. 铺巾置盘	(1) 置治疗巾于病人颌下及胸前,置弯盘于口角旁 (2) 倒漱口水,湿润并清点棉球数量	• 防止床单、枕头及病人衣服被浸湿
4. 湿润口唇	用棉签沾温水湿润病人口唇	• 防张口时干裂处出血、疼痛
5. 口腔评估	(1) 嘱病人张口(昏迷病人或牙关紧闭者可用开口器协助张口) (2) 护士一手用压舌板轻轻撑开颊部,另一手拿手电筒观察口腔情况	• 有活动义齿者取下义齿,并用冷水刷洗,浸泡于冷水中 • 开口器应从臼齿处放入 • 观察口腔有无出血、炎症、溃疡、特殊气味
6. 协助漱口	协助病人用吸水管吸温水漱口,昏迷者禁忌漱口	• 嘱病人勿将漱口水咽下
7. 擦洗口腔	(1) 牙外侧:嘱病人咬合上、下齿,一手用压舌板轻轻撑开左侧颊部,另一手用弯血管钳夹取含漱口液的棉球擦洗左外侧面,由内齿向门齿纵向擦洗。同法擦洗右外侧面 (2) 牙内侧和咬合面:嘱病人张口,依次擦洗左侧牙齿的上内侧面→上咬合面→下内侧面→下咬合面→弧形擦洗一侧颊部(图 5-3)。同法擦洗右侧 (3) 上腭及舌面舌下:由内向外横向擦洗上腭、舌面及舌下 (4) 擦洗完毕,清点棉球数量	• 每个部位用 1~2 个棉球,一个棉球擦洗一个部位 • 棉球拧至不滴水为宜,防止水分过多造成误吸 • 擦洗过程动作轻柔,对凝血功能障碍的病人,应防止碰伤黏膜和牙龈 • 擦拭过程密切观察病人有无不适 • 勿触及咽部,以免引起恶心 • 防止棉球遗漏口腔
8. 协助漱口	协助病人漱口,毛巾拭去口唇水渍	• 昏迷者禁忌漱口
9. 观察涂药	再次观察口腔,如有溃疡等涂药于患处,口唇干裂者涂液状石蜡	
10. 整理记录	(1) 撤去治疗巾及小橡胶单,协助病人取舒适卧位,整理病人床单位、清理用物 (2) 洗手,记录	• 必要时协助佩戴义齿,做好义齿的清洁及相应的健康教育

4. 评价

（1）病人口唇润泽,感觉口腔清洁、舒适;口腔有感染、溃疡、出血等情况时及时处理;擦洗时无口腔黏膜损伤。

（2）护士操作规范,动作轻巧。

（3）护患沟通有效,病人能主动配合,同时获得口腔卫生保健的知识与技能。

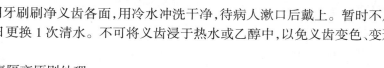

【注意事项】

1. 擦洗时动作要轻,以免损伤口腔黏膜,特别是对凝血功能较差的病人。

2. 昏迷病人禁忌漱口,需用开口器者应从臼齿处放入,对牙关紧闭者不可用暴力使其开口;擦洗时棉球不宜过湿,以防溶液吸入呼吸道;棉球要用血管钳夹紧,每次夹 1 个,防止遗留在口腔。

图 5-3　口腔护理

3. 长期应用抗生素者,应观察口腔黏膜有无真菌感染。

4. 有活动义齿应先取下,用牙刷刷净义齿各面,用冷水冲洗干净,待病人漱口后戴上。暂时不用的义齿,可浸于冷水中备用,每日更换 1 次清水。不可将义齿浸于热水或乙醇中,以免义齿变色、变形与老化。

5. 传染病病人用物须按消毒隔离原则处理。

第二节　头　发　护　理

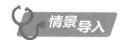

情景描述:

田奶奶,75 岁,为独居孤老,早晨醒来发现左侧肢体瘫痪,口角歪斜,说话吐词不清,入院诊断为"脑栓塞"。

请问:

1. 护士每天为其进行梳发时应注意什么?

2. 如何为其进行床上洗发?

3. 若发现有头虱、虮应怎样处理?

头发护理是个体日常卫生护理的重要内容之一。有效的头发护理可保持头皮清洁,促进头皮血液循环而预防感染,并能增加自信、维护自尊,维持良好的外观。对于病情较重、自我完成头发护理受限的病人,护士应予以适当协助。

一、床上梳发

对长期卧床、关节活动受限、肌肉张力降低、共济失调、生活不能自理的病人应给予每天床上梳发 1~2 次。

【目的】

1. 除去头皮屑及脱落的头发,使病人整洁、舒适、美观。

2. 按摩头皮,促进其血液循环,提高头发生长和代谢能力。

3. 维护病人自尊、自信,建立良好的护患关系。

【操作程序】

1. 评估

（1）病人的病情、梳发习惯和自理能力、个人卫生习惯。

（2）病人的心理反应、合作程度。

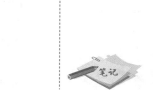

（3）病人头发状况：评估头发的分布、长度、颜色、韧性和脆性及清洁情况，头发有无光泽、尾端是否有分叉；头皮是否有抓痕、擦伤及皮疹等情况，有无头皮屑等。

2. 计划

（1）病人准备：明确操作目的，了解操作过程，能配合采取适当卧位。

（2）护士准备：着装整洁，洗手，需要时戴口罩。

（3）用物准备

1）治疗车上层：治疗盘内备治疗巾、梳子、30% 乙醇、纸袋（用于包脱落的头发）、必要时备橡皮圈或发夹。治疗盘外备手消毒液。

2）治疗车下层：生活垃圾桶、医用垃圾桶。

（4）环境准备：整洁、安静、舒适、安全。

3. 实施　见表 5-3。

表 5-3　床上梳发

操作流程	步骤说明	要点说明
1. 核对解释	将用物携至床边，核对并解释	
2. 安置体位	协助病人取仰卧位或半坐卧位	• 征询病人的意见
3. 正确铺巾	铺治疗巾于枕头上或围于病人的颈部	
4. 正确梳发（图 5-4）	（1）协助病人头转向一侧，先将头发从中间梳向两边 （2）左手握住一股头发，由发根梳到发梢 （3）长发或遇有打结时不易梳理时，应沿着发梢梳到发根。必要时可将头发绕在手指上，用 30% 乙醇湿润后，再小心梳顺；避免强行梳拉 （4）同法梳另一边	• 梳发过程询问病人有无不适 • 尽量使用钝圆的梳子，防止损伤头皮
5. 整理记录	（1）长发梳顺后可扎成束或编成辫 （2）将脱落头发放于纸袋中，撤去治疗巾 （3）协助病人取舒适卧位，整理病人床单位 （4）清理用物 （5）洗手，记录执行时间和病人反应	• 询问病人对发型的爱好，尽可能满足

4. 评价

（1）病人感觉清洁、舒适、自尊得到保护。

（2）护士操作方法正确，动作轻柔。

（3）护患沟通有效，病人获得头发护理知识与技能。

【注意事项】

1. 梳发时避免强行梳拉头发。

2. 注意观察病人反应。

3. 如发现病人有头虱应立即进行灭虱处理，以防传播。

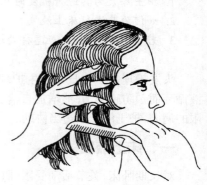

图 5-4　长发梳理法

二、床上洗发

洗发以头发不油腻、不干燥为宜。洗发次数因人而异，以确保病人安全、舒适及不影响治疗为原则。护理工作中应根据病人病情、体力和年龄，确定洗发方式和次数。长期卧床病人，应每周洗发 1 次。

【目的】

1. 除去头发污秽及脱落的头屑，保持头发清洁，使病人舒适。

2. 按摩头皮，促进其血液循环，促进头发的生长与代谢。

3. 维护病人自尊、自信，建立良好的护患关系。

4. 预防和灭除虱、虮，防止疾病传播。

【操作程序】

1. 评估

(1) 病人的年龄、病情、洗发习惯和自理能力、个人卫生习惯。

(2) 病人的心理反应、合作程度。

(3) 病人头发卫生状况,观察头发的分布、光泽、清洁状况等,头皮有无损伤、瘙痒、感染等。

2. 计划

(1) 病人准备:明确操作目的,了解操作过程,能配合采取适当体位。

(2) 护士准备:着装整洁,洗手,需要时戴口罩。

(3) 用物准备

1) 治疗车上层:治疗盘内备治疗巾、小橡胶单、大、中毛巾各一、小毛巾、别针(或夹子)、棉球2个(以不吸水棉为宜)、眼罩或纱布、弯盘、洗发液、纸袋、梳子(自备)、小镜子、量杯。若为扣杯式洗头,另备搪瓷杯和橡胶管。

治疗盘外备马蹄形卷(图5-5A)或使用洗头车,脸盆、热水桶(内盛40~45℃热水)2个、手消毒剂。需要时备护肤霜(病人自备)、电吹风。

2) 治疗车下层:污水桶、生活垃圾桶、医用垃圾桶。

(4) 环境准备:调节室温,酌情关闭门窗,备屏风。

3. 实施 见表5-4。

表 5-4 床上洗发

操作流程	步骤说明	要点说明
1. 核对解释	用物携至床边,核对解释	
2. 调节环境	(1) 冬季关门窗、调节室温为 22~26℃ (2) 必要时使用屏风,按需给予便盆 (3) 放平床头,移开床旁桌、椅	
3. 铺巾松领	(1) 铺小橡胶单和大毛巾于枕上 (2) 松开衣领,衣领向内反折,将中毛巾围于病人颈部,用别针固定	• 铺巾过程,告知病人目的和意义,询问有无不适
4. 安置体位	协助病人仰卧,移枕于肩下,屈双膝,膝下垫膝枕	• 询问病人有无不适,关注病人是否安全舒适
5. 放洗头器		
▲马蹄形卷洗发法	将马蹄形垫(图5-5B)放于病人头下,使病人后颈部枕于马蹄形卷突起处(后颈部垫毛巾),头部在槽中,槽出口接污水桶或污水盆(图5-5C)	• 防止水倒流
▲洗头车洗发法(图5-6)	将洗头车置于床头侧边,协助病人斜角仰卧或侧卧,头部枕于洗头车的头托上,将接水盘置于病人头下	
▲扣杯式洗发法	取脸盆一个,盆底放一块毛巾,倒扣搪瓷杯于盆底,杯上垫一块折叠的毛巾,毛巾上裹一层薄膜固定,病人取仰卧位,头部枕于毛巾上,脸盆内置一橡胶管,下接污水桶	
6. 保护眼耳	梳理头发,用棉球塞两耳、纱布或眼罩盖双眼	• 防止操作中水流入眼睛和耳朵
7. 洗发至净	(1) 先用少许热水放于病人头部试温后,充分润湿头发 (2) 倒适量洗发液于手掌,均匀涂抹于头发,从发际到脑后部方向揉搓,用手指指腹轻轻按摩头皮 (3) 温水冲洗干净	• 询问病人感觉,确定水温 • 揉搓中力度适当,询问病人感受,避免指甲损伤头皮
8. 擦头发干	(1) 洗发毕,解下颈部毛巾包住头发并擦干 (2) 取下眼罩,取出耳道内的棉球	• 及时擦干,避免病人着凉

组图:马蹄形头槽

图片:扣杯式洗头槽

笔记

操作流程	步骤说明	要点说明
9. 整理记录	(1) 撤去洗头用物 (2) 将枕头移到床头 (3) 取下包头的毛巾,梳顺头发,必要时用电吹风吹干头发,梳理发型。脱落的头发置于纸袋 (4) 撤去枕头上的小橡胶单和大毛巾,协助病人取舒适卧位 (5) 整理病人床单位、清理用物 (6) 洗手,记录执行时间和效果	● 尊重病人的习惯,协助病人使用护肤霜 ● 确保病人舒适、整洁

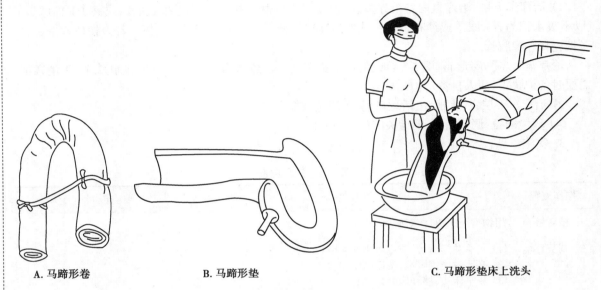

A. 马蹄形卷　　　B. 马蹄形垫　　　C. 马蹄形垫床上洗头

图 5-5　马蹄形垫床上洗头法

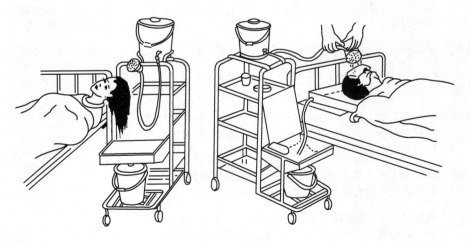

图 5-6　洗头车床上洗头法

4. 评价

(1) 病人感觉头发清洁、舒适,心情愉快。

(2) 护士操作时动作轻柔,无损伤病人头皮。

(3) 护患沟通有效,病人和家属获得头发卫生保健的知识与技能。

【注意事项】

1. 洗发过程中,应随时注意观察病情变化,如发现面色、呼吸、脉搏等有异常应立即停止操作。

2. 病情危重和身体虚弱的病人不宜洗发。

3. 洗发时间不宜过长,以免引起头部充血、疲劳,造成病人不适。

4. 注意调节水温、室温,注意保暖,及时擦干头发,以免着凉。

5. 洗发时注意保持病人舒适体位,保护伤口和各种管道,防止污水溅入眼、耳,并避免沾湿衣、被。

6. 操作过程中,护士应正确运用人体力学原理,保持良好姿势,身体尽量靠近床边和病人,避免引起过度疲劳。

三、头虱、虮除灭法

虱子的产生与卫生不良、环境拥挤和接触感染者有关,可通过衣服、床单、梳子等传播。虱子有头虱、体虱和阴虱。头虱生长于头皮和头发,其卵(虮)紧粘附于头发,不易除掉。虱、虮寄生于人体后,不仅使病人局部皮肤瘙痒,易抓破皮肤而引起感染,还可传播流行性斑疹伤寒、回归热等疾病。

【目的】

1. 除去头虱、虮,使病人舒适。

2. 预防皮肤感染和某些疾病传播,如流行性斑疹伤寒、回归热。

3. 维护病人自尊。

【操作程序】

1. 评估

(1) 病人的病情,头发上虱、虮的分布。

(2) 病人的心理状态,有无自卑。

(3) 病人或家人对虱、虮有关知识的了解程度。

2. 计划

(1) 病人准备:明确操作目的,了解操作过程,能配合采取适当体位。

(2) 护士准备:着装整洁,戴手套、口罩、穿好隔离衣。

(3) 用物准备

1) 治疗车上层:治疗盘内备治疗巾 2~3 条、治疗碗(内盛灭虱药液)、纱布、塑料帽子、隔离衣、布口袋或枕套、箆子(齿间嵌入少许棉花)、纸袋、手套、清洁衣裤、被服。治疗盘外备灭虱药液、手消毒液。

常用灭虱药液:①30% 含酸百部酊:百部 30g 放入瓶中,加 50% 乙醇 100ml、纯乙酸 1ml,盖严瓶口,48h 即可;②30% 百部含酸煎剂:百部 30g,加水 500ml 煎煮 30min,用双层纱布过滤,挤出药液;取滤渣再加水 500ml 煎煮 30min,过滤,挤出药液;取两次药液合并再煎至 100ml,待冷却后加入纯乙酸 1ml 即可。③灭虱香波:市场有售,其主要成分是 1% 二氯苯醚菊酯。

2) 治疗车下层:水桶、生活垃圾桶、医用垃圾桶。

(4) 环境准备:屏风遮挡或在治疗室进行。

3. 实施　见表 5-5。

表 5-5　头虱、虮除灭法

操作流程	步骤说明	要点说明
1. 核对解释	(1) 携用物至床边核对、解释 (2) 用屏风遮挡 (3) 戴手套	● 若病情许可,可在治疗室进行,以维护病人自尊
2. 剃头剪发	动员男病人或患儿剃去头发,女病人剪短头发,剪下头发用纸包裹焚烧	
3. 蘸药涂擦	(1) 按洗头法做好准备,将头发分为若干小股 (2) 用纱布蘸取灭虱药液,按顺序擦遍头发,并反复揉搓 10min (3) 戴帽子或用治疗巾严密包裹头发 24h	● 使药液湿透全部头发,确保疗效 ● 注意用药后病人局部及全身反应情况
4. 箆虱洗发	24h 后取下帽子,用箆子箆去死虱、虮,并清洗头发,如发现仍有活虱,须重复灭虱步骤	

操作流程	步骤说明	要点说明
5. 更换衣被	(1) 灭虱结束后,为病人更换干净的衣、被 (2) 污衣裤、被服放入布口袋或枕套内,扎好袋口,按隔离消毒原则处理	• 防止虱、虮传播
6. 整理记录	(1) 整理病人床单位,清理用物,篦子上除下的棉花用纸包好焚烧,梳子和篦子消毒后用刷子刷净 (2) 脱手套,洗手 (3) 记录执行时间和效果	• 彻底杀灭虱、虮,避免传播 • 减少致病菌传播

4. 评价

(1) 病人舒适、满意、自尊心得到保护。

(2) 灭虱、虮彻底,无虱、虮传播。

(3) 护患沟通有效,病人配合,病人及家人掌握灭虱、虮的方法。

【注意事项】

1. 操作中防止灭虱药液沾污面部及眼部。

2. 用药后应注意观察病人局部及全身有无反应,维护病人的自尊。

3. 严格执行消毒隔离制度,以防感染发生。

4. 操作中护士注意保护自己,免受感染。

第三节 皮 肤 护 理

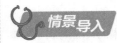 情景导入

情景描述:

顾阿婆,86 岁,因患"股骨骨折、缺血缺氧性脑病"入院。入院时极为消瘦,神志模糊,骶尾部有直径 10cm 的压疮,深达骨膜伴异味。

请问:

1. 顾阿婆的压疮属于哪一期? 应采取哪些护理措施?

2. 如为顾阿婆进行床上擦浴,擦浴的顺序应如何安排? 擦浴时应注意哪些问题?

皮肤是由表皮、真皮、皮下组织和附属器组成。完整的皮肤具有保护机体、调节体温、分泌、吸收、排泄、感觉等功能,并具有天然的屏障作用,可防止微生物入侵。

皮肤新陈代谢迅速,其代谢的废物如皮脂、汗液、脱落的表皮碎屑等,可以与外界细菌及尘埃结合成污垢,黏附于皮肤表面,如不及时清除,可刺激皮肤,降低皮肤抵抗力,破坏其屏障作用,造成各种感染,给人体带来不适。因此,皮肤的清洁护理对病人来说是非常重要的。

一、皮肤清洁护理

(一)淋浴和盆浴

适用于病情较轻、有自理能力、全身情况良好的病人。应根据病人年龄、需要和病情合理选择洗浴方式,确定洗浴时间和次数,并根据病人自理能力适当给予协助。

【目的】

1. 去除污垢,保持皮肤清洁、干燥,使病人舒适。

2. 促进皮肤血液循环,增强其排泄功能,预防皮肤感染及压疮等并发症。

3. 观察全身皮肤有无异常,为临床诊治提供依据。

4. 使肌肉放松,保持良好的精神状态。

【操作程序】

1. 评估

(1) 病人的病情及自行完成沐浴的能力。

(2) 病人皮肤的清洁度和皮肤的健康情况。

(3) 病人的皮肤清洁习惯,对皮肤清洁卫生知识的了解程度。

2. 计划

(1) 病人准备:明确操作目的,了解操作过程。

(2) 护士准备:着装整洁,洗手,戴口罩。

(3) 用物准备:沐浴露或浴皂、毛巾 2 条、浴巾 1 条、清洁衣裤 1 套、拖鞋(防滑)、手消毒剂。治疗车下层备水桶、生活垃圾桶、医用垃圾桶。

(4) 环境准备:浴室内有信号铃、扶手;地面、浴盆内防滑。

3. 实施　见表 5-6。

表 5-6　淋浴、盆浴法

操作流程	步骤说明	要点说明
1. 准备交代	(1) 备齐用物至床旁,核对并解释 (2) 指导病人调节冷、热水开关及使用浴室呼叫器 (3) 代为保存贵重物品	• 不能用湿手接触电源开关
2. 检查备物	(1) 检查浴盆或浴室是否清洁 (2) 浴室放置防滑垫 (3) 协助病人准备好沐浴用物	• 防止病人出现意外性跌倒
3. 指导洗浴	(1) 携带用物,送病人入浴室 (2) 调节室温在 24℃左右,水温 40~45℃ (3) 病人洗浴时,护士每隔 5min 检查、询问一次病人,随时观察病人反应	• 告知病人入浴室后不宜闩门,将"正在使用"牌挂在门外 • 若病人不能自行完成沐浴时,护士一起进入浴室,协助完成沐浴;盆浴病人需扶助其进出浴盆 • 护士不要离浴室太远,入浴时间过久应询问,防止发生意外 • 盆浴时水位不可超过心脏水平,避免引起胸闷 • 若遇病人发生晕倒,应迅速抬出、平卧保暖、通知医生救治
4. 观察整理	(1) 根据情况协助病人擦干皮肤,穿好清洁衣裤 (2) 观察病人反应,询问有无不适 (3) 协助病人回病室,取舒适卧位 (4) 取走洗浴用物,取下门卫示意牌	• 保暖,防止病人受凉 • 促进病人舒适
5. 洗手记录	(1) 洗手 (2) 记录病人浴后反应	• 减少致病菌传播

4. 评价

(1) 病人淋浴或盆浴后感到清洁、舒适,安全无意外发生。

(2) 护士能协助病人沐浴,确保病人安全。

(3) 护患沟通有效,病人获得了有关皮肤护理方面的知识。

【注意事项】

1. 饭后须过 1h 才能沐浴,以免影响消化。

2. 防止病人受凉、晕厥、烫伤、滑跌等意外情况发生。若遇病人突然晕厥,应立即从浴室抬出病人,平卧、保暖,紧急通知医生并配合处理。

3. 妊娠 7 个月以上的孕妇禁用盆浴;衰弱、创伤和患心脏病需要卧床休息的病人,不宜淋浴或盆浴。

4. 传染病病人的沐浴,应根据病种、病情按隔离原则进行。

（二）床上擦浴

适用于病情较重、长期卧床、活动受限、身体虚弱而不能自理的病人。

【目的】

1. 去除污垢,保持皮肤清洁,使病人舒适,满足病人需要。

2. 促进皮肤血液循环,增强其排泄功能,预防皮肤感染及压疮等并发症。

3. 观察全身皮肤有无异常,提供疾病信息。

4. 活动肢体,使肌肉放松,防止关节僵硬和肌肉挛缩等并发症,保持良好的精神状态。

【操作程序】

1. 评估

（1）病人病情、个人沐浴习惯及自理能力:对石膏固定、牵引、长期卧床、病重虚弱及生活不能自理的病人,应按皮肤状况给予床上擦浴。

（2）病人的心理反应、合作程度。

（3）病人皮肤状况

1）完整性:有无破损、出血、皮疹、水疱、硬结等。

2）颜色:有无苍白、发绀、发红、黄疸、色素沉着等。

3）温度:皮温是否正常,有无发热或冰冷。

4）弹性:是否良好,有无水肿、干燥、皱纹等。

5）感觉:对冷、热、触、痛的感觉是否正常,有无皮肤瘙痒等。

6）清洁度:出汗及皮脂分泌情况、体表散发出来的气味等。

2. 计划

（1）病人准备:明确操作目的,了解操作过程,能积极配合操作。

（2）护士准备:着装整洁,洗手,需要时戴口罩。

（3）用物准备:

1）治疗车上层:备浴巾 1 条、毛巾 2 条(病人自备)、治疗巾及小橡胶单各一、浴皂或沐浴露、指甲刀、梳子、按摩油或膏、爽身粉。治疗盘外备脸盆、水壶(盛 50~52℃温水)、清洁衣裤和被单、手消毒液。

2）治疗车下层:便盆及便盆巾、水桶(盛污水用)、生活垃圾桶、医用垃圾桶。

3）屏风。

（4）环境准备:关闭门窗,调节室温,酌情用屏风遮挡或拉上窗帘。

3. 实施　见表 5-7。

表 5-7　床上擦浴

操作流程	步骤说明	要点说明
1. 核对解释	（1）携用物至床旁,核对、解释 （2）询问病人有无特殊用物需求	
2. 浴前准备	（1）关好门窗,调节室温 22~26℃ （2）用屏风遮挡病人,按需给便盆 （3）放平床头及床尾支架,放下床档,松开床尾盖被 （4）将面盆放于床旁桌上,倒入温水 2/3 满,测试水温	● 防止病人受凉 ● 保护病人隐私 ● 温水可使病人肌肉放松,增加舒适感
3. 擦洗面颈	（1）铺浴巾于枕头上,另一条浴巾盖于病人胸部 （2）将微温小毛巾叠成手套状(图 5-7)为病人洗脸及颈部 （3）擦洗眼部:采用毛巾不同部位由内眦洗向外眦擦洗,洗完一侧再洗另一侧 （4）擦洗脸、鼻、颈部:擦洗顺序为前额、颊部、鼻翼、耳后、下颌直至颈部。仔细擦洗皮肤皱褶处。同法擦另一侧	● 避免擦浴时弄湿床单和盖被 ● 避免交叉感染 ● 避免使用浴皂,减少眼部刺激 ● 除眼部以外的其他部位,采用清水、浴皂、清擦干等顺序进行擦洗

续表

操作流程	步骤说明	要点说明
4. 擦洗上肢	(1) 为病人脱下上衣,铺浴巾于一侧手臂下面,先脱近侧,后脱远侧;如有外伤,先脱健肢,后脱患肢 (2) 每擦一个部位都应在其下面垫浴巾,以免弄湿床铺 (3) 先用涂沐浴液的小毛巾由远心端向近心端擦洗,擦腋下时,抬高或外展手臂(图5-8);再用湿毛巾拭去浴液,直至擦净为止,最后用大浴巾边按摩边擦干 (4) 同法擦另一侧 (5) 浴巾放于床边,将脸盆放在浴巾上,病人两手浸泡于脸盆内,洗净并擦干。同法擦洗对侧	● 脱衣过程询问病人感受,指导鼓励病人配合 ● 脱下的衣物不可放于地上,以免交叉感染 ● 擦洗时动作快捷,询问病人感受适当用力 ● 力量适度,以能促进皮肤血液循环并刺激肌肉组织为宜 ● 根据情况修剪指甲
5. 擦洗胸腹	(1) 换水,将大毛巾铺于胸腹部 (2) 护士一手掀起浴巾,一手擦洗胸部,再擦腹部 (3) 擦洗方法同上肢 (4) 腹部以脐为中心,顺结肠走向擦洗	● 注意脐部和女性乳房下部的清洁 ● 擦洗女性乳房时应环形用力
6. 擦洗背部	(1) 拉起对侧床档,协助翻身侧卧,依次擦后颈→背部→臀部 (2) 进行背部按摩	● 确保病人安全,擦洗过程询问病人感受 ● 观察背部皮肤情况,必要时,擦洗后用按摩油或膏为病人按摩
7. 更衣平卧	换上清洁上衣,先穿对侧,后穿近侧,或先穿患肢,后穿健肢,助病人平卧	
8. 擦洗下肢	(1) 换水并调好水温,脱下病人裤子并用毛巾覆盖 (2) 将浴巾铺于擦洗部位下面 (3) 露出近侧下肢,依次擦洗踝部、膝关节、大腿,注意擦净腹股沟 (4) 同法擦另一侧	● 减少身体的暴露,保护病人隐私 ● 由远心端向近心端擦洗,促进静脉回流
9. 浸泡双足	(1) 将盆移于病人足下,盆下先铺好浴巾 (2) 病人屈膝,将双脚同时或先后移入盆内清洗足部及趾部(图5-9) (3) 取走足盆,两脚放于浴巾上,擦干,酌情擦拭润肤露或油	● 浸泡过程询问病人感受,适时进行足部护理的健康教育
10. 清洗会阴	(1) 换水、盆和毛巾,盖好上下肢,只暴露会阴部,协助病人清洗会阴部 (2) 不能自行清洗者,由护士完成	● 保护病人隐私
11. 穿裤梳发	(1) 换上清洁裤子,根据需要修剪指(趾)甲 (2) 协助病人取舒适卧位,梳理头发	● 维护病人个人形象
12. 整理记录	(1) 整理病人床单位,必要时更换床单,清理用物 (2) 洗手,记录执行时间及病人反应	

4. 评价

(1) 病人感觉清洁、舒适、身心愉快,无不良反应。

(2) 护士动作轻巧,确保病人安全,有异常情况能及时处理。

(3) 护患沟通有效,取得病人信任,病人获得皮肤卫生保健的知识与技能。

【注意事项】

1. 操作过程中应遵循节力原则,两脚分开,降低身体重心。端水盆时,水盆尽量靠近身体,以减少体力消耗。

2. 掌握擦洗的步骤,及时更换温水,腋窝、腹股沟等皮肤皱褶处应擦洗干净。

3. 动作轻柔、敏捷,防止受凉,并注意遮挡,以保护病人自尊。

4. 注意观察病情变化及全身皮肤状况,如出现寒战、面色苍白等变化,应立即停止擦洗,并给予适

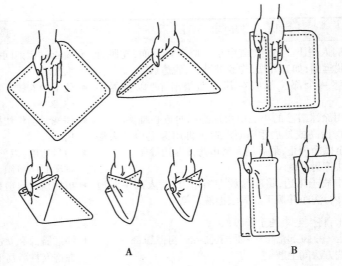

图 5-7　包小毛巾法

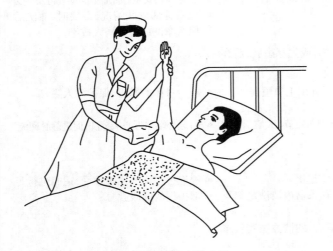

图 5-8　擦洗腋窝的方法

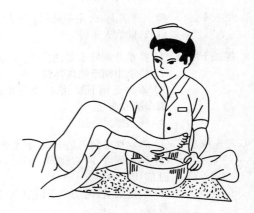

图 5-9　清洗足部

当处理。

（三）会阴部护理

会阴部护理包括清洁会阴部位及其周围皮肤。会阴部由于其特殊的生理结构以及其温暖、潮湿、通气较差、利于微生物生长繁殖等特点,成为病原微生物侵入人体的主要途径。故经常进行会阴部清洁护理对预防感染及增进病人舒适十分必要。

会阴部护理主要适用于自理能力缺陷的病人,特别是生殖系统和泌尿系统炎症、大小便失禁、留置导尿、产后及会阴部术后病人。

【目的】

1. 去除会阴部异味,预防和减少感染。

2. 防止皮肤破损,促进伤口愈合。

3. 增进病人舒适。

【操作程序】

1. 评估

（1）病人的年龄、病情、意识、心理状态、配合程度。

（2）有无大小便失禁、留置导尿管、泌尿生殖系统或直肠手术等。

（3）会阴部清洁程度、皮肤黏膜情况(有无皮肤破损、炎症、肿胀、触痛等)、有无伤口、流血及流液

笔记

情况。

2. 计划

(1) 病人准备：明确操作目的，了解操作过程。

(2) 护士准备：着装整洁，洗手，戴口罩。

(3) 用物准备

1) 治疗车上层：治疗盘内备毛巾、清洁棉球、无菌溶液、大量杯、镊子、一次性手套、浴巾、卫生纸。治疗盘外备橡胶单、中单、水壶（内盛 50~52℃的温水）、手消毒液。

2) 治疗车下层：便盆、生活垃圾桶、医用垃圾桶。

3) 屏风。

(4) 环境准备：病室安静、整洁，有屏风遮挡病人。

3. 实施　见表 5-8。

表 5-8　会阴部护理

操作流程	步骤说明	要点说明
1. 核对解释	携用物至床边、核对解释	
2. 屏风遮挡	拉好隔帘或使用屏风，关闭门窗	• 保护病人隐私
3. 安置体位	协助病人取仰卧位。将盖被折于会阴部以下，将浴巾盖于病人胸腹部	• 询问病人的冷暖感受
4. 戴好手套	戴好一次性手套	
5. 暴露会阴	暴露会阴部	
6. 准备温水	脸盆内放温水，将脸盆和卫生纸放于床旁桌上，将毛巾放于脸盆内	
7. 擦洗会阴		
▲男性		
(1) 大腿上部	将浴巾上半部返折，暴露阴茎部位。用病人衣服盖于病人胸部。清洗并擦干两侧大腿上部	• 保暖，保护病人隐私
(2) 阴茎头部	轻轻提起阴茎，将浴巾铺于下方。由尿道口向外环形擦洗阴茎头部(图 5-10)更换毛巾，反复擦洗，直至擦净阴茎头部	• 擦洗方向为从污染最小部位至污染最大部位，防止细菌向尿道口传播
(3) 阴茎体部	沿阴茎体由上向下擦洗，特别注意阴茎下皮肤	• 力量柔和、适度，避免过度刺激
(4) 阴囊部位	小心托起阴囊，擦洗阴囊下皮肤皱褶处	• 轻柔擦拭，防止阴囊部位受压引起病人疼痛
▲女性		
(1) 安置体位	协助病人取仰卧位，屈膝，两腿分开	
(2) 大腿上部	将浴巾上半部返折，暴露会阴部，用病人衣服盖于病人胸部。清洗并擦干两侧大腿的上部	• 保暖，保护病人隐私
(3) 阴唇部位	一手轻轻合上阴唇；另一手擦洗阴唇外黏膜部分和皮肤皱褶处，从会阴部向肛门方向擦洗，减少粪便中致病菌向尿道口传播的机会	
(4) 尿、阴道口	一手分开阴唇，暴露尿道口和阴道口。另一手从会阴部向肛门方向轻轻擦洗各个部位，彻底擦净阴唇、阴蒂及阴道口周围部分	• 每擦一处，更换毛巾的不同部位减少致病菌向尿道口传播 • 女性月经期或留置导尿时，可用棉球清洁
(5) 放置便盆	先铺橡胶单、中单(或一次性尿垫)于病人臀下，再置便盆于病人臀下	

续表

操作流程	步骤说明	要点说明
(6) 冲洗会阴	护士一手持装有温水的大量杯,一手持夹有棉球的大镊子,边冲水边擦洗会阴部。从会阴部冲洗至肛门部,冲洗后,将会阴部彻底擦干(图5-11),将用过的棉球弃于便盆中	
(7) 撤去盆、单	撤去便盆、中单及橡胶单(或一次性尿垫)。协助病人放平腿部,取舒适卧位	
8. 取侧卧位	将浴巾放回原位,盖于会阴部位。协助病人取侧卧位	
9. 擦洗肛门	擦洗肛门,特别注意肛门部位的皮肤情况。必要时在擦洗肛门前,可先用卫生纸擦净	
10. 涂抹软膏	如病人有大、小便失禁,可在肛门和会阴部位涂凡士林或氧化锌软膏	• 保护皮肤
11. 整理用物	(1) 撤去浴巾,整理用物 (2) 脱去一次性手套,将一次性手套弃于医用垃圾桶内	
12. 安置病人	协助病人穿好衣裤,协助病人取舒适卧位,整理病人床单位	
13. 观察局部	观察会阴部及其周围部位的皮肤状况	
14. 准确记录	洗手,记录执行时间及护理效果	

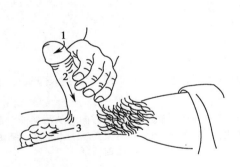

图 5-10 擦洗阴茎头部法

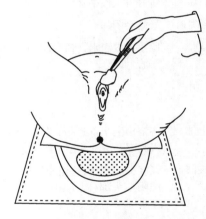

图 5-11 会阴冲洗法

4. 评价
(1) 病人感觉会阴部清洁、舒适。
(2) 护士操作中减少暴露,保护了病人的隐私。
(3) 护患沟通有效,病人及其家属掌握了会阴部清洁方法。

【注意事项】
1. 进行会阴部擦洗时,每擦洗一处需变换毛巾部位。如用棉球擦洗,每擦洗一处应更换一个棉球。
2. 如病人有会阴部或直肠手术,应使用无菌棉球擦净手术部位及会阴部周围。
3. 操作中减少暴露,注意保暖,并保护病人隐私。
4. 留置导尿管者,由尿道口处向远端依次用消毒棉球擦洗。
5. 女性病人月经期宜采用会阴冲洗。

二、压疮的预防及护理

(一)压疮的概念

压疮(pressure sore)也称压力性溃疡(pressure ulcer),是指身体局部组织长期受压,血液循环障碍,局部组织持续缺血、缺氧、营养不良,导致皮肤失去正常功能而引起的局限性组织溃烂和坏死。

压疮最早被叫作"褥疮",来源于拉丁文"decub",意为"躺下"。容易使人误认为压疮是"由躺卧引起的溃疡"。实际上,压疮不仅可发生于长期卧床的病人,也可发生于长久坐位或其他的病人。因此,引起压疮最重要的因素是压力,故目前医学上倾向于将压疮称为"压力性溃疡"。

压疮本身不是原发病,一般是由于某些疾病发生后病人没有得到很好的护理而造成的损伤。一旦发生压疮,不仅给病人带来痛苦,加重病情,严重时还可继发感染引起败血症而危及生命。

(二)压疮形成的原因

1. 压疮形成的力学因素　当持续性的垂直压力超过毛细血管压(正常为16~32mmHg),局部组织会发生缺血、坏死、溃烂。造成压疮的主要力学因素是压力、剪切力与摩擦力,压力可压迫毛细血管,剪切力和摩擦力可撕裂组织、损伤血管。卧床或坐位的病人长时间不改变体位,局部组织受压过久出现血液循环障碍。通常是2~3种力联合作用所致(图5-12)。

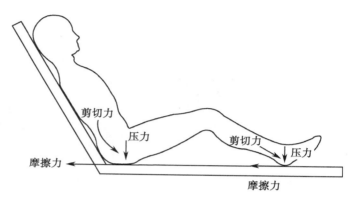

图 5-12　压疮发生的力学因素

(1)压力:压力是局部组织遭受的垂直压力。引起压疮的最主要原因是局部组织承受持续性压力。单位面积承受的压力越大,组织发生压疮所需时间越短。研究提示,若外界施与局部的压强超过终末毛细血管压的2倍,且持续1~2h,即可阻断毛细血管对组织的灌流,引起组织缺氧;若持续受压2h以上,就可引起组织不可逆的损害,从而发生压疮。

(2)摩擦力:摩擦力是指相互接触的两物体,在接触面上发生的阻碍相对运动的力。当病人卧床、变换体位或坐轮椅时,皮肤随时都可受到床单或轮椅垫表面的逆行阻力摩擦,导致皮肤擦伤,擦伤的皮肤一旦受到汗、尿、粪等的浸渍,更易发生压疮。

(3)剪切力:剪切力是由两层组织相邻表面间的滑行,产生进行性的相对移位时所产生的一种力。它是压力和摩擦力共同作用的结果,与体位密切相关,比如:病人靠坐在轮椅上时,身体会向下滑,与髋骨紧邻的组织随骨骼向下移动,但皮肤与椅面间存在摩擦力,皮肤和皮下组织无法移动,加上皮肤垂直方向的压力,从而导致剪切力的产生。此时,组织血管拉长、扭曲、断裂,形成血栓和真皮损害,进而发生深部坏死。

2. 局部潮湿或排泄物刺激　如大小便失禁、伤口分泌物增多、引流渗出液、出汗等可使皮肤酸碱度改变和受到潮湿刺激而受损。且潮湿的皮肤有利于微生物滋生,还使皮肤变软,耐受性降低。另外,床单皱褶、碎屑等亦可导致皮肤受损。

3. 营养不良或水肿　营养状况是影响压疮形成的一个重要因素。长期营养不良,可致肌肉萎缩、皮下脂肪变薄,皮肤与骨骼间的充填组织减少;机体脱水时皮肤弹性变差,在压力或摩擦力的作用下容易变形,压疮发生的危险增加。水肿的皮肤由于弹性、顺应性下降,更容易受损伤,同时组织水肿使毛细血管与细胞间距离增加,氧和代谢产物在组织细胞的溶解和运送速度减慢,皮肤出现营养不良,容易发生压疮。

4. 医疗器械使用不当　使用石膏、绷带、夹板、约束带、牵引时,衬垫不当,松紧不适宜,致使局部血液循环受阻,而发生压疮。

(三)压疮分期和临床表现

压疮的发生是一个渐进性过程,常用的分类系统是依据其受压皮肤损伤程度分为四期(图5-13)。

1. Ⅰ期　淤血红润期,此期为压疮初期,局部皮肤出现暂时性血液循环障碍,表现为红、肿、热、痛或麻木,解除压力30min后,皮肤颜色仍不能恢复正常。此期皮肤完整性未破坏,为可逆性改变,如及时去除诱因,加强预防措施,可阻止压疮的发展。

2. Ⅱ期　炎性浸润期,红肿部位继续受压,血液循环仍得不到改善,静脉回流受阻,局部静脉淤

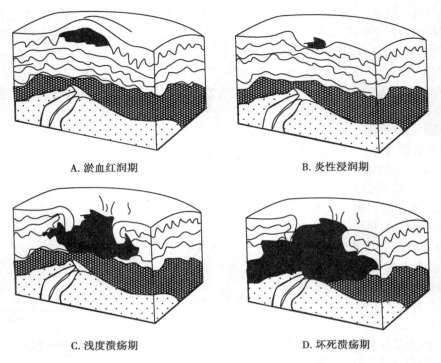

A. 淤血红润期   B. 炎性浸润期

C. 浅度溃疡期   D. 坏死溃疡期

图 5-13 压疮的病理分期

血,皮肤的表皮层、真皮层或二者均发生损伤或坏死。受压部位呈紫红色,皮下产生硬结,常有水疱,极易破溃,水疱破溃后表皮脱落显露潮湿、红润的创面,病人有疼痛感。此期若及时解除受压,改善血液循环,清洁创面,仍可防止压疮进一步发展。

3. Ⅲ期　浅度溃疡期,全层皮肤破坏,损伤可达皮下组织和深层组织,但肌肉、肌腱和骨骼尚未暴露。主要表现为表皮水疱逐渐扩大、破溃,真皮层创面有黄色渗出液,感染后表面有脓液流出,浅层组织坏死,形成溃疡。疼痛感加重。

4. Ⅳ期　坏死溃疡期,为压疮严重期。主要表现为坏死组织侵入真皮下层和肌肉层,感染向周围及深部组织扩展,可深达骨骼。坏死组织发黑,脓性分泌物增多,有臭味,严重者细菌及毒素侵入血液循环,可引起脓毒败血症,造成全身感染,甚至危及病人生命。

但压疮创面覆盖较多的坏死组织或局部皮肤出现紫色、焦痂等改变时,压疮难以划分。2014 年美国国家压疮咨询委员会(National Pressure Ulcer Advisory Panel,NPUAP)/欧洲压疮咨询委员会(European Pressure Ulcer Advisory Panel,EPUAP)压疮分类系统,根据压疮累及的深度和组织结构的变化将压疮分为六种情况,增加了可疑深度组织损伤和不可分期压疮,进一步描述了局部组织损伤累及的深度和结构,澄清了临床难以划分的压疮分期,切实提高了分期的准确性。

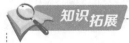

2014 年国际 NPUAP/EPUAP 压疮分类系统

根据 2014 年国际 NPUAP/EPUAP 压疮分类系统,将压疮分为:

Ⅰ期:皮肤完整,出现压之不褪色的局限性红斑,常位于骨隆突处。与周围组织相比,该区域可有疼痛、坚硬或松软,皮温升高或降低。肤色较深者因不易观察到明显的红斑而难以识别 Ⅰ 期压疮迹象,但其颜色可与周围皮肤不同。

Ⅱ期:部分表皮缺失,表现为浅表开放性溃疡,创面呈粉红色、无腐肉;也可表现为完整或破损的浆液性水疱。

Ⅲ期:全层皮肤缺失,可见皮下脂肪,但肌肉、肌腱和骨骼尚未显露。可见腐肉但并未掩盖组织缺失的深度。可有潜行或窦道。此期压疮的深度依解剖学位置不同而表现各异。鼻、耳、枕骨和踝部因皮下组织缺乏表现为表浅溃疡;臀部等脂肪丰富部位可发展损伤较大的Ⅲ期压疮。

Ⅳ期:全层组织缺失,伴骨骼、肌腱或肌肉外露,可以显露或探及外露的骨骼或肌腱。创面基底部可有腐肉和焦痂覆盖,常伴有潜行或窦道。与Ⅲ期类似,此期压疮的深度取决于解剖位置,可扩展至肌肉和(或)筋膜、肌腱或关节囊,严重时可导致骨髓炎。

不可分期压疮:全层组织缺失,创面基底部覆盖有腐肉和/或焦痂。此期无法确定其实际缺损深度,彻底清除坏死组织和(或)焦痂,暴露创面基底部后方可判断其实际深度和分期。清创前通常渗液较少,甚至干燥,痂下感染时可出现溢脓、恶臭。

可疑深部组织损伤压疮:皮肤完整,局部区域出现紫色或褐红色颜色改变,或出现出血性水疱,是由于压力和(或)剪切力所致皮下软组织受损所致。可伴疼痛、坚硬、糜烂、松软、潮湿、皮温升高或降低。肤色较深者难以识别深层组织损伤。

(四)压疮的好发部位

压疮好发于经常受压和无肌肉包裹或肌层较薄、缺乏脂肪组织保护的骨隆突处,压疮的发生与卧位有着密切的关系。体位不同,受压点不同,好发部位也不同(图5-14)。

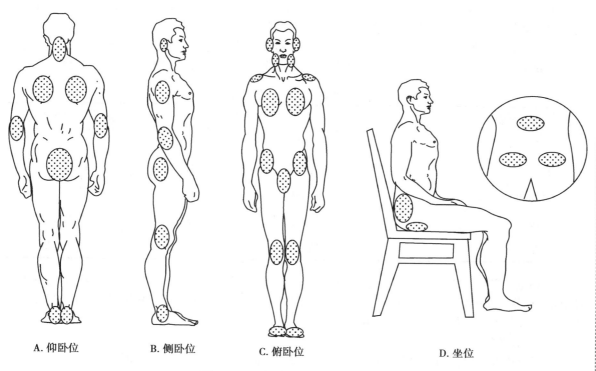

A. 仰卧位　　B. 侧卧位　　C. 俯卧位　　D. 坐位

图5-14　不同卧位压疮的好发部位

1. 仰卧位　好发于枕骨粗隆、肩胛部、肘部、脊椎体隆突处、骶尾部、足跟及足趾。
2. 侧卧位　好发于耳廓、肩峰、肋部、肘部、髋部、膝关节的内外侧及内外踝等。
3. 俯卧位　好发于面颊和耳廓、肩峰、女性乳房、男性生殖器及肋缘突出处、髂嵴、膝部、足趾部等。
4. 坐位　好发于坐骨结节。

(五)压疮的危险因素和高危人群的评估

早评估、早发现、早预防是降低压疮发生率的关键,护士需要对压疮的危险因素有充分的认识,并能对护理对象的压疮发生的危险性进行有效评估,目前临床上常用的危险因素评估表有 Braden 危险因素评估表、Norton 压疮风险因素评估量表。

1. 危险因素

（1）Braden 危险因素评估表：是目前国内外用来预测压疮发生的较为常用的方法之一（表 5-9），对压疮高危人群具有较好的预测效果，且评估简便、易行。评估内容包括感觉、潮湿、活动力、移动力、营养、摩擦力和剪切力 6 个部分。总分值范围为 6~23 分，分值越少，提示发生压疮的危险性越高。评分≤18 分，提示病人有发生压疮的危险，建议采取预防措施。

表 5-9　Braden 危险因素评估表

项目 / 分值	1	2	3	4
感觉：对压力相关不适的感受能力	完全受限	非常受限	轻度受限	未受损
潮湿：皮肤暴露于潮湿环境的程度	持续潮湿	潮湿	有时潮湿	很少潮湿
活动力：身体活动程度	限制卧床	坐位	偶尔行走	经常行走
移动力：改变和控制体位的能力	完全无法移动	严重受限	轻度受限	未受限
营养：日常食物摄取状态	非常差	可能缺乏	充足	丰富
摩擦力和剪切力	有问题	有潜在问题	无明显问题	——

（2）Norton 压疮风险因素评估量表：也是目前公认用于预测压疮发生的有效评分方法（表 5-10），特别适用于老年病人的评估。评估内容包括身体状况、精神状态、活动能力、灵活程度及失禁情况 5 个方面。总分值范围为 5~20 分，分值越少，提示发生压疮的危险性越高。评分≤14 分，提示病人有发生压疮的危险，建议采取预防措施。由于此评估表缺乏营养状态的评估，故临床使用时需补充相关内容。

表 5-10　Norton 压疮风险因素评估量表

项目 / 分值	4	3	2	1
身体状况	良好	一般	不好	极差
精神状态	思维敏捷	无动于衷	不合逻辑	昏迷
活动能力	可以走动	需协助	坐轮椅	卧床
灵活程度	行动自如	轻微受限	非常受限	不能活动
失禁情况	无失禁	偶有失禁	经常失禁	二便失禁

2. 高危人群　压疮发生的高危人群包括：①神经系统疾病病人；②脊髓损伤者；③老年病人；④身体衰弱、营养不良病人；⑤肥胖病人；⑥水肿病人；⑦疼痛病人；⑧发热病人；⑨使用医疗器械者；⑩手术病人。对上述高危人群应加强压疮预防和管理。

（六）压疮的预防

控制压疮发生的关键是预防，预防压疮的关键是去除病因，对危重和长期卧床等易发生压疮病人，应经常观察受压部位皮肤情况，以有效的护理措施预防和杜绝压疮的发生。因此，护士在工作中应做到"七勤"即：勤观察、勤翻身、勤擦洗、勤按摩、勤更换、勤整理和勤交班。

1. 保护皮肤，避免外界机械力的作用

（1）经常更换卧位：鼓励和协助卧床病人经常更换体位是预防压疮最有效的方法，它可使骨骼突起部位交替受压。利用支撑用具协助病人采取 30° 倾斜侧卧位（右侧、仰卧、左侧交替进行）的躺卧姿势，可尽量减轻骨骼突起部位的受压，病情允许可耐受者还可交替增加应用俯卧位，但注意避免 90° 侧卧位或半坐卧位等使压力加大的躺卧姿势。翻身的间隔时间根据病情及受压处皮肤情况决定，至少每 2h 翻身 1 次，如果骨骼隆起处皮肤出现红色，应避免局部继续受压并增加翻身次数。建立床头翻身记录卡（表 5-11），以保证翻身正确性和不间断，每次翻身后，应观察皮肤有无水肿、发冷或发红。另外还可使用电动翻转床帮助病人变换卧位。

表 5-11　翻身记录卡

姓名：　　　　　　床号：			
日期 / 时间	卧位	皮肤情况及备注	执行者

（2）保护骨突处和支持身体空隙处：病人体位安置妥当后，可在骨突处或易受压部位垫海绵垫褥、水褥、气垫褥、羊皮垫或使用翻身床等，或在身体空隙处垫软枕、海绵垫等使支撑身体重量的面积增大，从而降低骨突部位皮肤所受到的压强；羊皮垫具有抵抗剪切力及高度吸收水蒸气的性能，适用于长期卧床病人；对易受压部位还可采用支被架抬高被毯，以避免局部受压，但不宜使用可引起溃疡的圈状垫，如棉圈和橡胶气圈。

（3）避免摩擦力和剪切力：在给病人翻身或搬运病人时，应将病人的身体抬离床面，避免拖、拉、推。对于长期卧床的病人，除非病情限制，床头抬高不超过 30°，可减少剪切力的发生。不可使用破损便盆以免擦伤皮肤。

组图：预防压疮器具

（4）正确使用医疗用具：对使用石膏、绷带、夹板等固定的病人，衬垫应平整、柔软、松紧适度、位置合适，尤其要注意骨隆突处的衬垫，应注意观察局部皮肤和肢端皮肤颜色的变化，认真听取病人的主诉，一旦发现石膏绷带凹凸不平或过紧，立即通知医生，及时调整。

2. 避免局部理化因素的刺激

（1）保持皮肤清洁、干燥：对大小便失禁、出汗及分泌物多的病人，应及时洗净擦干。清洁皮肤时采用温水或中性溶液清洁病人皮肤，避免使用碱性肥皂、含乙醇的用品，以免引起皮肤干燥或使皮肤残留碱性残余物而刺激皮肤。擦洗动作应轻柔，不可用力过度，防止损伤皮肤。清洁皮肤，使其干燥后，可适当使用润肤品以保持皮肤湿润。对皮肤易出汗的部位如腋窝、腘窝及腹股沟等，应及时擦干汗液。对排泄失禁者，应及时擦洗皮肤，并根据病人皮肤情况采取隔离防护措施，如局部使用皮肤保护剂、水胶体类敷料或伤口保护膜等，以保护局部皮肤免受刺激。

（2）保持床单及被褥整洁、干燥、无碎屑，严禁让病人直接卧于橡胶单或塑料布上。对排泄失禁者，应及时更换床单、衣物，以减少对皮肤的刺激和损伤。

3. 促进局部血液循环

（1）关节活动度练习（range of motion exercises）：简称 ROM 练习，是指根据每一特定关节可活动的范围来对此关节进行屈曲和伸展的运动，是维持关节可动性的有效锻炼方法。对长期卧床或活动障碍的病人，每日应进行主动或被动的全范围关节运动，以维持关节的活动性和肌肉的张力，促进肢体的血液循环。

（2）定期为病人温水擦浴：不仅能清洁皮肤，还能刺激皮肤血液循环，但水温不宜过高，以免损伤皮肤。

（3）局部受压部位适当按摩：病人变换体位后，对局部受压部位进行适当按摩，改善该部位血液循环，预防压疮发生。但需注意的是，传统按摩皮肤的方法尚缺乏科学证据支持，不适当的按摩皮肤可造成深部组织的损伤。对因受压而出现反应性充血的皮肤组织则不主张按摩，因此时软组织已受到损伤，实施按摩可造成深部组织损伤。

4. 改善机体营养状况　营养不良既可导致压疮，又可影响压疮的愈合。蛋白质是机体组织修补所必需的物质，维生素 A、维生素 C、维生素 B_1、维生素 B_5 和锌也可促进伤口的愈合，因此在病情许可的情况下应给予病人高蛋白、高热量、高维生素饮食和适当补充硫酸锌，对不能进食的病人，可使用鼻饲或静脉营养。另外，水肿病人应限制水和盐的摄入，脱水病人应及时补充水和电解质。

5. 鼓励病人活动　尽可能避免给病人使用约束带和镇静剂。在病情许可的情况下，协助病人进行肢体功能练习，鼓励病人尽早离床活动，预防压疮发生。

6. 健康教育　为了让病人及其家属有效地参与预防压疮的工作,应确保病人和家属的知情权,使其了解自身皮肤状态及压疮的危害,指导其掌握预防压疮的知识和技能,包括引起压疮的原因、压疮形成的危险因素、压疮的好发部位和表现、营养知识、减压装置的选择、翻身技巧及皮肤清洁技巧等,从而鼓励病人和家属有效地协助或独立采取措施预防压疮。

(七) 压疮的治疗和护理

尽管预防压疮措施是非常有效的,但一些高危个体仍然可能发生压疮。病人、家属和医护人员应相互沟通,一起制定治疗和护理压疮的方案,治疗压疮的措施主要采用以局部治疗为主、全身治疗为辅的综合性治疗措施。

1. 全身治疗　积极治疗原发病,补充营养和进行全身抗感染治疗等。良好的营养是创面愈合的重要条件,因此应给予平衡饮食,增加蛋白质、维生素及微量元素的摄入。对长期不愈的压疮,可静脉滴注复方氨基酸溶液。低蛋白血症病人可静脉输入血浆或人血清蛋白;不能进食者采用全胃肠外营养治疗,以满足机体代谢需要。此外,遵医嘱给予抗感染治疗,预防败血症发生。同时加强心理护理,消除不良心境,促进身体早日康复。

2. 各期压疮的治疗和护理　评估、测量并记录压疮的部位、大小(长、宽、深)、创面组织的形态、渗出液、有无潜行或窦道、伤口边缘及周围皮肤状况等,对压疮的发展进行动态监测,根据压疮分期的不同和伤口情况采取针对性的治疗和护理。

(1) 淤血红润期:此期皮肤已破损,不提倡局部皮肤按摩和擦洗,防止造成进一步伤害。因此,护理的重点是去除致病因素,采取加强避免局部继续受压,增加翻身次数;避免摩擦、潮湿等压疮预防措施外,局部可使用半透膜敷料或水胶体敷料加以保护,防止压疮继续发展。

(2) 炎性浸润期:此期护理的重点是保护皮肤,避免感染。除继续加强预防压疮的各项措施外,应对出现水疱的皮肤进行处理。对未破的小水疱可用无菌纱布包扎,并减少摩擦,防止破裂、感染,使其自行吸收;大水疱可在无菌操作下,用无菌注射器抽出疱内液体(不可剪去表皮),表面涂以消毒液,并用无菌敷料包扎。如水疱已破溃,应消毒创面及其周围皮肤,再用无菌敷料包扎。

(3) 浅度溃疡期:此期护理的重点是清洁创面,消除坏死组织,处理伤口渗出液,促进肉芽组织生长,并预防和控制感染。

根据伤口类型选择伤口清洗液。创面无感染时可用生理盐水冲洗;创面有感染时可根据创面细菌培养及药物敏感试验结果选用合适冲洗液,如 0.02% 呋喃西林溶液、3% 过氧化氢溶液等。

进行创面清创处理时,应根据病人的病情和耐受性、局部伤口坏死组织情况和血液循环情况选择清创方式,如外科清创、机械性清创、自溶性清创、生物性清创及化学性清创等。清创期间应动态观察伤口渗出液量、组织类型和面积的变化。

根据渗出液的特点,选择适当的湿性敷料,确定换药频率。

局部创面还可采用药物治疗,如碘伏、胰岛素、碱性成纤维因子等,或采用清热解毒、活血化瘀、去腐生肌的中草药治疗。

(4) 坏死溃疡期:此期护理除继续采用浅度溃疡期的治疗和护理措施外,重点是去腐生新。采取清创术清除焦痂和腐肉,处理伤口潜行和窦道以减少无效腔,并保护暴露的骨骼、肌腱和肌肉。

对深达骨质、保守治疗不佳或久治不愈的压疮可采取外科手术治疗,如植皮修补缺损或皮瓣移植术等。

对无法判断的压疮和怀疑深层组织损伤的压疮需进一步全面评估,采取必要的清创措施,根据组织损伤程度选择相应的护理方法。

3. 其他方法　一些其他的治疗方法正在探讨中,如电流刺激、高压氧疗、激光治疗、超声波疗法、外敷用药及全身用药等。上述治疗压疮无效时,可考虑用手术清除坏死组织、植皮等,促进伤口愈合。术后注意避免伤口受压,防止伤口感染。

组图:压疮
敷料

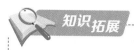

知识拓展

治疗压疮伤口敷料的选择及应用

随着湿性愈合理论的不断推广,新型敷料应运而生。应用敷料以保护伤口免受污染和外伤,吸收渗出液,填充坏死腔缺损,减轻水肿以及提供最佳的愈合环境。

临床常用敷料包括:薄膜敷料、水胶体敷料、水凝胶敷料、藻酸盐敷料、硅胶敷料、泡沫敷料、含银敷料、含碘敷料、纱布敷料等。敷料的选择必须基于伤口床的情况、伤口周围皮肤情况以及压疮病人的护理目标,并应遵循医疗机构的规定和生产厂商的建议。其中水凝胶敷料最常用于Ⅱ~Ⅲ压疮,在压疮愈合、创面缩小、吸收能力、更换料时的疼痛及不良反应等方面,水胶体敷料明显优于纱布;泡沫敷料可以更有效地管理渗出液;自粘性硅胶敷料能显著降低对伤口周围皮肤造成的损伤;银离子敷料可以使溃疡面积减小,同时降低生物负荷,但应该在溃疡痊愈后立即停止使用,因银离子敷料使用不当可能具有毒性,并可能出现银耐药菌株。

第四节　卧有病人床整理及更换床单法

卧有病人床整理及更换床单法主要适用于昏迷、瘫痪、高热、大手术后或年老体弱等病情较重、长期卧床、活动受限、生活不能自理的病人。

【目的】

1. 保持病床和病室整洁、美观、舒适。

2. 预防压疮等并发症。

【操作程序】

1. 评估

(1) 病人的病情、合作程度,身上有无各种导管及伤口,肢体活动度。

(2) 病人床单位的清洁程度。

2. 计划

(1) 病人准备:明确操作目的,了解操作过程。

(2) 护士准备:着装整洁,洗手,戴口罩。

(3) 用物准备

1) 整理法:床刷及床刷套(略湿)。

2) 更换床单法:护理车、大单、中单、被套、枕套、床刷及套(略湿)、污物袋、手消毒剂,需要时备清洁衣裤。

(4) 环境准备:病室内无病人进餐或治疗;调节好室温。

3. 实施

(1) 卧有病人床整理法:见表5-12。

表5-12　卧有病人床整理法

操作流程	步骤说明	要点说明
1. 核对解释	携用物至床边,核对解释	• 礼貌称呼,耐心解释,询问有无禁忌 • 意识不清者,向家属解释
2. 移开床椅	移开床旁桌离床约20cm,移床旁椅至床尾,如病情许可,放平床头及床尾支架,拉起对侧床档	
3. 松被翻身	松开床尾盖被,协助病人翻身至对侧,背向护士,移枕	• 关注病人侧卧时的舒适度,防止病人坠床,注意病人身上的导管安全与通畅情况

续表

操作流程	步骤说明	要点说明
4. 松单扫床	(1) 松开近侧各层单 (2) 用床刷扫净中单、橡胶中单后搭于病人身上,再从床头至床尾扫净大单上的渣屑,注意扫净枕下及病人身下的渣屑 (3) 依次将大单、橡胶中单、中单逐层拉平铺好,注意中线对齐 (4) 协助病人翻身侧卧于铺好的一侧,拉起近侧床档,转至对侧同法整理,协助病人平卧	• 操作过程,注意询问病人感受,安置好各种导管及输液管,观察皮肤
5. 整理盖被	整理好盖被叠成被筒,被尾内折与床尾齐	• 被筒的长、宽度适宜,确保病人躺卧舒适,便于病人足活动,防足部受压致足下垂
6. 整理枕头	取下枕头,拍松后放入病人头下	
7. 摇高床头	根据需要支起床头、床尾支架、床档	
8. 整理用物	(1) 整理病人床单位,移回床旁桌、椅,清理用物 (2) 洗手	• 询问病人感受及有无其他需要,耐心回答病人问题,感谢病人配合

(2) 卧有病人床更换床单法

1) 侧卧更换床单法:适用于卧床不起、病情允许翻身侧卧的病人(表5-13)。

2) 仰卧更换床单法(图5-16):适用于病情不允许翻身侧卧的病人(表5-14)。

表 5-13　侧卧更换床单法

操作流程	步骤说明	要点说明
1. 核对解释	携用物至床旁,核对、解释	• 礼貌称呼,耐心解释,询问有无禁忌和需要 • 意识不清者,向家属解释
2. 移开桌椅	如病情许可,放平床头及床尾支架,移桌距床约20cm,移椅至床尾,将清洁用物放于椅上,拉起对侧床档	
3. 松被翻身	松开床尾盖被,移枕至对侧。协助病人侧卧于床的对侧,背向护士(图5-15)	• 不过多翻动和暴露病人,以免疲劳、受凉; • 关注病人侧卧时的舒适度,防止病人坠床,注意病人身上的导管安全与通畅情况
4. 松单扫床	(1) 松开近侧各层床单,将中单向内卷入病人身下,扫净橡胶中单,搭于病人身上,从床头至床尾扫净渣屑,注意扫净枕下及病人身下的渣屑 (2) 将污大单向上翻卷塞于病人身下,扫净床褥	• 操作中护士应运用节力原理
5. 铺近侧单	(1) 先铺清洁大单。将铺于对侧的一半大单塞于病人身下,按铺床法铺好近侧大单,注意大单中线与床单中线对齐,塞于身下的大单正面向内。橡胶中单如有破损重新更换 (2) 放平橡胶中单 (3) 铺清洁中单于橡胶中单上,将一半中单向上卷入病人身下,近侧中单、橡胶中单一起塞入床垫下铺好 (4) 协助病人平卧,拉起近侧床档,转向对侧	• 注意区分清洁大单与污单不能混在一起
6. 移枕翻身	放下操作侧床档,将枕头移至对侧,再协助病人侧卧于铺好的一边	• 观察、询问病人有无不适

操作流程	步骤说明	要点说明
7. 铺对侧单	（1）松开各层床单，取出污中单放在床尾 （2）扫净橡胶中单搭在病人身上 （3）将污大单从床头卷至床尾（包污中单）放于污衣袋内 （4）扫净床褥上渣屑，取下床刷套放于污衣袋内 （5）同法铺好各层床单 （6）协助病人平卧，放下两侧床档	• 污单不要丢在地上
8. 更换被套	（1）松开被筒，将清洁被套正面朝外平铺于原盖被上，注意被套中线对齐床中线，并打开被尾 1/3 （2）将污被套内的棉胎竖叠三折后，再按"S"形折叠拉出，取出的棉胎不能接触污被套的外面 （3）将取出的棉胎马上放入清洁被套内，对好两上角，铺好棉胎并系带 （4）从床头至床尾撤出（或从床尾抽出）污被套，放于污衣袋内 （5）盖被两侧叠成被筒，被尾向内塞于垫下	• 被筒的长、宽度适宜，确保病人躺卧舒适，便于病人足活动，防足部受压致足下垂
9. 更换枕套	一手托起病人头颈部，另一手取出枕头，更换干净枕套后拍松，开口背门放置于病人头下	• 使病人感觉舒适
10. 整理用物	（1）协助病人取舒适卧位，按需支起床头、床尾支架和床档 （2）移回床旁桌椅，清理用物，污被单送洗 （3）洗手	• 询问病人感受及有无其他需要，耐心回答病人问题，感谢病人配合

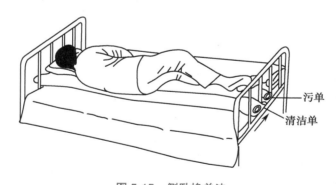

污单

清洁单

图 5-15 侧卧换单法

表 5-14 仰卧更换床单法

操作流程	步骤说明	要点说明
1. 核对解释	同侧卧更换床单法	• 礼貌称呼，耐心解释，询问有无禁忌和需要
2. 移开床椅	同侧卧更换床单法	
3. 取枕松单	（1）两人操作，分站在床的两侧。一人托起病人头颈部，另一人迅速取出枕头放至床尾 （2）松开床头大单和两侧各单 （3）一手抬起头颈部，另一手翻卷，将污大单从床头开始向上翻卷至病人肩部	

续表

操作流程	步骤说明	要点说明
4. 撤单铺单	(1) 先将清洁大单横折成比较小的形状,将清洁大单放于床头,对齐床中线铺好床头 (2) 抬起病人的上半身(骨科病人可利用牵引架上拉手抬起身躯),将污大单、中单、橡胶中单一起卷至病人臀下,同时将清洁大单拉至臀部 (3) 放下病人上半身,抬起臀部,迅速撤出各层污单,污大单和中单放在污衣袋内,橡胶中单放在床尾椅背上,同时将清洁大单拉至床尾,展平铺好	
5. 铺好中单	先铺好一侧橡胶中单和中单,余下一半塞于病人身下,转至对侧或另一人将橡胶中单和中单拉出,展平铺好	
6. 更换被套	同侧卧更换床单法	• 被筒的长、宽度适宜,确保病人躺卧舒适,便于病人足活动,防足部受压致足下垂
7. 更换枕套	同侧卧更换枕套法	
8. 整理用物	(1) 协助病人取舒适卧位,按需支起床头、床尾支架和床档 (2) 移回床旁桌椅,清理用物,污被单送洗 (3) 洗手	• 询问病人感受及有无其他需要,耐心回答病人问题,感谢病人配合

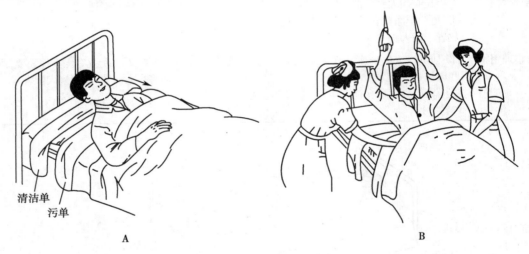

清洁单
污单

A

B

图 5-16 仰卧更换床单法

4. 评价

(1) 病人感觉安全、舒适。

(2) 护士操作时动作轻稳,节力。

(3) 护患沟通有效,病人满意。

【注意事项】

1. 保证病人安全、舒适,防止病人坠床或各种导管脱落。

2. 随时观察病情变化,一旦出现异常病情,立即停止操作,及时处理。

3. 及时更换床单,被套,一般每周更换 1~2 次,如被血液或体液污染,应及时更换。

第五节 晨晚间护理

昏迷、瘫痪、高热、大手术后或年老体弱等危重病人,由于病痛、自理能力丧失或减弱,需护士对其进行晨、晚间的生活护理,以满足身心两方面需要,促进舒适、休息与睡眠,以利于早日康复。

一、晨间护理

晨间护理一般于清晨诊疗工作前完成。

【目的】

1. 使病人清洁舒适,预防压疮、肺炎等并发症的发生。

2. 保持病室整洁、美观。

3. 观察和了解病情,及时发现病人存在的问题。

4. 增进护患交流,满足病人的身心需要。

【内容】

1. 生活护理 协助病人排便、漱口(口腔护理)、洗脸、洗手、梳发、翻身,检查皮肤受压情况,热水擦洗背部,用按摩油或膏进行背部及受压部位按摩,安置舒适卧位。

2. 整理床铺,需要时更换衣服、被单、被套和枕套。

3. 观察病人病情,进行心理护理和健康教育。

4. 整理病室,酌情开窗通风,保持病室空气新鲜。

图片:晨间护理工作流程

二、晚间护理

晚间护理应于每晚病人睡觉前完成。

【目的】

1. 保持病室安静、整洁,使病人清洁、舒适,易于入睡。

2. 观察和了解病情。

3. 预防并发症的发生。

【内容】

1. 协助病人刷牙或口腔护理、洗脸、洗手、擦洗背部和臀部、用热水泡脚,为女病人清洗会阴部。

2. 检查身体受压部位皮肤,按摩背部和骨隆突处。

3. 整理床铺,必要时给病人增加毛毯或盖被,就寝前协助病人排尿。

4. 创造良好的睡眠环境

(1)为病人创造安静、舒适的环境:如保持病室安静、无异味,注意床铺平整,棉被厚薄适宜,枕头高低适中;注意调节室内温度和光线,在通风换气后酌情关门窗,放下窗帘,关大灯,开地灯等;查房时应做到"四轻"。

(2)减少疾病带给病人的痛苦与不适:如疼痛时酌情给予镇痛药物;因绷带和各种导管造成睡眠障碍时,应予重新调整;解除由于咳嗽、气喘、腹胀、尿潴留等带来的不适;因姿势不当影响睡眠时,可帮助改换卧位。

(3)指导病人养成好的睡眠习惯:如临睡前不能吃得过饱、饮水不能过多、不喝浓茶与咖啡、不要过度兴奋;入睡前泡热水脚、喝一杯热牛奶可帮助入睡。

图片:晚间护理工作流程

(4)解除病人的心理压力:若病人是因为担扰、焦虑、顾虑等心理因素,影响睡眠时,应给予疏导、开导、安慰。

附 5-1 给便盆法

1. 准备解释 便盆上盖便盆巾,携便盆至病人床边,向病人解释,以取得合作。备屏风或拉床帘遮挡病人;将橡胶中单和中单置于病人臀下,天冷时可先温热便盆,不可使用破损便盆。

2. 放置便盆 协助病人脱裤、屈膝。嘱病人双脚蹬床面抬高臀部,同时一手托起病人腰骶部,另一手将便盆放于臀下,便盆阔边向病人头部(附图 5-1A)。如病情允许,可尊重病人排便习惯,将床头摇高。对不能自主抬高臀部的病人,可先助其侧卧,放妥便盆后,一手扶住便盆,另一手助病人恢复平卧位(附图 5-1B)。或两人分别站于床的两侧,协力抬起病人臀部,放置便盆。不可硬塞或硬拉便盆,以免损伤病人皮肤。

3. **协助排便** 询问病人是否需要护士留在床旁协助,如不需要,将手纸及呼叫器放在病人手边,暂离病室,等待呼唤。病人排便完毕,需要时协助病人擦净肛门。

4. **撤出便盆** 嘱病人双脚蹬床面抬高臀部,同时一手托起病人腰骶部,另一手轻轻将便盆撤出,盖上便盆巾,协助病人穿裤。

5. **洗手通风** 协助病人洗手,安置舒适卧位,撤去屏风或拉开床帘,开窗通风。

6. **观察整理** 观察粪便性状,必要时做记录以协助诊断和治疗。及时清洗、消毒便盆。

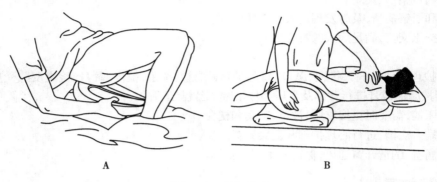

A   B

附图 5-1 给便盆法

(陈荣凤 崔德花)

思考题

1. 秦某,女,80 岁。右侧肢体瘫痪半年,长期卧床,近期发现其骶尾部皮肤呈紫色,皮下有硬结,表皮出现水疱。因伴发肺炎高热,持续给予大剂量抗生素治疗。入院第 10d 口腔检查发现口腔黏膜有乳白色分泌物。

请问:

(1) 该病人处于压疮的哪一期? 其处理措施有哪些?

(2) 应按什么顺序为其进行床上擦浴? 擦浴时应注意什么?

(3) 该病人口腔病变可能原因是什么? 为该病人进行口腔护理时应选择哪种漱口溶液? 注意什么问题?

2. 王某,女,63 岁,因车祸致右股骨骨折收治入院,现术后根据医嘱予行垂直悬吊皮牵引术。

请问:

(1) 该病人的晨间护理主要有哪些内容?

(2) 根据该病人的目前状况,在晨晚间护理时应注意什么?

思路解析

扫一扫,测一测

第六章　生命体征的观察与护理

　　生命体征(vital signs)是体温(temperature)、脉搏(pulse)、呼吸(respiration)和血压(blood pressure)的总称。它是机体内在活动的客观反映,是衡量机体状况正常与否的可靠指标。正常情况下,生命体征在一定范围内相对稳定;当机体患病时,生命体征会发生不同程度的变化。护士通过观察其变化,可以了解疾病的发生、发展及转归,为临床诊断、治疗和护理提供可靠依据。因此,生命体征的观察及护理是临床护理工作的重要内容之一,也是护士应掌握的基本技能。

第一节　体温的观察与护理

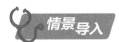 情景**导入**

情景描述:

　　王明,男性,25 岁,下午放学后和同学相约打篮球,回家的路上突遇大雨,当晚出现寒战、发热,自觉全身肌肉酸痛,右胸疼痛,深呼吸时加重,以发热待查入院。入院腋温 39.5℃,入院后体温持续在39~40℃,24h 波动不超过 1℃,持续 6d 不退。

请问:

1. 该病人为哪种热型?
2. 针对该病人的情况,护士应采取哪些护理措施?

　　体温(body temperature,T),一般所说的体温是指体核温度(core temperature),即人体内部胸腔、腹腔和中枢神经系统的温度,相对稳定,且较皮肤温度高。皮肤温度也称体表温度(shell temperature),常受环境温度和衣着厚薄的影响,且低于体核温度。正常人的体温保持在相对恒定的状态,主要是由于在下丘脑体温调节中枢的调节下,通过一系列的生理反应,使产热和散热保持动态平衡的结果。

一、体温的产生与调节

(一) 体温的产生

人体不断进行着物质代谢,糖、脂肪、蛋白质三大营养物质在人体内通过氧化分解而释放能量。其总量的50%以上迅速转化为热量,用以维持体温,并不断以热能的形式散发到体外;其余不足50%的能量贮存于三磷酸腺苷(ATP)内,以供机体利用,经过能量的转换与利用,最终转化为热能散发到体外。

(二) 产热与散热

1. 产热过程 人体通过化学方式产热。机体产热的过程是细胞新陈代谢的过程,主要的产热部位是肝脏和骨骼肌。安静时,肝脏产热量最大;运动时骨骼肌成为主要产热器官。机体的总产热量主要包括基础代谢、食物特殊动力作用和肌肉活动所产生的热量。使产热增加的因素有:进食、骨骼肌运动、交感神经兴奋、甲状腺素分泌增多等;使产热减少的因素有:禁食、肌肉运动减少等。

2. 散热过程 人体通过物理方式散热。人体散热的最主要部位是皮肤,占总散热量的70%,其余散热途径为呼吸和排泄。人体散热的方式主要有辐射、传导、对流、蒸发4种。当外界环境温度低于体温时,前三种散热方式发挥作用,当外界环境温度高于体温时,蒸发是人体唯一的散热方式。

(1) 辐射:是指机体以热射线的形式经皮肤表面向周围散发热量的方式,是人体在安静状态下处于气温较低环境中最主要的散热方式,约占总散热量的60%。影响辐射散热的主要因素有:皮肤与外界环境的温度差和机体有效辐射面积。如为中暑病人降温时降低病室温度,就是利用此原理。

(2) 传导:是指机体的热量直接传给与它接触的温度较低的物体的一种散热方式。影响传导散热的因素为所接触物体的导热性能、接触面积及温差大小。水的导热性好,如高热时用冰袋、冰帽等降温,就是利用传导散热。

(3) 对流:是指通过气体或液体的流动来交换热量的一种散热方式,是传导散热的一种特殊形式。影响对流散热的因素是气体或液体流动速度和温差大小,风速越大,温差越大,散热越多。临床工作中,开窗通风就是利用对流原理。

(4) 蒸发:是指水分由液态转变为气态,同时带走大量热量的一种散热方式(每蒸发1g水可散失2.43kJ的热量)。影响蒸发散热的主要因素为环境温度和湿度。高热病人乙醇拭浴,就是利用乙醇的蒸发带走热量,以起到降低体温的作用。

(三) 体温的调节

人体的体温是相对恒定的,维持体温相对恒定依赖于生理性(自主性)体温调节和行为性体温调节。生理性体温调节是在下丘脑体温调节中枢控制下,通过发汗、寒战等一系列生理反应,调节机体的产热和散热,将体温维持在相对稳定水平(称为调定点)。行为性体温调节是以自主性体温调节为基础,人们根据环境温度和个人对冷热的不同感觉,所产生的一种有意识的行为活动,如开窗通风、增减衣服、搓手跺脚等可随意控制的行为,达到调节控制体温的目的。一般所说的体温调节是指生理性体温调节。

二、正常体温及其生理性变化

(一) 正常体温

正常体温是一个温度范围,而不是一个具体的体温点。体温可用摄氏温度($^\circ C$)和华氏温度($^\circ F$)来表示。摄氏温度和华氏温度的换算公式为:

$$^\circ F = ^\circ C \times 9/5 + 32$$
$$^\circ C = (^\circ F - 32) \times 5/9$$

由于人体深部的温度不易测定,临床上常测量口腔、直肠、腋下等处的温度来代表体温。在三种测量方法中,直肠温度最接近于人体深部温度,而口腔、腋下测量体温更为方便、常用。健康成人不同部位正常体温的范围见表6-1。

表 6-1　成人正常体温平均值及波动范围

部位	平均值	正常范围	部位	平均值	正常范围
口腔	37.0℃（98.6℉）	36.3~37.2℃（97.3~99.0℉）	肛温	37.5℃（99.5℉）	36.5~37.7℃（97.7~99.9℉）
腋下	36.5℃（97.7℉）	36.0~37.0℃（96.8~98.6℉）			

（二）体温的生理性变化

体温可随年龄、性别、昼夜、运动、用药等因素的变化而有所波动,但这种波动很小,常在正常范围内,一般不超过 0.5~1℃。常见的因素如下:

1. 昼夜　人的体温在 24h 内呈周期性波动,一般清晨 2~6 时最低,午后 1~6 时最高。这种周期性的变化与机体昼夜活动的生物节律性有关,若长期从事夜间工作的人员,也可出现夜间体温上升、白天体温下降的现象。

2. 年龄　由于基础代谢水平不同,随着年龄的增长,体温有所降低,儿童、青少年体温略高于成年人,老年人的体温略低于青、壮年。新生儿尤其是早产儿,由于体温调节中枢发育不完善,调节功能差,其体温变化易受外界环境的影响而发生变化。

3. 性别　女性平均体温比男性约高 0.3℃,可能与女性皮下脂肪较厚、散热减少有关。女性在月经周期的排卵后至月经前和妊娠期体温轻度升高 0.2~0.5℃,而排卵前体温较低,排卵日最低。这与体内孕激素分泌的周期性变化有关。

4. 运动或劳动　剧烈肌肉活动(劳动或运动)可使骨骼肌紧张并强烈收缩,导致产热增加,引起体温升高。临床测量体温时应在病人安静状态下进行,小儿测量时应防止哭闹。

5. 药物　麻醉药物可抑制体温调节中枢或影响传入路径的活动而导致血管扩张,散热增加,降低机体对寒冷环境的耐受能力。因此手术病人在术中、术后应注意保暖。

此外,情绪激动、精神紧张、进食、环境温度的变化等均可使体温略有升高。而安静、睡眠、饥饿、服用镇静剂后可使体温下降。

三、异常体温的观察及护理

（一）体温过高

体温过高(hyperthermia)又称发热(fever)。是指机体在致热原的作用下,体温调节中枢的调定点上移,产热增加、散热减少,引起体温升高超过正常范围。发热的原因很多,根据致热原的性质和来源的不同,分为感染性发热和非感染性发热两大类。感染性发热较多见,由各种病原体感染引起,如细菌、病毒、真菌、螺旋体、支原体、寄生虫等;非感染性发热由病原体以外的各种物质引起,主要包括无菌性坏死物质的吸收所引起的吸收热、变态反应性发热、体温调节中枢功能紊乱引起的中枢性发热等。一般而言,当腋下温度超过 37℃或口腔温度超过 37.3℃,可称为发热。

1. 发热的程度　以口腔温度为标准,发热程度可划分为:

低热 37.3~38.0℃（99.1~100.4℉）

中等热 38.1~39.0℃（100.6~102.2℉）

高热 39.1~41.0℃（102.4~105.8℉）

超高热 41℃以上（105.8℉以上）

人体能耐受的最高温度为 40.6~41.4℃（105.1~106.5℉）,体温高达 43℃（109.4℉）则很少人能够存活。直肠温度持续超过 41℃,可引起永久性脑损伤,高热持续 42℃以上 2~4h 可导致休克及严重并发症。

2. 发热的过程及表现　一般发热分为三个阶段。

（1）体温上升期:其热代谢特点为产热大于散热。主要表现是疲乏无力、皮肤苍白、畏寒、干燥无汗,严重者有寒战。体温上升有骤升和渐升两种方式,前者是指体温突然升高,数小时内即升至高峰,多见于肺炎球菌肺炎、疟疾等;后者是指体温逐渐上升,数日内达到高峰,多无明显寒战,常见于伤寒等。

（2）高热持续期:其热代谢特点是产热和散热在较高水平上趋于平衡,体温维持在较高状态。主要表现是皮肤灼热、颜面潮红,呼吸、脉搏加快,口唇干燥,头痛、头晕、食欲缺乏、全身不适、软弱无力。

严重者可出现谵妄、昏迷。

（3）退热期：其热代谢特点是散热增加而产热趋于正常，直至体温恢复至正常水平。主要表现是大量出汗、皮肤温度降低。退热方式有骤退和渐退两种，骤退是指体温突然下降，在数小时内降至正常，多见于肺炎球菌肺炎、疟疾等，病人由于大量出汗，体液丢失过多，易出现血压下降、脉搏细速、四肢冰冷等虚脱或休克现象；渐退是指体温在数天内降至正常，多见于伤寒等。

3. 常见热型 有一定特征的体温曲线形态，称为热型（fever type）。某些疾病具有其独特的热型，对协助疾病诊断和了解疾病转归有重要意义。常见的热型有以下四种（图6-1）。

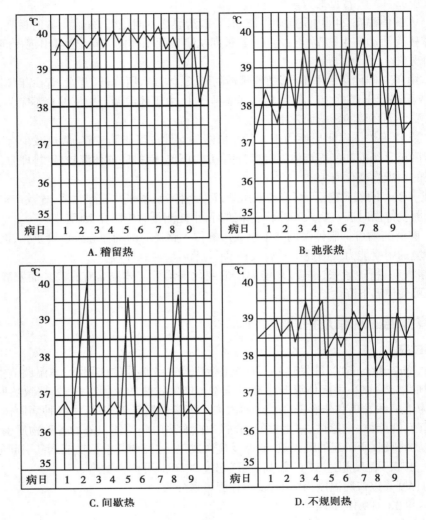

图6-1 常见热型

（1）稽留热（continuous fever）：体温维持在39~40℃，持续数天或数周，24h内波动范围不超过1℃。多见于肺炎球菌肺炎、伤寒等。

（2）弛张热（remittent fever）：体温在39℃以上，波动幅度大，24h内温差可达1℃以上，体温最低仍高于正常水平。多见于败血症、风湿热、严重化脓性疾病等。

（3）间歇热（intermittent fever）：体温骤然升至39℃以上，持续数小时或更长，然后下降至正常或正常以下，经过一个间歇，体温再次升高，并反复发作，即高热期和无热期交替出现。多见于疟疾等。

（4）不规则热（irregular fever）：发热无一定规律，持续时间不等。多见于流行性感冒、癌性发热等。

4. 发热病人的护理

（1）病情观察：①观察生命体征，定时测体温，一般每日测量4次，高热病人应每4h测量1次，待体温恢复正常3d后，改为每日2次。注意观察发热的临床过程、热型和临床表现及出汗情况等，密切注意呼吸、脉搏及血压变化。②观察是否有寒战、淋巴结肿大、结膜充血、关节肿痛及意识障碍等伴随症状。③观察发热原因及诱因是否消除。④观察治疗效果,比较治疗前后全身症状及各项实验室检查结果。⑤观察出入量的变化。⑥观察四肢末梢循环情况,若出现高热而四肢末梢厥冷、发绀等说明病情加重。⑦小儿高热易出现惊厥,应密切观察,如有异常及时与医生联系。

(2) 降温:可用物理方法或遵医嘱用药物降温,首选物理降温。物理降温有局部冷疗法和全身冷疗法。体温高于 39℃,可在病人头部、腘窝、腹股沟放置冰袋、冷毛巾,通过传导方式散热。体温高于 39.5℃,可为病人做温水或乙醇拭浴等全身冷疗方式降温。药物降温时应注意药物的剂量,尤其对年老体弱及心血管疾病者应防止出现休克或虚脱现象。采用降温措施 30min 后应测量体温,并做好记录和交班。

(3) 补充营养和水分:病情允许时,鼓励病人进食高热量、高蛋白、高维生素、易消化的流质或半流质食物,宜少量多餐,以补充高热的消耗,提高机体的抵抗力。鼓励病人多饮水,每日以 2500~3000ml 为宜,以补充高热时消耗的大量水分,并促进毒素和代谢产物的排出,帮助散热。对不能进食的病人,遵医嘱给予鼻饲或静脉输液,以补充水分、电解质和营养物质。

(4) 促进病人舒适:①低热者可酌情减少活动,适当休息;高热者应卧床休息,以减少能量的消耗,有利于机体康复。为病人提供温湿度适宜、安静舒适、通风良好的室内环境。②发热时唾液分泌减少,口腔黏膜干燥,且抵抗力下降,有利于病原微生物生长、繁殖,易引起口腔疾病和黏膜溃疡,故应在晨起、餐后、睡前协助病人做好口腔护理。③病人退热期大量出汗,应及时擦干汗液,更换衣服和床单,防止受凉,保持皮肤的清洁、干燥。对长期持续高热且被动体位的病人,应协助其翻身,防止压疮、肺炎等并发症。④高热病人可能会出现谵妄、惊厥、躁动不安,应注意防止出现坠床、舌咬伤等安全隐患,必要时可使用床档或约束带固定。

(5) 心理护理:观察了解发热各期病人的心理反应,耐心解答体温变化及伴随症状等,关心体贴病人,尽量满足病人的需要,以缓解其紧张情绪,消除躯体不适。

(6) 健康教育:教会病人及家属准确监测体温;指导发热病人的一般家庭护理方法。

(二) 体温过低

体温过低(hypothermia)是指体温低于正常范围。如体温低于 35℃称为体温不升。体温不升是一种危险的信号,常常提示疾病的严重程度和不良预后。

1. 常见原因

(1) 散热过多:长时期暴露在低温环境中,使机体散热过多、过快;在寒冷环境中大量饮酒,使血管过度扩张,热量散失。

(2) 产热减少:严重营养不良、极度衰竭,使机体产热减少。

(3) 体温调节中枢发育不良或受损:前者如早产儿由于体温调节中枢尚未发育成熟,对外界的温度变化不能自行调节;后者如颅脑外伤、脊髓受损、药物中毒等致体温过低。

2. 临床分级

(1) 轻度:32.1~35.0℃(89.8~95.0℉)

(2) 中度:30.0~32.0℃(86.0~89.6℉)

(3) 重度:<30.0℃(86℉)瞳孔散大,对光反射消失

(4) 致死温度:23.0~25.0℃(73.4~77.0℉)

3. 临床表现 体温过低时,病人可出现皮肤苍白、皮温下降、呼吸减慢、心律不齐、脉搏细弱、血压下降、感觉和反应迟钝,严重者可出现昏迷。

4. 体温过低病人的护理

(1) 密切观察生命体征:持续监测体温的变化,至少每小时测量 1 次,直至体温恢复至正常且稳定,同时注意脉搏、呼吸、血压的监测及病情变化的观察。

(2) 提高环境温度:维持室温在 22~24℃,避免室内空气对流。

(3) 给予保暖措施:给予毛毯、棉被、电热毯、热水袋、暖箱等保暖措施,给病人热饮,以提高机体温度,操作中注意防止烫伤。

(4) 加强病因治疗:去除引起体温过低的原因,使体温恢复正常。

(5) 做好健康宣教:待病人好转后,向病人及家属讲解引起体温过低的原因,以及护理方法。

四、体温的测量

(一)体温计的种类和构造

1. 玻璃汞柱式体温计

(1)构造：玻璃汞柱式体温计由一根真空毛细管，以及外侧带有刻度的玻璃棒构成；玻璃棒一端为贮汞槽，内盛汞液。当贮汞槽受热后，汞膨胀沿毛细管上行，其上行的高度与受热程度成正相关。毛细管与汞槽的连接处有一凹陷，使汞遇冷不会自行下降，保证数值准确并便于检视。玻璃棒外标有摄氏温度值，自35℃到42℃之间，每一度用短线标出10小格，在0.5℃和1℃的地方用较粗且长的线标记，在37℃处则染以红色，以示醒目。

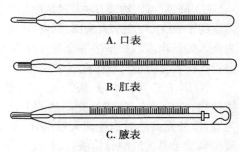

A. 口表

B. 肛表

C. 腋表

图6-2 水银体温计

(2)种类：根据使用部位，体温计有口表、腋表和肛表三种(图6-2)。

1)口表：贮汞槽细而长，玻璃棒呈三棱柱状，可用来测量口腔温度和腋窝温度。

2)腋表：贮汞槽长而扁，玻璃棒呈扁平状，以便于贴近腋窝皮肤。

3)肛表：贮汞槽略粗短，玻璃棒也呈三棱柱状，用于测量直肠温度。

2. 电子(数字)体温计 采用电子感温探头测量体温，测得的温度直接由数字显示，读数直观，测温准确，灵敏度高，使用方便。为适应不同需要，有笔式(图6-3)、奶嘴式等。

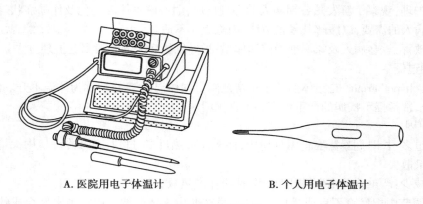

A. 医院用电子体温计   B. 个人用电子体温计

图6-3 电子体温计

3. 红外线测温仪 其原理是将物体发射的红外线辐射能转变成电信号，红外线辐射能的大小与物体本身的温度相对应，根据转变成电信号大小，可以确定物体的温度。红外线测温仪具有快速、安全、减少传染概率的特点。目前临床应用种类较多，可测量额头、耳、手心、脸等部位的温度，因耳道深部温度接近人体深部温度且受影响因素少，故耳道红外测温仪较体表测温仪准确率高。

4. 可弃式化学体温计 是一含有对热敏感的化学指示点薄片，测温时点状薄片颜色随机体的温度而发生变化，当颜色从白色变成蓝色时，最后蓝点的位置即为所测温度。这种体温计(图6-4)为一次性用物，适用于测量口腔温度。

图6-4 可弃式体温计

(二)体温计的消毒与检查

1. 体温计的消毒

(1)目的：为防止交叉感染，测量后的体温计应进行消毒处理。

(2)消毒液：常用的有75%乙醇、1%过氧乙酸、0.5%碘伏、1%消毒灵等。

(3)消毒方法：①玻璃汞柱式体温计消毒法：测温后将体温计全部放入消毒液中浸泡，5min后取出用清水冲洗,擦干后放入清洁、干燥容器中备用。注意口表、腋表、肛表应分别清洗和消毒。②电子体温计消毒:根据电子体温计制作材料的性质不同选择不同的消毒方法,常用的有浸泡法、熏蒸法,只消毒电子感温探头部分。

2. 体温计的检查

(1)目的:为确保测量体温的准确性,应定期对体温计进行检查。

(2)操作方法(玻璃汞柱式体温计):将全部体温计的水银柱甩至35℃以下,于同一时间放入已测好的40℃温水中,3min后取出检视,凡误差在0.2℃以上、玻璃管有裂缝、水银自行下降等,则不能使用;合格体温计用纱布擦干后放入清洁容器中备用。

视频:水银体温计的消毒及检查

(三)体温测量法

【目的】

判断体温有无异常;动态监测体温变化,分析热型和观察伴随症状;协助诊断,为预防、诊断、治疗和护理提供依据。

【操作程序】

1. 评估

(1)病人年龄、病情、意识、治疗等情况。

(2)病人在30min内有无影响测量体温准确性的因素存在。

(3)病人的心理状态、合作程度。

2. 计划

(1)病人准备:了解体温测量的目的、方法、注意事项及配合要点;体位舒适,情绪稳定。

(2)护士准备:着装整洁,洗手,戴口罩。

(3)用物准备:治疗盘内备容器2个(一个盛放已消毒的体温计,另一个盛放测温后的体温计),消毒液纱布,秒表,记录本,笔,弯盘。若测肛温,另备润滑油、棉签、卫生纸。体温计的数量及种类依据病人数及病情。

(4)环境准备:整洁、安静、安全,测肛温时应拉好床帘。

3. 实施　见表6-2。

视频:体温测量法

表 6-2　体温测量法

操作流程	操作步骤	要点说明
1. 核对解释	备齐用物至床旁,核对解释	● 确认病人,取得合作
2. 安置体位	(1)安置病人于舒适体位 (2)直肠测温采取侧卧、俯卧、屈膝仰卧位	● 暴露肛门
3. 测量体温		● 根据病人病情、年龄、意识状态等选择测量方法
▲口温测量法	(1)嘱病人张口,将体温计汞端斜放于舌下热窝(图6-5)处 (2)嘱病人口唇紧闭,用鼻呼吸 (3)测量3min	● 舌下热窝位于舌系带的两侧,是口腔中温度最高的部位 ● 避免体温计被咬碎,造成损伤 ● 此时可测量脉搏、呼吸
▲腋温测量法	(1)擦干腋下汗液,将体温计放于腋窝处,紧贴皮肤,嘱病人屈臂过胸夹紧体温计(图6-6) (2)测量10min	● 保证测量准确性 ● 此时可测量脉搏、呼吸
▲肛温测量法	(1)润滑汞端插入肛门3~4cm(图6-7),婴儿插入1.25cm,幼儿2.5cm (2)测量3min	● 用肥皂液或油剂润滑 ● 为婴幼儿、意识不清病人测温时,应守护在旁
4. 准确记录	取出体温计用消毒液纱布擦拭,读数,记录于记录本上	● 从手持端擦向汞端
5. 安置病人	整理病人床单位,协助病人取舒适卧位	● 肛表取出后,用卫生纸擦拭肛门处遗留的润滑剂及污物
6. 消毒用物	按体温计消毒法进行消毒	● 防止交叉感染
7. 绘制曲线	洗手,将测得的体温绘制于体温单上	

笔记

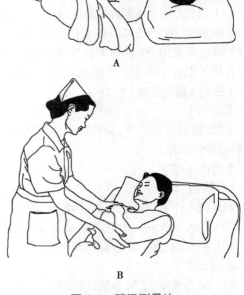

A

B

图 6-6　腋温测量法

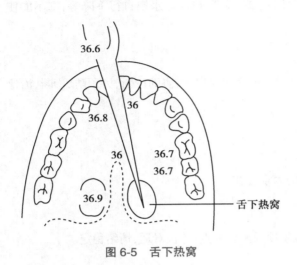

图 6-5　舌下热窝

4. 评价

(1) 病人安全,无损伤,无不适。

(2) 护士测量方法正确,测量结果准确。

(3) 护士能与病人或家属有效沟通,得到理解与配合。

【注意事项】

1. 婴幼儿、精神异常、昏迷、口腔疾患、口鼻手术、呼吸困难的病人不宜测量口温。腋窝有创伤、手术、炎症、腋下出汗多、肩关节受伤或过度消瘦者不宜测量腋温。直肠肛门部位疾病及手术、腹泻病人、心肌梗死病人不宜测肛温,心肌梗死病人可因肛表插入引起一过性迷走神经兴奋,导致心律不齐。

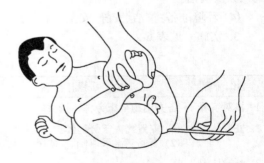

图 6-7　肛温测量法

2. 避免影响体温测量的各种因素　测温前若有进食、冷热饮、冷热敷、沐浴、运动、坐浴、灌肠等,应休息 30min 后再测量。

3. 测口温时,如病人不慎咬碎体温计,首先应立即消除口腔内玻璃碎屑,防止损伤口腔、食管、胃肠道黏膜;然后口服蛋清液或牛奶以延缓汞的吸收;病情允许的情况下可服用粗纤维食物,以促进汞的排泄。

4. 发现体温与病情不符时,应重新测量并在床旁监测。

5. 集中测量多个病人的体温时,在测量前后均应仔细清点和检查体温计的数量及有无损坏,以免将体温计遗留在病人床上造成意外伤害。

6. 凡给婴幼儿、昏迷、危重病人及精神异常者测体温时,应有专人看护,以免发生意外。

第二节　脉搏的观察与护理

一、脉搏的产生

在每个心动周期中,随着心脏的收缩与舒张,动脉内压力和容积发生周期性变化而导致动脉管壁发生周期性搏动,称为动脉脉搏,简称脉搏(pulse,P)。脉搏搏动沿着动脉管壁向小动脉传播,可用手指在体表触及。

二、正常脉搏及其生理性变化

(一)脉率

脉率指每分钟脉搏搏动的次数。正常成人在安静状态下脉率为 60~100 次 /min。正常情况下,脉率和心率是一致的。脉率的生理性波动受多种因素影响,当脉率微弱到难以测定时,应测心率。

1. 年龄　一般新生儿、幼儿的脉率较快,随年龄增长而逐渐减慢,到老年时稍有增快(表 6-3)。

表 6-3　各年龄段的平均脉率

年龄组	正常范围		平均脉率(次 / 分)	
生 ~1 个月	70~170		120	
1~12 个月	80~160		120	
1~3 岁	80~120		100	
3~6 岁	75~115		100	
6~12 岁	70~110		90	
	男	女	男	女
12~14 岁	65~105	70~110	85	90
14~16 岁	60~100	65~105	80	85
16~18 岁	55~95	60~100	75	80
18~66 岁	60~100		72	
65 岁以上	70~100		75	

2. 性别　同龄的女性脉率比男性稍快,一般每分钟快 5 次左右。
3. 体型　体表面积越大,脉率越慢,故身材细高者比矮胖者稍慢。
4. 活动与情绪　运动、兴奋、恐惧、激动、焦虑等使脉率稍快,休息、睡眠时稍慢。
5. 药物和食物影响　进食、使用兴奋剂、饮浓茶或咖啡时可使脉率增快,禁食、使用镇静剂、洋地黄类药物可使脉率减慢。

(二)脉律

脉律指脉搏的节律性,是左心室收缩情况的反映。正常脉律跳动均匀、规则,间隔时间相等。但正常小儿、青年和一部分成年人中,可出现吸气时增快,呼气时减慢,为窦性心律不齐,一般无临床意义。

(三)脉搏的强弱

脉搏的强弱指触诊时血流冲击血管壁所产生的主观感觉。正常情况下脉搏强弱相同。脉搏的强弱取决于每搏输出量、脉压和外周血管阻力,也与动脉壁的弹性有关。

(四)动脉壁的情况

动脉壁的情况指触诊时主观感觉到的动脉壁情况。正常动脉管壁柔软、光滑、有弹性。

三、异常脉搏的观察及护理

（一）常见的异常脉搏

1. 脉率异常

（1）心动过速（tachycardia）：成人在安静状态下脉率超过 100 次 /min，称为心动过速或速脉。常见于发热、甲状腺功能亢进、心力衰竭、血容量不足、疼痛等病人。心动过速是机体的一种代偿机制，以增加心排出量、满足机体新陈代谢的需要。一般体温每升高 1℃，成人脉率增加约 10 次 /min，儿童增加约 15 次 /min。

（2）心动过缓（bradycardia）：成人在安静状态下脉率低于 60 次 /min，称为心动过缓或缓脉。常见于颅内压增高、房室传导阻滞、甲状腺功能减退症、阻塞性黄疸或服用某些药物（如地高辛）等病人。脉率小于 40 次 /min 时，应注意观察有无房室传导阻滞。

2. 节律异常

（1）间歇脉（intermittent pulse）：在一系列正常均匀的脉搏中，出现一次提前而较弱的脉搏，其后有一较正常延长的间歇（代偿间歇），称间歇脉。如每隔一个正常脉搏出现一次期前收缩，称为二联律；如每隔两个正常搏动后出现一次过早搏动，或每个正常搏动后连续出现两个过早搏动，称为三联律。发生机制是心脏异位起搏点过早发出冲动而引起心脏搏动提前出现。常见于各种器质性心脏病，如心肌病、心肌梗死等，也可见于洋地黄中毒的病人。正常人在过度疲劳、精神兴奋、体位改变时也会偶尔出现间歇脉。

（2）脉搏短绌（deficient pulse）：在单位时间内脉率少于心率，称为脉搏短绌，简称绌脉。触诊时可感知脉搏细数，极不规则；听诊时心率快慢不一，心律完全不规则，心音强弱不等。发生机制是由于心肌收缩力强弱不等，有些心排血量少的心脏搏动可产生心音，但不能引起周围血管的搏动，导致脉率少于心率。常见于心房纤颤病人。绌脉越多，心律失常越严重，病情好转后绌脉可消失。

3. 强弱异常

（1）洪脉（full pulse）：当心排血量增加、外周阻力小、动脉充盈度和脉压较大时，脉搏搏动强大有力，称洪脉。常见于高热、甲状腺功能亢进症、主动脉瓣关闭不全等病人。

（2）细脉（small pulse）：当心排血量减少，周围动脉阻力较大，动脉充盈度降低，脉压较小时，脉搏细弱无力，触之如细丝，称细脉，也可称丝脉（thready pulse）。常见于大出血、主动脉瓣狭窄、休克、全身衰竭的病人，是一种危险的脉象。

（3）交替脉（alternating pulse）：指节律正常而强弱交替出现的脉搏。主要由于心室收缩强弱交替出现所致，是心肌受损的一种表现，为左心室衰竭的重要体征。常见于高血压性心脏病、冠状动脉粥样硬化性心脏病等病人。

（4）水冲脉（water hammer pulse）：指脉搏骤起骤落，犹如潮水涨落，急促而有力。主要由于心排血量大，收缩压偏高，舒张压偏低使脉压增大所致。常见于主动脉瓣关闭不全、先天性动脉导管未闭、甲状腺功能亢进症等病人。触诊时，将病人手臂抬高过头，检查者用手紧握其手腕掌面，可明显感到急促有力的冲击。

（5）奇脉（paradoxical pulse）：指在平静吸气时脉搏明显减弱或消失。主要是由于吸气时左心室的搏出量减少，是心脏压塞的重要体征之一。常见于心包积液和缩窄性心包炎病人。

（6）重搏脉（dicrotic pulse）：正常脉搏波在其下降支中有个重复的脉搏波（降中波），但比脉搏波的上升支低，不能触及。有些病理情况下，此波增高可以触及。发生机制可能与血管紧张度降低有关。常见于伤寒、一些长期热性病、肥厚性梗阻性心脏病等。

4. 动脉壁异常 正常脉搏用手指按压时，远端动脉管不能触及，若仍能触及，则提示动脉硬化。早期硬化时可触及动脉壁弹性消失，呈条索状；晚期时动脉迂曲呈结节状。其原因为动脉壁的弹性纤维减少，胶原纤维增多，使动脉管壁变硬。

（二）异常脉搏的护理

1. 加强观察 观察病人的脉搏情况及其他的生命体征值，指导病人按时服药，并观察疗效和不良反应。

2. 充分休息　嘱病人增加卧床休息的时间,减少心肌的耗氧量。

3. 给予氧气　根据病情,可适当给予氧气吸入。

4. 急救准备　危重病人需备好急救设备及药品。

5. 心理护理　进行有针对性的心理护理,以缓解病人的紧张、恐惧情绪。

6. 健康教育　指导病人要保持情绪稳定,戒烟限酒,饮食宜清淡;教会病人及家属自我监测脉搏的方法,掌握简单的自救技巧等。

四、脉搏的测量

(一)脉搏测量的部位

凡是靠近骨骼的表浅大动脉均可作为测量脉搏的部位(图6-8),临床上最常选择的诊脉部位是桡动脉。

组图：常用
诊脉部位

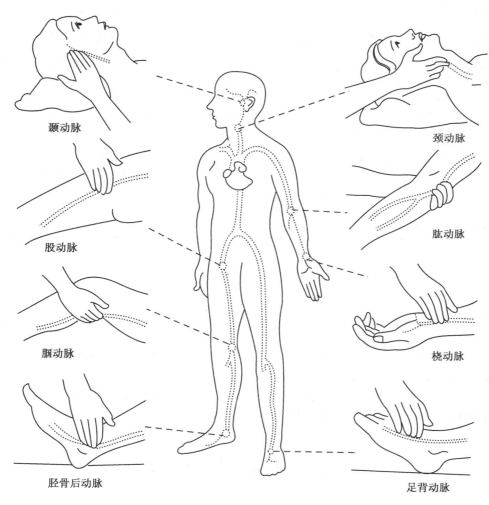

颞动脉

颈动脉

股动脉

肱动脉

腘动脉

桡动脉

胫骨后动脉

足背动脉

图 6-8　常用诊脉部位

(二)脉搏测量的方法

【目的】

判断脉搏有无异常,并观察伴随症状。为预防、诊断、治疗和护理提供依据。

【操作程序】

1. 评估

(1)病人年龄、病情、治疗等情况,测量部位的皮肤状况及肢体的活动度。

(2)病人在 30min 内有无影响脉搏测量准确性的因素存在。

(3) 病人的心理状态、合作程度。

(4) 有无安装起搏器。

2. 计划

(1) 病人准备：了解脉搏测量的目的、方法、注意事项及配合要点；体位舒适，情绪稳定。

(2) 护士准备：着装整洁，洗手，戴口罩。

(3) 用物准备：治疗盘内备秒表，记录本、笔，必要时备听诊器。

(4) 环境准备：整洁、安静、安全。

3. 实施　见表 6-4

表 6-4　脉搏测量法（以桡动脉为例）

操作流程	操作步骤	要点说明
1. 核对解释	备齐用物至床旁，核对床号、姓名	• 确认病人，取得合作
2. 安放手臂	取卧位或坐位，手臂放于舒适的位置，手腕伸展、放松	• 病人舒适，护士便于操作
3. 测量脉搏	(1) 护士以示指、中指、无名指指腹按压桡动脉处 (2) 一般情况下测量 30s，测得数值乘以 2；危重病人或脉搏异常者应测 1min (3) 细脉时由两名护士同时测量，一人听心率，一人测脉率，由听心率者发出"开始"和"停止"口令，计时 1 分钟	• 力量适中，以清楚触及脉搏为度 • 同时注意脉律、脉搏强弱、动脉管壁弹性等情况 • 将听诊器放于心尖部听心率
4. 准确记录	将数值记录在记录本上	• 次 /min • 细脉：心率 / 脉率 /min
5. 安置病人	整理病人床单位，安置病人于舒适体位	
6. 绘制曲线	洗手，将测得的脉搏绘制在体温单上	

4. 评价

(1) 病人安全，无损伤，无其他不适。

(2) 护士测量方法正确，测量结果准确。

(3) 护士能与病人或家属有效沟通，得到理解与配合。

【注意事项】

1. 若测量前病人有剧烈活动、紧张、恐惧、哭闹等情况，待安静休息 30min 后再测。

2. 为偏瘫病人测量脉搏，应选择健侧肢体测量。

3. 不可用拇指诊脉，因拇指小动脉搏动明显，易与病人动脉搏动相混淆。

4. 当脉搏细弱无法测量清楚时，可用听诊器听心率 1min。

第三节　呼吸的观察与护理

机体不断地从外界环境中摄取新陈代谢所需要的氧气，并排出自身产生的二氧化碳，这种机体与外界环境之间进行气体交换的过程，称为呼吸（respiration，R）。呼吸是维持机体生命活动所必需的基本生理活动之一，呼吸一旦停止，生命便将终结。

呼吸系统由呼吸道和肺两部分组成，呼吸道包括鼻、咽、喉、气管、支气管。

一、正常呼吸及其生理性变化

（一）呼吸过程

呼吸的全过程由三个相互关联的环节组成。

1. 外呼吸　即肺呼吸，是指外界环境与血液之间在肺部进行的气体交换，包括肺通气和肺换气两个过程。

肺通气是指通过呼吸运动使肺与外界环境之间进行的气体交换。实现肺通气的相关结构包括呼吸道、肺泡和胸廓等。呼吸道是气体进出的通道,肺泡是气体交换的场所,胸廓的节律性运动则是实现肺通气的原动力。

肺换气是指肺泡与肺毛细血管之间的气体交换。其交换方式通过分压差扩散进行,即气体从高分压处向低分压处扩散。如肺泡内氧分压高于静脉血氧分压,而二氧化碳分压则低于静脉血的二氧化碳分压。交换的结果使静脉血变成动脉血,肺循环毛细血管的血液不断地从肺泡中获得氧,释放出二氧化碳。

2. 气体运输　通过血液循环将氧由肺运送到组织细胞,同时将二氧化碳由组织细胞运送至肺。

3. 内呼吸　即组织换气。指血液与组织细胞之间的气体交换。交换方式同肺换气,交换的结果使动脉血变成静脉血,体循环毛细血管的血液不断地从组织中获得二氧化碳,释放出氧气。

(二)呼吸的调节

呼吸运动是一种节律性活动,受呼吸中枢调节,由呼吸器官和呼吸肌协同完成,具有随意性和自主性。

1. 呼吸中枢　指在中枢神经系统内,产生和调节呼吸运动的神经细胞群,它们分布于脊髓、延髓、脑桥、间脑、大脑皮质等部位。各级中枢的作用和地位有所不同,但又密切联系、相互协调,共同完成对节律性呼吸运动的形成和调控。延髓和脑桥是产生基本呼吸节律性的部位,而大脑皮质可随意控制呼吸运动。

2. 呼吸的化学性调节　动脉血氧分压(PaO_2)、二氧化碳分压($PaCO_2$)和氢离子浓度$[H^+]$对呼吸运动产生的影响,称化学性调节。当血液中 $PaCO_2$ 升高,$[H^+]$升高,PaO_2 降低时,刺激化学感受器,从而作用于呼吸中枢,引起呼吸的加深加快,维持机体内环境中 PaO_2、$PaCO_2$ 和$[H^+]$的相对稳定。其中 $PaCO_2$ 在呼吸调节过程中发挥显著作用。

3. 呼吸的反射性调节

(1)肺牵张反射:当肺扩张时可引起吸气动作的抑制而产生呼气;当肺缩小时可引起呼气动作的抑制而产生吸气,这种反射称肺牵张反射,又称黑-伯反射。它的生理意义是使吸气不致过长、过深,促使吸气及时转换为呼气,以维持正常的呼吸节律,是一种负反馈调节机制。

(2)呼吸肌本体感受性反射:指呼吸肌本体感受器在受到牵张刺激时,可反射性引起受牵拉的同一肌肉收缩。该反射参与正常呼吸运动的调节。它的生理意义是当呼吸道阻力增加时,通过加强呼吸肌的收缩力量使呼吸运动也相应地增强。

(3)防御性呼吸反射:包括咳嗽反射和喷嚏反射。喉、气管和支气管黏膜上皮的感受器受到机械或化学刺激时,可引起咳嗽反射;鼻黏膜感受器受到刺激时,可引起喷嚏反射。这些反射能排出呼吸道内有害刺激物和异物,对机体有保护作用。

(三)正常呼吸及生理性变化

1. 正常呼吸　正常成人在安静状态下呼吸为 16~20 次/min,节律规则,频率与深度均匀平稳,呼吸运动无声,不费力。呼吸与脉搏的比例为 1:4。男性、儿童以腹式呼吸为主,女性以胸式呼吸为主。

2. 生理性变化

(1)年龄:年龄越小,呼吸频率越快。新生儿呼吸可达 44 次/min。

(2)性别:同年龄的女性呼吸频率略快于男性。

(3)活动:剧烈活动可使呼吸运动加快加深;休息、睡眠时呼吸运动减慢。

(4)情绪:强烈的情绪波动,如恐惧、愤怒、悲伤等情绪可引起呼吸改变。

(5)其他:如高温环境、海拔增高可使呼吸加快加深,剧烈疼痛也会引起呼吸改变。

二、异常呼吸的观察及护理

(一)异常呼吸的观察

1. 频率异常

(1)呼吸过速(tachypnea):成人安静状态下呼吸频率超过 24 次/min,称为呼吸过速,也称气促。见于发热、疼痛、甲状腺功能亢进症等。一般体温每升高 1℃，呼吸频率增加 3~4 次 /min。

（2）呼吸过缓（bradypnea）：呼吸频率低于 10 次 /min，称为呼吸过缓。见于颅内压增高、麻醉剂或镇静剂过量等。

2. 节律异常

（1）潮式呼吸：又称陈 - 施呼吸（Cheyne-Stokes respiration）。其特点是呼吸由浅慢逐渐变为深快，然后再由深快逐渐变为浅慢，经过一段时间的呼吸暂停（5~20s）后，又开始重复如上变化的周期性呼吸，其形态就如潮水起伏。潮式呼吸的周期可达 30s 至 2min。产生机制是由于呼吸中枢的兴奋性降低，只有当缺氧严重，二氧化碳积聚到一定程度，才能刺激呼吸中枢，使呼吸恢复或加强，当积聚的二氧化碳呼出后，呼吸中枢又失去了有效的刺激，呼吸又再次减弱继而暂停，从而形成了周期性的变化。多见于中枢神经系统疾病，如颅内压增高、脑炎、脑膜炎及巴比妥类药物中毒。

（2）间断呼吸：又称毕奥呼吸（Biot's respiration）。其特点是有规律的呼吸几次后，突然停止呼吸，间隔一个短时期后又开始呼吸，如此反复交替，即呼吸和呼吸暂停现象交替出现。产生机制同潮式呼吸，但比潮式呼吸更为严重，预后更差，常在呼吸完全停止前发生。

（3）叹气样呼吸：其特点是在一段浅快的呼吸节律中插入一次深大的呼吸，并伴有叹息声。偶尔一次叹息属于正常情况，可扩张小肺泡，多见于精神紧张、神经衰弱的病人，若反复发作则是临终前的表现。

3. 深度异常

（1）深度呼吸：又称库斯莫呼吸（Kussmaul's respiration），表现为呼吸深大而规则。多见于糖尿病、尿毒症等引起的代谢性酸中毒的病人，通过深大呼吸以排出体内过多的二氧化碳来调节酸碱平衡。

（2）浅快呼吸：表现为呼吸浅表而不规则，有时呈叹息样。多见于呼吸肌麻痹、某些肺与胸膜疾病，如肺炎、胸膜炎、肋骨骨折等，也可见于濒死的病人。

4. 声音异常

（1）蝉鸣样呼吸（strident respiration）：吸气时伴有一种高音调的，似蝉鸣样的音响。发生机制多因声带附近有阻塞，使空气进入发生困难所致。常见于喉头水肿、痉挛、喉头有异物等病人。

（2）鼾声呼吸（stertorous respiration）：由于气管或支气管内有较多的分泌物积蓄，引起呼气时发出粗大的鼾声。多见于昏迷病人。

5. 形态异常

（1）胸式呼吸减弱，腹式呼吸增强：正常女性以胸式呼吸为主。当胸部或肺部发生病变时，如肺炎、胸膜炎、胸壁外伤等产生剧烈的疼痛，均可使胸式呼吸减弱，腹式呼吸增强。

（2）腹式呼吸减弱，胸式呼吸增强：正常男性及儿童以腹式呼吸为主。当腹腔内压力增高，如腹膜炎、大量腹腔积液、肝脾极度增大、腹腔内巨大肿瘤等，使膈肌下降受限，会造成腹式呼吸减弱，胸式呼吸增强。

6. 呼吸困难（dyspnea）　呼吸困难是指呼吸频率、节律、深浅度均出现异常，病人主观上感觉空气不足、胸闷，客观上表现为呼吸费力、烦躁不安，可出现发绀、鼻翼扇动、端坐呼吸。临床上可分为如下几种：

（1）吸气性呼吸困难：其特点是吸气费力，吸气时间延长，有显著的三凹征（胸骨上窝、锁骨上窝、肋间隙或腹上角凹陷）。主要原因是上呼吸道部分梗阻，气流进入肺部不畅而导致肺内负压极度增高所致。常见于气管内异物、喉头水肿等。

（2）呼气性呼吸困难：其特点是呼气费力，呼气时间延长。主要原因是下呼吸道部分梗阻，气流呼出不畅所致。常见于支气管哮喘、阻塞性肺气肿等。

（3）混合性呼吸困难：其特点是吸气、呼气均感费力，呼吸表浅、呼吸频率增加。主要原因是广泛性的肺部病变使呼吸面积减少，影响换气功能所致。常见于肺部感染、广泛性肺纤维化、大片肺不张、大量胸腔积液、气胸等。

正常呼吸和异常呼吸的形态及特点见表 6-5。

表 6-5　正常呼吸和异常呼吸的形态及特点

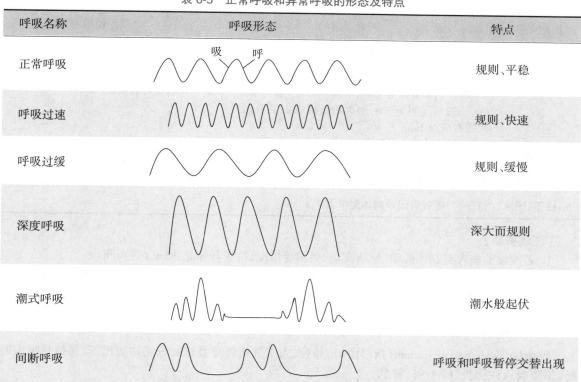

呼吸名称	呼吸形态	特点
正常呼吸		规则、平稳
呼吸过速		规则、快速
呼吸过缓		规则、缓慢
深度呼吸		深大而规则
潮式呼吸		潮水般起伏
间断呼吸		呼吸和呼吸暂停交替出现

（二）异常呼吸的护理

1. 加强观察　观察病人的呼吸状况、伴随症状和体征，及时发现异常情况。

2. 环境舒适　调节病室内温度和湿度，增强病人舒适感。

3. 充分休息　病情严重者卧床休息，以减少耗氧量，可根据病情取半坐卧位或端坐位。

4. 保持呼吸道通畅　协助病人及时清除呼吸道分泌物，指导病人有效咳嗽，进行体位引流，对痰液黏稠者给予雾化吸入以稀释痰液，必要时给予吸痰以保持呼吸道通畅。

5. 改善缺氧状况　酌情给予氧气吸入或使用人工呼吸机辅助呼吸，促进气体交换，提高动脉血氧饱和度，改善缺氧状况。

6. 心理护理　消除病人的紧张情绪，主动配合治疗及护理。

7. 健康教育　指导病人戒烟限酒，教会病人正确呼吸及有效咳嗽的方法。

三、呼吸的测量

【目的】

判断呼吸有无异常，协助临床诊断，为预防、治疗、护理提供依据。

【操作程序】

1. 评估

（1）病人年龄、病情、治疗等情况。

（2）病人在 30min 内有无影响测量呼吸准确性的因素存在。

2. 计划

（1）病人准备：了解呼吸测量的目的、方法及注意事项；体位舒适，情绪稳定，保持自然呼吸状态。

（2）护士准备：着装整洁，洗手，戴口罩。

（3）用物准备：治疗盘内备秒表，记录本、笔，必要时备棉花。

（4）环境准备：整洁、安静、安全。

3. 实施　见表 6-6。

4. 评价　护士测量方法正确，测量结果准确。

视频：脉搏、呼吸的测量

笔记

表 6-6　呼吸测量法

操作流程	操作步骤	要点说明
1. 核对解释	备齐用物至床旁,核对床号、姓名	• 确认病人,但避免引起病人紧张
2. 测量呼吸	(1) 护士测脉搏后手仍然保持诊脉姿势 (2) 观察胸部或腹部起伏(一起一伏为一次呼吸) (3) 一般情况测量 30s,测得数值乘以 2;婴儿或异常呼吸者应测 1min	• 同时注意节律、深度、声音、形态以及有无呼吸困难
3. 准确记录	将呼吸值先记录在记录本上	• 单位为次 /min
4. 安置病人	整理病人床单位,安置病人于舒适体位	
5. 洗手、记录	洗手,将呼吸值记录到体温单上	

【注意事项】

1. 若测量前病人有剧烈活动、情绪波动、哭闹等情况,待安静休息 30min 后再测。
2. 由于呼吸受意识控制,故测量时要分散病人注意力,使其呼吸状态自然,以保证测量的准确性。
3. 危重病人呼吸微弱,可将少许棉花放于病人鼻孔前,观察棉花纤维被吹动的次数,计数 1min。

四、吸痰法

组图:中心负压吸引装置

吸痰法(aspiration of sputum)指经由口、鼻腔、人工气道将呼吸道的分泌物吸出,以保持呼吸道通畅,预防吸入性肺炎、肺不张、窒息等并发症的一种方法。

临床吸痰装置有中心吸引器(中心负压装置)、电动吸引器两种,它们利用负压吸引原理连接导管吸出痰液。医院设有中心负压装置,吸引器管道连接到各病区病人床单位,使用时只需连接贮液瓶和吸痰导管,开启开关,即可吸痰,十分便利。电动吸引器由马达、偏心轮、气体过滤器、负压表、安全瓶、贮液瓶组成(图 6-9),安全瓶和贮液瓶可贮液 1000ml,瓶塞上有两个玻璃管,并通过橡胶管相互连接。接通电源后马达带动偏心轮,从吸气孔吸出瓶内空气,并由排气孔排出,不断循环转动,使瓶内产生负压,将痰液吸出。

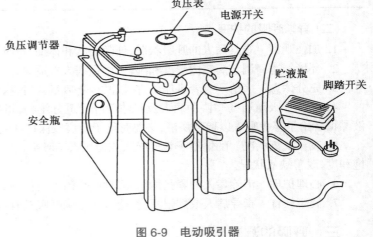

图 6-9　电动吸引器

在紧急状态下,可用注射器吸痰和口对口吸痰。前者用 50~100ml 注射器连接导管进行抽吸;后者由操作者托起病人下颌,使其头后仰并捏住病人鼻孔,口对口吸出呼吸道分泌物,解除呼吸道梗阻症状。

【目的】

1. 清除呼吸道分泌物,保持呼吸道通畅。改善肺通气,促进呼吸功能。预防窒息、吸入性肺炎等并发症。
2. 取痰标本做痰培养和药敏试验,协助诊断和治疗。

【操作程序】

1. 评估
(1) 年龄、病情、意识状况、心理反应、合作程度。
(2) 呼吸道分泌物的量、黏稠度、部位,排痰的能力。口、鼻腔黏膜有无异常,鼻腔有无阻塞,是否人工气道等。

2. 计划

（1）病人准备：了解吸痰的目的、方法、注意事项及配合要点；体位舒适，情绪稳定。

（2）护士准备：着装整洁，洗手，戴口罩。

（3）用物准备

1）治疗车上层：治疗盘内备有盖罐2只（试吸罐和冲洗罐，内盛无菌生理盐水）、一次性无菌吸痰管数根、无菌纱布、无菌血管钳或无菌镊、弯盘，无菌手套，必要时备压舌板、开口器、舌钳、牙垫。治疗盘外备手消毒液，必要时备电插板等。

2）治疗车下层：生活垃圾桶、医用垃圾桶。

3）电动吸引器或中心负压吸引装置。

（4）环境准备：室温适宜、环境清洁、光线充足、环境安静。

3. 实施　见表6-7。

视频：吸痰法

表 6-7　吸痰法

操作流程	操作步骤	要点说明
1. 核对解释	携用物至病人床旁，认真核对病人床号、姓名并做好解释	• 确认病人
2. 调节负压	接通电源，打开开关，检查吸引器性能，调节负压	• 一般成人负压为40.0~53.3kPa（300~400mmHg），儿童为33.0~40.0kPa（250~300mmHg）
3. 检查口鼻	检查口腔、鼻腔，取下活动义齿	
4. 安置体位	协助病人取舒适体位，头部转向一侧，面向操作者	• 若口腔吸痰有困难，可由鼻腔吸引；昏迷病人可用压舌板或开口器帮助张口
5. 连管试吸	连接吸痰管，在试吸罐中先试吸少量生理盐水	• 检查负压及吸痰管是否通畅，同时润滑导管前端
6. 按序吸痰	一手将吸痰管末端折叠，另一手用无菌血管钳（镊）或者戴手套持吸痰管前端，经鼻或口腔插入气管，然后放松吸痰管末端，边旋转边吸引并边向上提拉吸痰管，先吸净口腔咽部的分泌物；再吸气管内分泌物	• 插管时不可有负压，以免损伤呼吸道黏膜 • 吸痰前后吸入高浓度氧，每次吸痰时间不超过15s，以免造成缺氧 • 若气管切开吸痰，应注意无菌操作，先吸气管切开处，再吸鼻（口）部 • 有利于呼吸道的充分吸引
7. 抽吸冲洗	退出吸痰管时，在冲洗罐中抽吸生理盐水冲洗	• 以免分泌物阻塞吸痰管 • 必要时更换吸痰管，一根吸痰管只使用一次
8. 观察情况	气道是否通畅；病人的反应，如面色、呼吸、心率、血压等是否改善；吸出液的颜色、性质及量等	• 动态评估病人
9. 安置病人	拭净病人口鼻喷出的分泌物，帮助病人取舒适卧位，整理病人床单位	• 使病人舒适
10. 整理用物	吸痰管按一次性用物处理，吸痰管的玻璃接管插入盛有消毒液的试管中浸泡	• 吸痰用物根据吸痰操作性质每班更换或每日更换1~2次
11. 洗手、记录	洗手，记录	• 记录吸痰时间、次数；痰液色、质、量；呼吸改善等情况

4. 评价

（1）病人能有效配合，呼吸道痰液及时吸出、气道通畅，呼吸功能改善，呼吸道黏膜未发生机械性损伤。

（2）护士操作熟练、迅速、手法正确，程序规范。

（3）护患沟通有效，病人积极配合操作。

【注意事项】

1. 严格执行无菌操作,治疗盘内吸痰用物应每天更换 1~2 次,吸痰导管每次更换,气管切开者,每进入气管抽吸 1 次更换导管 1 根。

2. 每次吸痰时间 <15s,以免造成缺氧。

3. 选择粗细适宜的吸痰管,吸痰管不宜过粗,特别是小儿吸痰。

4. 吸痰动作轻稳,防止呼吸道黏膜损伤。

5. 痰液黏稠时,可配合叩击、雾化吸入等方法,提高吸痰效果。

6. 贮液瓶内的液体应及时倾倒,不得超过瓶的 2/3。贮液瓶内应放少量消毒液,使吸出液不致黏附于瓶底,便于清洗、消毒。

五、氧气吸入法

氧气吸入法(oxygen inhalation)是指通过给氧,提高动脉血氧分压(PaO_2)和动脉血氧饱和度(SaO_2),增加动脉血的氧含量(CaO_2),纠正各种原因造成的缺氧状态,促进组织的新陈代谢,维持机体生命活动的一种治疗方法。

【目的】

1. 纠正各种原因造成的缺氧状态,提高 PaO_2 和 SaO_2,增加 CaO_2。

2. 促进组织的新陈代谢,维持机体生命活动。

【操作程序】

1. 评估

(1) 病人的年龄、病情、意识、治疗情况,心理状态及合作程度。

(2) 向病人及家属解释给氧的目的、方法、注意事项及配合要点。

(3) 缺氧程度判断,根据病人临床表现及血气分析的 PaO_2 和 SaO_2 来确定。血气分析检查是监测用氧效果的客观指标,当病人 PaO_2 低于 50mmHg(6.6kPa)时,应给予吸氧。缺氧程度见表 6-8。

表 6-8 缺氧程度

程度	血气分析		临床表现	
	PaO_2	SaO_2	发绀	呼吸困难
轻度	>6.67kPa(50mmHg)	>80%	不明显	不明显
中度	4~6.67kPa(30~50mmHg)	60%~80%	明显	明显
重度	<4kPa(30mmHg)	<60%	显著	严重、三凹征明显

2. 计划

(1) 病人准备:了解吸氧的目的、方法、注意事项及配合要点;体位舒适,情绪稳定,愿意配合。

(2) 护士准备:着装整洁,洗手,戴口罩。

(3) 用物准备

1) 治疗车上层:治疗盘内备小药杯(内盛冷开水)、纱布、弯盘、鼻导管、棉签、扳手。治疗盘外备用氧记录单、笔、标志,手消毒液。

2) 治疗车下层:生活垃圾桶、医用垃圾桶。

3) 供氧装置:有氧气筒和氧气压力表、管道氧气装置(中心供氧装置)两种。

第一种供氧装置:氧气筒及氧气压力表装置(图 6-10)。

氧气筒是一圆柱形无缝钢筒,筒内耐高压达 14.7MPa(150kg/cm^2)的氧,容纳氧气约 6000L。氧气筒的顶部有一总开关,控制氧气的进出。氧气筒颈部的侧面,有一气门与氧气表相连,是氧气自筒中输出的途径。

氧气表由压力表、减压器、流量表、湿化瓶及安全阀组成。压力表可测知氧气筒内的压力;压力越大,表明氧气筒内氧气越多。减压器是一种弹簧自动减压装置,可将氧气筒内的压力减低 0.2~0.3MPa

组图:氧气筒及氧气压力表装置

笔记

(2~3kg/cm²),使流量保持平稳,保证安全。流量表用来测量每分钟氧气的流出量。湿化瓶具有湿化氧气及观察氧气流量的作用,可选用一次性或内装 1/3~1/2 冷开水或蒸馏水的湿化瓶,通气管浸入水中,湿化瓶出口和鼻导管相连。安全阀的作用是当氧气流量过大、压力过高时,安全阀内部活塞即自行上推,过多的氧气由四周小孔流出,以确保安全。

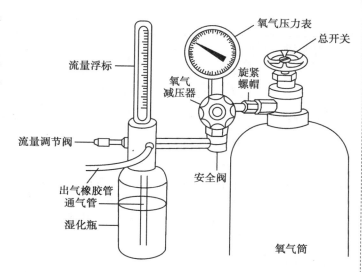

图 6-10　氧气筒及氧气压力表装置

装表法:氧气表装在氧气筒上,以备急用。方法是:将氧气筒置于氧气架上,打开总开关(逆时针转 1/4 周),使少量气体从气门处流出,随即迅速关好总开关(顺时针),达到避免灰尘吹入氧气表、清洁气门的目的;将氧气表稍向后倾置于氧气筒的气门上,用手初步旋紧,再用扳手拧紧,使氧气表直立于氧气筒旁;连接湿化瓶;确认流量开关呈关闭状态,打开总开关,再打开流量开关,检查氧气装置无漏气、流出通畅,关紧流量开关,推至病室备用。因此装表法可简单归纳为一吹(尘)、二上(表)、三紧(拧紧)、四查(检查)。

氧气筒内的氧气供应时间可按下列公式计算:

$$可供应时间 = \frac{\left[压力表压力 - 5(kg/cm^2)\right] \times 氧气筒的容积(L)}{1kg/cm^2 \times 氧流量(L/min) \times 60min}$$

氧气浓度与流量的关系:吸氧浓度(%)=21+4× 氧流量(L/min)

第二种氧气供氧装置:管道氧气装置(中心供氧装置)。医院氧气集中供应站负责供给,由管道将氧气输送到门诊、急诊室、手术室、各个病区等。供应站设总开关控制,各用氧单位有固定在墙上的氧气插孔,连接特制的流量表,打开流量表即可使用。此法迅速、方便。

装表法:将流量表安装在中心供氧管道氧气流出口处,接上湿化瓶(图 6-11);然后打开流量开关,调节流量,检查指示浮标能达到既定流量(刻度),确定全套装置无漏气后备用。

(4)环境准备:室温适宜、光线充足、环境安静、远离火源。

3. 实施　见表6-9。

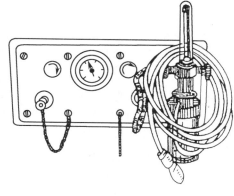

图 6-11　中心供氧装置

组图：中心供氧装置及吸氧导管

视频：氧气筒吸氧法

视频：中心吸氧法

表 6-9　氧气吸入法

操作流程	操作步骤	要点说明
▲双侧鼻导管给氧法(图 6-12)		
1. 核对解释	携用物至病人床旁,认真核对病人床号和姓名,做好解释	• 确认病人
2. 清洁检查	用湿棉签清洁双侧鼻腔并检查	• 观察鼻腔情况,检查鼻腔有无分泌物堵塞及异常
3. 连接导管	将鼻导管与湿化瓶的出口相连接	
4. 调节流量	调节所需氧流量	• 根据病情调节氧流量

续表

操作流程	操作步骤	要点说明
5. 湿润检查	将鼻导管前端放入小药杯冷开水中湿润,并检查鼻导管是否通畅	
6. 插鼻导管	将鼻导管插入病人鼻孔 1cm	• 动作要轻柔,以免引起黏膜损伤
7. 固定导管	将导管环绕病人耳部向下放置并调节松紧度	• 松紧适宜,防止因导管太紧引起皮肤受损
8. 记录观察	(1) 记录给氧时间、氧流量、病人反应 (2) 观察病人缺氧症状、实验室指标、氧气装置有无漏气和是否通畅、有无氧疗不良反应	• 便于对照 • 告诉病人勿随意调节流量,注意用氧安全 • 有异常及时处理
9. 停止用氧	先取下鼻导管	• 防止操作不当、关错开关、气流过大而引起组织损伤
10. 安置病人	体位舒适,整理病人床单位	
11. 按序卸表	氧气筒:关闭总开关,放出余气后,关闭流量开关,再卸表 中心供氧:关流量开关,取下流量表	• 卸表口诀:一关(总开关及流量开关)、二扶(压力表)、三松(氧气筒气门与氧气表连接处)、四卸(表)
12. 用物处理	清理用物	• 一次性用物消毒后集中处理 • 氧气筒上悬挂空或满标志
13. 准确记录	洗手,记录	• 记录停止用氧时间及效果
▲鼻塞给氧法	将鼻塞(图 6-13)直接塞入病人一侧鼻孔鼻前庭内给氧	• 此法刺激性小,病人较为舒适,且两侧鼻孔可交替使用。适用于长期用氧的病人
▲面罩给氧法(图 6-14)	将面罩置于病人口鼻部供氧,氧气自下端输入,呼出的气体从面罩两侧孔排出,氧流量成人 6~8L/min	• 适用于张口呼吸且病情较重、躁动不安的病人
▲氧气头罩给氧法(图 6-15)	将病人的头部置于头罩里,罩面上有多个孔,可以保持罩内一定的氧浓度、温度和湿度	• 头罩与颈部之间要保持适当的空隙,防止二氧化碳潴留及重复吸入 • 主要用于小儿
▲氧气枕给氧法	氧气枕(图 6-16)上有调节器可调节氧流量,充入氧气,接上湿化瓶即可使用	• 可用于家庭氧疗、危重病人的抢救或转运途中,以枕代替氧气装置

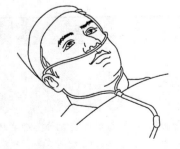

图 6-12　双侧鼻导管给氧法

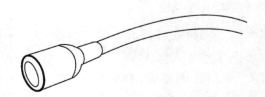

图 6-13　给氧鼻塞

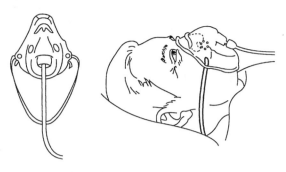

图 6-14 面罩给氧法

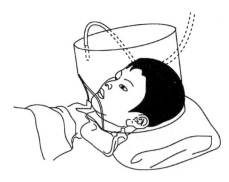

图 6-15 氧气头罩给氧法

4. 评价

（1）病人能配合操作并了解安全用氧的相关知识，缺氧症状得到改善，无呼吸道损伤及其他意外发生。

（2）护士能安全用氧，操作熟练、迅速、手法正确，程序规范。

（3）护患沟通有效，病人积极配合操作，彼此需要得到满足。

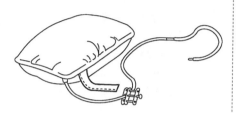

图 6-16 氧气枕

【注意事项】

1. 严守操作规程，注意用氧安全，做好"四防"，即防火、防震、防油、防热。氧气筒应放在阴凉处，在筒的周围严禁烟火和放置易燃物品，离暖气 1m 以上，离火炉 5m 以上；筒上应标有"严禁烟火"标志；搬运时，避免倾斜、撞击；氧气表及螺旋口上勿涂油，也不用带油的手装卸，避免燃烧。

2. 吸氧时，先调好流量后应用；停用氧气时，先拔出导管，再关闭各个开关，中途改变流量时，先分离鼻导管（鼻塞）与湿化瓶连接处，调好流量后再接上，以免一旦开关出错，大量氧气进入呼吸道而损伤肺组织。

3. 用氧过程中观察病人意识、呼吸、脉搏、血压情况及血气分析结果，判断用氧的疗效。

4. 若为急性肺水肿的病人吸氧时，湿化瓶内应盛装 20%~30% 乙醇，可降低肺泡内泡沫的表面张力，使泡沫破裂、消散，改善肺部气体交换，减轻缺氧症状。

5. 氧气筒内氧气不可用空，当压力表指针至 $5kg/cm^2$（0.5MPa）时，不可再用，以防灰尘入内，再次充气时引起爆炸。

6. 对未用或已用空的氧气筒，应分别标"满"或"空"的标志，以免急救时搬错。

7. 氧疗的不良反应及预防　当吸氧浓度高于 60%、持续时间超过 24h，可出现氧疗不良反应。常见的不良反应如下：

（1）氧中毒：其特点是肺实质的改变，表现为胸骨下不适、疼痛、灼热感，继而出现呼吸增快、恶心、呕吐、烦躁、断续的干咳。预防措施是避免长时间、高浓度氧疗，经常做血气分析，动态观察氧疗的治疗效果。

（2）肺不张：病人吸入高浓度氧气后，肺泡内氮气被大量置换，一旦支气管有阻塞时，其所属肺泡内的氧气被肺循环血液迅速吸收，引起吸入性的肺不张。表现为烦躁，呼吸、心率加快，血压上升，继而出现呼吸困难、发绀、昏迷。预防措施是控制吸氧浓度，鼓励病人做深呼吸，多咳嗽并经常改变卧位、姿势，防止分泌物阻塞。

（3）呼吸道分泌物干燥：氧气为干燥气体，如持续吸入未经湿化且浓度较高的氧气，可导致呼吸道黏膜干燥，使分泌物黏稠、结痂、不易咳出。预防的关键是加强吸入氧气的湿化，定期做雾化吸入。

（4）晶状体后纤维组织增生：仅见于新生儿，以早产儿多见。由于视网膜血管收缩、视网膜纤维化，最后出现不可逆转的失明，因此新生儿应控制吸氧浓度和吸氧时间。

（5）呼吸抑制：见于 Ⅱ 型呼吸衰竭病人（PaO_2 降低、$PaCO_2$ 增高），由于 $PaCO_2$ 长期处于高水平，呼吸中枢失去了对二氧化碳的敏感性，呼吸的调节主要依靠缺氧对外周化学感受器的刺激来维持，吸入高浓度的氧气,解除了缺氧对呼吸的刺激作用,使呼吸中枢抑制加重,甚至呼吸停止。预防措施是对Ⅱ型呼吸衰竭病人应给予低浓度、低流量(1~2L/min)持续吸氧,维持 PaO_2 在 8kPa(60mmHg)即可。

第四节　血压的观察与护理

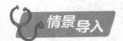

情景描述:

邻居胡阿姨,56 岁,教师,2 年前就经常听其述说劳累或睡眠不好后,常有头晕、头痛,休息后则恢复正常,因此未到医院看过。最近 1 个月左右,头晕、头痛症状加重,劝其到医院看医生。入院护士查体发现:T 36.3℃,P 90 次/min,R 21 次/min,BP 168/100mmHg。

请问:

1. 胡阿姨血压是否正常?
2. 护士应如何正确测量血压?
3. 护士应采取哪些护理措施?

血管内流动的血液对单位面积血管壁的侧压力称血压(blood pressure,BP)。血压分为动脉血压和静脉血压,一般说的血压是指动脉血压,通常指的是测得的肱动脉血压。

在一个心动周期中,动脉血压随着心室的收缩和舒张发生规律性的变化。当心室收缩时,动脉内的血液对动脉管壁所形成的最大压力,称为收缩压。当心室舒张时,动脉内的血液对动脉管壁所形成的最小压力,称为舒张压。收缩压与舒张压之差称为脉压。

一、正常血压及其生理性变化

(一)血压的形成

循环系统内有足够的血液充盈是形成血压的前提条件,其次心脏射血和外周阻力是形成血压的两个基本因素,此外大动脉的弹性对血压的形成也有重要的作用。在外周阻力存在的情况下,心室收缩所释放的能量约 1/3 以动能的形式推动血液在血管内流动,其余 2/3 暂时以势能的形式贮存在主动脉和大动脉内,形成对血管壁的侧压力,导致血管扩张,形成较高的收缩压。在心舒期,主动脉和大动脉管壁发生弹性回缩,将一部分贮存的势能转变为动能,推动血液继续流动,同时维持一定高度的舒张压。

(二)影响血压的因素

1. 每搏输出量　在心率和外周阻力不变时,每搏输出量增大,射入主动脉内的血量增多,则收缩压明显升高,而舒张压升高不明显,故脉压增大。因此收缩压的高低主要反映每搏输出量的多少。

2. 心率　在其他因素不变时,心率加快,则心脏舒张期缩短,在心舒期内流向外周的血量减少,而主动脉内存留的血量增多,故舒张压明显升高。由于动脉血压升高可使血流速度加快,因此心缩期内仍有较多的血液从主动脉流向外周,故收缩压升高的程度相对较小,脉压也就减小。因此心率主要影响舒张压。

3. 外周阻力　在心排血量不变时,如果外周阻力增加,血液向外周流动的速度减慢,舒张期主动脉内存留的血流量增多,因而舒张压明显升高。由于动脉血压升高使血流速度加快,在心脏收缩期内仍有较多的血液流向外周,因此收缩压升高的幅度比舒张压小,脉压相应减小。因此,舒张压的高低可以反映外周阻力的大小。外周阻力的大小受阻力血管(小动脉和微动脉)口径和血液黏稠度的影响,若阻力血管口径变小,血液粘滞增加,外周阻力则增大。

4. 主动脉和大动脉管壁的弹性　大动脉管壁的弹性扩张可缓冲血压。老年人由于动脉管壁出现硬化,管壁的弹性纤维减少而胶原纤维增多,导致血管顺应性降低,大动脉的弹性贮器作用减弱,对血压波动的缓冲作用也就随之减弱,因而收缩压增高而舒张压降低,脉压明显增大。

5. 循环血量和血管容积　正常情况下,循环血量和血管容积相适应,才能使血管足够地充盈,产生一定的体循环充盈压。如果循环血量减少或血管容积增大,则会造成血压下降。

动脉血压保持相对稳定具有重要的生理意义。稳定的动脉血压可以保证全身各器官有足够的血液供应,各器官的代谢和功能活动才能正常进行。若动脉血压过高,则心室射血所受阻力过大,心肌后负荷加重,长期持续的高血压可致组织器官一系列病理生理改变,是脑卒中、冠心病的主要危险因素之一。若动脉压过低,则不能满足机体组织代谢的需要,导致组织缺血、缺氧,造成严重后果。

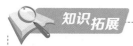

知识拓展

清晨血压管理

清晨血压通常指清晨醒后 1h 内、服药前的家庭血压监测结果或动态血压监测记录的起床后 2h 或 6∶00~10∶00 血压。倡导和普及晨起后 1h 内家庭血压监测是实现清晨血压有效管理的前提,改变生活方式,限盐、戒酒、运动配合药物治疗是控制清晨血压的关键。

医护人员在日常诊疗时要教育病人清晨血压的相关知识:教育高血压病人知道控制清晨血压对降低心脑血管事件至关重要;指导病人家庭成员测量清晨血压的正确方法;指导病人如何定时测量清晨血压,并准确记录,复诊时带给医生。家庭清晨血压测量的正确方法是使用经国际标准认证的血压计,以 6∶00~10∶00 起床后 0.5~1.0h 的时间段测量为宜,应采用坐位,在服药前、早餐前、排尿后测量。

(三) 正常血压及其生理性变化

1. 正常血压　以肱动脉血压为标准。正常成人在安静状态下的血压范围为:收缩压 90~139mmHg,舒张压 60~89mmHg,脉压 30~40mmHg。血压的计量单位有 kPa 和 mmHg 两种。

mmHg 和 kPa 换算公式:1kPa=7.5mmHg;1mmHg=0.133kPa

2. 生理性变化　正常人的血压保持相对的恒定,可在一定范围内出现波动。在生理情况下,很多因素都可影响血压的变化,其中多以收缩压改变为主。常见影响血压的因素如下:

(1) 年龄:血压会随着年龄的增长而增高,其中收缩压的升高比舒张压的升高更为显著(表 6-10)。

表 6-10　各年龄组的平均血压值

年龄组	血压(mmHg)	年龄组	血压(mmHg)
1 个月	84/54	14~17 岁	120/70
1 岁	95/65	成年人	120/80
6 岁	105/65	老年人	140~160/80~90
10~13 岁	110/65		

(2) 性别:女性在更年期前,血压低于男性;更年期后,血压升高,与男性差别不大。

(3) 昼夜和睡眠:血压呈现明显的昼夜波动。夜间血压最低,清晨起床活动后血压迅速升高。大多数人的血压凌晨 2~3 时最低,上午 6~10 时和下午 4~8 时各有一个高峰,晚上 8 时后血压就逐渐下降,表现为"双峰双谷",这一现象称动脉血压的日节律。老年人这种血压的日夜高低现象更为显著,有明显的低谷与高峰。睡眠不佳、过度劳累时血压稍有升高。

(4) 环境:寒冷环境,外周血管收缩,血压可略有升高;高温环境,血管扩张,血压可略有下降。故冬天血压值略高于夏天,长时间泡热水澡易使血压下降。

(5) 体型:通常高大、肥胖者血压偏高。

(6) 体位:通常情况下,卧位血压小于坐位血压,坐位血压小于立位血压,此与重力代偿机制有关。对于长期卧床或使用某些降压药物的病人,若突然由卧位改为立位时,可出现眩晕、血压下降等直立性低血压的表现。

(7) 身体部位：一般情况下，两上肢血压并不完全相等，右上肢高于左上肢，因为右侧肱动脉来自主动脉弓的第一大分支无名动脉，而左侧肱动脉来自主动脉的第三大分支左锁骨下动脉，由于能量消耗，使得右侧血压比左侧高 10~20mmHg。下肢血压高于上肢 20~40mmHg，因为股动脉的管径较肱动脉粗，血流量大。

(8) 其他：剧烈运动、情绪激动、吸烟、饮酒、摄盐过多、疼痛、药物等对血压也有影响。

二、异常血压的观察及护理

(一) 常见的异常血压

1. 高血压（hypertension） 指在未使用降压药物的情况下，成人收缩压≥140mmHg 和（或）舒张压≥90mmHg。中国高血压分类标准（2010 版）（表 6-11）。根据引起高血压的原因不同，将高血压分为原发性高血压与继发性高血压两大类。95% 病人的血压升高的病因不明，称为原发性高血压；约 5% 病人血压升高是其某种疾病的一种临床表现，称为继发性高血压。由于高血压病患率高，且常引起心、脑、肾等重要脏器的损害，是医学界重点防治疾病之一。

表 6-11　中国高血压分类标准（2010 版）

分级	收缩压（mmHg）		舒张压（mmHg）
正常血压	<120	和	<80
正常高值	120~139	和（或）	80~89
高血压：	≥140	和（或）	≥90
1 级高血压（轻度）	140~159	和（或）	90~99
2 级高血压（中度）	160~179	和（或）	100~109
3 级高血压（重度）	≥180	和（或）	≥110
单纯收缩期高血压	≥140	和	<90

注：若病人收缩压和舒张压属于不同分级时，应按两者中较高的级别分类。

2. 低血压（hypotension） 指血压低于 90/60mmHg。常见于大量失血、休克、急性心力衰竭等疾病。

3. 脉压异常

(1) 脉压增大：脉压 >40mmHg，常见于主动脉硬化、主动脉瓣关闭不全、甲状腺功能亢进症等疾病。

(2) 脉压减小：脉压 <30mmHg，常见于心包积液、缩窄性心包炎、末梢循环衰竭、主动脉瓣狭窄等疾病。

(二) 异常血压的护理

1. 加强观察 观察病人的血压变化，指导病人按时服药，并观察药物治疗效果和不良反应。

2. 合理饮食 高血压病人应进食低盐、低脂、低胆固醇、高维生素、高纤维素饮食，避免辛辣刺激性食物。应减少钠盐的摄入，逐步降至 WHO 推荐的每人每日不超过 6g 食盐的要求。

3. 生活规律 良好的生活习惯是保持健康、维持正常血压的重要条件。如保证足够的睡眠、养成定时排便的习惯、避免冷热刺激等。

4. 坚持运动 积极参加力所能及的体力劳动和适当的体育运动，以改善血液循环，增强心血管功能。如步行、快走、慢跑、游泳、气功、太极拳等，应注意量力而行，循序渐进。

5. 控制情绪 精神紧张、情绪激动、烦躁、焦虑、忧愁等都是诱发高血压的精神因素，因此高血压病人应保持心情舒畅、注意控制情绪。

6. 健康教育 指导病人要按时服药，学会自我监测血压，学会观察药物的不良反应；保持情绪稳定，戒烟戒酒，饮食清淡，保持大便通畅，注意保暖，避免冷热刺激，养成良好的生活规律。肥胖者需控制体重，适当运动。

三、血压的测量

血压的测量可分为直接测量血压法和间接测量血压法。直接测量法是指在主动脉内插管,导管末端接监护测压系统,可显示血压数值,直接监测主动脉的压力。此方法精确可靠,但操作复杂,且有创伤性,仅适用于急危重病人、特大手术和严重休克病人的血压监测。临床上应用广泛的是血压计间接测量血压法。血压计是根据血液通过狭窄的血管形成涡流时发出响声而设计的。此方法简单易行,无创伤,适用于任何病人。

（一）血压计的种类与构造

1. 血压计种类 常用血压计有水银血压计(图6-17)、无液血压计(图6-18)和电子血压计三种(图6-19)。水银血压计又称汞柱式血压计,分为台式和立式两种。

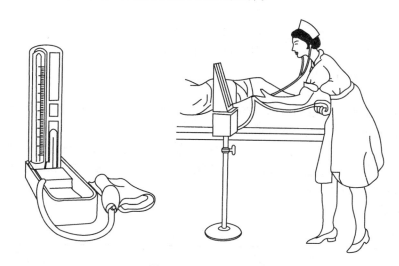

图 6-17 水银血压计

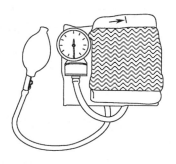

图 6-18 无液血压计

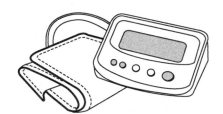

图 6-19 电子血压计

2. 血压计构造 血压计主要由三部分组成。

（1）输气球和调节压力活门。

（2）袖带:由内层长方形扁平的橡胶气囊和外层布套组成。袖带的宽度和长度要符合要求,一般要求宽度比被测肢体的直径宽20%,长度以能完全包绕肢体并固定为度。一般上肢标准规格的气囊袖带长 22~26cm,宽 12cm。肥胖者、臂围大或下肢测量血压时,应使用大规格的气囊袖带;儿童应使用小规格的气囊袖带。气囊袖带上有两根橡胶管,一根与输气球相连,另一根与压力表相通。

（3）血压计

1）水银血压计:由玻璃管、标尺、水银槽三部分组成。在血压计盒盖内面固定一根玻璃管,管面上标有双刻度(标尺)0~300mmHg 和 0~40kPa,每小格为 2mmHg 和 0.5kPa,玻璃管上端盖以金属帽和大气相通,下端和水银槽(贮有水银 60g)相通。水银血压计的优点是测得数值准确可靠,但体积较大,且

163

玻璃管部分易碎裂,携带较不方便。水银血压计应定期校验,准确定标。

2) 无液血压计:又称弹簧式血压计、压力表式血压计。外形呈表状,正面盘上标有刻度,表上的指针指示血压数值。其优点是携带方便,但欠准确。

3) 电子血压计:袖带中的传感器收集血压声音,将信号经数字化处理,在显示屏上直接显示收缩压、舒张压、脉搏数值。此种血压计操作方便,清晰直观,不用听诊器,省略放气系统,排除了听觉不灵敏和噪声干扰等造成的误差,但准确性较差。

(二) 血压测量的方法

【目的】

判断血压有无异常,间接了解循环系统的功能状况,协助诊断,为预防、治疗和护理提供依据。

【操作程序】

1. 评估

(1) 病人年龄、病情、治疗等情况,有无偏瘫及功能障碍。

(2) 病人在 30min 内有无影响测量血压准确性的因素存在。

(3) 病人的心理状态、合作程度。

2. 计划

(1) 病人准备:了解血压测量的目的、方法、注意事项及配合要点;体位舒适,情绪稳定。

(2) 护士准备:着装整洁,洗手,戴口罩。

(3) 用物准备:血压计,听诊器(检查血压计的袖带宽窄是否合适,水银是否充足,玻璃管有无裂缝,玻璃管上端是否和大气相通,橡胶管和输气球有无漏气;听诊器是否完好),记录本、笔。

(4) 环境准备:整洁、安静、安全。

3. 实施 见表 6-12。

视频:上肢
血压测量法

表 6-12 血压测量法

操作流程	操作步骤	要点说明
1. 核对解释	备齐用物至床旁,核对床号、姓名	● 确认病人,取得合作 ● 病人在测血压前 20~30min 内无剧烈活动或紧张、恐惧等影响血压的因素,情绪稳定
2. 测量血压 ▲上肢血压测量法(肱动脉)		
(1) 选取体位	病人取坐位或仰卧位。坐位时肱动脉平第四肋软骨,仰卧位时平腋中线	● 使被测肢体的肱动脉与心脏位于同一水平 ● 肢体位置不正确,会影响测得的血压数值
(2) 选择备测肢体	一般选择右上臂。卷袖(必要时脱袖),露出上臂,肘部伸直,掌心向上,自然放置	● 袖口不宜过紧,以免阻断血流,影响测得的血压值
(3) 开血压计	放妥血压计,开启水银槽开关	● 血压计"0"点应与肱动脉、心脏位于同一水平
(4) 缠袖带	驱尽袖带内空气,平整地缠于上臂中部,其下缘距肘窝 2~3cm 松紧以能塞入一指为宜	● 袖带过松过紧可影响测得的血压值
(5) 置听诊器	将听诊器胸件放于肱动脉搏动最明显处(图 6-20),一手稍加固定,一手握输气球,关闭压力活门	● 不可将胸件塞于袖带内 ● 听诊器胸件的整个膜部要与皮肤紧密接触,但不可压得太重
(6) 输气加压	充气至动脉搏动音消失后再升高 20~30mmHg(2.6~4.0kPa)	● 动脉搏动音消失说明袖带内压力大于心脏收缩压,血流阻断 ● 充气不可过快过猛

续表

操作流程	操作步骤	要点说明
(7) 视和听	1) 缓慢放气,以每秒 4mmHg(0.5kPa) 的速度为宜,双眼平视汞柱所指水银刻度,同时注意动脉搏动音的变化 2) 当听到第一声搏动音,此时水银柱所对应刻度即为收缩压;随后搏动逐渐减弱,当搏动音突然减弱明显或消失,此时水银柱所对应刻度即为舒张压	• 视线与水银柱弯月面保持同一水平 • 第一声搏动音出现表示袖带内压力已降至与心脏收缩压相等,血流能通过受阻的肱动脉 • WHO 规定舒张压以动脉搏动音的消失作为判断标准
▲下肢血压测量法(腘动脉)		
(1) 选取体位	仰卧、俯卧、侧卧	
(2) 安放下肢	挽起一侧裤腿,露出大腿部	• 必要时脱一侧裤子,以免影响血流,影响血压测量值的准确性。
(3) 缠好袖带	将袖带缠于大腿下部,其下缘距腘窝 3~5cm,松紧以能塞入一指为宜,将听诊器胸件放于腘动脉搏动最明显处,一手稍加固定,一手握输气球,关闭压力活门	
(4) 输气加压	同肱动脉(6)	
(5) 视和听	同肱动脉(7)	
3. 驱气整理	测量结束,驱尽袖带内空气,整理袖带放入盒内,将血压计右倾 45°,关闭水银槽开关,盖盒,放妥	• 防止玻璃管碎裂 • 使得水银全部流回槽内
4. 安置病人	整理病人床单位,协助病人穿衣,取舒适体位	
5. 准确记录	将血压值收缩压/舒张压 mmHg(kPa)先记录在记录本上	• 当变音与消失音两者之间有差异时,两个读数都应记录:收缩压/变音/消失音 mmHg(kPa)如:120/80/60mmHg。 • 下肢血压记录时应注明
6. 洗手、记录	洗手,将血压值记录在体温单上或(和)相应的记录单上	

4. 评价

(1) 病人安全,无损伤,无其他不适。

(2) 护士测量方法正确,测量结果准确。

(3) 护士能与病人或家属有效沟通,得到理解与配合。

【注意事项】

1. 需密切观察血压者,测血压应做到"四定":定时间、定部位、定体位、定血压计。

2. 若测量前病人有剧烈活动、剧烈情绪波动、吸烟、进食等情况,待安静休息 30min 后再测。

3. 偏瘫、肢体有损伤的病人测血压时应选择健侧肢体。避免选择静脉输液一侧肢体,以免影响液体输入。

4. 排除影响血压准确性的外界因素

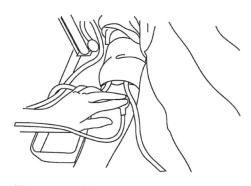

图 6-20 听诊器放置部位(肱动脉搏动最明显处)

（1）设备原因：袖带过宽，大段血流受阻，测得血压值偏低；袖袋过窄，须加大力量才能阻断动脉血流，测得血压值偏高。此外橡胶管过长、水银量不足也可使测得血压值偏低。

（2）操作原因：①病人体位：肱动脉位置高于心脏水平，由于重力原因，会使得测得血压值偏低；反之则偏高。②袖带松紧：袖带缠得过紧，未充气前血管已受压，会使得测得血压偏低；袖带缠得过松，呈气球状，有效面积变窄，测得血压值偏高。③视线水平：测量者视线高于水银柱弯月面，使得测得血压值偏低；反之则偏高。④放气速度：放气速度太慢，静脉充血时间长，使得测得舒张压偏高；放气太快，不易看清数字，读数不准。

5. 当血压听不清或有异常需重新测量时，须将袖带内气体驱尽，待水银降至"0"点，稍候片刻再测量，一般连续测量 2~3 次，取其最低值。

（付能荣）

思考题

1. 病人女，65 岁，因"风湿性心脏病，心房颤抖"收入院。主诉心悸、头晕、胸闷、四肢乏力。护士为其诊脉时发现：脉搏细速，且极不规则，同一单位时间内心率大于脉率，听诊心率快慢不一，心律完全不规则，心音强弱不等。

请问：

（1）该病人属于哪一种脉搏异常？

（2）护士应如何正确测量脉搏？

（3）测量后，应怎么记录？

2. 王某，男性，67 岁，脑栓塞，右侧偏瘫，入院时测得 BP 为 150/95mmHg。自述：在家经常自行测血压，测得的值时有波动，长期紧张、焦虑，担心预后。

请问：

（1）入院时的血压属于哪级高血压？

（2）测量血压时应注意什么？

（3）如何对病人实施护理措施？

思路解析

扫一扫,测一测

学习目标

1. 掌握医院饮食的种类、适用范围和原则；鼻饲法的适应证、禁忌证及注意事项。

2. 熟悉治疗饮食、试验饮食、要素饮食的概念；人体需要的营养素；病人营养状况的评估；一般饮食护理措施；要素饮食的目的、适应证、注意事项。

3. 熟练完成鼻饲法的操作。

4. 了解人体胃肠外营养。

5. 具有高度的同情心和责任感，操作规范，关心、尊重和爱护病人。

饮食（diet）是人类最基本的需要之一，与健康有着密切的关系。科学合理的饮食可以保证机体正常的生长发育，维持机体生理功能，促进组织修复，提高人的免疫力和生命质量，也是促进病人康复的有效手段。因此，护士应掌握饮食与营养的相关知识，能全面正确地评估病人的营养状况和饮食习惯，为病人制订科学合理的饮食护理计划，选择有效的饮食种类，保证病人的营养需要，以促进病人尽早康复。

第一节 医院饮食

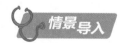

情景描述：

吴先生，50岁，因近3个月感觉疲劳伴口渴、多饮、多尿来院就诊，收入内分泌科住院。入院检查：T 36.8℃，P 80次/min，R 20次/min，BP 160/96mmHg，空腹血糖 20mmol/L，总胆固醇 8.7mmol/L。该病人平时喜吃甜食和饮酒，体型偏胖，偶有胸闷感，两年前发现有高血压。

请问：

1. 护士应给予吴先生什么饮食？

2. 如何对吴先生进行饮食方面的健康教育？

食物是营养的来源，营养是健康的保证。人体所需的营养素有：蛋白质、脂肪、碳水化合物、矿物质（包括常量及微量元素）、维生素和水共六大类，蛋白质、脂肪、碳水化合物称为产热三大营养素。其产热量分别为：蛋白质 4kcal/g、脂肪 9kcal/g、碳水化合物 4kcal/g。根据中国营养学会推荐的标准，我国成人的热能供给量为男子 9.41~12.55MJ/d，女子 7.53~10.04MJ/d。

因疾病的影响,需要调整病人某些营养素以适应不同的病情需要,并协助诊断、治疗和促进康复。因此,医院饮食可分为基本饮食、治疗饮食和试验饮食三大类。

一、基本饮食

基本饮食(general diet)适用范围较广,包括普通饮食、软质饮食、半流质饮食、流质饮食四种(表 7-1)。

表 7-1 基本饮食

饮食种类	适用范围	饮食原则	用法
普通饮食	消化功能正常,体温正常,无饮食限制,病情较轻或恢复期病人	与健康人饮食相似;营养均衡;美味可口;易消化,无刺激的食物	每日总热量达到 2200~2600kcal,蛋白质 70~90g;脂肪 60~70g,碳水化合物 450g 左右,水分 2500ml 左右,每日 3 餐,按比例分配
软质饮食	消化功能不良,低热、咀嚼不便者,老人、幼儿及消化道术后恢复期的病人	营养均衡;易咀嚼、易消化;食物软、烂、碎;少油炸、少油腻、少粗纤维及强烈刺激性食物	每日总热量为 2200~2400kcal,蛋白质为 60~80g/d,每日 3~4 餐
半流质饮食	口腔疾患、吞咽、咀嚼困难;消化道疾患;发热、体弱及术后病人	食物呈半流质状;无刺激性;易咀嚼、吞咽和消化,纤维素少,营养丰富;少食多餐 对腹泻、伤寒等胃肠功能紊乱者禁用含纤维素和产气的食物;痢疾病人禁食牛奶、豆浆及太甜的食物	每日总热量为 1500~2000kcal,蛋白质为 50~70g/d,每日 5~6 餐
流质饮食	口腔疾患、各种大手术后、病情危重、高热、急性消化道疾病、全身衰竭病人	食物呈液状,易消化、易吞咽、无刺激性,如乳类、米汤、果汁、豆浆等。流质所含热量和营养素不足,只能短期使用,通常辅以肠外营养	每日总热量为 836~1195kcal,蛋白质为 40~50g/d;每日 6~7 餐,每次 200~300ml,每 2~3h 1 次

二、治疗饮食

治疗饮食(therapeutic diet)是在基本饮食基础上,适当调整热能和营养素,以适应病情需要,达到治疗或辅助治疗的目的,从而有利于病人康复的一类饮食(表 7-2)。

表 7-2 治疗饮食

饮食种类	适用范围	饮食原则及用法
高热量饮食	适用于热能消耗较高的病人,如结核、甲状腺功能亢进症、肝胆疾患、大面积烧伤、高热、体重不足病人及产妇	在基本饮食的基础上加餐 2 次,可进食牛奶、豆浆、鸡蛋、蛋糕、巧克力及甜食等,总热量约为 3000kcal/d
高蛋白饮食	适用于高代谢性疾病,如结核、贫血、甲状腺功能亢进症、营养不良、烧伤、大手术后、恶性肿瘤、肾病综合征病人;孕妇、乳母等	在基本饮食的基础上增加蛋白质的含量,供给量为 1.5~2.0g/(kg·d),总量不超过 120g/d,总热量为 2500~3000kcal/d
低蛋白饮食	适用于需要限制蛋白质摄入的病人,如肝性脑病、急性肾炎、尿毒症等病人	多补充蔬菜和含糖高的食物,以维持正常热量。成人饮食中蛋白质不超过 40g/d,根据病情可减至 20~30g/d,肾功能不全者应摄入优质动物性蛋白,忌豆制品;肾功能严重衰竭者需摄入无蛋白饮食;肝性脑病者应以植物性蛋白为主

饮食种类	适用范围	饮食原则及用法
低脂肪饮食	适用于肝胆胰疾病、冠心病、高脂血症、动脉硬化、肥胖症及腹泻等病人	食物应清淡、少油,禁用肥肉、动物脑、蛋黄。高脂血症及动脉硬化者不必限制植物油(椰子油除外),脂肪量<50g/d,肝胆胰疾病者<40g/d,尤其应限制动物脂肪的摄入
低胆固醇饮食	适用于高胆固醇血症、高脂血症、高血压、动脉硬化、冠心病等病人	胆固醇摄入量<300mg/d,禁用或少用胆固醇高的食物,如动物内脏、脑、蛋黄、肥肉、动物油、鱼子等
低盐饮食	适用于心脏病、肝硬化腹腔积液、急慢性肾炎、先兆子痫、重度高血压但水肿较轻者	成人食盐量<2.0g/d,不包括食物内自然含钠量,禁用腌制品,如咸菜、咸肉、香肠、皮蛋等
无盐低钠饮食	同低盐饮食,但水肿较重病人	不放食盐烹调,且需控制食物中自然存在的含钠量<0.7g/d,禁食腌制品、含钠的食物和药物,如汽水、油条、挂面、碳酸氢钠药物等
高纤维素饮食	适用于便秘、高脂血症、糖尿病、肥胖等病人	食物中宜富含纤维素,如芹菜、竹笋、韭菜、卷心菜、豆类、粗粮等
少渣饮食	适用于肠炎、伤寒、痢疾、腹泻、咽喉部或消化道手术、食管静脉曲张等病人	食物中纤维素含量少且少油,不可用强刺激的调味品、坚果、带碎骨的食物,可进食蒸蛋、嫩豆腐等

三、试验饮食

试验饮食(test diet)是指在特定的时间内,调整饮食内容以协助诊断疾病和保证实验室检查结果准确性的一类饮食,故又称诊断饮食(表7-3)。

表7-3 试验饮食

饮食种类	适用范围	饮食原则及用法
隐血试验饮食	用于大便隐血试验前的准备,协助诊断有无消化道出血	试验前3d起及试验期间内禁食肉类、动物肝和血类、含铁丰富的药物或食物以及绿色蔬菜等,以免产生假阳性。可进食牛奶、豆制品、土豆、非绿色蔬菜、米饭、馒头、面条等,第4d开始留取粪便作隐血试验
肌酐试验饮食	用于协助检查、测定肾小球的滤过功能	试验期为3d,禁食肉类、禽类、鱼类,忌饮茶和咖啡。全天主食在300g以内,限制蛋白质摄入量(<40g/d),以排除外源性肌酐影响。热量不足可进食藕粉或含糖量高的食物,蔬菜、水果、植物油不限制,第3d测尿肌酐清除率及血肌酐含量
尿浓缩功能试验饮食(干饮食)	用于检查肾小球的浓缩功能	试验期为1d,控制全天饮食中的水分,摄入总量为500~600ml,可选择进食含水量少的食物,如米饭、面包、馒头、土豆、豆腐干等,烹调食物时尽量不加水或少加水;避免食用含水量高、过甜或过咸的食物,禁饮水;蛋白质摄入量为1g/(kg·d)
甲状腺¹³¹I试验饮食	用于协助检测甲状腺功能,排除外源性摄入碘对检查结果的干扰	试验期为2周,禁食含碘食物如海带、海蜇、海参、紫菜、鱼、虾、加碘食盐等,禁用碘消毒剂作局部消毒 2周后作¹³¹I功能测定
葡萄糖耐量试验饮食	用于诊断糖尿病	试验前进食碳水化合物≥300g的饮食共3d。同时停止一切能升降血糖的药物,试验前晚餐后禁食10~12h,直到第2d早晨采血后,将葡萄糖75g溶于300ml水中顿服;于糖餐后0.5h、1h、2h和3h分别采血测定血糖

第二节 一般饮食护理

饮食护理(diet nursing)是护理工作的重要内容,也是满足病人生理需要的重要护理措施之一。因此,护士应掌握营养与健康的相关知识,学会评估病人营养与饮食状况,发现存在的问题,结合病人疾病的特点和治疗需要,制定合理的饮食护理计划并加以实施,以改善病人营养状况,促进病人早日康复。

一、营养的评估

营养评估是护理评估的重要内容。护士通过对病人身体测量、饮食状况及生化指标的评估,判断病人的营养状况,发现其现存的或潜在的影响营养的饮食问题,为制订合理的饮食方案、促进病人康复打下基础。

(一) 身体状况

1. 身高、体重 身高和体重是营养状况的综合反映。通过测量身高和体重,与正常值进行比较,可以了解人体生长发育和营养状况。我国常用的标准体重计算公式为 Broca 公式改良式:

男性:标准体重(kg)= 身高(cm)-105
女性:标准体重(kg)= 身高(cm)-105-2.5

一般将测得体重与标准体重的差值除以标准体重值所得百分数,来判断人的体重是否在正常范围,计算公式为:

$$\frac{实测体重 - 标准体重}{标准体重} \times 100\%$$

判断标准:百分数在 ±10% 以内为正常体重,增加 10%~20% 为过重,超过 20% 为肥胖;减少 10%~20% 为消瘦,低于 20% 为明显消瘦。

2. 皮褶厚度 又称皮下脂肪厚度,可以反映身体脂肪的含量,对判断消瘦或肥胖有重要意义。常用测量部位有:肱三头肌、肩胛下部、腹部。测量时选用准确的皮褶计,测定 3 次取平均值。其中最常用的测量部位是三头肌,其正常值为:男性 12.5mm,女性 16.5mm。测得数据与同年龄的正常值比较,比正常值低 35%~40% 为重度消瘦,低 25%~34% 为中度消瘦,低于 24% 以下为轻度消瘦。

3. 上臂围 指测量上臂中点位置的周长。可反映肌蛋白消耗和储存程度,是简便快速的评价指标,也可反映热能代谢情况。我国成年男性上臂围平均 27.5cm。测量值大于标准值 90% 为营养正常,90%~80% 为轻度营养不良,80%~60% 为中度营养不良,小于 60% 为重度营养不良。

4. 体格检查 通过对病人的皮肤、毛发、面色、指甲、肌肉和骨骼等方面的评估,可对病人的营养状况做出初步判断(表 7-4)。

表 7-4 不同营养状况的身体表象

项目	营养良好	营养不良
皮肤	有光泽、平滑、弹性好	无光泽、弹性差、干燥、肤色过浅或过深
毛发	浓密、有光泽	缺乏光泽、干燥稀疏、易掉落
面色	滋润、无肿胀	暗淡、无光泽、肿胀
指甲	粉色、坚实	粗糙、无光泽、易断裂
肌肉和骨骼	皮下脂肪丰满、肌肉结实有弹性、骨骼无畸形	皮下脂肪薄、肌肉松弛无力、锁骨上窝和肋间隙凹陷、肩胛骨和髂骨嶙峋突出

(二) 饮食状况

1. 进食状态 观察病人用餐的次数、时间、进食的方式以及规律等。

2. 摄食种类及摄入量 评估病人摄入食物的种类、数量以及相互比例是否合适,是否容易消化吸收,有无偏食、挑食或特殊的食物喜好等。

3. 食欲 评估病人进食时的状态,判断病人食欲有无改变,注意查找、分析原因。

4. 其他 观察病人是否服用药物、补品,有无烟酒嗜好、食物过敏,是否存在口腔疾病、咀嚼不便等影响进食的因素。

(三) 生化指标

生化检查可以测量人体内各种营养素水平,是评价人体营养状况的客观指标,可早期发现亚临床营养不良。生化指标检查常用方法有血、尿、粪常规检查,血清蛋白、血清转铁蛋白、血脂、电解质、血清钙、pH 的测定等,也可进行营养素耐量试验或负荷试验,或根据体内其他生化物质的检测间接推测营养素水平等。

(四) 影响因素

影响饮食与营养的因素主要有身体因素、心理因素及社会因素。

1. 身体因素

(1) 生理因素

1) 年龄:不同的年龄阶段,具有不同的生理特点,对热能及营养素的需要量各有不同。婴幼儿生长速度快,需要高蛋白、高维生素、高矿物质和高热量食物;幼儿及学龄前期儿童应确保摄入充足的脂肪酸,以满足大脑及神经系统的发育;青少年生长发育速度快,需摄入足够的蛋白质、维生素和微量元素如钙、铁、碘等;相对而言,身体高大、体格强壮的人对营养的需要量也较高;老年人新陈代谢减慢,每日所需热量减少,但对钙的需求增加,由于消化与咀嚼功能减退、味觉改变等因素均可影响营养素的摄取。不同年龄的病人会有不同的饮食喜好。

2) 活动量:活动量大的个体其热能消耗大于活动量小的个体。活动量、活动强度、工作性质不同,热能消耗也不同,对食物量和营养素的需求就不同。

3) 特殊生理期:妊娠期、哺乳期的女性对营养的需求明显增加,且会有饮食习惯的改变。妊娠期摄入的营养素应均衡,并增加蛋白质、铁、碘和叶酸的摄入,孕期后 3 个月要增加钙的摄入量。哺乳期应在普通饮食基础上再加 500kcal 热量,蛋白质增加到 65g/d,同时,增加维生素 C 和维生素 B 族的摄入。

(2) 病理因素

1) 疾病:许多疾病可影响病人的食欲、进食量以及消化、吸收和代谢功能。疾病会让人产生焦虑、恐惧、痛苦甚至绝望等不良情绪反应,还可引起疼痛、味觉或嗅觉异常而导致食欲缺乏;当患有高代谢性疾病如甲状腺功能亢进症、发热、烧伤及慢性消耗性疾病如结核时,机体对营养素的需求就会增加。若病人从尿液或引流液中流失大量的体液、电解质、蛋白质等,也应相应增加营养的摄入。

2) 药物:药物治疗也会影响病人的饮食和营养。有的药物可促进食欲如类固醇类、胰岛素等药物;有的药物会抑制食欲,并影响消化吸收功能如非肠溶性红霉素、氯贝丁酯等;若长期服用苯妥英钠可干扰维生素 C 和叶酸的吸收;利尿剂和抗酸剂等易造成矿物质缺乏;有的药物会杀灭肠道内正常菌群,导致一些维生素的来源减少,如磺胺类药物可造成维生素 B 及维生素 K 在肠内的合成发生障碍。

3) 食物过敏:有些人会对一些特定的食物会产生过敏,如进食牛奶、海产品、芒果后,会发生腹泻、荨麻疹、甚至哮喘发作等过敏反应,从而影响营养素的摄入和吸收。

2. 心理因素 一般而言,轻松愉快的心理状态可促进食欲;而焦虑、恐惧、悲哀、绝望等不良情绪则会引起交感神经兴奋,抑制胃肠蠕动和消化液的分泌,导致人食欲降低、偏食甚至畏食,也有的人在孤独、焦虑时就会想吃食物。此外,进食的环境、食物的色、香、味等也可影响人的心情进而影响食欲。

3. 社会、文化因素

(1) 经济条件:经济条件可直接影响人们对食物的选择,从而影响人的营养状况。经济条件好,可满足对食物的需求,但也有可能导致营养过剩;若经济条件差,会影响食物的质量,则可能发生营养不良。

(2) 营养知识:掌握科学的营养知识,可帮助人们合理地选择食物,养成良好的饮食习惯,保持均衡营养;若缺乏基本的营养知识,有可能在食物的选择和营养素的摄入中陷入误区,从而发生营养失调。

(3) 饮食习惯：人的饮食习惯千差万别，深受文化背景、地理位置、生活方式甚至宗教信仰等因素的影响。俗话说"一方水土养一方人"，不同地域、不同饮食文化及特点与人的健康密切相关，表现在食物的选择、饮食嗜好、烹饪方法、进食方式及时间等各方面。我国素有"东酸西辣，南甜北咸"的饮食特色，东北居民喜食腌制的酸菜，因亚硝胺类物质含量较高，易导致消化系统肿瘤。大城市节奏快速、紧张高效的生活方式，使进食快餐、速冻食品的人越来越多，这些因素都不同程度地影响着人的健康，甚至还可导致疾病的发生。

二、一般饮食护理

护士应根据病人营养状况的评估结果，结合疾病治疗的需要，为病人制订有针对性的营养计划，并根据计划对其实施相应的饮食护理，帮助其摄入足量、合理且均衡的营养素，促进病人早日康复。

(一)病区的饮食管理

病人入院后，由主管医生根据病情开出饮食医嘱，护士遵医嘱填写病区饮食单，将饮食单通知营养室，并在病人的床尾卡上标记饮食种类，以便分发饮食和交班查对。随着病情变化需要调整饮食种类时，均需医生开出书面医嘱方可执行，如手术前需要禁食、手术后由禁食改为流质或出院停止饮食时，护士根据医嘱填写更改或停止饮食通知单，送交营养室，在床尾卡上做出相应的更改，并告知病人和家属。

(二)病人进食前的护理

1. 环境准备　护士应创设良好的用餐环境，以增进病人的食欲。用餐环境以整洁、舒适、安静、空气清新为原则。具体要求如下：①饭前半小时整理病人床单位，开窗通风、帮助病人大小便并及时移去便器，去除一切不良异味及视觉印象；②暂停非紧急的治疗、检查及护理工作；③鼓励同室病人一起用餐，病情允许时可到病区餐厅集中用餐，让病人相互交流，以促进食欲；④如有病危、痛苦呻吟的病人，可拉上床帘或屏风遮挡，避免影响其他病人用餐。

2. 病人准备　进食前的准备包括：①协助病人洗手、漱口，重症病人做好口腔护理。②尽量减少或消除病人不舒适的因素：高热者可适当降温；对敷料包扎固定者，检查其松紧度，必要时作适当调整；疼痛者采取镇痛措施减轻疼痛。③协助病人采取舒适的姿势进餐，如病情许可，可协助病人下床就餐；行动不便者，可放置跨床小桌，协助取坐位或半坐卧位在床上用餐；卧床者可协助其取侧卧位或仰卧位头偏向一侧，垫高头部再进餐；因特定卧位而致疲劳者，帮助其更换卧位或按摩相应的部位后进餐。④必要时可围治疗巾或餐巾于病人胸前，避免污染衣服及病人床单位。

3. 饮食指导　护士可参照中国居民平衡膳食宝塔(图 7-1)，向病人讲解健康饮食与均衡营养的相

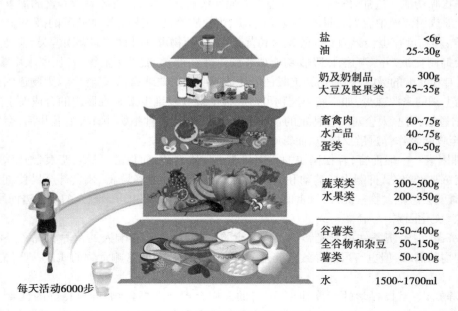

盐	<6g
油	25~30g
奶及奶制品	300g
大豆及坚果类	25~35g
畜禽肉	40~75g
水产品	40~75g
蛋类	40~50g
蔬菜类	300~500g
水果类	200~350g
谷薯类	250~400g
全谷物和杂豆	50~150g
薯类	50~100g
水	1500~1700ml

每天活动6000步

图 7-1　中国居民平衡膳食宝塔

关知识。根据医嘱的饮食种类,说明所选饮食对治疗和诊断的意义、饮食要求和用法,让病人明确可选用、不宜选用或禁忌的食物,每天进餐的次数及时间等,解答病人提出的饮食问题,使病人配合执行饮食计划,并纠正不良的饮食习惯。

(三)病人进食时的护理

1. 分发食物　护士核对饮食单,清洁双手,戴口罩,协助配餐人员准确地将饭菜分发给每位病人。对禁食者,应向其说明原因,在床尾挂上标记,并做好口头及书面交班。

2. 协助进餐

(1)病人就餐期间,护士应巡视、观察,检查督促治疗饮食、试验饮食实施情况,鼓励病人进食;征求病人对医院饭菜的意见和建议,反馈给营养室;对家属送的饭菜应检查,符合饮食要求方可食用。

(2)对不能自行进餐者,应根据病人的进食习惯耐心喂食,每次喂食的量和速度应视病人情况而定,不要催促病人,使病人利于咀嚼和吞咽;温度适宜,避免过热、过冷;进食顺序合理,固体食物和液体食物交替喂食,进流质饮食时可用吸管吸入。

(3)对双目失明或眼睛被遮住的病人,除遵守上述喂食要求,还应告知食物的具体名称,以增加其进食兴趣。如病人要自己进食,可按照时钟平面图放置食物(图7-2),并告知方位和食物名称,如3点和9点放菜,6点放饭,12点放汤,方便病人按顺序取用进食。

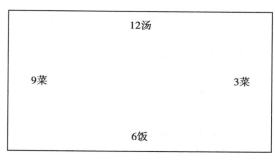

图 7-2　食物放置平面图

3. 特殊情况处理　若进食过程中病人出现恶心,应让病人暂停进食,并作深呼吸;如发生呕吐、溢食,应及时托住病人额头,提供塑料袋、脸盆等工具;平卧者,把头偏向一侧,及时清理呕吐物,并协助病人漱口;对暂时不想进食者,应妥善保存食物,待需要时给予加热,再给病人食用;若发生呛咳,应帮助病人拍背,嘱病人进食时不要说话;若食物误入气道,应立即采用海姆里克腹部冲击法,使异物排出,防止发生窒息。

(四)病人进食后的护理

1. 清洁整理　及时清理剩余食物,撤去餐具,整理病人床单位,帮助病人清洗双手、漱口,为重症病人做口腔护理。

2. 评价记录　做好进餐记录,包括进食的种类、量、病人的反应等,以评价病人的饮食是否能满足机体需要。

3. 按需交班　对暂时禁食、延缓进食或有特殊情况的病人应做好交接班。

第三节　特殊饮食护理

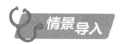

情景描述:

张先生,62岁,有10年高血压病史,2h前因与老伴吵架突然头痛、头晕、跌倒,左侧肢体活动受限,伴恶心、呕吐2次,随后出现意识不清,急送医院就诊。经头部CT示:右侧基底节区出血。医嘱给予脱水、止血、吸氧等对症治疗,并予心电监护、留置胃管。

请问:

1. 为张先生插胃管时怎样做才能顺利插入?

2. 如何确认胃管在胃内?

3. 给张先生鼻饲时应注意哪些问题?

对病情危重、不能由口进食或不愿经口进食、消化道功能障碍的病人,如恶性肿瘤晚期、颅脑外伤、食管狭窄等,为维持病人营养状况,保证营养素的摄取、消化、吸收,维持细胞代谢,维持组织器官的结构和功能,促进病人康复,临床上根据病人的病情,常采取特殊的饮食护理,包括胃肠内营养和胃肠外营养。

一、胃肠内营养

胃肠内营养(enteral nutrition,EN)是经口服或管饲等方法经胃肠道供给机体能量和营养素的支持疗法。管饲(tube feeding)是将导管插入胃肠道,给病人提供流质饮食、营养液、水分及药物的方法。根据导管插入的途径可分为:①口胃管,导管经口插入胃内;②鼻胃管,导管经鼻腔插入胃内;③胃造瘘管,导管经胃造瘘口插入胃内;④鼻肠管,导管经鼻腔插入小肠内;⑤空肠造瘘管,导管经空肠造瘘口插至空肠内。本节主要以鼻胃管为例,介绍管饲饮食的操作方法。

(一)鼻饲法

鼻饲法(nasogastric gavage)是将导管经鼻腔插入胃内,从管内灌注流质食物、水分和药物的方法。

【目的】

主要适用于下列不能由口进食的病人,以满足病人对营养和治疗的需求。

1. 昏迷病人。

2. 口腔疾患和口腔手术后病人,上消化道肿瘤、食管狭窄导致吞咽困难的病人。

3. 不能张口者,如破伤风病人。

4. 其他病人,如早产儿、精神异常拒绝进食者。

【操作程序】

1. 评估

(1)病人的年龄、意识、病情、鼻腔通畅性(有无炎症、肿胀、息肉、鼻中隔偏曲等)、心理状态与合作程度,了解有无鼻饲的经历、其他治疗情况。

(2)向病人及家属解释操作目的、过程及配合方法。

2. 计划

(1)病人准备:了解鼻饲的目的、操作中的配合方法及注意事项等;取下活动义齿和眼镜并妥善保管。

(2)护士准备:着装整洁,洗手,戴口罩。

(3)用物准备

1)治疗车上层:插管时治疗盘内放置:无菌鼻饲包(含治疗碗、胃管、镊子、止血钳、纱布、压舌板、治疗巾、50ml注射器;胃管可选用橡胶、硅胶或新型胃管。见附7-1);液状石蜡、棉签、胶布、橡皮圈或夹子、别针、听诊器、手电筒、弯盘、流质饮食(38~40℃)、水温计、温开水适量。拔管时治疗盘内放置:治疗碗(内放纱布)、治疗巾、弯盘、棉签、松节油、乙醇、漱口杯(内盛温开水)。治疗盘外备手消毒剂。

2)治疗车下层:医用垃圾桶、生活垃圾桶。

(4)环境准备:病室整洁、无异味、安静、光线适宜。

3. 实施 见表7-5。

视频:鼻饲法

表7-5 鼻饲法

操作流程	操作步骤	要点说明
1. 核对解释	备齐用物至床旁,核对病人床号、姓名(查看手腕带),解释操作目的,指导配合方法,取下活动义齿	• 确认病人,避免差错 • 消除疑虑和不安全感,缓解紧张情绪,取得合作
2. 安置卧位	协助病人采取半坐卧位或坐位 病情较重者采取右侧卧位 昏迷病人去枕平卧,头向后仰	• 半坐卧位可减轻插管的不适 • 右侧卧位可使胃管易于插入 • 头后仰有利于昏迷病人胃管插入

操作流程	操作步骤	要点说明
3. 铺巾放盘	铺治疗巾在病人颌下,弯盘放在便于取用处	• 保护病人床单位
4. 鼻腔准备	选择通畅一侧鼻腔,并用湿棉签清洁鼻腔,备好胶布	• 鼻腔通畅,便于插管
5. 测量长度	测量胃管插入的长度,并做好标记	• 测量方法:前额发际至剑突的距离或鼻尖经耳垂至剑突的距离,成人45~55cm,为防止反流、误吸,插管长度可在 55cm 以上;若需经胃管注入刺激性药物,可将胃管向深部再插入 10cm。小儿插管长度为眉间至剑突与脐中点的距离
6. 润滑胃管	倒少许液状石蜡在纱布上,润滑胃管前段	• 可减少胃管插入时的摩擦阻力
7. 规范插管	(1) 一手持纱布托住胃管,一手持镊子夹住胃管轻轻插入选定侧鼻孔 (2) 清醒病人插入 10~15cm(咽喉部)时,嘱其做吞咽动作,顺势将胃管插至预定长度 (3) 昏迷病人插管前先去枕,头向后仰,当插入10~15cm 时,左手将病人头托起,使下颌靠近胸骨柄,缓缓插至预定的长度 (4) 插管不畅时应检查口腔,判断胃管是否盘在口腔内,若在口腔内应回抽一段,再小心插入	• 插入动作要轻柔 • 吞咽动作有利于胃管迅速插入食管,护士可随病人"咽"的动作边咽边插 • 头向后仰可避免胃管误入气管 • 下颌靠近胸骨柄,可增加咽后壁的弧度(图 7-3),提高插管成功率 • 插管中若出现恶心、呕吐可暂停插入,嘱病人深呼吸 • 如胃管误入气管,会出现呛咳、发绀、呼吸困难,应立即拔出,休息片刻后重新插入
8. 确认入胃	确认胃管在胃内的方法有三种: (1) 注射器连接胃管末端回抽出胃液 (2) 把听诊器放在胃部,用注射器接胃管向胃内快速注入 10ml 空气 (3) 将胃管末端放在盛水的治疗碗中	• 保证病人安全,防止误入气管 • 有胃液抽出 • 能听到气过水声 • 无气泡逸出
9. 固定胃管	确认胃管在胃内后,用胶布将胃管固定鼻翼和同侧颊部	• 防止胃管脱出
10. 灌注食物	(1) 在胃管末端接注射器抽出胃液,再注入少量温开水 (2) 缓慢灌注流质食物或药物,药片应研碎溶解后灌入;每次灌注量不超过 200ml,间隔时间大于2h,每次注入前应测量温度 (3) 灌注完毕,再注入少量温开水	• 每次灌注前应抽吸胃液以确认胃管在胃内,温开水可润滑管腔,防止鼻饲液附着于管壁 • 注入过程中应询问病人感受以调节注入速度,避免注入空气导致腹胀 • 冲净胃管,避免鼻饲液存积管腔中变质,引起胃肠炎
11. 封管固定	用胃管塞封住末端开口处并反折,用纱布包好,再用橡皮圈扎紧,用别针固定于衣领、大单或枕旁	• 防止食物反流 • 防止胃管脱落
12. 清洁整理	(1) 清洁病人鼻孔、口腔,撤去治疗巾,整理病人床单位,嘱病人维持原卧位 20~30min (2) 冲净注射器,用纱布盖好放于治疗盘内备用	• 保持原卧位可防止呕吐 • 鼻饲用物应每日更换消毒
13. 准确记录	洗手,记录鼻饲时间、鼻饲液的种类和量、病人反应	• 便于安排下一次灌注时间

操作流程	操作步骤	要点说明
14. 拔胃管法	用于停止鼻饲或长期鼻饲需更换胃管时	• 长期鼻饲应定期更换胃管,晚间拔管,次晨从另一侧鼻腔插入
(1) 核对解释	备齐用物至床旁,核对、解释,置弯盘于病人颌下,去除胶布,反折胃管末端或夹紧胃管	• 取得病人合作,使病人精神放松 • 夹紧胃管,以免胃管内液体滴入气管
(2) 拔出胃管	用纱布包裹鼻孔处的胃管,嘱病人深呼吸,在病人呼气时拔管,边拔边用纱布擦胃管,至咽喉处快速拔出,置胃管于弯盘内,撤去弯盘	• 至咽喉处快速拔出,以免管内残留液体滴入气管 • 减少对病人的视觉刺激
(3) 清洁整理	清洁病人口腔、面部,去除胶布痕迹,协助漱口,取舒适体位,整理病人床单位,清理用物	• 用松节油去除胶布痕迹,再用乙醇擦去松节油 • 使病人感觉舒适
(4) 洗手、记录	洗手,记录拔管时间和病人反应	
15. 用物处置	将物品送至处置室,分类处理	

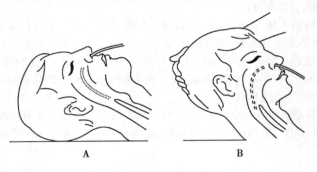

A   B

图 7-3　昏迷病人插胃管法

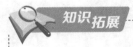

检查胃管在胃内的其他方法

　　据研究,成人胃管的插管位置错误率为 1.3%~50%。若胃管置入太浅、太深或误入气道均可影响治疗,甚至导致并发症发生。故在进行管饲喂食前,护士均应检查胃管是否在胃内。除传统方法外,还有以下方法:

　　1. X 线检查法　通过 X 线摄片,可清晰显示胃管走行及是否在胃内,是判断胃管在胃内的金标准。

　　2. 抽吸物检测　对抽吸物进行 pH 检测,或进行胆红素和 pH 相结合的方法检测。用此方法判断的干扰因素较多。

　　3. CO_2 测定法　用 CO_2 比色计在鼻胃管头端测定 CO_2 浓度来排除胃管误入呼吸道。

　　4. 电磁探查　通过电磁探查,可实时确认胃管位置。

　　5. 内镜检查　通过内镜观察,准确率高,但检查具有侵入性、费用高,因此临床运用有限。

　　4. 评价

　　(1) 通过鼻饲,病人获得所需的营养、水分和药物。

　　(2) 护士操作规范、熟练,动作轻柔,关爱病人。

　　(3) 护患沟通有效,病人理解操作目的,能积极配合,插管过程顺利。

【注意事项】

　　1. 插胃管时动作要轻柔,尤其在通过食管 3 个狭窄部位时(环状软骨水平处、平气管分叉处、食管穿过膈肌处)要特别注意,避免损伤食管黏膜。

2. 每次喂食前必须先证实胃管在胃内,检查胃管是否通畅,先注入少量温开水冲管后再灌注食物,灌注完后再注入少量温开水,防止鼻饲液残留在管腔内而致凝结、变质,同时要避免注入空气而致腹胀。

3. 鼻饲液温度应为 38~40℃,避免过热或过冷;每次鼻饲量不超过 200ml,间隔不少于 2h;牛奶与果汁应分开灌注,防止产生凝块;药片需研碎溶解后再注入。

4. 长期鼻饲者每天应进行口腔护理,并定期更换胃管。硅胶胃管每月更换 1 次,普通胃管每周更换 1 次,在晚间末次灌食后拔出,次晨再从另一侧鼻孔插入。

5. 食管静脉曲张和食管梗阻的病人禁忌使用鼻饲法。

（二）要素饮食

要素饮食(elemental diet)是一种人工合成的化学精制食品,含有人体必需的易于消化吸收的营养素(如游离氨基酸、单糖、重要脂肪酸、维生素、微量元素、无机盐等),与水混合后可以形成溶液或较为稳定的悬浮物。其主要特点是无须经过消化过程即可直接被肠道吸收和利用,营养成分明确,营养价值高。根据需要分为营养治疗用和特殊治疗用两大类,这里主要介绍营养治疗用的要素饮食。

【目的】

要素饮食可保证危重病人的能量及氨基酸等营养素的摄入,改善病人的营养状况,促进伤口愈合,达到治疗及辅助治疗的目的。主要适用于严重烧伤及创伤、严重化脓性感染、多发性骨折、外科手术前后需营养支持的病人;肿瘤或其他消耗性疾病导致的营养不良病人;肠炎、腹泻、消化道瘘、急性胰腺炎病人;其他如免疫功能低下、脑外伤的病人等。

【操作程序】

1. 评估　病人的营养状况、病情及对营养素的需求,确定适宜浓度和剂量的要素饮食。

2. 实施　可通过口服、鼻饲、经胃或空肠造瘘口滴入等方式供给。

(1) 口服法:因要素饮食口感欠佳,一般病人难以接受口服,故临床较少使用。也有一些要素饮食在应用时添加橘子汁、菜汤等调味料以改善口感。口服剂量从每次 50ml 逐渐增至每次 100ml,视病情 6~8 次 /d。

(2) 从鼻胃管、经胃或空肠造瘘处滴注有以下三种方式:

1) 分次注入:将调配好的要素饮食或现成制品用注射器经鼻胃管或造瘘口注入胃肠内,4~6 次 /d,每次 250~400ml。适用于非危重、经胃管或造瘘口喂食的病人。此法优点是操作方便、费用较低,缺点是易引起恶心、呕吐、腹胀、腹泻等消化道症状。

2) 间歇滴入:将调配好的要素饮食或现成制品加入有盖吊瓶内,经输注管缓缓滴入,4~6 次 /d,每次 400~500ml,每次输注时间 30~60min。此法反应小,多数病人可耐受。

3) 连续滴入:装置和间歇滴入法相同,在 12~24h 内持续滴入,也可用肠内营养泵保持恒定滴速。浓度从 5% 开始逐渐调到 20%~25%,速度从 40~60ml/h 开始逐渐调到 120ml/h,最高达到 150ml/h。多用于经空肠造瘘喂食的危重病人。

【注意事项】

1. 配制要素饮食时,应严格遵守无菌技术操作原则。所有配制用具均需消毒灭菌后使用。

2. 每种要素饮食的具体营养成分、浓度、用量和滴入速度都应根据病人的病情需要,由医生、责任护士及营养师共同商议而定。

3. 应用原则是由少、低、慢开始,逐渐增加,待病人耐受后再稳定配制成分、浓度、用量和滴注速度。

4. 要素饮食应尽量新鲜配制,配制好的饮食要冷藏在 4℃ 以下冰箱内,并在 24h 内用完,防止污染或变质。

5. 口服的要素饮食温度一般为 37℃,经鼻胃管或造瘘口注入的适宜温度为 41~42℃。要素饮食不可高温蒸煮,但可适当加温。

6. 要素饮食滴注前后都应用温开水或生理盐水冲净管腔,防止食物滞留管腔内导致腐败变质。

7. 滴注过程中应经常巡视病人,如出现恶心、呕吐、腹痛、腹泻等症状应视情况调整浓度、温度或速度,反应严重者可暂停滴入,并及时查明原因。

8. 应用要素饮食期间,应定期测量体重,检查电解质、血糖、尿糖、肝功能、血尿素氮、出凝血时间等,并观察尿量、大便次数及性状,及时评估病人营养状况。

9. 停用要素饮食时应逐渐减量,以防引起低血糖反应。长期使用者应补充维生素和矿物质。不能用于消化道出血病人和 3 个月内婴儿;糖尿病、胰腺疾病、胃切除术后病人要慎用。

(三) 肠内营养泵

肠内营养泵(enteral feeding pump)是一种肠内营养输注系统,通过鼻胃管或鼻肠管连接泵管及其附件,以微电脑精确控制输注的速度、剂量、温度、输注总量等的一套完整、封闭、安全、方便的系统(图 7-4)。应用于昏迷状态或需要准确控制营养输入的管饲饮食病人如严重创伤、大手术后的病人等。该系统可以按照需要定时、定量对病人进行肠道营养液输入,达到维持病人生命、促进术后康复的目的。

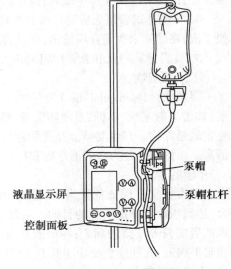

图 7-4 肠内营养泵

二、胃肠外营养

胃肠外营养(parenteral nutrition,PN)是根据病人需要,通过胃肠外途径供给病人所需的全部能量和营养素,以满足机体代谢需要的一种营养支持疗法。目前临床上主要是经周围静脉或中心静脉输入,故又称静脉营养(intravenous nutrition)。

【目的】

用于各种原因导致的不能从胃肠道摄取营养、消化吸收障碍、高代谢以及胃肠道需要充分休息的病人,以保证热能及营养素的摄入。

【方法】

1. 途径 可经周围静脉或中心静脉置管输注。

(1) 周围静脉输注:用于短期、部分营养支持或中心静脉置管有困难的病人。疗程一般为 15d 以内。

(2) 中心静脉输注:用于需要长期、全量补充营养的病人。置管部位常选锁骨下静脉。

2. 输注原则 根据病人的病情、年龄及耐受情况调节速度、浓度和输注量。

(1) 速度:由慢到快逐渐加快滴速。一般成人首日速度为 60ml/h,第 2d 80ml/h,第 3d 100ml/h,保持均匀的输注速度。

(2) 浓度:由低到高逐渐增加。

(3) 用量:由少到多逐渐增加。停用时不可骤停,应提前 2~3d 逐渐减量,以免发生低血糖反应。

【注意事项】

1. 在配制营养液及静脉穿刺操作过程中须严格遵守无菌操作原则。

2. 营养液尽量现配现用,如需存储应放在 4℃冰箱内且不得超过 24h,超时则不宜使用。

3. 每 12~24h 更换输注袋及连接管 1 次,穿刺点的敷料应 24h 更换 1 次,并注意观察局部皮肤有无异常。

4. 静脉营养导管严禁输入其他液体、药物和血液,严禁在此处采集血标本或监测中心静脉压。

5. 输注过程中要保持导管通畅,避免液体中断或导管脱出,避免空气栓塞。

6. 使用前和使用过程中要严密监测病人血常规、电解质、血糖、尿糖、酮体、氧分压、血浆蛋白及尿生化等,每天记录出入量,根据病人代谢的动态变化及时调整营养液配方。注意观察有无并发症发生,若发现病人情况异常应及时报告医生,配合处理。

7. 以下情况不宜使用胃肠外营养:严重水电解质紊乱、酸碱失衡、出凝血功能紊乱、休克、应用时间少于 5d 者、进入临终期和不可逆昏迷等病人。

【并发症及护理】

1. 机械性并发症 在中心静脉置管时,若病人体位不当、穿刺方向不正确可引起气胸、皮下气肿或血肿甚至神经损伤;如果穿破静脉和胸膜,可导致血胸等。输注过程中,若大量空气进入管道可发生空气栓塞,严重时将导致病人死亡。因此,护士应严格遵守操作规程,熟练掌握操作技术,插管时动作轻、准、稳,严密观察滴注过程,及时发现并处理异常情况。

2. 感染性并发症　置管时无菌操作不严格、营养液污染以及长期留置导管可引起局部或全身感染,严重时引起败血症;长期采用肠外营养也可引起肠源性感染。护士应严格无菌操作,注意观察穿刺部位及全身情况,如出现不明原因的发热,应做血培养,对输注的营养液进行细菌培养,查明原因,及时控制感染。

3. 代谢性并发症　营养液输注浓度、速度不当或突然停用等可引起肝功能损害、糖代谢和电解质紊乱;长期肠外营养也可发生肠黏膜萎缩、胆汁淤积等并发症。因此,应严密监测出入液量和进行实验室检查,及时发现机体代谢问题,及时对症处理。

附 7-1　胃管种类

1. 橡胶胃管　由橡胶制成,管壁厚,管腔小,质量重,对鼻咽黏膜刺激性强。可重复灭菌使用,价格便宜。适用于留置时间短于 7d、经济困难的一般胃肠道手术病人。

2. 硅胶胃管　由硅胶制成,质量轻,弹性好,无异味,与组织相容性好;管壁柔软,刺激性小;管壁透明,便于观察管道内情况;管道前端侧孔较大。价格较低廉。适用于留置胃管时间较长的病人。

3. DRW 胃管　由无毒医用高分子材料精制而成,前端钝化,经硅化处理,表面光滑,无异味,易插入,不易损伤食管及胃黏膜;管壁显影、透明,刻度明显,易于掌握插入深度;尾端有多用接头,可与注射器、吸引器等紧密连接。置管时间可达 15d。

组图:胃管种类

(赵国琴)

思考题

1. 胡某,男,65 岁,身高 168cm,体重 80kg,10 年高血压病史,一直服用降压药。近 1 周来因情绪波动致胸闷、气促、伴下肢有轻度水肿来院就诊。检查 BP 176/102mmHg,心电图提示 ST 段压低(心肌供血不足),诊断为冠心病、高血压。

请问:

(1) 对该病人应给予哪种饮食? 为什么?

(2) 如何为该病人进行饮食指导?

2. 徐某,男,52 岁。主诉头晕、右侧肢体活动无力 3d 来院就诊。门诊以 "脑出血" 收入脑外科。现病人意识清楚,精神萎靡,无法正常进食。医嘱:鼻饲。护士小周在插胃管过程中,病人出现呛咳、呼吸困难,小周一边嘱咐病人做深呼吸,一边继续插管。

请问:

(1) 导致病人出现呛咳、呼吸困难的原因是什么?

(2) 护士小周的处理是否正确? 为什么?

(3) 插胃管过程中容易出现哪些问题? 该如何处理?

3. 王某,女,48 岁,因 "消瘦、烦躁 2 个月" 主诉入院,入院诊断为 "甲状腺功能亢进症"。医嘱:^{131}I 试验,拟行甲状腺大部切除术。

请问:

(1) 王某入院后应给予哪种饮食?

(2) 该病人做 ^{131}I 试验前应禁食哪些食物?

(3) 该病人行甲状腺大部切除术治疗,麻醉清醒后应给予哪种饮食?

思路解析

扫一扫,测一测

第八章　排泄护理

学习目标

1. 掌握排尿、排便异常病人的护理;留置导尿术病人的护理要点。
2. 熟悉排尿、排便活动评估的内容;导尿术、留置导尿术、膀胱冲洗以及灌肠法的目的。
3. 掌握导尿术、留置导尿术、简易通便法、灌肠法的操作程序及注意事项;常用灌肠溶液的种类及应用。
4. 了解泌尿系统及大肠的解剖结构及生理功能;男、女性尿道的差别。
5. 具有严谨求实的工作态度,严格执行无菌操作和查对制度;保护病人的隐私;关心体贴病人,操作动作轻柔,减轻疼痛,保证病人安全。

　　排泄是机体将新陈代谢所产生的终产物排出体外的生理过程,是人体的基本生理需要之一,也是维持生命活动的必要条件之一。人体通过皮肤、呼吸道、消化道及泌尿道排泄废物,其中消化道和泌尿道是主要的排泄途径。许多因素直接或间接地影响人体正常的排泄功能,使机体出现排泄异常。但每个个体的排泄形态及影响因素也不尽相同,因此,护士应掌握与排泄有关的护理知识和技术,协助或指导人们维持正常的排泄功能,满足其排泄的需要,使其获得最佳的健康和舒适状态。

第一节　排尿护理

情景导入

情景描述:
　　郭大爷,53 岁,因不能自行排尿 3d 入院。病人极度衰弱,情绪紧张,烦躁不安,频繁呻吟。主诉下腹胀痛难忍,虽有强烈尿意,但无法排出。护理体检可见耻骨上膨隆,扪及囊样包块,轻压则有尿意,叩诊呈实音,压痛明显。病人心肺功能无异常。
　　请问:
　　1. 该病人发生哪种排尿异常? 引起此种异常的原因有哪些?
　　2. 应该为该病人采取哪些护理措施?
　　3. 如果为该病人施行导尿术,应注意哪些事项?

　　排尿是人体的基本生理需要之一,通过排尿活动将机体代谢的终末产物、过剩盐类、有毒物质和药物排出体外,同时调节水、电解质及酸碱平衡,维持内环境的相对稳定。

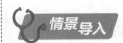

泌尿系统由肾脏、输尿管、膀胱和尿道组成,其功能对维持人体健康尤为重要。肾脏是产生尿液的器官,通过输尿管将尿液运送到膀胱储存,尿道是尿液排出体外的通道。肾脏生成尿液是一个连续不断的过程,而膀胱的排尿则是间歇进行的,只有当尿液储存到一定量的时候(成人400~500ml),膀胱壁的牵张感受器受压力的刺激而兴奋,冲动沿盆神经传入脊髓的排尿反射初级中枢;同时冲动也上传到大脑排尿反射高级中枢,产生尿意。如果条件允许,排尿反射进行,尿液通过尿道排出体外。如果条件不允许,排尿反射就会受到抑制。但小儿大脑发育尚未完善,对初级排尿中枢的控制能力较弱,易发生排尿次数多及夜间遗尿的现象。

尿液的排出受意识控制,但是许多因素可以影响排尿,导致排尿活动或形态改变。护士在为病人护理的过程中,要注意观察、了解病人可能存在的排尿问题,应用熟练的护理技术,减轻病人的痛苦,协助病人维持正常的排尿功能。

一、排尿活动的评估

(一)影响排尿因素的评估

正常情况下,排尿受意识控制,无痛苦,无障碍,但下列因素可影响排尿的进行。

1. 生理因素

(1)年龄:2岁以下的婴幼儿因神经系统发育不完善,排尿不受意识控制,从而造成遗尿,2~3岁后才能自我控制排尿。老年人易发生尿频,一方面老年人肾脏浓缩尿液功能降低,摄入少量水分即可生成一定量的尿液;另一方面老年人盆底部肌肉松弛、膀胱括约肌萎缩、膀胱弹性差、容积减小,较少的尿量便可引起较强的尿意,引起排尿次数增多。

(2)气候变化:夏季炎热,身体出汗较多,体内水分减少,血浆晶体渗透压升高,引起抗利尿激素分泌增多,促进肾脏的重吸收,导致尿液浓缩和尿量减少;冬季寒冷,身体外周血管收缩,循环血量增加,体内水分相对增多,反射性地抑制抗利尿激素的分泌,而使尿量增加。因此,气候变化是通过影响体内抗利尿激素的分泌进而影响尿量。

2. 心理因素 心理因素对正常排尿有很大的影响,压力会影响会阴部肌肉和膀胱括约肌的放松或收缩,而引起排尿活动异常。当在无合适的排尿环境和条件时,排尿活动就会受到大脑皮层的抑制;当个人处于过度的焦虑和紧张的情境中,会出现尿频、尿急,有时也会出现尿潴留。另外,排尿还受暗示的影响,任何听觉、视觉或其他身体感觉的刺激均可引起排尿反射的增强或抑制,如有的人听到流水声就想排尿。

3. 社会文化因素

(1)社会规范:人们通过接受文化教育形成了一种社会规范,排尿应该在隐蔽的场所进行。当个体在缺乏隐蔽的环境中,或时间不够充裕时,就会产生许多压力,从而影响正常的排尿。

(2)个人习惯:长期的生活习惯使个体形成各自的排尿习惯,如当排尿的姿势更换、时间不够充裕和环境不适宜时将会影响排尿活动的完成。

多数人在潜意识里会形成相对固定的排尿习惯,如早晨起床第一件事是排尿,晚上就寝前也要排空膀胱。而儿童期排尿训练的经验也会影响其成年后的排尿习惯。

4. 液体与饮食摄入 肾脏具有维持液体平衡的功能,如果其他影响体液平衡的因素不变,液体摄入量和种类将直接影响尿量和排尿的频率,液体摄入多,尿量就多;摄入咖啡、茶、酒类饮品等有利尿作用。有些食物的摄入也会影响排尿,如含水量多的水果、蔬菜等可增加液体摄入量,使尿量增多;饮用含盐较高的饮料或食物则会造成水钠潴留,使尿量减少。

5. 疾病、治疗与检查因素

(1)疾病因素:神经系统的损伤和病变,使排尿反射的神经传导和排尿的意识控制障碍,出现尿失禁;肾脏的病变使尿液的生成障碍,出现少尿或无尿;泌尿系统的肿瘤、结石或狭窄也可导致排尿障碍,出现尿潴留;老年男性前列腺增生压迫尿道,可出现排尿困难。

(2)药物因素:某些药物可直接影响排尿,如利尿剂可使尿量增加,而止痛剂、镇静剂与麻醉剂等可影响神经传导,对排尿造成干扰。

(3)治疗与检查:外科手术、外伤等可导致失血、失液,若补液不足,则机体处于脱水状态,可导致尿量减少;手术中使用麻醉剂可干扰排尿反射,改变病人的排尿状态,导致尿潴留。某些诊断性检查前要求病人禁食禁水,使体液减少而导致尿量发生变化;有些检查,如膀胱镜检查,易造成尿道损伤、水肿及不适。

6. 其他因素　妇女在妊娠期,可因子宫增大压迫膀胱致使排尿次数增加。在月经周期中排尿形态也有变化,月经前大多数妇女有液体潴留、尿量减少的现象,月经开始则尿量增加。

(二) 尿液状态的评估

1. 正常尿液

(1) 尿量与次数:尿量是反映肾脏功能的重要指标之一。一般成人白天排尿 3~5 次,夜间 0~1 次,每次尿量 200~400ml,24h 的尿量 1000~2000ml,平均在 1500ml 左右。

(2) 颜色:正常新鲜尿液呈淡黄色或深黄色,是由于尿液中含有尿胆原和尿色素所致。当尿液浓缩时,可见量少色深。尿液的颜色还受某些食物、药物的影响,当进食大量胡萝卜或服用维生素 B_2 时,尿液的颜色呈深黄色。

(3) 透明度:正常新鲜尿液清澈透明,放置后可出现微量絮状沉淀物,系黏蛋白、核蛋白、盐类及上皮细胞凝结而致。在非病理情况下,新鲜尿液发生浑浊主要是由于含有大量尿盐,冷却后可出现浑浊,加热、加酸或加碱后,尿盐溶解,尿液即可澄清。

(4) 气味:正常尿液的气味来自尿内挥发性酸,尿液久置后,因尿素分解产生氨,故有氨臭味。

(5) 酸碱度:正常人尿液呈弱酸性,pH 为 4.5~7.5,平均为 6。饮食种类可影响尿液的酸碱性,如进食大量蔬菜、水果时,尿液可呈碱性;进食大量肉类时,尿液可呈酸性。

(6) 比重:尿比重高低主要取决于肾脏的浓缩功能,一般情况下,尿比重与尿内溶质含量成正比,与尿量成反比。成人正常情况下,尿比重波动在 1.015~1.025 之间。成人尿比重可因饮食、饮水、出汗和排尿等情况的不同,而有所变化;婴儿的尿比重多低于成人。

2. 异常尿液

(1) 尿量与次数:肾脏的病变使尿液生成障碍可出现少尿或无尿;泌尿系统的结石或肿瘤可导致排尿障碍,出现尿潴留;而膀胱炎症或机械性刺激可引起排尿次数增多。

(2) 颜色:在病理情况时,尿液的颜色可产生以下变化:

组图:尿液颜色的异常

1) 血尿:血尿颜色的深浅与尿液中所含红细胞量的多少有关,含红细胞量多时尿色常呈洗肉水色或红色,称为肉眼血尿;血尿轻者尿色正常,仅显微镜下红细胞增多,称为镜下血尿。血尿常见于急性肾小球肾炎、输尿管结石、泌尿系统肿瘤、结核及感染等。

2) 血红蛋白尿:由于各种原因导致大量红细胞在血管内破坏,血红蛋白经肾脏排出形成血红蛋白尿,呈浓茶色、酱油色。常见于血型不合所致溶血、恶性疟疾和阵发性睡眠性血红蛋白尿。

3) 胆红素尿:尿液中含有胆红素,一般呈深黄色或黄褐色,振荡尿液后,泡沫也呈黄色。见于阻塞性黄疸和肝细胞性黄疸。

4) 乳糜尿:因尿液中含有淋巴液,故尿液呈乳白色,见于丝虫病。当泌尿系统发生化脓性炎症时,尿液也可呈白色,如肾盂肾炎、膀胱炎、尿道炎或肾结核等。

(3) 透明度:当泌尿系统感染时,尿液中含有脓细胞、红细胞以及大量的上皮细胞、细菌或炎性渗出物,排出的新鲜尿液即呈白色絮状浑浊,此种尿液在加热、加酸或加碱后,其浑浊度不变。尿液中含蛋白时不影响其透明度,但振荡后可产生较多且不易消失的泡沫。

(4) 气味:当泌尿道感染时新鲜尿液也有氨臭味;糖尿病酮症酸中毒时,因尿内有丙酮,故有烂苹果味;尿液带粪臭味,考虑膀胱直肠瘘。

(5) 酸碱度:酸中毒、应用氯化铵等酸性药物时尿液呈酸性;严重呕吐病人或应用碳酸氢钠等碱性药物时尿液呈碱性。

(6) 比重:若尿比重经常固定在 1.010 左右,提示肾浓缩功能严重障碍,是肾功能不全的表现。

(三) 排尿异常的评估

1. 多尿(polyuria)　指 24h 尿量超过 2500ml。正常情况下饮用大量液体、妊娠可出现多尿;病理情况下常由内分泌代谢障碍或肾小管浓缩功能不全引起,见于糖尿病、尿崩症、急性肾衰竭的多尿期等病人。

2. 少尿（oliguria） 指 24h 尿量少于 400ml 或每小时尿量少于 17ml。发热、液体摄入过少、休克等原因使病人体内血液循环不足可致少尿；某些疾病也可发生少尿，如心脏、肾脏、肝脏功能衰竭等病人。

3. 无尿（anuria）或尿闭（urodialysis） 指 24h 尿量少于 100ml 或 12h 内无尿液产生。由于严重血液循环不足，肾小球滤过率明显降低所引起，如严重休克、肾衰竭、药物中毒等病人。

4. 膀胱刺激征 膀胱刺激征的主要表现为尿频、尿急、尿痛，产生的主要原因是膀胱及尿道感染或机械性刺激。有膀胱刺激征时常伴有血尿。

（1）尿频（frequent micturition）：指单位时间内排尿次数增多，主要是由于膀胱炎症或机械性刺激引起。严重时几分钟排尿 1 次，每次排尿仅几毫升。

（2）尿急（urgent micturition）：指病人突然有强烈尿意，不能控制需立即排尿，主要是由于膀胱三角或后尿道的刺激，造成排尿反射活动特别强烈，常与尿频同时发生。

（3）尿痛（dysuria）：指排尿时膀胱区及尿道产生疼痛，可以发生在排尿初、中、末或排尿后，疼痛呈烧灼感，与膀胱、尿道或前列腺感染有关。

5. 尿潴留（retention of urine） 指尿液大量存留在膀胱内而不能自主排出。当尿潴留时，膀胱容积可增至 3000~4000ml，膀胱高度膨胀，可达脐部。病人主诉下腹胀痛，排尿困难。体检可见耻骨上膨隆，扪及囊样包块，叩诊呈实音，有压痛。常见的原因如下：

（1）机械性梗阻：参与排尿的神经及肌肉功能正常，但在膀胱颈部至尿道外口的某一部位有梗阻性病变，造成排尿受阻，如前列腺增生、肿瘤，膀胱内结石，炎症或损伤后的尿道狭窄，尿道结石或肿瘤等。

（2）动力性梗阻：膀胱、尿道并无机械性梗阻，排尿困难主要是由于各种造成控制排尿的中枢或周围神经受损害，导致膀胱逼尿肌无力或尿道括约肌痉挛。如外伤、疾病、使用麻醉剂等所致脊髓初级排尿中枢活动发生障碍或受到抑制，不能形成排尿反射。

（3）其他原因：如不能用力排尿或不习惯卧床排尿，或某些心理因素，如焦虑、窘迫使得排尿不能及时进行。由于尿液存留过多，膀胱过度充盈，致使膀胱收缩无力，造成尿潴留。

6. 尿失禁（incontinence of urine） 指排尿失去意识控制或不受意识控制，尿液不自主地流出。根据尿失禁的原因分为以下几种：

（1）持续性尿失禁（完全性尿失禁）：膀胱稍有存尿，便会不由自主地流出，膀胱始终处于空虚状态。

原因：①脊髓初级排尿中枢与大脑皮层之间联系受损，如昏迷、截瘫，因排尿反射活动失去大脑皮层的控制，膀胱逼尿肌出现无抑制性收缩；②因手术、分娩所致的膀胱括约肌损伤或支配括约肌的神经损伤，病变所致膀胱括约肌功能障碍；③膀胱与阴道之间有瘘道；④由于先天性尿路畸形导致的先天性尿失禁。

（2）假性尿失禁（充溢性尿失禁）：膀胱内的尿液充盈达到一定压力时，即可不自主溢出少量尿液。当膀胱内压力降低时，排尿立即停止，但膀胱仍呈胀满状态，而尿液不能排空。

原因：脊髓初级排尿中枢活动受抑制，使膀胱充满尿液，内压增高，引起少量尿液溢出；创伤感染、肿瘤所致的神经性排尿功能障碍，以及膀胱以下的尿路梗阻如前列腺增生、膀胱颈梗阻及尿路狭窄等所致。

（3）压力性尿失禁（不完全性尿失禁）：当咳嗽、打喷嚏或运动时腹肌收缩，腹内压升高，以致不自主地有少量尿液溢出。这类尿失禁多在病人站立体位时发生。

原因：膀胱逼尿肌功能正常，由于尿道括约肌张力减低、骨盆底部尿道周围肌肉及韧带松弛，导致尿道阻力下降，病人平时尚能控制排尿，但当腹内压突然增高时，使膀胱内压超过尿道阻力，少量尿液不由自主地由尿道口溢出。多见于多次分娩或绝经后的中老年女性，肥胖者尤甚；也常见于根治性前列腺切除术的病人。

（4）急迫性尿失禁：膀胱受炎症、出口梗阻的刺激，病人反复出现的低容量不自主排尿，常伴有尿频和尿急；或由于大脑皮质对脊髓排尿中枢的抑制减弱，引起膀胱逼尿肌不自主收缩或放射亢进，导致膀胱收缩不受控制。

原因：下尿路感染、前列腺增生症及子宫脱垂等引起膀胱功能失调；脑血管意外、肿瘤、帕金森病等使膀胱收缩不受控制。

二、排尿活动异常病人的护理

(一) 尿潴留病人的护理

1. 护理目标

(1) 病人情绪稳定,能积极配合治疗及护理。

(2) 病人及家属能说出尿潴留发生的原因和预防措施。

(3) 病人下腹胀痛得到缓解。

2. 护理措施

(1) 心理护理:与病人加强沟通,及时发现病人的心理变化,给予安慰与支持,消除其焦虑和紧张情绪。

(2) 提供隐蔽的排尿环境:关闭门窗,屏风遮挡,请无关人员回避。适当调整治疗和护理时间,使病人安心排尿。

(3) 调整体位和姿势:酌情协助卧床病人取适当的体位排尿,如协助卧床病人略抬高上身或坐起,尽可能使病人按习惯姿势排尿。对需绝对卧床休息或某些手术病人,应事先有计划的训练床上排尿,以免因不适应排尿姿势的改变而导致尿潴留。

(4) 诱导排尿:利用某些条件反射如听哗哗流水声或用温水冲洗会阴等诱导排尿。

(5) 热敷、按摩:可使肌肉放松,促进排尿。如果病人病情允许,可用手掌自膀胱底部向尿道方向推移按压,逐渐加力,协助排尿。但切记不可强力按压,以防膀胱破裂。

(6) 针灸法:采用针刺中极、曲骨、三阴交穴或艾灸关元、中极穴等方法刺激排尿。膀胱过度充盈时,下腹部穴位应斜刺或横刺。

(7) 药物治疗:必要时根据医嘱肌内注射卡巴胆碱等。

(8) 健康教育:讲解尿潴留有关知识,指导病人养成定时排尿的习惯,教会病人正确的自我放松等方法。

(9) 导尿术:经上述处理仍不能解除尿潴留时,可根据医嘱采用导尿术引流出尿液。

(二) 尿失禁病人的护理

1. 护理目标

(1) 病人心理压力减轻,有康复的信心。

(2) 病人皮肤完整,局部皮肤清洁、干燥无压疮。

(3) 病人能够学会膀胱功能训练和盆底肌肉锻炼的方法。

2. 护理措施

(1) 心理护理:无论任何原因引起的尿失禁,都会给病人造成很大的心理和精神压力,如心情忧郁、精神苦闷、丧失自尊等。病人期望得到他人的帮助和安慰,同时尿失禁也给生活带来许多不便。医护人员应尊重理解病人,给予安慰和鼓励,使其树立恢复健康的信心,积极配合治疗和护理。

(2) 皮肤护理:尿失禁的病人床上铺橡胶单和中单,也可使用尿垫或一次性纸尿裤;经常用温水清洗会阴部皮肤,勤换衣裤、床单、尿垫等,保持局部皮肤清洁、干燥,减少异味。根据皮肤情况,定时按摩受压部位,防止压疮的发生。

(3) 外部引流:必要时应用接尿装置以引流尿液。女病人可用女式尿壶紧贴外阴部接取尿液;男病人可用尿壶接尿,也可用阴茎套连接集尿袋,接取尿液,但此法不宜长时间使用,每天要定时取下阴茎套和尿壶,清洗会阴部和阴茎。

(4) 重建正常的排尿功能

1) 摄入适当的液体:如病情允许(肾衰竭、心肺疾患禁忌),应指导病人每日白天摄入液体2000~3000ml。因多饮水可以增加尿液,对膀胱的刺激增加以促进排尿反射的恢复,还可预防泌尿系统的感染。但在入睡前要限制饮水,减少夜间尿量,以免影响病人休息。

2) 持续的膀胱训练:向病人及家属解释膀胱训练的目的,并介绍训练的方法和所需的时间,以取得病人和家属的配合。观察排尿反应,安排排尿时间表,定时使用便器,建立规律的排尿习惯,开始时白天每隔 1~2h 使用便器 1 次,夜间每隔 4h 使用便器 1 次,以后间隔时间逐渐延长,如此持续训练以促进排尿功能的恢复。使用便器时,用手按摩膀胱,以促进排尿,但要注意按摩力度要合适。

3)骨盆底部肌肉力量的锻炼:指导病人进行骨盆底部肌肉的锻炼,以增强控制排尿的能力。具体方法是病人取立、坐或卧位,试做排尿(排便)动作,先慢慢收紧盆底肌肉,再缓缓放松,每次 10s 左右,连续 10 遍,每日进行 5~10 次,以不感觉疲乏为宜。如病情许可时,可做抬腿运动或下床走动,增强腹部肌肉的力量。

(5)留置导尿术:对长期尿失禁的病人,可进行留置导尿术,避免尿液浸渍皮肤,发生皮肤破溃。通过定时夹放引流管排放尿液,来达到锻炼膀胱壁肌肉张力的目的。

三、协助排尿的护理技术

(一)导尿术

导尿术(catheterization)是在严格无菌操作下,用无菌导尿管经尿道插入膀胱引出尿液的方法。

导尿容易引起医源性感染,因为在导尿的过程中若操作不当极易造成膀胱、尿道黏膜的损伤、使用的导尿物品被污染等均可导致细菌侵入。如果细菌侵入,将很快扩散至整个泌尿系统,导致泌尿系统的感染。因此,为病人导尿时必须严格执行无菌操作原则。

【目的】

1. 为尿潴留病人引流出尿液,减轻其痛苦。

2. 协助临床诊断 如留取未受污染的尿标本作细菌培养;测量膀胱容量、压力及检查残余尿液;进行尿道或膀胱造影等。

3. 为膀胱肿瘤病人进行膀胱化疗。

【操作程序】

1. 评估

(1)病人的年龄、病情、临床诊断、导尿的目的。

(2)病人的意识状态、生命体征、心理状况、合作程度及生活自理能力。

(3)病人的卧位、膀胱充盈度及会阴部皮肤黏膜情况及清洁度。

2. 计划

(1)病人准备:了解导尿的目的、过程、注意事项及配合要点;根据病人自理能力,嘱其自行清洗或协助清洗外阴。

(2)护士准备:着装整洁,修剪指甲,洗手,戴口罩。

(3)用物准备

1)治疗车上层:治疗盘、一次性导尿包、一次性垫巾或小橡胶单和治疗巾、弯盘,手消毒液、浴巾。

一次性导尿包内置有初步消毒、再次消毒和导尿用物。初步消毒用物:小方盘、镊子 1 把、纱布、消毒棉球、单只手套;再次消毒和导尿用物:外包治疗巾、手套、洞巾、弯盘、4 个消毒棉球、气囊导尿管、自带无菌液体的 20ml 注射器、镊子 2 把、标本瓶、纱布、润滑油棉球、集尿袋、方盘。

导尿管的种类:一般分为单腔导尿管(用于一次性导尿)、双腔导尿管(用于留置导尿)、三腔导尿管(用于膀胱冲洗或向膀胱给药)三种。根据病人的导尿目的选择合适的导尿管。

2)治疗车下层:便盆及便盆巾,生活垃圾桶,医用垃圾桶。

3)其他:按需准备屏风、保暖用物。

(4)环境准备:酌情关闭门窗,围帘或屏风遮挡病人,保持合适的室温及适宜的光亮。

3. 实施 见表 8-1。

组图:三种导尿管

视频:女病人导尿术

表 8-1 导尿术

操作流程	操作步骤	要点说明
1. 核对解释	(1) 携用物至床旁,认真核对病人床号、姓名、腕带 (2) 向病人解释导尿的目的、方法和注意事项 (3) 移床旁椅至操作同侧的床尾,将便盆放床尾床旁椅上,打开便盆巾	• 有效核对,避免发生差错 • 消除病人紧张情绪,取得合作 • 便于操作,节省时间
2. 遮挡病人	(1) 关闭门窗,围帘或屏风遮挡,请无关人员回避 (2) 移床旁椅至床尾,将便盆放床旁椅上	• 保护病人隐私 • 便于操作,节省时间
3. 清洗外阴	自行清洗外阴,不能自理者协助清洗	• 床上清洗者不要弄湿衣被
4. 安置体位	(1) 松开床尾盖被,帮助病人脱下对侧裤腿,盖在近侧腿部,并盖上浴巾,对侧腿用盖被遮住 (2) 协助病人取屈膝仰卧位,两腿略外展,暴露外阴	• 保暖,避免过多暴露病人 • 便于操作
5. 垫巾开包	将一次性垫巾或小橡胶单和治疗巾垫于臀下,弯盘置于会阴处,检查并打开导尿包,取出初步消毒用物,将消毒液棉球倒入小方盘内	• 防止污染床单
6. 消毒导尿 ▲女病人导尿术	根据男、女病人尿道的解剖特点进行消毒、导尿	
(1) 初步消毒	1) 操作者一只手戴上手套,另一只手持镊子夹取消毒棉球依次消毒阴阜、大阴唇,戴手套的手分开大阴唇,消毒小阴唇和尿道口 2) 污棉球置弯盘内,消毒完毕,脱下手套至弯盘内,并将弯盘及小方盘移至床尾	• 每个棉球限用 1 次,消毒顺序由外向内,自上而下 • 夹取棉球中心部位,使棉球裹住钳尖,避免在消毒时损伤组织 • 便于用过的物品集中放置
(2) 开包铺巾	1) 消毒双手 2) 取无菌导尿包置于病人两腿之间,按无菌要求打开导尿包 3) 戴无菌手套,铺洞巾于病人的外阴处,暴露会阴部,使洞巾与治疗巾内层形成一连续无菌区域	• 嘱病人保持安置体位,以免污染无菌区 • 扩大无菌区域,利于操作,避免污染
(3) 润滑尿管	按操作顺序排列好用物,取出导尿管,用润滑液棉球润滑导尿管前端	• 选择合适的导尿管:成人一般用 10~12 号导尿管,小儿宜选用 8~10 号导尿管 • 润滑尿管可减轻尿管对黏膜的刺激和插管时的阻力
(4) 管管连接	根据需要将导尿管和集尿袋的引流管连接,取消毒液棉球放于弯盘内	
(5) 再次消毒	1) 弯盘置于外阴处,一手拇指与示指分开并固定小阴唇,一手持镊子夹取消毒液棉球,依次消毒尿道口、两侧小阴唇、尿道口 2) 污棉球、弯盘、镊子放床尾弯盘内	• 充分暴露尿道口,便于消毒 • 顺序是内→外→内,自上而下依次消毒 • 消毒尿道口时稍停片刻,使消毒液充分与尿道黏膜接触,达到最佳消毒的效果
(6) 插导尿管	一手继续固定小阴唇,另一手将方盘置于洞巾口旁,嘱病人深呼吸,用另一镊子夹持导尿管对准尿道口轻轻插入尿道 4~6cm(图 8-1),见尿液流出后再插入 1~2cm	• 不可松开固定小阴唇的手,否则会污染已消毒的尿道口 • 深呼吸可减轻腹肌和尿道黏膜肌的紧张,便于插管 • 插管时动作要轻柔,避免损伤尿道黏膜 • 如导尿管滑出,疑有污染,应更换导尿管,防止泌尿系感染 • 老年女性尿道口回缩,插管时应仔细观察、辨认 • 如果导尿管误入阴道,应另换一无菌导尿管重新插入

操作流程	操作步骤	要点说明
(7) 引流尿液	松开固定小阴唇的手并下移固定导尿管,将尿液引流到集尿袋或方盘内,如做尿培养用无菌标本瓶接取中段尿液 5ml	• 及时将方盘内尿液倒入便盆,询问病人,观察其反应
▲男病人导尿术		插管时注意男性尿道的"两个"弯曲、"三个"狭窄
(1) 初步消毒	1) 操作者一只手戴上手套,另一只手持镊子夹取消毒棉球依次消毒阴阜、阴茎背侧、阴茎腹侧、阴囊。用戴手套的手取无菌纱布裹住阴茎将包皮向后推,暴露尿道外口,自尿道口向外向后旋转消毒尿道口、龟头及冠状沟数次 2) 将污棉球、纱布置弯盘内,消毒完毕,脱下手套至弯盘内,并将弯盘及小方盘移至床尾	• 每个棉球限消毒一个部位 • 自阴茎根部向尿道口擦拭 • 包皮和冠状沟易藏污垢,应注意彻底消毒,预防感染
(2) 开包铺巾	1) 消毒双手 2) 取无菌导尿包置于病人两腿之间,按无菌要求打开导尿包 3) 戴无菌手套,铺洞巾于病人的外阴处,暴露阴茎,使洞巾与治疗巾内层形成一连续无菌区域	• 嘱病人保持安置体位,以免污染无菌区 • 扩大无菌区域,利于操作,避免污染
(3) 润滑尿管	按操作顺序排列好用物,取出导尿管,润滑导尿管前端	• 选择合适的导尿管 • 润滑尿管可减轻尿管对黏膜的刺激和插管时的阻力
(4) 管管连接	根据需要将导尿管和集尿袋的引流管连接,取消毒液棉球放于弯盘内	• 导尿管末端也可不接集尿袋,尿液直接引流到方盘内,然后及时把尿液倒到便盆内
(5) 再次消毒	1) 弯盘置于外阴处,一手用纱布包住阴茎将包皮向后推,以暴露出尿道口;另一只手持镊子夹取消毒棉球再次消毒尿道口、龟头及冠状沟数次 2) 污棉球、弯盘、镊子放床尾弯盘内	• 消毒顺序由内向外,消毒尿道口时停留片刻,使消毒液与尿道口黏膜充分接触,达到消毒的目的 • 每个棉球限消毒一个部位
(6) 插导尿管	一手继续用无菌纱布固定阴茎并提起,使之与腹壁呈 60° 角(图 8-2),一手将方盘置洞巾口旁,嘱病人张口呼吸,用另一镊子夹持导尿管前端,对准尿道口轻轻插入 20~22cm,见尿流出后,再插入1~2cm	• 阴茎上提,使耻骨前弯消失,利于插管 • 男性尿道较长,有三个狭窄,插管时略有阻力,在插管过程中受阻时,稍停片刻,嘱病人深呼吸,以减轻尿道括约肌的紧张,再缓缓插入导尿管,切忌用力过快过猛而损伤尿道黏膜
(7) 引流尿液	将尿液引流到集尿袋或方盘内至合适量,如做尿培养用无菌标本瓶接取中段尿液 5ml,盖好瓶盖,放置合适处	• 及时将方盘内尿液倒入便盆,询问病人感觉,观察其反应
7. 拔管整理	(1) 导尿毕,拔出导尿管,撤去洞巾,擦净会阴,收拾导尿用物弃于医用垃圾桶内,撤出病人臀下的一次性垫巾或小橡胶单和治疗巾 (2) 脱去手套,消毒双手,协助病人穿好裤子,整理病人床单位 (3) 清理用物,测量尿量,尿标本贴标签后送检	• 分类处理用物 • 保护病人隐私 • 标本及时送检,避免污染,以保证检验结果的准确性
8. 准确记录	洗手,记录	• 记录尿量及病人反应

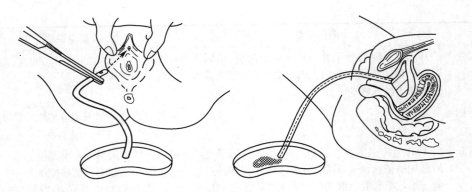

图 8-1 女病人导尿术

4. 评价

(1) 病人痛苦减轻或消失,感觉舒适、安全。

(2) 护士用物齐备,操作方法正确,符合无菌操作要求,达到导尿的目的。

(3) 护患沟通有效,病人积极配合护士,护士也保护了病人自尊,顺利完成导尿术。

【注意事项】

1. 严格遵照无菌技术操作原则进行,预防泌尿系感染。

2. 操作环境要遮挡,保护病人隐私,采取适当的保暖措施防止着凉。

3. 选择型号适宜的导尿管,插管时动作要轻柔,以免损伤尿道黏膜。

4. 为女病人导尿时,应仔细辨认尿道口,如导尿管误插入阴道,应更换无菌导尿管重新插入。尤其是老年女性尿道口回缩,插管时应仔细观察、辨认,避免误入阴道。

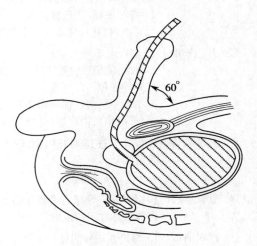

图 8-2 男病人导尿术

5. 对膀胱高度充盈且极度衰弱的病人,第一次放尿量不得超过 1000ml。因大量放尿,可使腹腔内压力突然降低,大量血液滞留于腹腔血管内,引起血压突然下降产生虚脱;也可因膀胱内压突然降低,导致膀胱黏膜急剧充血而引起血尿。

(二) 留置导尿管术

留置导尿管术(retention catheterization)是指在导尿后,将导尿管保留在膀胱内以引流尿液的方法。

【目的】

1. 抢救危重、休克病人时,能正确记录尿量、测量尿比重,以密切观察病情变化。

2. 盆腔手术病人术前留置导尿管,手术时膀胱空虚,避免误伤。

3. 某些泌尿系疾病手术后留置导尿管,便于引流及冲洗,还可以减轻手术切口的张力,促进切口的愈合。

4. 尿失禁、昏迷、会阴或肛门附近有伤口不宜自行排尿者,留置导尿管可引流尿液,以保持会阴部的清洁、干燥。

5. 为尿失禁病人行膀胱功能训练。

【操作程序】

1. 评估

(1) 病人的病情、临床诊断、治疗情况和生命体征。

(2) 自理能力、意识状态及合作理解程度。

(3) 病人的心理状态及对留置导尿术认识程度。

(4) 病人膀胱充盈度及会阴部皮肤黏膜情况。

2. 计划

（1）病人准备：了解留置导尿的目的、过程和注意事项，并学会如何配合；根据病人自理能力，嘱其自行清洗或协助清洗外阴。

（2）护士准备：着装整洁，修剪指甲、洗手，戴口罩。

（3）用物准备：同导尿术。另备橡皮圈及安全别针各1个。

（4）环境准备：同导尿术。

3. 实施 见表8-2。

视频：男病人留置导尿管术

表 8-2 留置导尿管术

操作流程	操作步骤	要点说明
1. 核对解释	同导尿术	• 同导尿术
2. 消毒插管	同导尿术初步消毒、再次消毒、插管	• 同导尿术 再次消毒前，需要检查气囊是否完好
3. 固定尿管	插入导尿管，见尿后再插入7~10cm，再根据导尿管上注明的气囊容积，向气囊内用无菌注射器注入等量无菌0.9%氯化钠溶液，轻拉导尿管有阻力感，即证实导尿管已固定于膀胱内（图8-3）	• 气囊注水速度要慢，注意勿使膨胀的气囊卡在尿道内口，以免气囊压迫膀胱内壁，造成黏膜损伤和不适
4. 撤去洞巾	排出尿液后，夹住导尿管尾端，脱去无菌手套，移去洞巾	• 动作轻稳，勿扯出导管
5. 接集尿袋	将导尿管尾端与集尿袋相连接后，开放导尿管。用橡皮圈和安全别针将引流管固定在大单上	• 引流管留出足够长度，以防病人翻身不慎将导尿管拉出
6. 固定引流	将集尿袋固定于低于膀胱高度的床边（图8-4）	• 防止尿液反流引起泌尿系统感染
7. 整理告知	（1）协助病人穿裤，取舒适卧位，整理病人床单位 （2）向病人及家属告知留置导尿管的注意事项 （3）整理用物、分类处理	• 保护病人隐私 • 保持引流通畅有效
8. 洗手记录	洗手，记录	• 记录留管时间

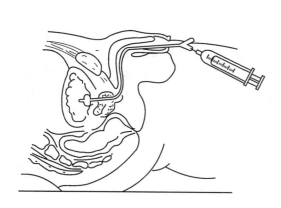

图 8-3 气囊导尿管固定法

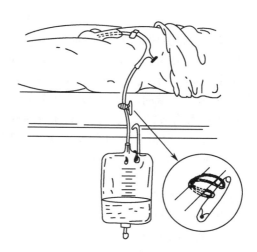

图 8-4 集尿袋固定法

4. 评价

（1）病人留置导尿管期间，导尿管固定良好，尿液引流通畅，未发生泌尿系统感染。拔管后病人能自行排尿，无不适感。

（2）护士操作正确、熟练，有较强的无菌观念，达到留置导尿术的目的。

（3）护患沟通有效，病人及家属理解留置导尿管的目的，能配合操作。

（4）操作中注意关心、保护病人，能正确进行健康教育。

(5) 病人留置导尿后护理措施及时、有效，无并发症发生。

【注意事项】

1. 同导尿术 1~5。

2. 保持引流通畅，避免导尿管受压、扭曲、堵塞等导致泌尿系统的感染。

3. 气囊导尿管固定时要注意不能过度牵拉导管，以防膨胀的气囊卡在尿道内口，压迫膀胱壁或尿道，导致黏膜组织损伤。

4. 病人离床活动时，应用胶布将导尿管远端妥善固定在大腿上，以防导尿管脱出，集尿袋不得超过膀胱高度并避免挤压，防止尿液反流，导致感染的发生。

【留置尿管病人的护理】

1. 防止泌尿系统感染的措施

(1) 保持尿道口清洁：女病人用消毒液棉球擦拭外阴及尿道口，男病人用消毒液棉球擦拭尿道口、龟头及包皮，每天 1~2 次。排便后及时清洗肛门及会阴部皮肤。

(2) 排空及更换集尿袋：及时排空集尿袋，并记录尿量。集尿袋每日更换 1 次。

(3) 定期更换导尿管：导尿管的更换频率通常根据导尿管的材质决定，一般导尿管每周更换 1 次；硅胶导尿管可酌情延长更换时间。

(4) 病人离床活动时，妥善固定引流袋及导尿管，引流袋不能高于膀胱，以防尿液反流。

2. 鼓励病人多饮水　留置尿管期间，如病情允许，应鼓励病人多饮水，保持尿量在 2000ml 以上，勤变换卧位，通过增加尿量，达到自然冲洗尿道的目的，预防尿路感染和结石的发生。

3. 膀胱功能训练　采用间歇性夹管方式，阻断引流，一般每 3~4h 开放 1 次，使膀胱定时充盈和排空，促进膀胱功能的恢复。

4. 注意倾听病人的主诉，并经常观察尿液，每周查 1 次尿常规。若发现尿液浑浊、沉淀或出现结晶，应及时进行膀胱冲洗。

5. 应向病人及家属解释留置导尿管的意义和护理方法，使其充分认识预防泌尿道感染的重要性。

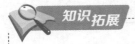

导尿管相关尿路感染

导尿管相关尿路感染（Catheter-Associated Urinary Tract Infections，CAUTI）是最常见的医疗保健相关感染（Health Care-Associated Infections，HAI）。大约 70%HAI 与留置导尿有关，高达 16% 病人在住院期间有留置导尿管史，感染者主要是女性，其发病率和复发率高，CAUTI 的并发症引起病人不适，延长住院时间，增加额外医疗成本和死亡率。限制不必要的导尿和及时拔除导尿管是预防 CAUTI 最有效的措施，同时，导尿管的替代方案、间歇导尿技术、保证引流系统的密闭性等多项预防措施都能降低 CAUTI 的发生，此外，新型抗菌导尿管的使用备受关注，电子拔管提醒系统也是一种新的预防 CAUTI 的有效程序。

(三) 膀胱冲洗法

膀胱冲洗法（bladder irrigation）是利用三通导尿管，将溶液灌入到膀胱内，再应用虹吸原理将灌入的液体引流出来的方法。

【目的】

1. 对留置导尿病人，保持其尿液引流通畅。

2. 清除膀胱内的血凝块、黏液、细菌等异物，预防感染的发生。

3. 治疗某些膀胱疾病，如膀胱炎、膀胱肿瘤等。

4. 泌尿外科的术前准备和术后护理。

【操作程序】

1. 评估

(1) 病人的病情、临床诊断、膀胱冲洗的目的。

（2）病人的生命体征、意识状态、心理状况。

（3）病人的自理能力,对膀胱冲洗操作的理解及合作程度。

（4）病人的尿液性质及尿液引流情况。

2. 计划

（1）病人准备:了解膀胱冲洗的目的、过程和注意事项,并学会在操作中配合。

（2）护士准备:着装整洁,修剪指甲,洗手,戴口罩。

（3）用物准备（以密闭式膀胱冲洗为例）

1）治疗车上层:无菌治疗盘内备治疗碗 1 个、无菌棉签、消毒液、无菌膀胱冲洗装置 1 套、止血钳 1 把、按医嘱准备的冲洗液,无菌治疗盘外备手消毒液。

2）治疗车下层:便盆及便盆巾、生活垃圾桶、医用垃圾桶。

3）常用冲洗溶液:生理盐水、0.02% 呋喃西林溶液、3% 硼酸溶液、氯己定溶液、0.1% 新霉素溶液。溶液的温度为 38~40℃。前列腺增生摘除术后病人,用 4℃左右的生理盐水冲洗。

4）无围帘时准备屏风。

（4）环境准备:关门窗,调节室温,围帘或屏风遮挡。

3. 实施　见表 8-3。

表 8-3　膀胱冲洗术

操作流程	操作步骤	要点说明
1. 核对解释	（1）携用物至床旁,核对病人 （2）向病人解释膀胱冲洗的目的、方法和注意事项 （3）关闭门窗,拉上围帘或屏风遮挡	• 确认病人,避免发生差错 • 消除紧张情绪,取得合作 • 保护病人自尊
2. 排空膀胱	按导尿术插入无菌导尿管,连接引流管并固定、排空膀胱	• 严格执行无菌操作技术,防止医源性感染 • 排空膀胱使膀胱内压降低,便于冲洗液顺利滴入膀胱。同时有利于药液与膀胱内壁充分接触,并保持有效浓度
3. 溶液准备	按无菌要求备齐无菌冲洗溶液,常规消毒瓶塞,打开膀胱冲洗装置,将针头插入瓶塞,倒挂冲洗瓶于输液架上,排气后用关闭冲洗管	• 避免污染 • 瓶内液平面距床高约 60cm,保持冲洗静压
4. 连接各管	用血管钳夹闭导尿管远端,分开导尿管与引流袋连接处,消毒导尿管口和引流管接头处,将导尿管和引流管分别与"Y"形管的两个分管相连接,"Y"形的主管连接冲洗导管	• 应用三腔管导尿时,可免用"Y"型管
5. 放液冲洗	（1）从导尿管远端处取下血管钳 （2）关闭引流管,开放冲洗管,使溶液滴入膀胱,调节滴速（滴速为 60~80 滴 /min） （3）待病人有尿意或滴入溶液 200~300ml 后,关闭冲洗管,放开引流管,将冲洗液全部引流出来后,再关闭引流管（图 8-5） （4）再次开放冲洗管,如此反复冲洗至流出液澄清为止	• 滴速不宜过快,以防病人尿意强烈,膀胱收缩迫使冲洗液从导尿管侧溢出尿道外 • 如滴入治疗药物,需在膀胱内保留 30min 后再流出体外,注药完毕拔除导尿管
6. 观察反应	在冲洗过程中,经常询问病人感受,观察病人反应及引流液性状	• 若病人出现不适或有出血情况,应立即停止冲洗,并及时给予处理
7. 消毒清洗	（1）冲洗完毕,取下冲洗管,消毒导尿管口和引流管接头并连接 （2）清洗外阴,固定好导尿管	• 严格无菌 • 避免导尿管脱落
8. 整理记录	（1）协助病人取舒适卧位,整理病人床单位,清理用物 （2）洗手,记录	• 记录冲洗液名称、冲洗量、引流量、引流液性质及冲洗过程中病人的反应等

4. 评价

(1) 病人症状减轻或消失,无异常情况发生。

(2) 护士操作正确、熟练,引流通畅,有较强的无菌观念,操作中无污染。

(3) 冲洗过程中密切观察病情变化,病人隐私得到保护。

(4) 护患沟通有效,病人及家属能够认识膀胱冲洗的重要性并积极配合,并及时反馈不适感觉。

【注意事项】

1. 严格执行无菌技术操作,防止泌尿系统感染。

2. 冲洗过程中应嘱病人深呼吸,尽量放松,以减轻疼痛,如病人出现腹痛、腹胀、膀胱剧烈收缩等情形,应立即停止冲洗并报告医生。

3. 冲洗过程中要严密观察病情并注意记录冲洗量及性状。

(1) 如引流量少于灌入量应考虑是否有血块或脓液阻塞,可增加冲洗次数或更换导尿管。

(2) 如病人出现冲洗后出血较多或血压下降也应停止冲洗,并报告医生给予处理。

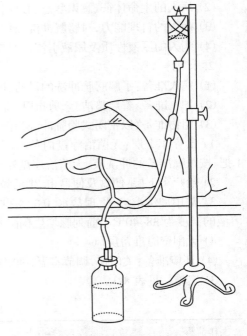

图 8-5 膀胱冲洗术

4. 避免操作过程中用力回抽造成黏膜损伤。冲洗速度不可过快,压力不宜太大,排出的液体不能再注入膀胱。

5. "Y"形管位置应低于耻骨联合,有利于引流,连续冲洗时冲洗管与引流管 24h 更换 1 次。

6. 注入药物时,药物必须在膀胱内保留 30 分钟后再引流。

第二节 排便护理

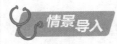
情景导入

情景描述:

67 岁的姚大爷 2d 前因"慢性支气管炎急性发作"入院,主诉腹痛、腹胀、乏力,3d 未排便,触诊腹部较硬实且紧张。姚大爷平时喜食鱼、肉类食物,每天饮水 500ml 左右,因活动后气急,故活动量明显减少。老人性子急躁,遇事易着急上火。

请问:

1. 该病人发生了什么问题? 主要原因有哪些?

2. 应采取哪些护理措施?

3. 如为病人实施灌肠法应注意哪些?

食物进入消化道后经过胃和小肠的消化吸收,剩余残渣贮存于大肠内,除一部分水分被大肠吸收外,其余均经腐败菌作用后形成粪便排出体外。人体参与排便的主要器官是大肠,全长约 1.5m,起自回肠末端止于肛门,可分为盲肠、结肠、直肠和肛管四个部分。

从大肠排出废物的过程称为排便,排便是一种反射活动。正常情况下人的直肠内无粪便,当肠蠕动推动粪便进入直肠后,刺激直肠壁内的感受器,其兴奋冲动经盆神经和腹下神经传至脊髓腰骶段的初级排便中枢,同时上传到大脑皮层,引起便意和排便反射;如果环境和时间合适,排便反射进行,通过盆神经传出冲动,使降结肠、乙状结肠和直肠收缩,肛门内括约肌不自主的舒张,同时,阴部神经冲动减少,提肛肌收缩,肛门外括约肌舒张。此外,支配腹肌和膈肌的神经兴奋,腹肌和膈肌收缩,腹内压增加,共同促进粪便排出体外。

排便活动受大脑皮层的控制,意识可以促进或抑制排便。正常人的直肠对粪便的压力刺激具有一定的阈值,达到此阈值时,即可产生便意。如果个体经常有意识遏制便意就会使直肠渐渐失去对粪便压力刺激的敏感性,加之粪便在大肠内停留过久,水分被过多吸收而变得干硬,就会造成排便困难,这是产生便秘最常见的原因之一。护士通过对病人排便活动及粪便的观察,可以及早发现和鉴别消化道疾患,为诊断、治疗提供依据,并制订有效的护理措施,协助病人维持正常的排便功能。

一、排便活动的评估

正常情况下人的排便活动是受意识的控制,自然、无痛苦、无障碍的一个过程,但许多因素可以影响排便。

(一)影响排便因素的评估

1. 生理因素

(1)年龄:年龄可影响个体对排便的控制。2~3 岁以下的婴幼儿,神经肌肉系统发育不全,不能控制排便。老年人随年龄增加,腹壁肌肉张力逐渐下降、胃肠蠕动减慢、肛门括约肌松弛等原因导致控制能力下降而出现排便功能异常。

(2)个人排便习惯:日常生活中,许多人都有自己固定的排便时间;使用某种固定的便器;排便时从事某些活动如阅读等。当这些生活习惯由于环境的改变受到影响时,便可影响正常排便。

2. 心理因素　心理因素是影响排便的重要因素之一。精神抑郁、身体活动减少、肠蠕动减少易导致便秘;而情绪紧张、焦虑可导致迷走神经兴奋,肠蠕动增加而致吸收不良、腹泻的发生。

3. 社会文化因素　社会文化教育影响个人的排便观念和习惯。大多数人认为排便是一种个人隐私,所以,当个体因排便问题需要医务人员帮助而丧失隐私时,个体就可能压抑排便的需要而导致排便功能异常。

4. 饮食与活动

(1)饮食:均衡饮食与足量的液体摄入是维持正常排便的重要条件。富含纤维的食物可提供必要的粪便容积,加速食糜通过肠道,减少水分在大肠内的再吸收,使大便柔软而容易排出。每日摄入足量液体,可以液化肠内容物使食物能顺利通过肠道。当摄食量过少、食物中缺少纤维或水分不足时,无法产生足够的粪便容积和液化食糜,延缓了食糜通过肠道的速度、时间,使水分的再吸收增加,导致粪便变硬、排便减少而发生便秘。

(2)活动:活动可维持肌肉的张力,刺激肠道蠕动,有助于维持正常的排便功能。各种原因所致长期卧床、缺乏活动的病人,可因肌肉张力减退、肠道蠕动减慢而导致排便困难。

5. 与疾病有关的因素

(1)药物与疾病:有些药物能治疗或预防便秘和腹泻。如缓泻药可刺激肠蠕动,减少肠道水分吸收,促进排便;但是如药物剂量掌握不正确,可能导致相反的结果。有些药物则可能干扰正常排便,如长时间服用抗生素,可抑制肠道正常菌群而导致腹泻;麻醉剂或止痛药,可使肠运动能力减弱而导致便秘。肠道本身的疾病或身体其他系统的病变均可对正常排便产生影响。如大肠癌、结肠炎,可导致排便次数增加;脊髓损伤、脑卒中等疾病可导致排便失禁。

(2)治疗和检查:某些治疗和检查会影响个体的排便活动,例如腹部、肛门部位手术,会因为肠壁肌肉的暂时麻痹或伤口疼痛而造成排便困难;胃肠 X 线检查常需灌肠或服用钡剂,也可对排便产生影响。

(二)排便状态的评估

粪便的性质与性状可以反映整个消化系统的功能状况。因此,通过对粪便的观察,可以及早发现和鉴别消化道疾患,有助于诊断并选择治疗及护理措施。

1. 正常粪便

(1)次数与量:排便是人体基本生理需要,排便次数因人而异。成人正常的排便频率是每日 1~3 次,婴儿的排便次数较多,每日 3~5 次。每日排便量与膳食种类、数量、摄入液体量、大便次数及消化器官的功能有关,正常成人每天排便量为 100~300g。进食肉类及蛋白质等少纤维、精细食物者,粪便量少而细腻;进食粗粮,尤其是大量蔬菜、水果者,粪便量较多。

(2) 形状与软硬度:粪便形状可分为成形和不成形两种。粪便的软硬度可分为硬便、软便、稀便和水样便等。正常人的粪便为成形软便,不粘连。

(3) 颜色:正常成人的粪便因含胆色素而呈黄褐色或棕黄色;婴儿的粪便呈黄色或金黄色。因摄入食物或药物种类的不同,粪便颜色会发生变化,如食用大量绿叶蔬菜,粪便可呈暗绿色;摄入动物血或含铁制剂,粪便可呈无光样黑色。

(4) 气味:粪便的气味是由于蛋白质经细菌分解发酵而产生,气味因摄入食物的种类而异,腐败菌的活动性及动物蛋白质的量决定气味的强度。摄入蛋白质、肉类较多者,粪便的臭味重;反之,素食者,臭味轻。

(5) 内容物:粪便内容物主要包括食物残渣、脱落的肠上皮细胞、细菌以及机体代谢后的废物,如胆色素衍生物和钙、镁、汞等盐类。粪便中混入少量黏液,肉眼不易察见。

2. 异常粪便

(1) 次数与量:成人排便每天超过 3 次或每周少于 3 次,可能为排便异常,如腹泻、便秘等。

(2) 形状与软硬度:粪便呈稀便或水样便,见于消化不良或急性肠炎;粪便干结坚硬,呈栗子样,见于便秘;粪便呈扁条形或带状,见于直肠、肛门狭窄或肠道部分梗阻。

(3) 颜色:如果排除食物或药物的影响,粪便颜色异常则常提示消化系统有病理变化存在。如柏油样便提示上消化道出血;暗红色血便提示下消化道出血;粪便表面粘有鲜红色血液见于痔疮或肛裂;果酱样便见于肠套叠、阿米巴痢疾;陶土色便提示胆道梗阻;白色"米泔水"样便见于霍乱、副霍乱。

(4) 气味:严重腹泻病人因未消化的蛋白质与腐败菌作用,粪便呈碱性反应,气味恶臭;上消化道出血的柏油样粪便呈腥臭味;下消化道溃疡、恶性肿瘤病人粪便呈腐败臭;消化不良、乳儿糖类未充分消化或吸收脂肪酸产生气体,气味为酸臭。

(5) 内容物:粪便中混有大量黏液常见于肠炎;粪便中伴有脓血常见于直肠癌、痢疾;肠道寄生虫感染者的粪便中可见蛔虫、蛲虫、绦虫节片等。

(三) 排便活动异常的评估

1. 便秘 便秘(constipation)是指正常的排便形态改变,排便次数减少,排出过干过硬的粪便,且排便困难。

(1) 原因

1) 某些器质性病变,如甲状腺功能减退症、低血钙和低血钾等。

2) 中枢神经系统功能障碍。

3) 排便习惯不良,如常抑制便意,延缓排便。

4) 排便时间或活动受限制。

5) 强烈的情绪反应,如情绪消沉、精神抑郁等。

6) 各类直肠肛门手术。

7) 药物使用不合理,如滥用缓泻剂、栓剂以及灌肠等。

8) 饮食结构不合理,低纤维、饮水量不足。

9) 长期卧床或活动量减少,缺乏规律性锻炼。

以上原因均可抑制肠道功能而导致便秘的发生。

(2) 症状和体征:腹痛、腹胀、食欲缺乏、消化不良、乏力、舌苔变厚、有时伴有头痛等症状;便秘者粪便干硬,触诊腹部较硬实且紧张,有时可触及包块,肛诊可触及粪块。

2. 粪便嵌塞 粪便嵌塞(fecal impaction)是指粪便持久滞留堆积在直肠内,坚硬不能排出。常见于慢性便秘的病人。

(1) 原因:便秘症状未能及时解除,粪便长时间滞留在直肠内,水分被持续吸收而乙状结肠推进的粪便又不断加入,最终导致粪块变得又大又硬不能排出,发生粪便嵌塞。

(2) 症状和体征:病人虽有排便冲动,但不能排出粪便。腹部胀痛,直肠肛门疼痛,肛门处有少量液化的粪便渗出。

3. 腹泻 腹泻(diarrhea)指正常排便形态改变,频繁排出松散稀薄的粪便甚至水样便。

腹泻时肠蠕动增加,肠黏膜吸收水分障碍,胃肠内容物迅速通过胃肠道,水分不能在肠道内被及时吸收;又因肠黏膜受刺激,肠液分泌增加,进一步增加了粪便的水分,因此,当粪便到达直肠时仍然呈液体状态,并排出体外,形成腹泻。短期的腹泻可以帮助机体排出刺激物质或有害物质,是一种保护性反应,但是持续严重的腹泻可使体内的大量水分及胃肠液丧失,导致水、电解质和酸碱紊乱。同时,长期腹泻还会因机体无法吸收营养物质而导致营养不良。

(1)原因:饮食不当或使用泻剂不当,情绪紧张、焦虑,消化系统发育不成熟,胃肠道疾患,某些内分泌疾病如甲状腺功能亢进症等均可导致肠蠕动增加,发生腹泻。

(2)症状和体征:疲乏、肠痉挛、腹痛、恶心、呕吐、肠鸣、有急于排便的需要和难以控制的感觉。粪便松散或呈液体样。

4. 排便失禁 排便失禁(fecal incontinence)指肛门括约肌失去意识的控制而不自主地排便。

(1)原因:神经肌肉系统的病变或损伤如瘫痪;胃肠道疾患;精神障碍、情绪失调等。

(2)症状和体征:病人不自主地排出粪便。

5. 肠胀气 肠胀气(flatulence)指胃肠道内有过量气体积聚,不能排出。一般情况下,胃肠道内的气体只有 150ml 左右,胃内的气体可通过口腔嗝出。肠道内的气体部分在小肠被吸收,其余的可通过肛门排出,一般不会导致不适。

(1)原因:食入产气性食物过多;吞入大量空气;肠蠕动减少;肠道梗阻及肠道手术等。

(2)症状和体征:病人表现为腹部膨隆、叩诊呈鼓音、腹胀、痉挛性疼痛、呃逆、肛门排气过多。当肠胀气压迫膈肌和胸腔时,可出现气急和呼吸困难。

二、排便活动异常病人的护理

(一)便秘病人的护理

1. 护理目标

(1)病人情绪稳定,能积极配合治疗与护理。

(2)病人便秘得以解除。

(3)病人及家属能认识到便秘发生的原因和预防措施。

(4)病人能够养成良好的排便习惯。

2. 护理措施

(1)提供适当的排便环境:为病人提供单独隐蔽的环境及充裕的排便时间。如窗帘或屏风遮挡,避开查房、治疗护理和进餐时间,以消除紧张情绪,保持心情舒畅,利于排便。

(2)选择适宜的排便姿势:病情允许时让病人下床到卫生间排便。床上使用便盆时,除非有特别禁忌,最好采取坐姿或抬高床头,利用重力作用增加腹内压促进排便。对于手术病人,术前应有计划地训练其在床上使用便器。

(3)腹部环行按摩:排便时用手示、中、无名指深深按在腹部,自右下腹盲肠部开始,沿结肠蠕动方向,即由升结肠、横结肠、降结肠、乙状结肠进行推压,可促使降结肠的内容物向下移动,并可增加腹内压,促进排便,每天 2 次,每次 5~10min,或指端轻压肛门后端也可促进排便。

(4)心理护理:了解病人的心理状态及排便习惯,给予耐心的安慰和指导,消除病人的紧张情绪和顾虑。

(5)遵医嘱给予口服缓泻剂:药物缓泻剂可使粪便中的水分含量增加,刺激肠蠕动,加速肠内容物的运行,而发挥导泻的作用。但使用缓泻剂时应根据病人的特点及病情选用。对于年老、体弱、婴幼儿应选择作用缓和的泻剂,慢性便秘的病人可选用蓖麻油、番泻叶、酚酞(果导)、大黄等接触性泻剂。使用缓泻剂可暂时解除便秘,但长期使用或滥用又可使个体养成对缓泻剂的依赖,从而导致慢性便秘的发生。

(6)使用简易通便剂:常用的简易通便剂有开塞露、甘油栓和肥皂栓等,其作用机制是软化粪便、润滑肠壁,刺激肠蠕动促进排便。

(7)以上方法均无效时,遵医嘱给予灌肠。

（8）健康教育：帮助病人及家属正确认识维持正常排便习惯的意义，指导病人建立正常的排便习惯；讲解合理的膳食和饮水及适当运动对维持正常排便的作用。

1）合理安排膳食：摄取可促进排便的食物和饮料。如多食用蔬菜、水果、粗粮等高纤维食物；餐前提供开水、柠檬汁等热饮料，促进肠蠕动，刺激排便反射；适当提供轻泻食物如梅子汁、香蕉等促进排便；多饮水，病情允许情况下每日液体摄入量不少于 2000ml；适当食用油脂类的食物，少食辛辣的食物。

2）鼓励病人适当运动：按个人需要拟订规律的活动计划并协助病人进行运动，如散步、做操、打太极拳等。卧床病人可进行床上活动或被动运动。此外还应指导病人进行增强腹肌和盆底部肌肉的运动，以增加肠蠕动和肌张力，促进排便。

3）帮助病人重建正常的排便习惯：指导病人选择适合自身排便的时间，理想的时间是晨起或饭后两小时内。养成每天固定时间排便，可以减少毒素在体内停留的时间，避免发生便秘。排便时应全心全意，不易分散注意力如看手机、看书等。不随意使用缓泻剂及灌肠等方法。

（二）粪便嵌塞病人的护理

1. 护理目标

（1）病人的粪便被取出，情绪稳定，不适症状缓解。

（2）病人及家属能描述粪便嵌塞发生的原因和预防措施。

2. 护理措施

（1）润肠：早期可口服缓泻剂、简易通便剂来润肠通便。

（2）灌肠：必要时先做油类保留灌肠，2~3h 后再做清洁灌肠，每天进行 2 次，直到有大便排出为止。

（3）人工取便：清洁灌肠无效时应进行人工取便。具体方法为：术者戴上手套，将涂润滑剂的示指慢慢插入病人肛门内，触到硬物时注意大小、硬度，然后机械地破碎粪块，慢慢取出，操作时应注意动作轻柔，避免损伤直肠黏膜。心脏病、脊椎受损病人，采用人工取便时易刺激其迷走神经，因此操作中如病人出现心悸、头晕等症状时须立刻停止操作。

（4）健康教育：讲解有关排便的知识，建立合理的膳食结构及正常的排便习惯，预防便秘的发生。

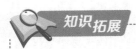

知识拓展

老年人便秘对心血管的危害

当粪便转运到达直肠后，尚需一组肌肉协调动作，才能经肛门排出体外，这组肌群包括盆底的耻骨直肠肌和肛门内、外括约肌，而体质虚弱的老年人这组肌肉静息压力降低，黏膜弹性也减弱，甚至肛门口周围感受器的敏感性、反应性均有所下降，故直肠粪便堆积至壶腹部，无力推动排出，直肠肛门排出感消失，形成粪便嵌塞，导致便秘。当病人过分用力排便，引起血压剧烈升高，加重了心脏的后负荷，使心肌耗氧量增加，导致心肌供血不足以及脑血管压力升高；同时下蹲位后腹压增高，增加了回心血量以及减少了肺活量，增加了心脏的前负荷，减少了氧的摄入，从而诱发严重的心肌缺血缺氧，导致心绞痛、急性心肌梗死（AMI）、左心衰竭、肺水肿、心功能恶化、恶性心律失常、休克、甚至猝死的发生。此外，大便时用力摒气，会挤压内脏，当 AMI 后可能引起心脏破裂或大血管出现夹层动脉瘤破裂等。

（三）腹泻病人的护理

1. 护理目标

（1）病人的腹泻及其不适症状减轻或消失。

（2）病人能够补充机体所需的水分、电解质和营养素。

（3）病人及家属能认识到腹泻发生的原因和预防措施。

（4）病人能够养成良好饮食习惯。

2. 护理措施

（1）去除原因：立即停止进食可能被污染的食物、饮料。如为肠道感染遵医嘱及时给予抗生素治疗。

（2）卧床休息：卧床休息可减少肠蠕动，并注意腹部保暖。对不能自理的病人应及时给予便盆；消除焦虑不安的情绪，使之达到充分休息的目的。

（3）饮食护理：鼓励病人饮水，根据病情给予清淡的流质或半流质食物，少量多次，避免油腻、辛辣、高纤维食物。严重腹泻时可暂行禁食。

（4）防治水和电解质的紊乱：补充水、电解质，按医嘱给予止泻剂、口服补盐液或静脉输液。

（5）肛周皮肤护理：注意肛周皮肤的清洁，减少刺激，保持皮肤的完整性。特别是婴幼儿、老人、身体衰弱者，每次便后用软纸轻擦肛门，温水清洗，并在肛门周围涂油膏保护局部皮肤。

（6）密切观察病情并记录：观察排便的性质、次数等并记录，必要时留取标本送检。病情危重者，注意生命体征变化。如疑为传染病按肠道隔离原则护理。

（7）心理护理：主动关心病人，给予支持和安慰。协助病人及时清洗沐浴、更换衣裤、大单、被套，去除异味，使病人感到舒适。便盆清洗干净后，置于易取处，方便病人取用。

（8）健康教育：向病人讲解有关引起腹泻的原因和相关知识，指导病人注意饮食卫生，养成良好的卫生习惯。

（四）排便失禁病人的护理

1. 护理目标

（1）病人心理压力减轻，树立康复的信心。

（2）病人局部皮肤清洁、干燥、完整未发生压疮等并发症。

（3）病人掌握肛门括约肌及盆底肌肉锻炼的方法。

（4）病人能够恢复自主排便。

2. 护理措施

（1）心理护理：排便失禁的病人会产生很大的心理压力，期望得到理解和帮助。护士应尊重理解病人，主动给予心理安慰与支持，以消除病人紧张、窘迫、焦虑、自卑等情绪，帮助其树立信心，配合治疗和护理。

（2）皮肤护理：床上铺橡胶单和中单或一次性尿布，一经污染立即更换。每次便后用温水洗净肛门周围及臀部皮肤，保持皮肤清洁、干燥。必要时，肛门周围涂擦软膏以保护皮肤，避免破损感染，并注意观察骶尾部皮肤变化，定时按摩受压部位，防止发生压疮。

（3）排便功能训练

1）观察病人排便前的表现，了解病人排便时间，掌握规律，适时给予便器，促使病人按时自己排便。对排便无规律的病人，可定时给予便盆试行排便，以帮助建立排便反射。

2）与医生协商定时应用导泻栓剂或灌肠，以刺激定时排便。

3）指导病人肛门括约肌及盆底部肌肉收缩锻炼，具体做法是：病人取立、坐或卧位，试作排便动作，先慢慢收缩肌肉，然后再慢慢放松，每次 10s 左右，连续 10 次，每次锻炼 20~30min，每日数次，以病人感觉不疲乏为宜。

（4）健康教育

1）在病情允许的情况下，指导病人每天摄入足量的液体。避免油腻、辛辣、高纤维食物。

2）保持床褥、衣服清洁，及时更换污染、潮湿的内裤及大单。

3）教会病人进行肛门括约肌及盆底部肌肉收缩锻炼，以利于肛门括约肌恢复控制能力。

4）定时打开窗通风换气，以除去不良气味，保持室内空气清新。

（五）肠胀气病人的护理

1. 护理目标

（1）病人解除肠胀气。

（2）病人及家属能说明肠胀气发生的原因和预防措施。

（3）病人能够养成细嚼慢咽的良好饮食习惯。

2. 护理措施

(1) 去除原因:去除引起肠胀气的原因,勿食产气食物和饮料,积极治疗肠道疾患等。

(2) 适当活动:鼓励和协助病人下床活动;卧床病人可做床上活动或变换体位。以促进肠蠕动,减轻肠胀气。

(3) 处理方法:轻微胀气时,可行腹部热敷或腹部按摩、针刺疗法;严重胀气时,遵医嘱给予药物治疗或行肛管排气。

(4) 健康教育:向病人解释引起肠胀气的原因及护理措施,减轻其紧张情绪,指导病人养成细嚼慢咽的良好饮食习惯。

三、协助排便的护理技术

(一) 灌肠法

灌肠法(enema)是将一定量的液体由肛门经直肠灌入结肠,以帮助病人清洁肠道、排便、排气或由肠道供给药物,达到缓解症状、协助诊断和治疗疾病为目的的方法。

根据灌肠的目的可分为保留灌肠和不保留灌肠。不保留灌肠又根据灌入的液体量分为大量不保留灌肠和小量不保留灌肠。如果为了达到清洁肠道的目的,而反复使用大量不保留灌肠,则称为清洁灌肠。

大量不保留灌肠

【目的】

1. 软化和清除粪便、解除便秘和肠胀气。

2. 清洁肠道,为肠道手术、检查或分娩做准备。

3. 稀释并清除肠道内的有害物质,减轻中毒。

4. 灌入低温液体,为高热病人降温。

【操作程序】

1. 评估

(1) 病人的年龄、病情、临床诊断、治疗情况及灌肠的目的。

(2) 病人的意识状态、生命体征和排便情况。

(3) 病人肛周皮肤、黏膜情况。

(4) 病人的心理状况,对灌肠的理解程度、配合能力。

2. 计划

(1) 病人准备:了解灌肠的目的、过程和注意事项,并配合操作,灌肠前协助病人排尿。

(2) 护士准备:着装整齐,修剪指甲,洗手,戴口罩。

(3) 环境准备:关闭门窗,室温适宜,必要时屏风遮挡,请无关人员回避。

(4) 用物准备

1) 治疗车上层:治疗盘内备一次性灌肠器包(包内有垫巾、灌肠器一套、肥皂冻1包、纸巾数张、手套、润滑剂棉球)、弯盘、水温计、根据医嘱准备的灌肠液。治疗盘外备卫生纸、手消毒液。

2) 治疗车下层:便盆及便盆巾,生活垃圾桶,医用垃圾桶。

3) 灌肠溶液:常用 0.1%~0.2% 的肥皂液,0.9% 氯化钠溶液。成人每次用量为 500~1000ml,小儿 200~500ml。溶液温度一般为 39~41℃,降温时用 28~32℃,中暑用 4℃的 0.9% 氯化钠溶液。

4) 其他:屏风、输液架。

3. 实施 见表 8-4。

4. 评价

(1) 病人排出大便、肠道积气,自述感觉舒适。

(2) 护士操作方法正确、熟练,关心、体贴病人。

(3) 发热病人体温较前有所下降。

(4) 护患沟通有效,病人积极配合,操作顺利,达到了灌肠的目的。

视频:大量
不保留灌肠

表 8-4　大量不保留灌肠法

操作流程	操作步骤	要点说明
1. 核对解释	（1）携用物至病人床旁,认真核对病人并做好解释以取得合作 （2）关闭门窗,屏风遮挡病人	● 确认病人,避免差错事故发生 ● 保护病人隐私
2. 安置体位	协助病人取左侧卧位,双膝屈曲,脱裤至膝部,臀部移至近侧床沿。不能自主控制排便的病人可取仰卧位,臀下垫便盆	● 该体位使乙状结肠和降结肠处于下方,利用重力作用使灌肠液顺利流入
3. 垫巾挂筒	（1）检查灌肠器包并打开,取垫巾铺于病人臀下,弯盘置于臀边 （2）盖好被子,暴露臀部 （3）取出灌肠筒,关闭引流管上的开关,将肥皂冻挤入灌肠筒内,把测量温度后的灌肠液也倒入灌肠筒内,并挂于输液架上,液面距肛门 40~60cm	 ● 保暖,保护病人隐私,使其放松 ● 灌肠筒过高导致压力过大,液体流入过快,不易保留,且易造成肠道损伤
4. 润管排气	（1）戴手套 （2）润滑肛管前端,排尽管内气体,关闭引流管开关	● 减少插管阻力 ● 防止气体进入直肠
5. 插管灌液	（1）一手垫纸巾分开肛门,暴露肛门口,并嘱病人深呼吸,一手将肛管从肛门轻轻插入直肠 7~10cm,小儿插入深度 4~7cm（图 8-6） （2）固定肛管,打开引流管开关使溶液缓缓流入直肠	● 嘱病人放松,便于插入肛管 ● 顺应肠道解剖,动作轻稳,勿用力,以防损伤肠黏膜,如插入受阻,可退出少许,旋转后缓缓插入
6. 观察处理	密切观察筒内液面下降情况和病人反应: （1）肛管阻塞时如液面下降过慢或停止可移动肛管或挤捏肛管 （2）腹胀或便意时应嘱病人做深呼吸,同时适当降低灌肠筒的高度以减慢流速或暂停片刻,以减少灌入溶液的压力,减轻不适 （3）疑有肠痉挛或出血时,如病人出现面色苍白、脉速、出冷汗、剧烈腹痛、心慌、气急等,应立即停止灌肠并及时与医生联系,采取急救措施	● 移动肛管或挤捏肛管,使堵塞管洞的粪块脱落 ● 及时处理病人反应,以使灌肠液顺利灌入 ● 可能发生肠痉挛或出血,应立即停止灌肠,与医生联系,配合处理
7. 拔出肛管	（1）灌肠液即将流完时关闭引流管开关,用纸巾包裹肛管轻轻拔出,与灌肠筒一同弃于医疗垃圾桶内,擦净肛门 （2）脱下手套,弯盘移至治疗车下	● 避免空气进入肠道及灌肠液、粪便随管拔出
8. 安置病人	（1）协助病人取舒适卧位,嘱其尽量保留 5~10min 再排便 （2）对不能下床的病人,给予便盆,协助病人排便 （3）排便后,取出便盆、垫巾	● 使灌肠液在肠中有足够的作用时间,以利粪便充分软化容易排出 ● 降温灌肠,液体要保留 30min,排便后 30min 测量体温并记录
9. 整理观察	（1）协助病人穿裤,取舒适卧位,整理病人床单位,开窗通风 （2）询问病人有无其他需要 （3）观察大便性状、颜色、量 （4）清理用物	● 保持病室整齐,去除异味 ● 必要时留取标本送检 ● 垃圾分类处理
10. 洗手记录	洗手,在体温单内记录结果	● 防止交叉感染 ● 灌肠后排便一次记为 1/E;灌肠后无大便 0/E

【注意事项】

1. 妊娠、急腹症、严重心血管疾病等病人禁止灌肠。

2. 伤寒病人灌肠时溶液不得超过500ml,压力要低(液面不得高于肛门30cm)。

3. 为肝性脑病病人灌肠时,禁用肥皂水,以减少氨的产生和吸收;充血性心力衰竭和水钠潴留病人禁用0.9%氯化钠溶液灌肠。

4. 准确掌握灌肠溶液的温度、浓度、流速、压力和溶液的量。

5. 灌肠过程中随时观察病人的反应及病情变化。

(1) 当发现病人有腹胀或便意时,应嘱病人做深呼吸,同时适当降低灌肠筒的高度以减慢流速或暂停片刻,以减少灌入溶液的压力,减轻不适。

(2) 当发现病人脉速,面色苍白、出冷汗、剧烈腹痛、心慌、气急时,应立即停止灌肠并及时与医生联系,采取急救措施。密切观察筒内液面下降情况和病人反应。

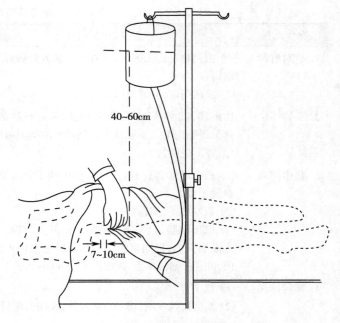

图 8-6 大量不保留灌肠

小量不保留灌肠法

适用于腹部或盆腔手术后的病人、危重病人、年老体弱、小儿及孕妇等。

【目的】

1. 软化粪便,解除便秘。

2. 排出肠道内的气体,减轻腹胀。

【操作程序】

1. 评估

(1) 病人的病情、临床诊断、治疗情况和灌肠的目的。

(2) 病人的意识状态、生命体征和排便情况。

(3) 病人的肛门皮肤、黏膜的情况。

(4) 病人的心理状况,合作理解程度、配合能力。

2. 计划

(1) 病人准备:同大量不保留灌肠。

(2) 护士准备:同大量不保留灌肠。

(3) 用物准备

1) 治疗车上层:治疗盘内备注洗器、量杯或小容量灌肠筒、遵医嘱备灌肠液、肛管、温开水5~10ml、止血钳、润滑剂、棉签、弯盘、卫生纸、橡胶单、治疗巾或一次性垫巾、水温计、一次性手套等。治疗盘外备手消毒液。也可使用一次性灌肠包。

2) 治疗车下层:便盆及便盆巾,生活垃圾桶,医用垃圾桶。

3) 其他:屏风、根据情况准备输液架。

4) 常用灌肠液:"1、2、3"溶液(50%硫酸镁30ml、甘油60ml、温开水90ml);甘油50ml加等量温开水;各种植物油120~180ml。溶液温度为38.0℃。

(4) 环境准备:同大量不保留灌肠。

3. 实施 见表8-5。

表 8-5 小量不保留灌肠法

操作流程	操作步骤	要点说明
1. 核对解释	(1) 携用物至床旁,认真核对病人并做好解释 (2) 请无关人员回避,关门窗,屏风遮挡	• 确认病人,取得合作 • 保护病人隐私
2. 安置体位	协助病人取左侧卧位,双膝屈曲,脱裤至膝部,将臀部移至床沿	• 利用重力作用使灌肠溶液顺利灌入乙状结肠
3. 垫巾保暖	(1) 垫橡胶单和治疗巾于臀下,弯盘置于臀边 (2) 盖好被子,只暴露臀部	• 避免弄污床单 • 保暖,维护病人隐私
4. 抽灌肠液	戴一次性手套,用注洗器抽吸灌肠液	
5. 润管排气	注洗器接肛管末端,润滑肛管前端,排尽管内气体,用止血钳夹紧	• 减少插管时的阻力和对黏膜的刺激 • 防止气体进入直肠
6. 插入肛管	左手垫卫生纸分开臀裂,暴露肛门,嘱病人深呼吸,另一手将肛管轻轻插入 7~10cm(图 8-7)	• 使病人放松,便于插入肛管 • 如插入受阻,可退出少许,旋转后缓缓插入
7. 缓慢注液	固定肛管,松开止血钳,缓缓注入溶液,注毕夹管,取下注洗器再吸溶液,松止血钳后再注入。如此反复直至灌肠溶液注完	• 注入速度不宜过快过猛,防止刺激肠黏膜,引起排便反射 • 如用小量不保留灌肠筒,液面距肛门距离不得超过 30cm
8. 注温开水	注入温开水 5~10ml,抬高肛管尾端,使管内溶液全部流入	• 温开水的温度 38.0℃
9. 拔出肛管	夹管或反折肛管尾端,用卫生纸包住肛管轻轻拔出置弯盘内,擦净肛门,脱手套,弯盘移至护理车下	
10. 安置病人	(1) 协助病人取舒适卧位,嘱其尽量保留 10~20min 后再排便 (2) 对不能下床的病人,给予便盆,协助病人排便 (3) 排便后,取出便盆、橡胶单、治疗巾 (4) 询问病人有无其他需要	• 充分软化粪便,有助于排便 • 扶助能下床的病人如厕排便 • 将卫生纸、呼叫器放于易取处
11. 整理记录	(1) 协助病人穿裤,整理病人床单位,开窗通风,清理用物 (2) 洗手,记录	• 保持病室的整齐,去除异味 • 记录灌肠时间,灌肠液的种类、量以及病人的反应

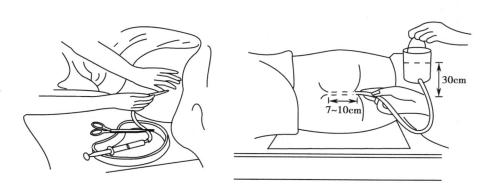

图 8-7 小量不保留灌肠

4. 评价

(1) 病人排出肠道积气、粪便,自述感觉舒适,未引起病人其他不适症状。

(2) 护士操作方法操作规范、熟练,关心、体贴病人。

(3) 护患沟通有效,病人配合好,操作顺利,达到了灌肠的目的。

【注意事项】
1. 灌肠时插管深度为 7~10cm，压力宜低，灌肠液注入的速度不得过快。
2. 每次抽吸灌肠液时应夹紧或反折肛管末端，防止空气进入肠道，引起腹胀。

清洁灌肠

清洁灌肠是反复多次进行大量不保留灌肠的方法。

【目的】
1. 彻底清除肠道内粪便，为直肠、结肠 X 线摄片检查和手术前做肠道准备。
2. 协助排尽肠内有毒物质。

【操作程序】
1. 评估　同大量不保留灌肠。
2. 计划　同大量不保留灌肠。
3. 实施　第 1 次用 0.1%~0.2% 的肥皂液灌肠，病人排便后，用 0.9% 氯化钠溶液反复灌肠，直至排出的液体澄清无粪质为止。每次灌肠溶液的量在 500ml 左右，液面距肛门高度不超过 40cm。
4. 评价
(1) 病人肠道清洁，未述其他不适感觉。
(2) 护士操作程序规范、方法熟练，关心、体贴病人。
(3) 护患沟通有效，病人配合好，操作顺利，达到了彻底清洁肠道的目的。

【注意事项】
1. 每次灌肠后让病人休息片刻。
2. 禁忌清水反复灌洗，以防水、电解质紊乱。
3. 注意观察病人情况，如有虚脱征兆，立即停止灌肠，通知医生并配合处理。

保留灌肠

将药液灌入到直肠或结肠内，通过肠黏膜吸收达到治疗疾病的目的。

【目的】
1. 镇静、催眠。
2. 治疗肠道感染。

【操作程序】
1. 评估
(1) 病人的年龄、病情、治疗、活动与自理能力状况。
(2) 病人的意识状态、生命体征、心理状况、对保留灌肠的认知与合作程度。
(3) 病人的肠道病变部位、肛周皮肤、黏膜情况。
2. 计划
(1) 病人准备：了解保留灌肠的目的、过程和注意事项，排尽大小便，配合操作。
(2) 护士准备：同大量不保留灌肠。
(3) 用物准备
1) 治疗车上层：治疗盘内备小容量灌肠筒或注洗器、肛管(20 号以下)，遵医嘱备的灌肠药液、止血钳、润滑剂、棉签、清洁手套、弯盘、卫生纸、橡胶单、治疗巾或一次性垫巾，治疗盘外备小垫枕。
2) 治疗车下层：便盆及便盆巾，生活垃圾桶，医用垃圾桶。
3) 其他：屏风、根据情况准备输液架。
4) 常用溶液：遵医嘱准备药物，灌肠溶液量不超过 200ml，溶液温度 38℃。①镇静、催眠用 10% 水合氯醛，剂量按医嘱准备；②抗肠道感染用 2% 小檗碱、0.5%~1% 新霉素或其他抗生素溶液。
(4) 环境准备：同大量不保留灌肠。
3. 实施　见表 8-6。

视频：保留
灌肠

表 8-6　保留灌肠法

操作流程	操作步骤	要点说明
1. 核对解释	(1) 携用物至床旁,核对病人 (2) 向病人解释灌肠的目的、方法和注意事项 (3) 请无关人员回避,关门窗,屏风遮挡 (4) 嘱病人排便、排尿	● 确认病人,取得合作 ● 排尽肠道、减轻腹压,利于药物保留及吸收
2. 安置卧位	(1) 根据病情选择不同卧位,如慢性细菌性痢疾病变部位多在直肠或乙状结肠,取左侧卧位;阿米巴痢疾病变部位多在回盲部,取右侧卧位 (2) 协助病人脱裤至膝部,双膝屈曲,臀部移至床边,用小垫枕将臀部抬高 10cm。将橡胶单和治疗巾或一次性垫巾垫于臀下,弯盘置臀边 (3) 用注洗器抽吸药液,戴一次性手套	● 药液直达患处,有助提高疗效 ● 抬高臀部防止药液溢出
3. 润管排气	连接肛管,润滑肛管前端,排尽管内气体,用止管钳夹紧	● 选择 20 号以下的细肛管,易于药液的保留
4. 插管注药	轻轻插入肛管 15~20cm,固定肛管,松开止管钳,缓慢注入药液,反复吸药、注药,直至药液全部注入	● 肛管插入宜深,注药速度应慢、量少,液面距肛门不超过 30cm
5. 注温开水	注入温开水 5~10ml,抬高肛管末端	● 使管内溶液全部流入,保证疗效
6. 拔管嘱咐	(1) 待管内溶液完全注入,用止血钳夹闭肛管或反折,轻轻拔出,擦净肛门,摘下手套 (2) 拔管后用卫生纸在病人肛门处轻轻按揉 (3) 嘱病人卧床休息,尽可能保留药液在 1 小时以上	● 使药液与肠黏膜充分接触而被吸收,达到治疗目的
7. 整理记录	(1) 整理病人床单位,清理用物 (2) 观察病人反应,洗手,记录	● 记录灌肠时间,灌肠液的名称、量,病人的反应

4. 评价

(1) 病人及家属获得了护士介绍的相关知识,能配合操作。

(2) 护士操作熟练规范,灌肠筒的高度、肛管插入的深度、注入药液的速度合适,达到治疗效果。

(3) 护患沟通有效,病人及家属均满意,病人无不适反应,疾病症状减轻。

【注意事项】

1. 对灌肠目的和病变部位应了解清楚,以确定病人的卧位和插入肛管的深度。

2. 保留灌肠前嘱病人排便,使肠道排空有利于药液吸收。

3. 肠道抗感染以晚上临睡前灌肠为宜,此时活动少药液易于保留吸收,治疗效果好。

4. 保留灌肠时肛管选择要细且插入要深,液量不宜过多,压力要低,灌入速度宜慢,以减少刺激,使灌入的药液能保留较长时间,有利于肠黏膜的吸收。

5. 肛门、直肠、结肠手术的病人及大便失禁的病人,不宜做保留灌肠。

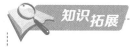

知识拓展

口服溶液清洁肠道法

传统的肠道手术前及结肠镜检查前常以清洁灌肠进行肠道的准备,但目前国内各大医院普遍采用"口服电解质等渗溶液"清洁肠道法取代传统的肠道清洗方法,因为清洁灌肠属于侵入性操作,插管时可能会损伤肠道黏膜,导致肠黏膜水肿、糜烂,还可能会引起肠道菌群失调,增加术后肠道感染的概率,严重影响病人术后肠道功能的恢复。而口服电解质等渗溶液清洁肠道法操作简单,痛苦小,效果满意,病人乐于接受。常用溶液有复方聚乙二醇电解质散,其主要成分为聚乙二醇4000、氯化钠、氯化钾、无水硫酸钠、碳酸氢钠。配制时取药品1盒(内含A、B、C各1小包)内各包药粉一并倒入带有刻度的杯(瓶)中,加温开水至1000ml,搅拌使其完全溶解。于大肠手术前或大肠内镜检查前服用,每次用量3000ml~4000ml,服药后密切观察病人的反应及排便情况并做好记录。

(二) 简易通便法

采用简单易行、经济有效的措施,协助便秘病人排便。常用的通便剂为高渗和润滑剂所制成,具有吸出肠壁组织水分、稀释、软化粪便和润滑肠壁、刺激肠蠕动的作用。常用的简易通便法有:开塞露通便法、甘油栓通便法、肥皂栓通便法等。

【目的】

协助便秘病人排便,适用于体弱老人和久病卧床便秘者。

【操作程序】

1. 评估

(1) 病人的病情、临床诊断、治疗情况、饮食习惯及排便情况。

(2) 病人的意识状态、生命体征、心理状况。

(3) 病人的自理能力及合作理解程度。

2. 计划

(1) 病人准备:了解简易通便法的目的、过程和注意事项,配合操作。

(2) 护士准备:着装整齐,修剪指甲,戴口罩,洗手。

(3) 用物准备:简易通便剂、卫生纸、剪刀、清洁手套。

(4) 环境准备:注意隐蔽性,可用围帘或屏风遮挡,维护病人自尊。

3. 实施

(1) 开塞露通便法:开塞露由50%甘油或小量山梨醇制成,装于密闭的塑料胶壳内。用量:成人20ml,小儿10ml。病人取左侧卧位,放松肛门括约肌、用时将顶端剪去,先挤出药液少许起润滑作用,然后轻轻插入肛门,将药液全部挤入肠腔(图8-8),嘱病人尽量忍耐5~10min,以充分软化粪便,刺激肠蠕动,达到排便目的。

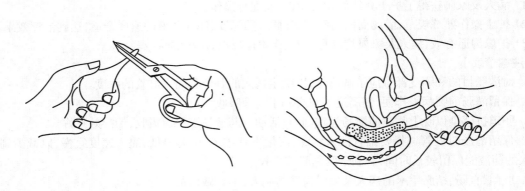

图 8-8 开塞露通便法

(2) 甘油栓通便法:甘油栓是由甘油明胶制成,为无色透明或半透明栓剂,呈圆锥形,具有润滑作用。使用时将甘油栓取出,操作者戴手套或手垫纱布,捏住栓剂较粗的一端,将尖端插入肛门内6~7cm,用纱布抵住肛门口轻揉按摩数分钟,嘱病人保留5~10min,以使甘油栓充分液化后利用机械刺激和润滑作用而达到排便目的(图8-9)。

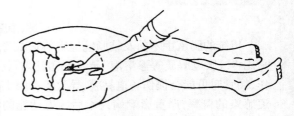

图 8-9 甘油栓通便法

（3）肥皂栓通便法：将普通肥皂削成底部直径 1cm、长 3~4cm 圆锥形，蘸热水后插入肛门（方法同甘油栓通便法），由于肥皂的化学性和机械性刺激作用引起自动排便。肛门黏膜溃疡、肛裂及肛门有剧痛者，均不宜使用此法通便。

4. 评价

（1）病人了解操作目的，有效配合，便秘解除。

（2）护士操作熟练规范，通便效果好。

（3）病人维护自尊，关心、体贴病人，未给病人带来不适。

（4）护患沟通有效，病人及家属获得预防便秘相关健康知识。

【注意事项】

1. 使用开塞露通便时，剪去顶端时要平滑，避免插入时损伤直肠黏膜。

2. 操作时，手法要轻柔，避免损伤肠黏膜或引起肛周组织水肿。

3. 对便秘严重致大便嵌塞者，简易通便或灌肠后仍无效时，可采取人工取便法，以解除病人痛苦。

4. 发现病人面色苍白、出汗、疲倦等不适时，应暂停操作，并报告医生处理。

（三）肛管排气法

肛管排气法是将肛管从肛门插入直肠，以排除肠腔内积气的方法。

【目的】

帮助病人解除肠腔积气，以减轻腹胀。

【操作程序】

1. 评估

（1）病人的年龄、腹胀情况、临床诊断和治疗情况。

（2）病人的意识状态和生命体征。

（3）病人的心理状况、合作理解程度和配合能力。

2. 计划

（1）病人准备：了解肛管排气法的目的、过程和注意事项，配合操作。

（2）护士准备：着装整洁，修剪指甲，洗手，戴口罩。

（3）用物准备

1）治疗车上层：治疗盘内备肛管（26 号）、玻璃接管，橡胶管、玻璃瓶（内盛水 3/4 满），瓶口系带（图 8-10），润滑油、棉签、胶布（1cm×15cm）、别针卫生纸、一次性手套。治疗盘外备手消毒剂。

2）治疗车下层：生活垃圾桶，医用垃圾桶。

3）其他：如无围帘需准备屏风。

（4）环境准备：关闭门窗，调节适宜室温，必要时屏风遮挡，请无关人员回避。

3. 实施　见表 8-7。

视频：肛管排气

表 8-7　肛管排气法

操作流程	操作步骤	要点说明
1. 核对解释	（1）携用物至床旁，认真核对病人床号、姓名、腕带 （2）向病人解释肛管排气法的目的、方法和注意事项 （3）请无关人员回避，关门窗，屏风遮挡	● 确认病人，取得合作 ● 保护病人隐私
2. 安置体位	协助病人取左侧卧位，将臀部移至床边，裤子褪至病人膝部，注意及时遮盖，仅暴露肛门	● 保暖，维护病人自尊
3. 系瓶连管	将玻璃瓶系于床边，将橡胶管一端插入玻璃瓶液面下，另一端与肛管相连	● 防空气进入直肠，加重腹胀，观察排气情况
4. 润管插管	戴手套，润滑肛管前端，嘱病人深呼吸，将肛管轻轻插入直肠 15~18cm，用胶布交叉固定肛管于臀部，将橡胶管留出足够长度，用别针固定在大单上（图 8-11）	● 减少肛管对直肠的刺激 ● 便于病人翻身、活动

续表

操作流程	操作步骤	要点说明
5. 观察排气	观察排气情况,如排气不畅,帮助病人更换体位或按摩腹部	• 瓶内有水泡,说明肠腔气体被排出 • 瓶内无水泡或很少,说明肠腔气体排出不畅
6. 拔出肛管	保留肛管不超过 20min,拔出肛管,清洁肛门,脱下手套	• 长时间留置肛管会减弱肛门括约肌反应,甚至导致肛门括约肌永久松弛
7. 整理记录	(1) 协助病人取舒适卧位,询问病人腹胀是否减轻,整理病人床单位,清理用物 (2) 洗手,记录	• 腹胀未减轻,可间隔 2~3h 后重新插管排气 • 记录排气时间及效果,病人的反应

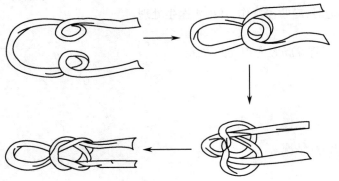

图 8-10　瓶口系带法　　　　　　　　　图 8-11　肛管排气

4. 评价

(1) 病人了解操作目的,配合操作,腹胀减轻,感觉舒适。

(2) 护士操作熟练规范,肛管插入深度合适,按时拔出肛管,操作中贯穿健康教育。

(3) 护患沟通有效,未过多暴露病人身体,病人及家属满意。

(4) 病人掌握了预防肠胀气的保健知识。

【注意事项】

1. 插管时连接肛管的橡胶管末端应置于玻璃瓶内的液面以下,防止外界空气进入直肠而加重腹胀。

2. 排气肛管保留时间一般不超过 20min。因为长时间留置肛管,会降低肛门括约肌的反应,甚至导致肛门括约肌永久性松弛。如腹胀未减轻时可间隔 2~3h,再重复插管排气。

（李宗花）

思考题

1. 周某,男,68 岁,因前列腺增生、排尿困难行导尿术,并留置导尿管。第 3d,发现引流出来的尿液浑浊。

请问:

(1) 病人发生了什么情况?

(2) 护士首先采取的措施是什么? 操作中护士应注意哪些问题?

(3) 为了防止病人出现尿液浑浊,护士应指导病人如何配合?

2. 张某,女,40 岁,拟明晨行乙状结肠镜检查。医嘱:肠道准备。

请问:

（1）护士如何为病人做肠道清洁准备?

（2）肠道清洁时需用何种溶液,每次灌入溶液的量及温度各是多少?

（3）在上述操作中护士应注意哪些问题?

思路解析

扫一扫,测一测

学习目标

1. 掌握药疗原则、注射原则;各种注射法的目的、部位和注意事项;青霉素过敏性休克的预防及处理。

2. 熟悉给药的基本知识;给药次数及间隔时间。

3. 能正确实施口服给药、雾化吸入疗法和各种注射技术,能正确配制各种常见过敏试验药液、能正确判断与处理药物过敏反应。

4. 了解局部给药法的相关知识。

5. 具有严谨求实的工作态度,严格执行无菌操作和查对制度,对病人关心体贴,确保药疗安全。

　　药物治疗是目前医疗措施中最普遍的一种治疗方法,其目的包括预防疾病、治疗疾病、减轻症状、协助诊断及维持正常的生理功能。护士是药物治疗的直接执行者,也是病人用药后的监护者,在给药过程中扮演着非常重要的角色。为确保每位病人能安全、合理、有效地用药,护士必须了解病人的用药史,掌握有关药物的药理知识、给药方法和相关操作技能,及时对药物疗效和反应做出评价,才能正确有效地指导病人用药。

第一节　给药的基本知识

一、药物的种类、领取和保管原则

(一) 药物的种类

1. 内服药　分为固体剂型和液体剂型,其中固体剂型包括片剂、丸剂、散剂、胶囊等,液体剂型包括溶液、合剂、酊剂等。

2. 外用药　有软膏、溶液、粉剂、洗剂、搽剂、碘剂、栓剂、滴剂、涂膜剂等。

3. 注射药　有水剂、粉剂、油剂、结晶、混悬液等。

4. 新型制剂　有粘贴敷片、植入慢溶药片、胰岛素泵等。

(二) 药物的领取

药物的领取各医院规定有所不同,一般情况应遵循由护士凭医生处方领取的原则。

1. 病区内常用药物　病区内设有药柜,存放一定基数的常用药物,由专人负责,根据消耗量填写领药单,定期到药房领取、补充,便于病区内药物的正常使用。各病区的住院病人每天所用药物很多,

组图:药物
的种类

其中口服药由中心药房专人负责核对、配备,病区护士负责核对领回后再次进行核对和分发;病人所用注射类的药品、抢救药品、临时医嘱的口服药等,均由病区护士专人负责,根据使用量填写领药单,定期到药房领取,以确保病人治疗的正常进行。

2. 贵重药物和特殊药物　病人使用的贵重药、特殊药物,由医生开具处方,护士凭处方领取后方可给病人使用。

3. 剧毒药和麻醉药　病区内配备一定基数的剧毒药和麻醉药,使用后凭医生处方和空安瓿领取补充。

(三) 药物的保管原则

1. 药柜保管　药物一般置于药柜保管,药柜应放置于通风、干燥、光线明亮处,但应避免阳光直射,由专人负责,保持整洁。

2. 药物分类放置,标签醒目　药物按内服、外用、注射、剧毒药等分类放置,并根据有效期先后顺序有计划地使用,以防失效,避免浪费。麻醉药、剧毒药及贵重药应加锁保管,专人负责,班班交接。药瓶标签明确,字迹清晰,注明药物名称(中、外文对照)、浓度、剂量、规格。内服药贴蓝边标签,外用药贴红边标签,剧毒药和麻醉药贴黑边标签。

3. 定期检查药品质量　凡没有标签或标签模糊不清,有效期已过或有浑浊、沉淀、发霉、异味、变质、潮解等现象均不可使用。

4. 根据药物不同性质妥善保存　药物的性质决定药物的保存方法,分类保存各类药物,避免药物变质,影响疗效甚至增加毒副作用。

(1) 易被热破坏的药物,如疫苗、抗毒血清、免疫球蛋白等生物制品以及抗生素等应置于 2~10℃冰箱内冷藏保存。

(2) 易氧化和遇光变质的药物应避光保存,如氨茶碱、维生素 C、盐酸肾上腺素等,应装在有色密闭瓶中,注射用针剂放在黑纸遮盖的盒内,并置于阴凉处。

(3) 易挥发、潮解、风化的药物,如过氧乙酸、乙醇、乙醚、酵母片、糖衣片,应装在密闭瓶内,用后注意盖紧瓶盖。

(4) 易燃、易爆炸的药物,如环氧乙烷、乙醚、乙醇,应密闭单独存放,远离明火,置于阴凉低温处,以防意外。

(5) 病人个人专用药物,应单独存放,并注明床号、姓名。

二、药疗原则

(一) 根据医嘱给药

给药是一种非独立性的护理操作,必须要有医嘱作为依据。因此,给药中护士必须严格遵照医嘱执行,不得擅自更改。如对医嘱有疑问,应向医生核对清楚后方可给药,避免盲目执行医嘱。一般情况下,护士只执行书面医嘱,并由医师签名后方能生效执行。紧急情况下,护士可执行口头医嘱,但要在指定时间内(6h 以内)据实补写医嘱,并由医师签名。护士应具有一定的药理知识,熟悉临床常用药物的作用机制、毒副作用、用法、配伍禁忌、中毒表现及处理办法,才能准确根据医嘱给药。

(二) 严格执行查对制度

1. "三查"　操作前、操作中、操作后查(查七对内容)。

2. "七对"　对床号、姓名、药名、浓度、剂量、方法、时间。

3. 严格检查药物质量,确保药物不变质并在有效期内。

(三) 正确安全合理给药

1. 做到五准确,即将准确的药物、按准确的剂量、用准确的方法、在准确的时间、给予准确的病人。

2. 备好的药物应及时使用,避免久置引起药液污染或药效降低的情况出现。

3. 按需要进行药物过敏试验,对易发生过敏反应的药物,用药前应了解病人的用药史、过敏史、家族史,并按要求做药物过敏试验,结果阴性者方可使用,使用过程中加强观察。

4. 注意药物配伍禁忌,两种或两种以上药物配伍使用时,要注意配伍禁忌,避免发生药源性疾病。

5. 指导病人用药,给药前应向病人解释用药的相关信息,以取得合作,征得病人的同意后方可用药;根据药物性质给予相应的用药指导,提高病人自我合理用药的能力。

(四) 观察用药反应

药物的治疗作用与不良反应是药物两重性的表现。临床用药的效果正是药物作用两重性的综合体现。护士在用药过程中应监测病人的病情变化,评价药物疗效,及时发现药物的不良反应。对易引起过敏反应或毒性反应较大的药物,更应密切观察,必要时做好记录。

在用药过程中护士还须观察病人对药物治疗的信赖程度、情绪反应、有无药物依赖、滥用或不遵医嘱行为等,根据病人具体的心理、行为反应采取相应的心理护理和行为指导。

(五) 发现给药错误应及时采取措施

发现给药错误,应立即报告护士长、医生,协助医生做紧急处理,密切观察病人病情变化,以减少或消除由于差错造成的不良后果,并向病人及家属解释。填写意外事件报告用以作为该事件的法律证明并检讨错误及造成的原因。

三、给药途径

给药途径依据药物的性质、剂型、机体对药物的吸收情况和用药目的的不同而定,药物在使用时须选择最适宜的给药途径与方法,方能获得最佳的效果。

常用的给药途径有口服、舌下含服、吸入、皮肤外敷、直肠以及注射(皮内、皮下、肌内、静脉和动脉注射)给药。除动、静脉注射药物直接进入血液循环外,其他给药途径药物均有一个吸收过程,吸收速度由快至慢的顺序为:吸入→舌下含服→肌内注射→皮下注射→直肠黏膜→口服→皮肤。

四、给药次数和时间间隔

给药次数和时间间隔取决于药物的半衰期,以维持药物在血液中的有效浓度、发挥最大药效而又不至于引起毒性反应为最佳选择,同时要兼顾药物的特性和人体的生理节奏。临床常用外文缩写表示用药次数和时间间隔,常用外文缩写及中文译意见表 9-1,医院常用给药时间(外文缩写)与安排见表 9-2。

表 9-1 常用外文缩写及中文译意

外文缩写	中文译意	外文缩写	中文译意
qh	每 1h 1 次	st	立即
q2h	每 2h 1 次	DC	停止
q4h	每 4h 1 次	po	口服
q6h	每 6h 1 次	ID	皮内注射
qd	每日 1 次	H	皮下注射
bid	每日 2 次	IM 或 im	肌内注射
tid	每日 3 次	IV 或 iv	静脉注射
qid	每日 4 次	ivgtt	静脉滴注
qod	隔日 1 次	OD	右眼
biw	每周 2 次	OS	左眼
qn	每晚 1 次	OU	双眼
qm	每晨 1 次	AD	右耳
am	上午	AS	左耳
pm	下午	AU	双耳
12n	中午 12 点	aa	各
12mn	午夜 12 点	gtt	滴
ac	饭前	prn	需要时(长期)
pc	饭后	sos	必要时(限用一次,12h 内有效)
hs	睡前		

表 9-2　医院常用给药次数和时间安排

给药次数缩写	给药时间安排	给药次数缩写	给药时间安排
qm	6：00	q2h	6：00,8：00,10：00,12：00……
qd	8：00	q4h	8：00,12：00,16：00,20：00……
bid	8：00,16：00	q6h	8：00,14：00,20：00,2：00……
tid	8：00,12：00,16：00	qn	20：00
qid	8：00,12：00,16：00,20：00		

五、影响药物疗效的因素

（一）药物因素

药物进入人体产生药效,必须经过吸收、分布、代谢、排泄的过程,药物在血浆中达到一定浓度,才能到达作用部位产生作用。药效产生的快慢与药物吸收有关,而药物的分布、代谢与排泄可决定药物在体内作用时间的长短。

1. 药物的吸收　是指药物自给药部位进入血液循环的过程。药物的分子大小、化学性质和解离度、药物剂型、给药途径和给药部位影响着药物的吸收速度和量,进而影响药效的发挥。如水溶性制剂比油剂、混悬液以及固体剂型吸收的快;小分子药物及脂溶性高、极性低的药物容易通过细胞膜而被吸收;静脉给药直接进入血液循环比肌内注射给药药效发挥的速度快。

2. 药物的分布　是指药物随血液循环向组织、脏器转运的过程。药物在每一个组织和脏器中的分布是不均匀的。药物在体内的分布受血浆蛋白、器官的血流量、吸收部位的血液循环、pH、药物对组织脏器的亲和力等因素的影响。

3. 药物的代谢　是指药物进入作用部位与组织细胞相互作用,失去活性,最终排出的过程。大部分药物在肝脏代谢,少部分在肾脏、肠系膜、血浆代谢。肝肾功能不良者影响药物的代谢过程。

4. 药物的排泄　是指药物及其代谢产物自体内排出体外的过程,也是药物自体内消除的重要方式。药物主要经肾脏,其次是消化道、呼吸道、胆道、汗腺、乳腺、唾液腺排出。排泄器官功能障碍会影响药物的排泄,造成蓄积性中毒。

（二）给药方法

给药途径、时间、给药次数、剂量以及联合用药等均对药物的作用有着重要的影响。

1. 给药途径　不同的给药途径可影响药效的强弱和起效的快慢,例如,静脉给药时药物直接进入血液循环,作用最快。在某些情况下,不同的给药途径还会产生不同的药效,如口服硫酸镁有导泻和利胆作用,而注射硫酸镁则有镇静和降血压作用。

2. 给药时间　为了提高疗效和降低毒副作用,不同药物有不同的给药时间。如口服药物若于饭前空腹服用,吸收较容易,药效较迅速;对胃黏膜有刺激性的药物,则必须于饭后服用;某些药物为了维持其在血液中的有效浓度,必须做到定时给药;若肝、肾功能不良者应适当调整给药间隔时间。

3. 给药剂量　给药剂量与疗效存在一定的规律关系,药物必须达到一定的剂量才能产生效应,在一定的范围内剂量增加,疗效也随之增强,但药物毒性也相对增大。当药物作用达到最大效应后,即使再增加剂量,其疗效也不会增强,反而会导致药物毒性作用增加。

4. 联合用药　指两种或两种以上药物同时或先后应用,其目的是增强疗效,减少不良反应。若联合用药后使原有的效应增强称为协同作用;若联合用药后使原有的效应减弱称为拮抗作用。如异烟肼和乙胺丁醇合用可增强抗结核作用;不合理的联合用药会降低疗效,加大毒性,如庆大霉素与依他尼酸钠或呋塞米配伍,可致永久性耳聋。临床静脉滴注药物时,注射剂在混合使用或大量稀释时易产生化学或物理改变,因此要遵守"常见药物配伍禁忌"的规定。

（三）机体因素

1. 生理因素

（1）年龄与体重:通常所称的药物"常用量"是针对 14~60 岁的人而言,不包括 14 岁以下的儿童及

60 岁以上的老年人。因为儿童和老年人对药物的反应与成人不同,除体重因素外,还与生长发育和机体的功能状态有关。小儿的神经系统、内分泌系统以及许多脏器发育尚未完善,新陈代谢又特别旺盛,因而某些药物的应用有其特殊性;老年人的组织器官及其功能随年龄增长而出现生理性衰退,所以儿童和老年人的用药剂量应以成人剂量为参考酌情减量。

(2) 性别:男性和女性对药物的反应一般无明显的差异,但女性处于月经期、妊娠期时,子宫对泻药、子宫收缩药及刺激性较强的药物较敏感,容易造成月经过多、早产或流产。此外,有些药物可能引起畸胎,有些药物可通过胎盘进入胎儿体内或经哺乳进入婴儿体内引起中毒。故女性在月经期、妊娠期、哺乳期时用药要特别谨慎。

2. 病理因素　疾病可影响药物在体内代谢的过程,从而影响药物的效应。在病理因素中,肝肾功能具有特别的意义。肝实质细胞受损可导致某些药物代谢酶减少,此时主要在肝脏代谢的药物要减量、慎用或禁用。肾功能受损时,某些主要经肾脏排泄的药物因半衰期延长,可造成蓄积性中毒,故应减量或避免使用。

3. 心理因素　心理因素在一定程度上可影响药物的效应,其中以病人的情绪、对药物的信赖程度,医护人员的语言、暗示作用等最为重要。如"安慰剂"能起到镇静、镇痛的作用,提示药物的疗效并非单靠其化学性质。给药中,护士应充分调动病人的主观能动性和抗病因素,以便药物更好地发挥疗效。

4. 个体差异　在年龄、体重、性别等基本因素相同的情况下,个体对同一药物的反应仍有差异。如体质特异的病人对某类药物敏感度高,虽服用极少量,但仍能引起中毒,必须避免使用。

(四) 饮食因素

1. 促进药物吸收而增加疗效　如酸性食物可增加铁剂的溶解度,促进铁的吸收;粗纤维食物可促进肠蠕动,增进驱虫剂的疗效;高脂饮食可促进脂溶性维生素吸收。

2. 干扰药物吸收而降低疗效　如补钙时不宜同食菠菜,因菠菜中含有大量草酸,草酸与钙结合形成草酸钙从而影响钙的吸收;服用铁剂时不宜与茶水、高脂饮食同时服用,因为茶叶中的鞣酸与铁会形成铁盐妨碍铁的吸收,脂肪抑制胃酸分泌,也会影响铁的吸收从而降低疗效。

3. 改变尿液 pH 从而影响疗效　动物性脂肪在体内代谢产生酸性物质,牛奶、豆制品、蔬菜等食物在体内代谢产生碱性物质,他们排出时影响尿液 pH,从而影响药物疗效。如氨苄西林在酸性尿液中杀菌力强,用它治疗泌尿系统感染时宜多食荤菜,使尿液偏酸,增强抗菌作用;而应用氨基糖苷类、头孢菌素、磺胺类药物时,则宜多食素食,以碱化尿液,增强抗菌疗效。

第二节　口服给药法

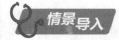

情景描述:

患儿,女,18 个月,因患"支气管肺炎"入院,查体:T 38.2℃,P 92 次/min,R 40 次/min,BP 92/65mmHg,咳嗽,呼吸稍显急促,听诊肺部有中、细湿啰音。医嘱:青霉素 40 万 U,im,bid;维生素 C 2mg,po,tid;止咳糖浆 5ml,po,tid。

请问:

1. 护士为该患儿实施口服给药时应如何落实三查七对制度?

2. 该患儿服药时应注意哪些问题?

3. 分析影响该患儿药物作用的因素有哪些?

口服给药法(administering oral medication)是指药物口服后经胃肠道黏膜吸收进入血液循环,从而发挥局部或全身的治疗作用,以达到防治和诊断疾病目的的一种给药方法。为最常用、最方便而且较安全的给药法,但因口服给药吸收慢,药物产生疗效的时间较长,故不适用于急救给药,对意识不清、呕吐频繁、禁食等病人也不适用此法给药。

一、安全有效用药指导

慢性病人和出院后需要继续服药的病人,如何规范合理用药、确保安全和有效的用药,是护士临床工作中非常重要的职责之一。

(一) 一般用药指导

1. 需吞服的药物用温开水送服,不宜用茶水。

2. 缓释片、肠溶片、胶囊吞服时不可嚼碎。

3. 舌下含片应放在舌下或两颊黏膜与牙齿之间待其溶化。

4. 对于慢性病病人和出院后需继续服药的病人,应使其了解用药的相关知识和服药中的注意事项,主动配合药疗,减少不良反应。

(二) 特殊药物用药指导

1. 抗生素及磺胺类药物应准时服药,以保持有效的血药浓度。

2. 健胃及刺激食欲的药物宜饭前服用,因其刺激舌味觉感受器,使胃液大量分泌,可以增进食欲。助消化药及对胃黏膜有刺激性的药物宜饭后服用,以便使药物和食物均匀混合,有助于消化或减少对胃壁的刺激。

3. 强心苷类药物服用前应先测脉率(心率)及脉律(心律),如脉率低于 60 次/min 或心律异常,应停止服用并报告医生。

4. 对牙齿有腐蚀作用或使牙齿染色的药物,如酸剂、铁剂,服用时可采用吸管,避免药物与牙齿接触,服药后立即漱口。

5. 止咳糖浆对呼吸道黏膜有安抚作用,服后不宜立即饮水,以免冲淡药液,降低疗效;同时服用多种药物时,止咳糖浆应最后服用。

6. 磺胺类药和退热药服用后宜多饮水,前者由肾脏排出,尿少时易析出结晶,阻塞肾小管;后者起发汗降温作用,多饮水有利于增加疗效。

二、口服给药法

【目的】

减轻症状、协助诊断、预防和治疗疾病。

【操作程序】

1. 评估

(1) 病人年龄、性别、体重、病情、用药史和过敏史,治疗情况,肝肾功能情况。

(2) 病人意识状态,合作程度,对治疗的态度、有无药物依赖、对所用药物的认识程度等。

(3) 病人有无吞咽困难、呕吐,有无口腔、食管疾患等。

2. 计划

(1) 病人准备:了解所用药物的性状、作用及不良反应,能配合口服用药。

(2) 护士准备:着装整洁,洗手,戴口罩。

(3) 用物准备

1) 发药车上层:药盘、药杯、量杯、药匙、滴管、包药纸、研钵、纱布、治疗巾、小药卡、服药本、饮水管、小水壶(内盛温开水)。

2) 发药车下层:生活垃圾桶、医用垃圾桶、消毒浸泡桶。

3) 其他:必要时备注射器。

(4) 环境准备:整洁、安静、舒适、安全。

3. 实施　见表 9-3。

4. 评价

(1) 病人了解安全用药的知识,服药后达到预期疗效。

(2) 护士安全正确给药,无差错及不良反应发生。

(3) 护患沟通有效,能主动配合,彼此需要得到满足。

表9-3 口服给药法

操作流程	操作步骤	要点说明
备药		
1. 备物核对	核对医嘱、服药本和小药卡,按床号顺序将小药卡插入药盘内,放好药杯,备好用物	• 严格执行三查七对
2. 规范配药	(1) 根据医嘱核对服药本、小药卡,无误后配药	• 配好一位病人的药后,再配另一位病人的药物
	(2) 根据不同剂型的药物,采用不同的取药方法	• 先备固体药,再备水剂与油剂
	1) 配固体药 药片、胶囊等固体药用药匙取出所需药量,放入药杯。同一病人同一时间内服用的多种药片放入同一药杯内	• 粉剂、含化及特殊要求的药物需用纸包好放在药杯内
	2) 配液体药 ① 摇匀药液,打开瓶盖 ② 取量杯,一手拇指置于所需刻度,使其与护士视线平齐,另一手持药瓶,瓶签向上,倒药液至所需刻度处 ③ 将药液倒入药杯,用湿纱布擦净瓶口,盖好 ④ 倒取不同药液需清洗量杯 ⑤ 油剂或不足1ml的药液,用滴管吸取,滴于事先加入少量温开水的药杯内 ⑥ 不宜稀释的药物,可用滴管直接滴入病人口中	• 避免药液内溶质沉淀而影响给药浓度 • 瓶签向上,以免药液沾污瓶签 • 同时服用几种药液时应倒入不同药杯内 • 防止更换药液发生化学反应 • 防止药液黏附杯内,影响剂量 • 1ml按15滴计算,滴药时使滴管稍倾斜,使药量准确
3. 再次核对	配药完毕,将药物、服药卡、医嘱本重新核对,盖上治疗巾备用	• 确保药物正确无误
4. 整理用物	整理、清洁药柜及用物,洗手	
发药		• 按规定时间发药
1. 双人核对	发药前须经另一人核对药物	• 确保用药安全
2. 发药准备	洗手后携服药本、发药盘、温开水等至病人床旁	
3. 再次核对	再次核对床号、姓名、药名、浓度、剂量、用法、时间	• 为确保发药无误,核对后并呼唤病人名字,得到准确应答后才发药
4. 按序发药	(1) 按病床号顺序将药发送给病人 (2) 解释用药的目的和注意事项	• 同一病人的所有药物应一次取出,以免发生错漏 • 更换药物或停药时,应告知病人
5. 协助服药	(1) 协助病人取舒适卧位及服药,危重病人应喂服 (2) 视病人服药后方能离开	• 鼻饲病人须将药片研碎,加水溶解后用注射器从胃管内注入 • 特别是麻醉药、催眠药、抗肿瘤药
6. 整理记录	(1) 服药后,收回药杯,再次核对,协助病人取舒适卧位休息 (2) 药杯浸泡消毒后清洁,再消毒备用,一次性药杯集中消毒处理后销毁,清洁药盘和药车 (3) 洗手,记录	• 防止交叉感染

视频:口服给药法-备药

视频:口服给药法-发药

【注意事项】

1. **发药前收集病人资料** 发药前应收集病人有关资料,凡因特殊检查或手术须禁食者,暂不发药,并做好交班;发药时如病人不在,应将药物带回保管,并进行交班;如病人出现呕吐,应查明原因再进行相应处理,并暂停口服给药;小儿、鼻饲、上消化道出血或口服固体药困难者应将药物研碎用水溶解后再服用。

2. 发药时注意倾听病人的意见　发药时如病人提出疑问,应虚心听取,重新核对,确认无误后再给病人服药。

3. 发药后观察药效和反应　发药后随时观察服药的治疗效果及不良反应,若发现异常,应及时和医生联系,酌情处理。

4. 严格执行查对制度　备药、发药时严格执行查对制度,防止差错事故发生,确保病人用药安全。

视频：全自动摆药机摆药法

第三节　雾化吸入法

雾化吸入法(nebulization)是用雾化装置将药液变成细微的气雾喷出,经口或鼻吸入,以达到湿化呼吸道、减轻局部炎症、祛痰、解除支气管痉挛等目的。雾化吸入时药物可直接作用于呼吸道局部,对呼吸道疾病疗效快,所以临床应用广泛。常用的方法有超声波雾化吸入法、氧气雾化吸入法、压缩雾化吸入法、手压式雾化吸入法。

一、雾化吸入法的目的

1. 湿化呼吸道　常用于呼吸道湿化不足、痰液黏稠、气道不畅病人。

2. 预防呼吸道感染　常用于胸部手术前后的病人。

3. 改善通气功能　解除支气管痉挛,保持呼吸道通畅。常用于支气管哮喘等病人。

4. 控制呼吸道感染　消除炎症,减轻呼吸道黏膜水肿,稀释痰液,帮助祛痰。常用于咽喉炎、支气管扩张、肺炎、肺脓肿、肺结核等病人。

5. 治疗肺癌　间歇吸入抗癌药物治疗肺癌。

二、雾化吸入法常用药物

1. 稀释痰液药物　常用 α-糜蛋白酶、乙酰半胱氨酸(痰易净)等,可稀释痰液,帮助祛痰。

2. 抗生素类药物　常用庆大霉素、卡那霉素,可控制呼吸道感染,消除炎症。

3. 解除支气管痉挛药物　常用氨茶碱,沙丁胺醇(舒喘灵)等,可使支气管扩张,解除支气管痉挛。

4. 减轻呼吸道黏膜水肿药物　常用地塞米松等,地塞米松与抗生素常同时使用,可增加抗炎效果,减轻呼吸道黏膜水肿。

三、常用雾化吸入法

(一) 超声波雾化吸入法

超声波雾化吸入法(ultrasonic nebulization)是利用超声波声能,将药液变成细微的气雾,由呼吸道吸入,以达到改善呼吸道通气功能和防治呼吸道疾病的目的。

1. 基本结构　超声雾化吸入器(图9-1)是由超声波发生器、水槽、晶体换能器、雾化罐、透声膜、螺纹管和口含嘴(或面罩)组成。

2. 作用原理　超声波发生器通电后输出高频电能,电能通过水槽底部的晶体换能器转换为超声波声能,声能震动并透过雾化罐底部的透声膜作用于罐内的药液,使药液表面张力和惯性受到破坏,成为细微雾滴喷出,通过螺纹管随病人深而慢的吸气而进入呼吸道。

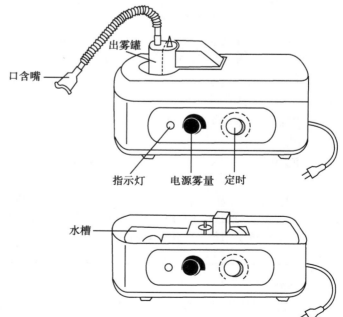

图 9-1　超声雾化吸入器

3. 作用特点 雾量大小可以调节,雾滴小而均匀(直径在 5μm 以下),药液随着深而慢的吸气可被吸入到终末支气管及肺泡。因雾化器电子部分产热,能对雾化液轻度加温,使病人吸入的气雾温暖、舒适。

【目的】
同雾化吸入法的目的。

【操作程序】
1. 评估
(1)病人病情、治疗用药情况。
(2)病人呼吸道情况,如呼吸道是否感染、通畅,有无支气管痉挛、黏膜水肿、痰液等。
(3)病人面部及口腔黏膜状况,如有无感染、溃疡等。
(4)病人的意识状态、自理能力、心理状态及对雾化给药的认知及合作程度。
2. 计划
(1)病人准备:明确操作目的,了解操作过程,能配合采取坐位、半坐卧位或侧卧位。
(2)护士准备:着装整洁,洗手,戴口罩。
(3)用物准备:治疗车上放超声波雾化吸入器一套,治疗盘内放置药液、冷蒸馏水、水温计、50ml 注射器、弯盘、纸巾等。
(4)环境准备:整洁、安静、舒适、安全、室内温湿度适宜。
3. 实施 见表9-4。

视频:超声雾化吸入法

表 9-4 超声波雾化吸入法

操作流程	操作步骤	要点说明
1. 检查设备	检查超声波雾化吸入器	● 确保设备功能正常
2. 连接装置	将雾化器主机与各附件连接,选择口含管	● 检查雾化器各部件完好,无松动脱落现象
3. 水槽加水	水槽内加入冷蒸馏水约 250ml,水量应浸没雾化罐底部的透声膜	● 水槽内不可加温水或热水,水槽无水时不可开机,以免损坏机器
4. 罐内加药	将药液稀释至 30~50ml 加入雾化罐内,将雾化罐放入水槽,盖紧水槽盖	● 检查无漏液
5. 核对解释	携用物至床旁,核对病人,解释目的,协助病人取舒适卧位,漱口	● 严格执行查对制度,防止差错
6. 开机调节	接通电源,打开电源开关,预热 3~5min,再打开雾化开关,调节雾量、设定治疗时间	● 根据需要调节雾量,一般雾化时间为 15~20min
7. 雾化吸入	当气雾喷出时,将口含管(面罩)放入病人口中,紧闭口唇深呼吸,进行雾化吸入	● 嘱病人做深而慢的呼吸,使气雾进入呼吸道深部
8. 巡视观察	观察病人治疗及装置情况	● 发现水槽内水温超过 50℃或水量不足应关机更换或加入冷蒸馏水
9. 结束雾化	治疗完毕,取下口含管,先关雾化开关,再关电源开关	● 连续使用需间隔 30min
10. 整理记录	(1)协助病人清洁口腔,擦干面部,安置舒适卧位 (2)放掉水槽内的水并擦干,雾化罐、螺纹管、口含管浸泡于消毒液内 (3)洗手,记录	● 防止交叉感染 ● 浸泡 1h 后,再洗净晾干备用 ● 记录执行时间和病人反应

4. 评价
(1)病人呼吸道炎症消除或减轻;痰液能顺利咳出;呼吸困难缓解或消除。
(2)护士操作正确,机器性能良好。
(3)护患沟通有效,病人需要得到满足。

【注意事项】

1. 治疗前应检查机器各部件,确保性能良好,机器各部件型号一致,连接正确;使用雾化器后及时消毒雾化管道,防止交叉感染。

2. 在使用过程中,水槽内要始终维持有足够量的蒸馏水,水温不宜超过 50℃,否则应关机更换冷蒸馏水;需连续使用时,中间需间隔 30min;水槽内无水时不可开机,以免损坏机器。

3. 水槽底部的晶体换能器和雾化罐底部的透声膜薄而质脆、易损坏,在操作及清洗过程中应注意保护。

4. 治疗过程中如发现雾化罐内的药液过少需添加药液时,可直接从小孔中加入,不必关机。

(二)氧气雾化吸入法

氧气雾化吸入法(oxygen nebulization)是利用一定压力的氧气产生的高速气流,使药液形成雾状,随吸气进入病人呼吸道,以控制呼吸道感染和改善通气功能。临床上常用于咽喉炎、支气管炎、支气管扩张、支气管哮喘、肺炎、肺脓肿、肺结核等病人。

氧气雾化吸入器(图 9-2)也称射流式雾化器,是借助高速氧气气流通过毛细管并在管口产生负压,将药液由邻近的小管吸出,所吸出的药液又被毛细管口的高速气流撞击成细微的雾滴喷出,随病人吸气而进入呼吸道。

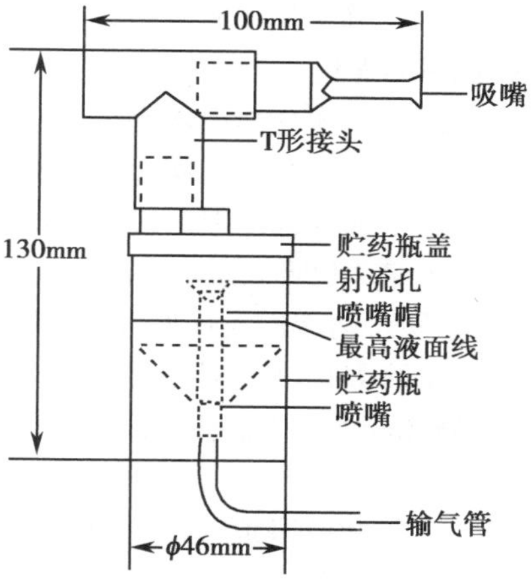

图 9-2　氧气雾化吸入器

【目的】

1. 解除支气管痉挛,使呼吸道通畅,改善通气功能。

2. 消除呼吸道炎症反应,稀释痰液,减轻黏膜水肿。

【操作程序】

1. 评估　同超声波雾化吸入法。

2. 计划

(1) 病人准备:明确操作目的,了解操作过程,能配合采取坐位、半坐卧位或侧卧位。

(2) 护士准备:着装整洁,洗手,戴口罩。

(3) 用物准备:氧气雾化吸入器 1 个、供氧装置(湿化瓶内勿盛水)、根据医嘱备药液、弯盘、10ml 注射器、纸巾等。

(4) 环境准备:整洁、安静、舒适、室内温湿度适宜,氧气放置安全,远离火源。

3. 实施　见表 9-5。

表 9-5　氧气雾化吸入法

操作流程	操作步骤	要点说明
1. 准备用物	根据医嘱将药液稀释至 5ml 注入雾化器内	● 使用前要检查雾化吸入器、氧气装置是否完好
2. 核对解释	携用物至床旁,核对解释,嘱病人取坐位或半坐位,漱口	● 严格执行查对制度 ● 教会病人正确使用氧气雾化吸入器
3. 连接氧气	将雾化器的进气口与氧气装置的输出口连接,调节氧流量 6~8L/min	● 各部件连接紧密,勿漏气
4. 雾化吸入	嘱病人手持雾化器,将吸嘴放入口中,紧闭嘴唇深吸气,用鼻呼气,如此反复直至药液吸完	● 雾化过程中,如病人感觉疲劳,可关闭氧气,休息片刻后再继续吸入
5. 巡视观察	观察病人治疗及装置情况	● 操作中严禁烟火和易燃品
6. 结束雾化	治疗毕,取下雾化器,再关氧气开关	
7. 整理记录	(1) 协助清洁口腔,擦干病人面部,安置舒适卧位 (2) 整理病人床单位,清理用物,温水冲洗雾化器,并浸泡消毒 (3) 洗手,记录	● 防止交叉感染 ● 记录执行时间和病人反应

视频:氧气雾化吸入法

4. 评价

(1) 病人能正确配合,达到预期疗效,无不良反应。

(2) 护士操作正确,用氧安全。

(3) 护患沟通有效,病人需要得到满足。

【注意事项】

1. 正确使用供氧装置,操作时严禁接触烟火和易燃品,注意用氧安全。雾化时氧流量不可过大,以免损坏雾化器。

2. 氧气湿化瓶内勿盛水,以免湿化瓶内液体进入雾化器而使药液稀释影响疗效。

3. 雾化过程中如病人感到疲劳,可关闭氧气停止雾化,适时再行吸入。

(三) 压缩雾化吸入法

压缩雾化吸入法(compression atomizing inhalation)是利用压缩空气,将药液变成细微的气雾,随着病人呼吸,药液进入呼吸道的一种治疗方法。

压缩雾化吸入器主要利用空气压缩机通电后,将空气压缩,压缩后的空气作用于雾化器内的药液,破坏药液表面的张力而形成细微的气雾,通过口含嘴随着病人的呼吸进入呼吸道。

【目的】

1. 湿化呼吸道　常用于呼吸道湿化不足所致的呼吸道痰液黏稠。

2. 治疗呼吸道感染　消除炎症,减轻呼吸道黏膜水肿。常用于咽喉炎、支气管扩张等病人。

3. 改善通气功能　解除支气管痉挛,保持呼吸道通畅。常用于支气管哮喘等病人。

【操作程序】

1. 评估　同超声波雾化吸入法。

2. 计划

(1) 病人准备:明确操作目的,了解操作过程,能配合采取坐位、半坐卧位或侧卧位。

(2) 护士准备:着装整洁,洗手,戴口罩。

(3) 用物准备:压缩雾化吸入器一套;治疗盘内放置药液、10ml 注射器、弯盘、纸巾等。

(4) 环境准备:整洁、安静、舒适、安全、室内温湿度适宜。

3. 实施　见表 9-6。

表 9-6　压缩雾化吸入法

操作流程	操作步骤	要点说明
1. 连接装置	(1) 连接压缩机空气导管 (2) 取下喷雾器的上半部分和进气活瓣,注入药液(2~8ml)后再安装好 (3) 喷雾器与压缩机上空气导管相连接	• 使用前认真检查机器性能,正确连接
2. 核对解释	携用物至床旁,核对解释,协助病人取舒适卧位	• 严格执行查对制度,防止差错 • 教会病人使用压缩雾化器
3. 雾化吸入	打开压缩机开关,指导病人手持雾化器,紧闭双唇含住口含管,进行呼吸	• 嘱病人进行深而慢的呼吸 • 喷雾器冒出的雾气变得不规则时,立即停止治疗
4. 巡视观察	观察病人治疗及装置情况	
5. 结束雾化	当听到指示信号响,表明药液雾化完毕,取下口含管,关电源开关,拔下空气导管	
6. 整理记录	(1) 协助清洁口腔,擦干病人面部,协助其取舒适体位 (2) 拆开压缩雾化器的所有部件,口含管放入消毒液内浸泡 (3) 洗手,记录	• 协助病人翻身叩背,促进痰液排出 • 防止交叉感染 • 浸泡 1h 后,再洗净晾干备用 • 记录执行时间和病人反应

4. 评价　同超声波雾化吸入法。

【注意事项】

1. 压缩雾化吸入器在使用时要放在平坦、光滑且稳定的平面上,切勿放置在地毯或粗糙的表面上,以免堵塞通风口;操作时不能覆盖压缩机表面。

2. 压缩雾化吸入器在使用时一定要连接牢固,导管一端连接压缩机,一端连接雾化器。

3. 每次治疗结束后,雾化器所有的配件都要进行清洁,彻底清除残留的药液和污垢。雾化器必须进行消毒、灭菌后,才能继续使用。

4. 有时在吸入过程中因温度变化,导管内会因冷凝作用出现水汽,因此治疗结束后应把导管从雾化器上拔下,打开压缩机开关,让压缩气流通过导管,直至吹干导管内壁。

5. 吸气时按住间断控制按钮,慢慢吸入药雾;呼气时,松开间断控制按钮,直接通过口含嘴将空气呼出。间断控制按钮的作用是控制药雾的输出,减少药雾浪费。

(四) 手压式雾化吸入法

手压式雾化吸入法(hand pressure atomizing inhalation)是将药液预置于雾化器内的送雾器中,将雾化器倒置,利用其内腔形成的高压,用拇指按压雾化器顶部(图9-3),药液便可从喷嘴射出,形成细微的气雾,作用于口腔及咽部气管、支气管黏膜,进而被局部吸收的治疗方法。适用于支气管哮喘和喘息性支气管炎的对症治疗。

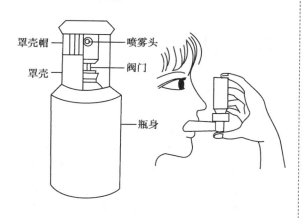

图 9-3　手压式雾化器

【目的】

主要适用于应用肾上腺素类药、氨茶碱或沙丁胺醇等支气管解痉药。

【操作程序】

1. 评估　同超声波雾化吸入法。

2. 计划

(1) 病人准备:明确操作目的,了解操作过程,能配合采取坐位、半坐卧位或侧卧位。

(2) 护士准备:着装整洁,洗手,戴口罩。

(3) 用物准备:手压式雾化器1个、弯盘、根据医嘱备药液。

(4) 环境准备:整洁、安静、舒适、安全、室内温湿度适宜。

3. 实施　见表9-7。

表 9-7　手压式雾化吸入法

操作流程	操作步骤	要点说明
1. 准备用物	按医嘱准备手压式雾化吸入器(内含药物)	• 使用前要检查雾化吸入器是否完好
2. 核对解释	携用物至床旁,确认病人,解释,嘱病人取舒适体位	• 严格执行查对制度 • 教会病人使用手压式雾化吸入器
3. 雾化吸入	(1) 将雾化器倒置,接口端放入双唇间,平静呼气 (2) 吸气开始时按压气雾瓶顶部,使之喷药,深吸气、屏气、呼气,反复1~2次	• 紧闭嘴唇 • 尽可能延长屏气时间(最好能维持10s左右),然后呼气
4. 结束雾化	治疗毕,取下雾化器	
5. 整理记录	(1) 协助清洁口腔,擦干病人面部,安置舒适卧位 (2) 洗手,记录	• 雾化器使用后放在阴凉处(30℃以下)保存。其塑料外壳应定期用温水清洁 • 记录执行时间和病人反应

组图：各种
雾化器

4. 评价 同超声波雾化吸入法。

【注意事项】

1. 使用雾化器之前应检查雾化器各部件是否完好，有无松动、脱落等异常情况。

2. 深吸气时药液经口腔吸入，尽量延长屏气时间，然后再呼气，提高治疗效果。

3. 每次进行 1~2 喷，两次之间的间隔时间不少于 3~4h。

4. 雾化器使用后应放置在阴凉处保存，塑料外壳要定期清洁。

第四节 注射给药法

情景导入

情景描述：

王某，女，45 岁。因"口渴、多饮、多食 3 年，加重 10d"入院。入院评估：身高 160cm，体重 60kg，血糖 14mmol/L，血脂 CM 6.5mmol/L，TG 2.4mmol/L，尿酮体(−)。经医生诊断为 2 型糖尿病，医嘱：胰岛素强化治疗，同时应用胰岛素增效剂，以改善胰岛素抵抗。

请问：

1. 为该病人进行胰岛素注射时应选用何种注射方法？

2. 护士在为病人进行注射时应注意哪些问题？

3. 注射给药时应遵循的注射原则是什么？

注射法（injection）是将无菌的药液或生物制剂注入体内，达到预防、诊断、治疗疾病的一种给药方法。注射给药具有吸收快，血药浓度迅速升高，给药量准确的特点，适用于需要药物迅速发生作用，或因各种原因不能经口服给药的病人。但注射法是有创治疗，可引起疼痛或潜在并发症。常用注射法根据针头刺入的组织不同分为皮内注射、皮下注射、肌内注射、静脉注射及动脉注射，在进行各种注射时都必须遵循注射原则。

一、注射原则

（一）严格遵守无菌操作原则

1. 环境清洁，符合无菌技术操作要求。

2. 注射前护士必须洗手，戴口罩，保持着装整洁。必要时戴手套。

3. 注射器空筒的内壁、活塞、乳头和针头的针梗、针尖必须保持无菌。

4. 注射部位皮肤按要求进行消毒，并保持无菌。皮肤常规消毒方法采用无菌棉签蘸取安尔碘原液或 0.5% 碘伏，以注射点为中心，由内向外螺旋式旋转涂擦 2 遍，直径应在 5cm 以上，待干后即可注射。还可用 2% 碘酊，同法涂擦 1 遍，待干(约 20s)后，用 75% 乙醇棉签以同法脱碘 2 遍，待干后方可注射。

（二）严格执行查对制度

1. 严格执行"三查七对"，确保用药安全。

2. 认真检查药物质量，如发现药物有变质、变色、浑浊、沉淀、过期或安瓿有裂痕或密封瓶盖松动等现象，均不可使用。

（三）严格执行消毒隔离制度

1. 注射时做到一人一套物品，包括注射器、针头、止血带、治疗巾等，避免交叉感染。

2. 所有物品须按消毒隔离制度和一次性用物处理原则进行处理，不可随意丢弃。

3. 注射前后护士须消毒双手，避免交叉感染。

（四）做好注射前准备

1. 选择合适的注射器和针头 根据药液量、黏稠度和刺激性的强弱以及给药途径选择注射器和针头。注射器应完好无损、不漏气；针头锐利、无钩、无弯曲，型号合适；注射器和针头衔接必须紧密。

笔记

一次性注射器包装须密封,在有效期内使用。

2. 选择合适的注射部位　选择注射部位时应避开神经和血管(动、静脉注射除外),不能在化脓感染、局部皮肤有炎症、瘢痕、硬结及患皮肤病处进针。需长期注射的病人应经常更换注射部位。

3. 注射药物现用现配　注射药液应在规定时间内临时抽取,以防药物效价降低或药液污染。

（五）注射前排尽空气

注射前应排尽注射器内空气,尤其是动、静脉注射,以防空气进入血管内形成空气栓塞。但要注意排气时防止浪费药液和针头污染。

（六）掌握合适的进针角度和深度

各种注射法分别有不同的进针角度和深度要求,进针时不可把针梗全部刺入注射部位。

（七）注药前检查回血

进针达注射部位后、注射药液前,抽动注射器活塞,检查有无回血。动、静脉注射必须见回血后方可注入药液。皮下、肌内注射如有回血,须拔针重新更换部位进针,切不可将药液注入血管内。

（八）应用无痛注射技术

1. 做好解释工作,消除病人的思想顾虑,分散其注意力。

2. 指导并协助病人采取合适的体位,使肌肉放松。

3. 注射时做到"两快一慢加均匀",即进针快、拔针快、推药速度缓慢且均匀。

4. 注射刺激性较强的药物时,应选择较长的针头,做深部注射。同时注射几种药物时,刺激性较强的药物应最后注射。

二、注射用物

（一）基础注射盘

常规放置下列物品:

1. 皮肤消毒液　常用安尔碘或 0.5% 碘伏,或 2% 碘酊和 75% 乙醇。

2. 无菌持物钳或镊子　放于灭菌后的泡镊(或钳)筒中。

3. 其他物品　无菌纱布、砂轮、无菌棉签、启瓶器、弯盘,静脉注射时加止血带、海绵小垫。

（二）注射器及针头(图 9-4)

1. 注射器　注射器分为玻璃和塑料两种制品,其中塑料注射器为一次性使用。注射器由空筒和活塞两部分组成,活塞由活塞体、活塞轴和活塞柄三部分构成,空筒前端为乳头,空筒表面标有容量刻度。注射器规格有 1ml、2ml、5ml、10ml、20ml、30ml、50ml、100ml 等多种。

2. 针头　针头由针尖、针梗、针栓三部分构成。常用针头型号有 4、$4\frac{1}{2}$、5、$5\frac{1}{2}$、6、$6\frac{1}{2}$、7、8、9 号等数种。

各种注射术注射器规格及针头型号的选择　见表 9-8。

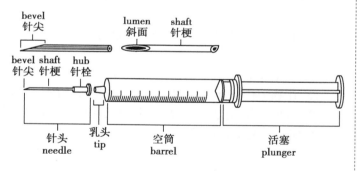

图 9-4　注射器及针头结构图

组图:注射器及针头

表 9-8　各种注射术注射器规格及针头型号

注射技术	注射器规格	针头型号
皮内注射	1ml	4~5 号
皮下注射	1ml、2ml、2.5ml	5~6 号
肌内注射	2ml、2.5ml、5ml、10ml	6~7 号
静脉注射	5ml、10ml、20ml、30ml、50ml、100ml	$4\frac{1}{2}$~9 号
静脉采血	2ml、5ml 视采血量而定	6~12 号

（三）注射药物

按医嘱准备。

（四）注射本或注射卡

根据医嘱准备注射本或注射卡，是注射给药的依据，便于"三查七对"，避免给药错误的发生。

（五）治疗车备物

治疗车上层备手消毒剂；治疗车下层备生活垃圾桶、医疗垃圾桶、锐器回收盒。

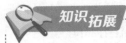

无针注射器

无针注射器，就是在进行药物注射时不借助针头，使用高压射流原理，液体药物以超细、高速、直线喷出高压射流的方式直接进入机体组织。因为注射原理的改变，药液在皮下弥散分布，起效时间更快，药物吸收率更高。

1866 年法国科学家首次提出"无针注射"的概念，众多学者就开始研制无需针头、凭借高速气流推动将药液扩散注入病人皮内等先进注射器。经多年研制，世界上第一只无针注射器产品于 1992 年在德国上市，获批专用于注射胰岛素。无针注射作为一种医疗技术、一种新的注射技术，近些年渐渐应用于临床。该技术解决了传统注射由于针头刺入机体而带来的一系列问题。无针注射除了药物本身外，没有其他异物进入机体。因此，不少权威人士将把无针注射技术的应用称为"医用注射技术的一次革命"。

三、药液抽吸法

药液抽吸应严格按照无菌操作原则和查对制度进行。药液抽吸包括自安瓿内抽吸药液和自密封瓶内抽吸药液。

【目的】

遵医嘱准确进行药液抽吸，为各种注射做准备。

【操作程序】

1. 评估　给药目的、药物性能及给药方法。

2. 计划

（1）护士准备：着装整洁，洗手，戴口罩。

（2）用物准备：基础注射盘、注射卡、根据注射方法选择合适的注射器和针头，按医嘱备药。

（3）环境准备：清洁，光线充足，符合无菌操作的基本要求。

3. 实施　见表 9-9。

表 9-9　药液抽吸法

操作流程	操作步骤	要点说明
1. 核查药物	与注射卡核对药物名称，检查药物质量及有效期	
2. 抽吸药液		• 严格执行查对制度及无菌操作原则
▲自安瓿内吸药	（1）轻弹安瓿顶端，将药液弹至体部，用消毒砂轮在安瓿颈部锯痕，消毒安瓿颈部及拭去玻璃细屑，取无菌纱布包裹安瓿，折断安瓿	• 安瓿颈部如有蓝点标记，无需用砂轮划痕，消毒后直接折断安瓿
	（2）检查并取出注射器和针头，调整针头斜面向下并放入安瓿内的液面下，抽动活塞，吸取药液	• 注射器和针头衔接要紧密 • 吸药时手不能握住活塞，只能持活塞轴和活塞柄，不可触及活塞体部，防止污染药液

视频：自安瓿内药液抽吸

续表

操作流程	操作步骤	要点说明
▲自密封瓶内吸药	(1) 用启瓶器去除密封瓶铝盖中心部分,消毒液消毒瓶塞及周围,待干 (2) 检查注射器后向瓶内注入与所需药液等量的空气 (3) 倒转药瓶使针头斜面保持在液面下,吸取所需药液量,以示指固定针栓,拔出针头	• 使密封瓶内压力增加,利于吸药 • 吸取结晶和粉剂药物时,先用生理盐水或专用溶媒充分溶解药物后再取 • 混悬液摇匀后立即吸取 • 油剂可稍加温或两手对搓(药物易被热破坏者除外)后,用粗针头吸取
3. 排尽空气	将针头垂直向上,先回抽活塞使针头内的药液流入注射器内,并使气泡集中在乳头根部,轻推活塞,排出气体	• 排气时示指固定针栓,不可触及针梗和针尖 • 在注射器底部的气体,可震动注射器使气体向上漂移至乳头根部排出
4. 保持无菌	将安瓿或密封瓶套在针梗上,再次核对后放于无菌巾或无菌棉垫内备用	• 保持无菌状态,避免污染
5. 处理用物	处理用物,洗手	

视频：自密封瓶内药液抽吸

4. 评价

(1) 严格按照操作程序抽吸药液,操作规范,手法正确,药量准确。

(2) 抽吸药液过程中无污染和差错发生。

(3) 严格执行查对制度,遵守无菌操作原则。

【注意事项】

1. 严格执行查对制度,遵守无菌操作原则。

2. 使用一次性注射器与针头时,应认真检查包装及有效期,凡包装漏气或超出有效期,均不可使用。

3. 折断安瓿时应避免用力过大而捏碎安瓿上端。自安瓿内吸药时,安瓿的倾斜度不可过大,以免药液流出。

4. 抽吸药液时手只能触及活塞轴和活塞柄,不能触及活塞体;只能触及针栓,不能触及针梗和针尖;不可将针栓插入安瓿内,以防污染药液。

5. 针头在进入和取出安瓿时,不可触及安瓿口外缘。

6. 自密封瓶内抽吸药液时注射器刻度朝向操作者,针尖斜面须在液面以下,以免吸入空气,影响药量的准确性。

7. 排气时示指固定针栓,不可触及针梗和针尖。轻推活塞排气,不可浪费药液以免影响药量的准确性。

8. 抽尽药液的空安瓿或药瓶不要立刻丢掉,暂时放于一边,以便查对。

四、常用注射法

常用注射法有皮内注射、皮下注射、肌内注射和静脉注射(图 9-5)。

（一）皮内注射法

皮内注射法(intradermic injection,ID)是指将小量药液或生物制品注入表皮与真皮之间的方法。

【目的】

1. 做各种药物过敏试验,以观察有无过敏反应。

2. 预防接种。

3. 局部麻醉的起始步骤。

【操作程序】

1. 评估

(1) 病人病情、治疗情况、意识状态,用药史、家族史和过敏史等。

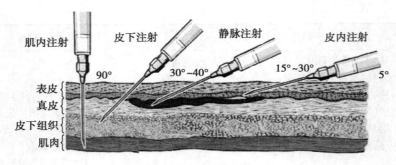

图 9-5 常用注射法

（2）病人心理状态、对用药的认知及合作程度。

（3）病人肢体活动情况和注射部位的皮肤状况。

2. 计划

（1）病人准备

1）明确操作目的，了解操作过程，能配合操作。

组图：皮内
注射部位

2）常用注射部位准备：药物过敏试验选择前臂掌侧下段，因该处皮肤较薄，易于注射，且皮色较淡，如有局部反应易于辨认。卡介苗接种部位常选择上臂三角肌下缘。

（2）护士准备：着装整洁，洗手，戴口罩。

（3）用物准备

1）治疗车上层：注射卡、手消毒液、注射盘内备皮肤消毒液、无菌棉签、弯盘。无菌盘内放已抽吸好药液的注射器和针头。如为病人进行药物过敏试验，做过敏试验时需另备 0.1% 盐酸肾上腺素、注射器与针头。

2）治疗车下层：生活垃圾桶、医用垃圾桶、锐器回收盒。

（4）环境准备：清洁、安静、有足够的照明。

3. 实施（以药物过敏试验为例） 见表 9-10。

表 9-10 皮内注射法

视频：皮内
注射法

操作流程	操作步骤	要点说明
1. 核对解释	携用物至病床旁，核对床号、姓名，向病人及其家属解释，使其明确操作目的	• 操作前查对
2. 询问三史	询问病人的用药史、家族史和过敏史，根据医嘱备药液	• 确保无过敏史后方可进行药物过敏试验
3. 定位消毒	（1）选择注射部位，观察注射部位皮肤情况 （2）用 75% 乙醇消毒皮肤两遍，待干	• 禁止在皮肤有瘢痕、感染等部位进针 • 忌用碘剂消毒，以免影响过敏反应结果的判断
4. 二次核对	再次核对药液，排尽注射器内空气	• 操作中查对
5. 进针注药	（1）一手绷紧注射部位皮肤，另一手持注射器，示指固定针栓，注射器刻度与针尖斜面朝上，与皮肤成 5° 角刺入 （2）将针尖斜面完全刺入皮内后，放平注射器，一手拇指固定针栓，另一手推入药液 0.1ml，使局部隆起呈半球状皮丘，局部皮肤变白并显露毛孔	• 确保药液进入表皮与真皮之间 • 两手协调，防止针头脱出 • 保证注入剂量准确
6. 拔针计时	注射完毕，迅速拔出针头，看表计时	• 防止皮丘消失，影响药效 • 拔针后勿按压针眼
7. 核对交代	拔针后再次核对，交代注意事项	• 操作后查对
8. 整理记录	（1）协助病人取舒适体位，清理用物 （2）洗手，记录	• 20min 后观察结果 • 记录试验结果

4. 评价

（1）病人理解操作的目的并主动配合。

（2）护士无菌观念强，操作熟练，动作轻巧。

（3）护患沟通有效，彼此需要得到满足。

【注意事项】

1. 若病人对注射的药物有过敏史，则不可做药物过敏试验，应与医生联系，更换其他药物。

2. 忌用碘类消毒剂，以免因脱碘不彻底，影响对局部反应结果的观察，且避免与碘过敏反应相混淆。

3. 注射完毕，嘱病人勿揉擦或按压局部，以避免影响局部反应的观察。

（二）皮下注射法

皮下注射法（hypodermic injection，H）是指将小量药液或生物制剂注入皮下组织的方法。

【目的】

1. 需在一定时间内产生药效，而药物不能或不宜经口服给药时。

2. 预防接种。

3. 局部麻醉用药。

【操作程序】

1. 评估

（1）病人病情、治疗情况、意识状态等。

（2）病人心理状态、对用药的认知及合作程度。

（3）病人肢体活动情况和注射部位的皮肤状况。

2. 计划

（1）病人准备

1）明确操作目的，了解操作过程，能配合操作。

2）常用注射部位准备：皮下注射部位常选用上臂三角肌下缘、腹部、后背、大腿前侧和外侧。

（2）护士准备：着装整洁，洗手，戴口罩。

（3）用物准备

1）治疗车上层：注射卡、手消毒液、注射盘内备皮肤消毒液、无菌棉签、弯盘。无菌盘内放已抽吸好药液的注射器和针头。

2）治疗车下层：生活垃圾桶、医用垃圾桶、锐器回收盒。

（4）环境准备：清洁、安静、有足够的照明。

3. 实施　见表9-11。

组图：皮下注射部位

表9-11　皮下注射法

操作流程	操作步骤	要点说明
1. 核对解释	携用物至病床旁，核对床号、姓名、药液，向病人及其家属解释	● 严格执行查对制度、无菌操作规程
2. 定位消毒	协助病人取舒适体位，选择注射部位，常规消毒皮肤，待干	● 按注射原则选择注射部位 ● 经常注射的病人，应定期更换注射部位，建立轮流交替注射计划，确保最大治疗效果
3. 二次核对		● 确保病人无误
4. 排气进针	（1）排尽注射器内空气，左手绷紧注射部位皮肤（过瘦者需捏起皮肤），右手持注射器，示指固定针栓，针尖斜面向上，针尖与皮肤成30°~40°角，快速刺入皮下 （2）针梗进入1/2到2/3	● 勿全部刺入，防止针梗折断不易处理

视频：皮下注射法

续表

操作流程	操作步骤	要点说明
5. 注入药液	松开左手,抽吸无回血后缓慢推注药液	
6. 拔针按压	注射毕,用无菌干棉签轻压针刺处,快速拔针、按压	• 减轻疼痛,防止药液外渗
7. 核对交代	拔针后再次核对,交代注意事项	• 操作后查对
8. 整理记录	(1) 整理病人床单位,协助病人取舒适卧位,清理用物 (2) 洗手,记录	• 注意分类处理 • 记录注射时间、病人的反应

4. 评价

(1) 病人理解操作的目的并主动配合。

(2) 护士无菌观念强,操作熟练,动作轻巧。

(3) 护患沟通有效,彼此需要得到满足。

【注意事项】

1. 对长期注射者,应做好轮流交替使用不同注射部位的计划,及时更换注射部位,以促进药物的充分吸收。

2. 刺激性强的药物不宜皮下注射。

3. 注射少于1ml的药液时,必须用1ml注射器抽吸药液,以保证注入药液的剂量准确无误。

4. 注射进针角度不宜超过45°,以免刺入肌层;对过于消瘦者,应捏起局部组织,穿刺角度适当减小。在三角肌下缘注射时,进针方向稍向外侧,以免药液注入肌层。

(三) 肌内注射法

肌内注射法(intramuscular injection,IM)是指将一定量药液注入肌肉组织的方法。人体肌肉组织有丰富的毛细血管网,药液注入肌肉组织后,可通过毛细血管壁进入血液循环,毛细血管壁是多孔的类脂质膜,药物透过的速度较透过其他生物膜快,故吸收较完全而迅速。

【目的】

1. 需要在一定时间内产生药效,而不能或不宜口服的药物。

2. 药物不宜或不能静脉注射,要求比皮下注射更迅速发挥疗效。

3. 注射刺激性较强或药量较大的药物。

【操作程序】

1. 评估

(1) 病人病情、治疗情况、意识状态等。

(2) 病人心理状态、对用药的认知及合作程度。

(3) 病人肢体活动情况和注射部位的皮肤状况。

2. 计划

(1) 病人准备

1) 明确操作目的,了解操作过程,能配合操作。

2) 常用注射体位准备:病人明确肌内注射目的和自身情况,愿意合作并选择恰当体位使肌肉松弛:①臀部注射:侧卧位时下腿弯曲上腿伸直,肌肉放松;俯卧位时两足尖相对;仰卧位用于危重及不能翻身的病人,限于臀中肌和臀小肌注射。②上臂三角肌注射:单手叉腰使三角肌显露。③股外侧肌注射:以自然坐位为宜。

(2) 注射部位选择准备:一般选择肌肉较为丰厚,且距大血管、大神经较远的部位。其中最常用的注射部位为臀大肌,其次为臀中肌、臀小肌、股外侧肌及上臂三角肌。

1) 臀大肌注射定位法:①十字法:从臀裂顶点向左或向右侧划一水平线,然后从髂嵴最高点作一垂线,将一侧臀部分为四个象限,其外上象限并避开内角(从髂后上棘至股骨大转子连线)的区域为注射部位(图 9-6A);②连线法:取髂前上棘与尾骨连线的外上 1/3 处为注射部位(图 9-6B)。

2) 臀中肌、臀小肌注射定位法:①构角法:以示指尖和中指尖分别置于髂前上棘与髂嵴下缘处,在

视频:臀大肌注射定位法

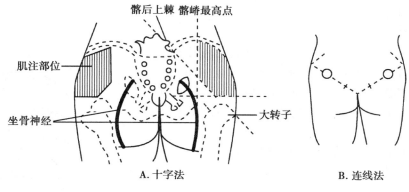

A.十字法　　　　　　　　B.连线法

图 9-6　臀大肌注射定位法

髂嵴、示指、中指之间构成一个三角形区域,此区域即为注射部位(图 9-7);②三指法:髂前上棘外侧三横指处(以病人的手指宽度为标准)为注射部位。

3)股外侧肌注射定位法:取大腿中段外侧,膝关节上 10cm,髋关节下 10cm 处,宽约 7.5cm 处为注射部位。此处大血管、神经干很少通过,且注射范围较广,适用于多次注射或 2 岁以下幼儿注射(图 9-8)。

4)上臂三角肌注射定位法:取上臂外侧,肩峰下 2~3 横指处(图 9-9)。此处肌肉较薄,只可作小剂量注射。

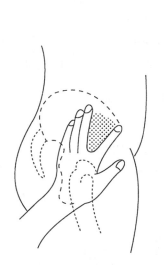

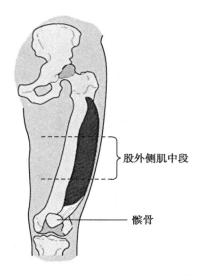

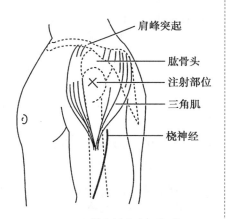

图 9-7　臀中肌、臀小肌注
射定位法

图 9-8　股外侧肌注射定位法

图 9-9　上臂三角肌注射定位法

(3)护士准备:着装整洁,洗手,戴口罩。

(4)用物准备

1)治疗车上层:注射卡、手消毒液、注射盘内备皮肤消毒液、无菌棉签、弯盘。无菌盘内放已抽吸好药液的注射器和针头。

2)治疗车下层:生活垃圾桶、医用垃圾桶、锐器回收盒。

(5)环境准备:清洁、安静、有足够的照明。

3.实施　见表 9-12。

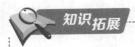

知识拓展

三角肌九区划分法

将三角肌的长度和宽度都均分为三等分,使三角肌成为九个区,分别为三角肌上、中、下 1/3 部的前、中、后区(图 9-10)。

1. 三角肌的上 1/3 部的前、中、后区为三角肌肌内注射的绝对安全区。

2. 三角肌的中 1/3 部的前、中区为相对安全区。

3. 三角肌的中、下 1/3 部的后区,因有桡神经通过,为三角肌注射的危险区。

4. 三角肌的下 1/3 部的前、中区因肌肉太薄不能作肌内注射。

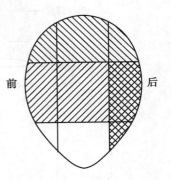

图 9-10　上臂三角肌九区划分法

表 9-12　肌内注射法

操作流程	操作步骤	要点说明
1. 核对解释	携用物至病床旁,核对床号、姓名、药液,向病人及其家属解释	● 严格执行查对制度,遵守无菌操作规程
2. 安置卧位	根据注射部位,协助病人取正确的体位	● 松弛注射部位肌肉
3. 定位消毒	选择注射部位,常规消毒皮肤,待干	● 避开神经和血管
4. 二次核对		● 确保病人无误
5. 排气进针	(1) 排尽注射器内空气,左手拇指和示指分开并固定注射部位皮肤 (2) 右手以握笔姿势持注射器,中指固定针栓,针头与皮肤成 90° 角,右手手腕带动手臂,用力适中快速刺入针梗的 2/3 (3) 抽动活塞,确认无回血后,缓慢推注药液	● 拇指和示指不能污染消毒部位皮肤 ● 切勿将针头全部刺入 ● 如有回血,应立即拔针,不能注入药液 ● 观察病人反应
6. 拔针按压	注射毕,用无菌干棉签轻压针刺处,快速拔针、按压片刻	
7. 再次核对		● 确保病人无误
8. 整理记录	(1) 整理病人床单位,协助病人取舒适卧位,清理用物 (2) 洗手,记录	● 注意分类处理 ● 记录注射时间、病人的反应

4. 评价

(1) 病人理解操作的目的并主动配合。

(2) 护士无菌观念强,操作熟练,动作轻巧。

(3) 护患沟通有效,彼此需要得到满足。

【注意事项】

1. 2 岁以下婴幼儿不宜选用臀大肌注射,因婴幼儿未能独立行走前,其臀部肌肉发育不完善,选择臀大肌注射时有损伤坐骨神经的危险。可选用臀中肌、臀小肌或股外侧肌进行注射。

2. 进针时切勿将针梗全部刺入,防止不合作病人躁动时,针梗从根部衔接处折断。若针头折断,应嘱病人保持局部与肢体不动,固定局部组织,以防断针移位,同时尽快用无菌血管钳夹住断端取出针头。若断端全部埋入,速请外科医师诊治处理。

3. 对需长期注射者,应交替更换注射部位,并选用细长针头,以避免或减少硬结的发生;注射刺激性强的药物时,也应选择长针头深部注射。

视频:肌内注射法

4. 多种药物同时注射时,应注意配伍禁忌。

(四) 静脉注射法

静脉注射法(intravenous injection,IV)是指自静脉注入无菌药液的方法。

【目的】

1. 注入药物　用于不宜口服、皮下或肌内注射,需要迅速发挥药效的药物,尤其是治疗急重症时。

2. 诊断性检查　由静脉注入药物,如肝、肾、胆囊等 X 线摄片。

3. 静脉营养治疗。

4. 股静脉注射　主要用于急救时加压输液、输血或采集血标本。

【操作程序】

1. 评估

(1) 病人年龄、病情、治疗情况、意识状态等。

(2) 病人心理状态、对静脉注射给药的认知及合作程度。

(3) 病人肢体活动能力、注射部位的皮肤状况、静脉充盈度、血管弹性。

2. 计划

(1) 病人准备

1) 明确操作目的,了解操作过程,能配合操作。

2) 常用注射部位准备:①四肢浅静脉:上肢常用肘部浅静脉(贵要静脉、正中静脉、头静脉)、腕部、手背的浅静脉;下肢常用足背静脉、大隐静脉、小隐静脉(图 9-11)。②头皮静脉:小儿头皮静脉较为丰富,分支甚多,互相沟通交错成网且静脉表浅易见,易于固定,又方便小儿肢体活动。常用的头皮静脉有额静脉、颞浅静脉、耳后静脉、枕静脉(图 9-12)。③股静脉:股静脉位于股三角区,在股动脉的内侧0.5cm 处,即为股静脉(图 9-13)。

(2) 护士准备:着装整洁,洗手,戴口罩。

(3) 用物准备

1) 治疗车上层:注射卡、手消毒液、注射盘内备皮肤消毒液、无菌棉签、弯盘、止血带、头皮针、敷贴、无菌纱布。无菌盘内放已抽吸好药液的注射器和针头。

视频:静脉注射法

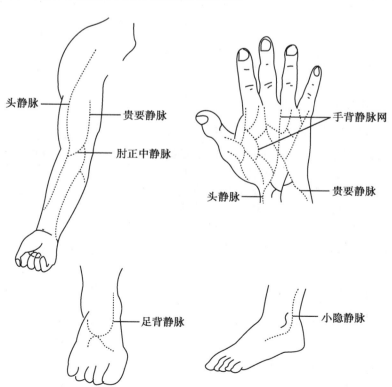

图 9-11　四肢浅静脉

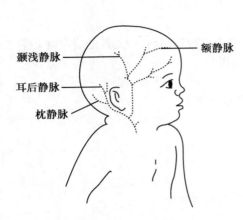

图 9-12　小儿头皮静脉

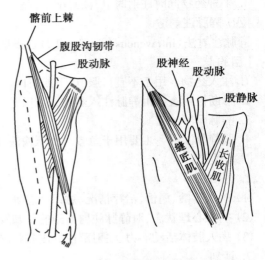

图 9-13　股静脉解剖位置

2) 治疗车下层:生活垃圾桶、医用垃圾桶、锐器回收盒。

(4) 环境准备:清洁、安静、有足够的照明。

3. 实施　见表 9-13。

表 9-13　静脉注射法

操作流程	操作步骤	要点说明
▲四肢浅静脉注射		
1. 核对解释	携用物至病床旁,核对床号、姓名,向病人及其家属解释	• 操作前查对
2. 选择静脉	选择粗、直、弹性好、易于固定的静脉,避开静脉瓣	• 长期静脉注射者,应有计划地从远心端到近心端选择静脉
3. 定位消毒	(1) 在穿刺点上方约 6cm 处系止血带,嘱病人握拳 (2) 常规消毒皮肤,待干	
4. 核对排气	再次核对排气或连接头皮针后排尽空气	• 操作中查对
5. 静脉穿刺	以左手拇指绷紧静脉下端皮肤,右手持注射器,示指固定针栓,或拇指、示指、中指固定头皮针针柄,针尖斜面向上与皮肤成 15°~30° 角,自静脉上方或侧方刺入皮下,再沿静脉走向潜行刺入静脉,见回血后再顺静脉进针少许	• 一旦局部出现血肿,应立即拔出针头,按压局部,另选其他静脉重新穿刺
6. 推注药液	松止血带、嘱病人松拳,固定针头,缓慢推注药液	• 根据病人年龄、病情、药物性质,掌握推注速度,并随时听取病人感受
7. 拔针按压	将干棉签置于穿刺点上方,快速拔出针头,按压片刻	
8. 再次核对		• 操作后查对
9. 整理记录	(1) 协助病人取舒适卧位,清理用物 (2) 洗手,记录	• 注意分类处理 • 记录注射时间、病人用药后的反应

笔记

续表

操作流程	操作步骤	要点说明
▲股静脉注射		
1. 核对解释	携用物至病床旁,核对床号、姓名,向病人及其家属解释	● 操作前查对
2. 安置体位	协助病人取仰卧位,下肢伸直略外展外旋	● 暴露注射部位
3. 定位消毒	(1) 常规消毒局部皮肤,排尽注射器内空气并消毒术者左手示指和中指 (2) 在股三角区扪及股动脉搏动最明显的部位并用左手示指加以固定	
4. 核对穿刺	(1) 再次核对无误后,右手持注射器,针头和皮肤成 90° 或 45° 角,在股动脉内侧 0.5cm 处刺入 (2) 抽动活塞见暗红色回血,提示针头进入股静脉	● 操作中查对 ● 如抽出鲜红色血液,提示针头进入股动脉,应立即拔出针头,用无菌纱布加压按压 5~10min
5. 推注药液	固定针头,推注药液	
6. 拔针按压	注射毕,拔出针头,用无菌纱布按压 3~5min	● 避免引起出血或形成血肿
7. 再次核对		● 操作后查对
8. 整理记录	(1) 协助病人取舒适卧位,清理用物 (2) 洗手,记录	● 注意分类处理 ● 记录注射时间、病人用药后的反应

4. 评价

(1) 病人理解操作目的并主动配合。

(2) 护士无菌观念强,操作熟练,动作轻巧。

(3) 护患沟通有效,彼此需要得到满足。

【注意事项】

1. 对长期静脉用药的病人,为保护血管,应有计划地从远心端向近心端移位的顺序更换注射部位。

2. 注射对组织有强烈刺激的药物,应另备抽有 0.9% 氯化钠溶液的注射器和头皮针,穿刺成功后,先注入少量 0.9% 氯化钠溶液,证实针头在静脉内后,再换上抽有药液的注射器进行推药,以防药液注入血管外而致组织坏死。

3. 静脉穿刺或推注药物的过程中,一旦出现局部疼痛、肿胀、抽吸无回血,应立即停止注射,拔出针头、按压局部,另选静脉注射。

4. 根据病人的年龄、病情及药物性质,掌握注入药物的速度,并随时听取病人的主诉,观察注射局部及病情变化。

5. 有出血倾向者不宜采用股静脉注射;进针后如抽出鲜红色血液,提示针头刺入股动脉,应立即拔出针头,用无菌纱布加压按压穿刺处 5~10min,确认无出血后,再在另一侧股静脉穿刺。

6. 特殊病人的静脉穿刺要点

(1) 肥胖病人:肥胖者皮下脂肪较厚、静脉较深、不明显,但较易固定,注射时,触摸血管走向后可从静脉上方进针,进针角度稍加大(30°~40°)。

(2) 消瘦病人:皮下脂肪少、静脉易滑动,但静脉较明显,穿刺时须固定静脉,从静脉正面或侧面刺入。

(3) 水肿病人:可沿静脉解剖位置,用手按揉局部,以暂时驱散皮下水分,使静脉充分显露后再行穿刺。

（4）脱水病人：静脉萎陷，充盈不良，可作局部热敷、按摩，待血管扩张显露后再穿刺。

（5）老年病人：老年人皮肤松弛、皮下脂肪较少，静脉多硬化、脆性较大，血管易滑动，针头难以刺入，且易刺破血管壁。可采用手指固定穿刺点静脉上下两端，然后在静脉上方直接穿刺。

7. 静脉注射失败的常见原因（图 9-14）

（1）针头刺入过浅，未刺入静脉内：刺入过浅，或因静脉滑动，针头未刺入静脉内。表现为抽吸无回血，推注药液局部隆起、有疼痛感（图 9-14A）。

（2）针头刺入较浅，针尖斜面未完全刺入静脉内：针尖斜面部分在皮下，部分在静脉内。表现为抽吸虽有回血，但推药液可有局部隆起、有疼痛感（图 9-14B）。

（3）针头刺入较深，刺破对侧血管壁：针尖斜面部分在静脉内，部分在静脉外。表现为抽吸有回血，推注少量药液局部可无隆起，但因部分药液注入静脉外，病人有疼痛感（图 9-14C）。

（4）针头刺入过深，穿透对侧血管壁：针头刺入过深，穿透对侧血管壁。表现为抽吸无回血，药液注入深层组织，有疼痛感（图 9-14D）。

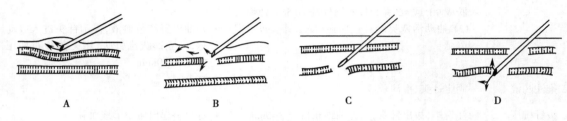

A　　　　　　　B　　　　　　　C　　　　　　　D

图 9-14　静脉穿刺失败原因示意图

（五）动脉注射法

动脉注射法（arterial injection）是自动脉内注入无菌药液的方法。常用的动脉有股动脉、颈总动脉、锁骨下动脉和桡动脉。

【目的】

1. 注入造影剂进行某些特殊检查，如脑血管造影、下肢动脉造影等。

2. 注射抗癌药物进行区域性化疗。

3. 抢救重度休克，经动脉加压输入血液，以迅速增加有效血容量。

【操作程序】

1. 评估

（1）病人年龄、病情、治疗情况、意识状态等。

（2）病人心理状态、对动脉注射给药的认知及合作程度。

（3）病人肢体活动能力、注射部位的皮肤状况和动脉状况。

2. 计划

（1）病人准备

1）明确操作目的，了解操作过程，能配合操作。

2）常用注射部位准备：一般选择动脉搏动最明显处，采集血标本常用桡动脉、股动脉。区域性化疗时，头面部疾患选用颈总动脉，上肢疾患选用锁骨下动脉或肱动脉，下肢疾患选用股动脉。

（2）护士准备：着装整洁，洗手，戴口罩。

（3）用物准备

1）治疗车上层：注射卡、手消毒液、注射盘内备皮肤常规消毒液、无菌棉签、弯盘、无菌纱布。无菌盘内放已抽吸好药液的注射器和针头。

2）治疗车下层：生活垃圾桶、医用垃圾桶、锐器回收盒。

（4）环境准备：清洁、安静、有足够的照明。

3. 实施　见表 9-14。

笔记

表 9-14　动脉注射法

操作流程	操作步骤	要点说明
1. 核对解释	携用物至病床边,核对并解释	• 确认病人
2. 安置卧位	协助病人取合适体位,暴露穿刺部位。桡动脉穿刺时取仰卧位或坐位,股动脉穿刺时取仰卧位,下腿伸直并外展外旋	• 桡动脉穿刺点在前臂掌侧腕关节上 2cm 处 • 股动脉穿刺点在腹股沟股动脉搏动明显处
3. 消毒皮肤	(1) 常规消毒穿刺部位皮肤 (2) 消毒护士左手示指和中指(或者左手戴无菌手套)	• 消毒范围直径不少于 5cm
4. 核对排气	再次核对排气	• 操作中查对
5. 固定穿刺	用左手示指和中指触及动脉搏动最明显处并固定动脉于两指间,右手持注射器,在两指间垂直进针或与动脉走向成 40° 角刺入动脉	
6. 推注药液	穿刺后见有鲜红色血液进入注射器,马上以右手固定穿刺针的方向和深度,左手推注药液	
7. 拔针按压	注射完毕,迅速拔针,局部加压按压 5~10min	• 用无菌纱布按压,直至不出血为止
8. 再次核对		• 操作后查对
9. 整理记录	(1) 协助病人取舒适卧位,清理用物 (2) 洗手,记录	• 注意分类处理 • 记录注射时间、病人用药后的反应

4. 评价

(1) 病人理解操作目的并主动配合。

(2) 护士无菌观念强,操作熟练,动作轻巧。

(3) 护患沟通有效,彼此需要得到满足。

【注意事项】

1. 严格执行查对制度、无菌操作原则、消毒隔离制度。

2. 推注药液过程中密切观察病人穿刺部位情况和病情变化,出现异常情况应紧急处理。

3. 拔针后采用无菌纱布加压按压,防止局部出血或形成血肿。

(六) 微量注射泵的应用

微量注射泵(microinjector)是指将小剂量药液持续、均匀、定量注入人体静脉的注射装置。临床常用于:在 ICU 或 CCU 连续低流量注射液体药剂、麻醉剂、抗癌剂或抗凝剂;早产儿或新生儿营养剂的注射;低流量注射、输血;各种激素的注射等。其操作简便,在抢救危重病人时能减轻工作量,提高工作效率,准确、安全、有效地配合医生抢救。

【目的】

准确地控制和调节输注速度,将小剂量药液持续、均匀、定量、准确注入人体静脉。

【操作程序】

1. 评估

(1) 病人年龄、病情、治疗情况、意识状态等。

(2) 病人心理状态、对微量注射泵给药的认知及合作程度。

(3) 病人肢体活动能力、注射部位的皮肤状况和管壁弹性情况,是否已建立或需重新建立静脉通道。

2. 计划

(1) 病人准备:明确操作目的,了解操作过程,能配合操作。

(2) 护士准备:着装整洁,洗手,戴口罩。

(3) 用物准备

1) 治疗车上层:注射盘内备皮肤常规消毒液、无菌棉签、弯盘、无菌纱布、注射泵延长管、头皮针、

组图：微量注射泵

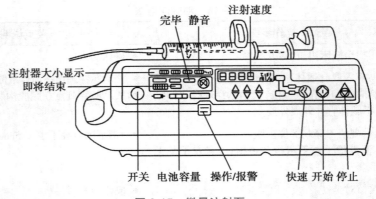

完毕　静音　注射速度

注射器大小显示

即将结束

开关　电池容量　操作/报警　快速　开始　停止

图 9-15　微量注射泵

敷贴,需要时备三通管。注射盘外备微量注射泵(图 9-15)、抽好药液的注射器,注射卡、手消毒液。

2) 治疗车下层:生活垃圾桶、医用垃圾桶、锐器回收盒。

(4) 环境准备:病室环境要清洁、安静、有足够的照明。

3. 实施　见表 9-15。

表 9-15　微量注射泵的应用

操作流程	操作步骤	要点说明
1. 核对解释	携用物至病床旁,核对床号、姓名,向病人及其家属解释	• 操作前查对
2. 抽药固定	(1) 接通电源打开开关 (2) 将已抽吸药液的注射器稳妥地固定在注射泵上	
3. 设定速度	设定注射速度:一般 10ml 注射器注射速度为 0.1~200ml/h;20~50ml 注射器注射速度为 0.1~300ml/h	
4. 连接器针	将注射器与头皮针连接	
5. 静脉穿刺	选择静脉、皮肤消毒、头皮针穿刺的方法同四肢静脉注射法	
6. 注射开始	静脉穿刺成功后,用胶布将头皮针固定好后按"开始"键,注射开始	• 注射过程中加强巡视,随时评估病人的反应和药物输注情况,发现报警信号,及时处理和排除故障
7. 注射继续	继续注射药物	• 当药液即将注射完毕时,"即将结束键"闪烁并报警
8. 注射结束	(1) 按压"静音键"停止铃声 (2) 再次按压"静音键",关闭"完毕"和"操作"灯	• 药液注射完毕,机器自动停止,"完毕键"闪烁并发出连续响声报警
9. 拔针关泵	拔出针头,松开注射器与静脉穿刺针的连接。取出注射器,关闭微量注射泵,切断电源	
10. 再次核对		• 操作后查对
11. 整理记录	(1) 协助病人取舒适卧位,清理用物 (2) 洗手,记录	• 注意分类处理 • 记录注射时间、病人用药后的反应

4. 评价

(1) 病人理解操作目的并主动配合。

(2) 护士无菌观念强,操作熟练,动作轻巧。

(3) 护患沟通有效,彼此需要得到满足。

【注意事项】

1. 用微量注射泵时宜单独建立静脉通路。因多种药物联合应用时,药物间易出现配伍禁忌,导致药物疗效降低,甚至产生毒副作用。

2. 切勿在同一静脉留置针肝素帽处插入 2~3 个通道,避免受输液速度、压力或推药等其他操作影响药液持续泵入,使药物浓度忽高忽低,血药浓度受到影响,引起病情变化,延误治疗,出现不良反应。

3. 注射开始后严格无菌操作,连续输液者 24h 更换注射器和泵管 1 次,若有污染要及时更换。

4. 无明显原因而出现血压、心率较大变化时,应观察注射泵连接管、血管是否通畅,将微量泵延长管部分与正压接头处脱开,观察连接管、血管是否通畅,切勿折叠延长管并向血管内挤压,尤其在应用硝普钠时,以免造成病人血压突然下降。

5. 根据报警提示及时做出正确的处理。

第五节　局部给药法

除前面介绍的几种主要给药途径以外,根据各专科特殊治疗需要,还可采用以下局部给药方法。

一、滴药法

滴药法是指将药物滴入某些体腔从而产生疗效的给药方法。以下对眼、耳、鼻的滴药方法逐一作简单的介绍。

组图：局部药物的种类

(一)滴眼药法

用滴管或眼药滴瓶将药液滴入眼结膜囊,以达到消炎杀菌、收敛、麻醉、散瞳、缩瞳等治疗作用,也可用作某些诊断检查。

协助病人取仰卧位或坐位,头略后仰,用干棉签拭去眼部分泌物,嘱病人眼睛向上注视。护士左手取一干棉球放于病人下眼睑处,并用示指固定上眼睑,拇指将下眼睑向下牵拉,右手持滴管或滴瓶,在距离眼睑 1~2cm 处,将 1 滴药液滴入结膜下穹隆中央。如果涂眼药膏,则将眼药膏挤入下穹隆部 1cm 左右长度即可。

操作时严格执行无菌操作规程,预防交叉感染。认真核对,注意检查眼药水的质量和药液的性质。滴药时,一般先左后右,防止遗漏和差错。应用散瞳药或有致痛的眼药,应事先告知病人以消除紧张。滴药的动作要轻柔,以防伤及眼球。

(二)滴耳药法

将药液滴入耳道,以达到清洁耳道、消炎的目的。

协助病人侧卧位,患耳向上,用棉签清洁耳道。护士一手持干棉球,向上向后轻拉病人耳廓,使耳道变直。另一手持滴管,将药液沿外耳孔顺耳后壁滴入 3~5 滴,并轻提耳廓或在耳屏上加压,使气体排出,药液容易流入;将干棉球塞入外耳道。

滴管口不可触及病人皮肤,防止交叉感染。滴入的药液温度要适宜,以免刺激内耳引起眩晕。如昆虫类进入耳道,可选用油剂药液,滴药后 2~3min 便可取出。清除耳内耵聍滴入软化剂后可有胀感,耵聍取出后胀感即消失,嘱病人不必紧张。

(三)滴鼻药法

通过从鼻腔滴入药物,治疗鼻窦炎;滴入血管收缩剂,减少分泌,减轻鼻塞症状。

嘱病人先排出鼻腔分泌物并清洁鼻腔,协助病人取仰卧位或侧卧位,护士手持一干棉球,并轻推鼻尖,暴露鼻腔。另一手持滴瓶距离鼻孔 2cm 处滴入药液,每侧滴入 2~3 滴。轻捏鼻翼或嘱病人将头部向两侧轻轻晃动,促使药液均匀分布到鼻窦口,提高药液效果。

操作时注意观察病人用药后是否出现黏膜充血加剧。血管收缩剂连续使用时间不可过长。

二、插入给药法

插入给药法包括直肠给药和阴道给药,常用栓剂进行插入给药。栓剂是药物与相适应的基质制成的固体制剂,专用于腔道给药。栓剂的熔点是 37℃ 左右,进入体腔后能缓慢融化而产生疗效。

(一) 直肠栓剂插入法(图 9-16)

将栓剂插入直肠,产生局部或全身治疗作用。

协助病人取侧卧位、膝部弯曲并暴露肛门。嘱病人深呼吸,降低腹部压力。护士戴上指套或手套,将栓剂插入病人肛门,并用示指将栓剂沿直肠壁轻轻推入 6~7cm,保持侧卧姿势 15min 后方可改变体位。

操作时注意保护病人隐私。动作轻柔,减少对病人的不良刺激。塞药前嘱病人先排净大便,以便药物与肠黏膜充分接触以增强吸收效果。

(二) 阴道栓剂插入法(图 9-17)

将消炎、抗菌栓剂插入阴道,治疗阴道、宫颈炎症。

协助病人取屈膝仰卧位,分开双腿露出会阴部。护士一手戴指套或手套,以示指或置入器将栓剂以向下向前的方式,置入阴道内 5cm 以上,并将病人体位改变为仰卧位,尽量仰卧 15min 以上方可改变体位。

操作时注意保护病人隐私,准确判断阴道口,必须置入足够深度。为延长药物作用时间,尽量晚上用药。指导病人治疗期间避免性生活及盆浴,保持内裤清洁。阴道出血和月经期禁用。

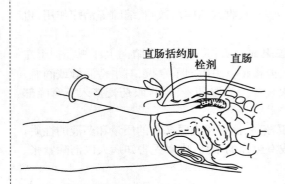

图 9-16　直肠栓剂插入法

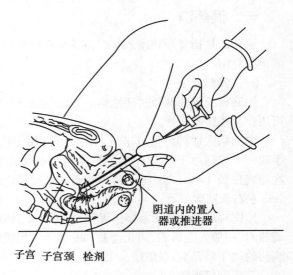

图 9-17　阴道栓剂插入法

三、皮肤给药法

皮肤给药是将药物直接涂于皮肤,以起到局部治疗的作用。常用于皮肤的药物有溶液、软膏、糊剂等多种剂型。

(一) 溶液类

在病人患处下方垫塑料布或橡胶单,用持物钳直接夹取蘸湿药液的棉球,涂抹于患处,至清洁后用干棉球擦干。主要用于急性皮炎伴有大量渗液或脓液的病人。

(二) 软膏类

用棉签将软膏涂于患处,不宜涂药过厚;一般不需包扎,但是局部有溃疡或大片糜烂时,涂药后应包扎。

(三) 糊剂类

用棉签将药液直接涂于患处,不宜涂药过厚,影响药物吸收;还可将药物涂于无菌纱布上,贴于受损皮肤处,并包扎固定。主要用于亚急性皮炎,有少量渗液或轻度糜烂的病人。

操作前了解病人对局部用药处的主观感觉,并有针对性地做好解释工作。注意观察用药后局部皮肤反应情况,尤其是对小儿和老年病人的观察。动态地评价用药效果,并实施提高用药效果的措施。

四、舌下给药法

舌下给药法是通过舌下黏膜丰富的毛细血管,将药物吸收,可避免胃肠道刺激,同时起效快。使用时指导病人将药物放在舌下,让其自然溶解吸收,不可咀嚼、不可直接吞下,以免影响药物疗效。使病人了解此类药物不可嚼碎咽下,而需要自然溶化,被口腔黏膜吸收,否则会降低药效。同时应教会病人如何评价药效,用药后症状不缓解,可重复用药,但在服药同时要及时就医。

第六节　药物过敏试验及过敏反应的处理

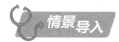

情景描述:

50 多岁的高某因感冒到村卫生所就医,卫生所根据病情对其进行青霉素过敏试验,结果显示为阴性,而后为高某实施青霉素、双黄连静脉滴注。隔 3d 后,高某又因扁桃腺炎再次到该诊所治疗,值班医生根据高某的用药情况,在没有做青霉素皮试的情况下,又给高某注射了青霉素。注射 2min 后,高某自诉喉头发紧、胸闷不适,继而面色苍白、出冷汗。查体:P 110 次 /min,BP 80/60mmHg,病人神志尚清。

请问:

1. 病人发生了什么情况?

2. 护理工作中如何预防这种情况的发生?

3. 出现此类情况应怎样处理?

一、青霉素过敏试验与过敏反应的处理

(一)青霉素过敏反应的原因

药物过敏反应(anaphylactic reaction)属于异常的免疫反应,发生的基本原因是抗原抗体的相互作用。青霉素本身无抗原性,其制剂所含的 6- 氨基青霉烷酸高分子聚合体、青霉噻唑酸和青霉烯酸降解产物是一种半抗原,进入机体后与组织蛋白或多肽分子相结合而形成青霉噻唑蛋白全抗原,使 T 淋巴细胞致敏,并作用于 B 淋巴细胞,使 B 淋巴细胞转化为浆细胞而产生相应的抗体 IgE,IgE 附着于某些组织如皮肤、鼻咽、声带、支气管黏膜下的肥大细胞和嗜碱性粒细胞表面,使机体处于致敏状态。当机体再次接受该抗原时,抗原与肥大细胞和嗜碱性粒细胞表面的 IgE 特异性结合,导致细胞破裂,释放出多种生物活性物质,如组胺、白三烯、缓激肽等血管活性物质,引起平滑肌痉挛,毛细血管扩张及通透性增加,腺体分泌增多,从而产生一系列过敏反应的临床表现(图 9-18)。

(二)青霉素过敏反应的临床表现

青霉素过敏反应(penicillin anaphylaxis)涉及皮肤组织以及呼吸、循环、中枢神经、消化等多个系统,因此其临床表现为综合性表现。

1. 过敏性休克(allergic shock)　是过敏反应中最严重的一种反应。发生率为万分之五到万分之十,一般于用药数秒或数分钟内呈闪电式发生,也有的发生于用药半小时后,有极少数发生于连续用药的过程中,但大多发生在注射后 5~20min 之内。主要临床表现如下:

(1)呼吸道阻塞症状:由喉头水肿和肺水肿引起,表现为胸闷、气急、哮喘与呼吸困难,伴有濒死感。

(2)循环衰竭症状:周围血管扩张导致循环血量不足而引起面色苍白、冷汗、发绀、脉细弱、血压下降等。

(3)中枢神经系统症状:由于脑组织缺氧引起头晕、眼花、面部及四肢麻木、意识丧失、抽搐、大小便失禁等。

(4)皮肤过敏症状:出现皮肤瘙痒、荨麻疹及其他皮疹。

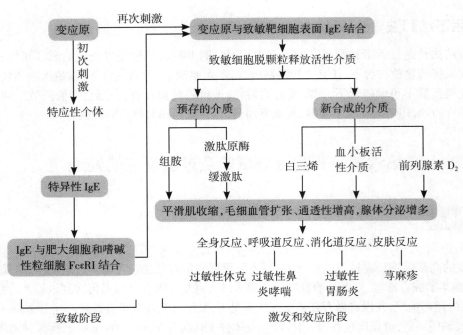

图 9-18　青霉素过敏反应原理

2. 血清病型反应　一般发生于用药后的 7~12d,临床表现和血清病相似,如皮肤瘙痒、荨麻疹、发热、关节肿痛、全身淋巴结肿大、腹痛等症状。

3. 各器官或组织的过敏反应

(1) 皮肤过敏反应:瘙痒、荨麻疹,严重者可发生剥脱性皮炎。

(2) 呼吸道过敏反应:可引起哮喘或诱发原有哮喘发作。

(3) 消化系统过敏反应:可出现过敏性紫癜,以腹痛和便血为主要表现。

上述症状可单独出现,也可同时存在,临床最早出现的是呼吸道症状或皮肤瘙痒,因此必须注意倾听病人的主诉。

（三）青霉素过敏性休克的处理

1. 立即停药就地抢救　立即停药,及时、迅速就地抢救,通知医生,同时协助病人平卧,给予保暖。

2. 注射首选药物　立即皮下注射 0.1% 盐酸肾上腺素 0.5~1ml,患儿剂量酌减,如症状不缓解,可每隔 30min 皮下或静脉注射 0.5ml,直至病人脱离危险期。盐酸肾上腺素具有收缩血管、增加外周阻力、兴奋心肌、增加心排血量及松弛支气管平滑肌的作用。

3. 改善呼吸功能　①立即给予氧气吸入,改善缺氧症状;②出现呼吸抑制时,应立即进行口对口人工呼吸或简易呼吸器人工呼吸,并遵医嘱肌内注射尼可刹米或洛贝林等呼吸兴奋药;③出现喉头水肿影响呼吸时,应立即配合医生准备气管插管或施行气管切开术。

4. 维护循环功能　①血压不回升,可用右旋糖酐以扩充血容量,必要时给予多巴胺、间羟胺等升压药物;②如病人发生心脏骤停,立即进行胸外心脏按压术。

5. 纠正酸中毒和抗过敏　遵医嘱给予 5% 碳酸氢钠等碱性药物以纠正酸中毒;应用抗组胺类药物,如肌内注射盐酸异丙嗪或苯海拉明对抗过敏反应;静脉注射地塞米松 5~10mg 或将氢化可的松 200mg 加入 5% 或 10% 葡萄糖液 500ml 内静脉滴注。

6. 密切观察病情　密切观察病人生命体征、尿量及其他临床变化,做好详细的病情动态记录。病人未脱离危险前不得搬动。

（四）青霉素过敏反应的预防

青霉素过敏反应,特别是过敏性休克的发生可危及病人的生命,因此,积极采取预防措施是避免发生过敏反应的关键所在。

1. 询问三史　使用各种剂型的青霉素前,必须详细询问病人的用药史、家族史和过敏史。已知有过敏史者,禁止做过敏试验;无过敏史者,凡首次用药、停药 3d 以上者、用药过程中更换批号时必须做过敏试验,试验结果阴性时方可用药。过敏体质者应慎做药物过敏试验。

2. 用药前做药物过敏试验,准确判断试验结果,试验结果阴性时方可用药。结果阳性者绝对禁止使用青霉素,同时报告医生,在各种执行单上和病人床头醒目注明,并告知病人及其家属引起注意。

3. 试验液要现用现配 配制试验液的溶媒应选择生理盐水溶液或专用溶媒,因为青霉素试验液在接近于中性溶液时最稳定。试验液放置过久可使药物效价降低,还可分解产生各种致敏物质,导致过敏反应的发生;配制的试验液浓度与注射剂量要准确,保证结果判断正确。

4. 做好急救准备工作 进行过敏试验或使用药物前均应备好 0.1% 盐酸肾上腺素、注射器、氧气装置及其他急救药物和器械;过敏试验或注射时严密观察病人反应;注射后嘱咐病人勿马上离开,继续观察 30min,无过敏反应后方可离开。

5. 排除影响因素 不能在同一时间内,在同一手臂上做两种及以上药物过敏试验,以免影响结果的准确判断。病人空腹时不宜做过敏试验,以免因低血糖导致晕厥时,与过敏反应的表现相混淆。

(五)青霉素过敏试验法

【目的】

预防青霉素过敏反应。

【操作程序】

1. 评估

(1)病人的病情、用药史、家族史和过敏史。

(2)病人是否进食,空腹时不宜进行过敏试验。

(3)病人的注射部位皮肤情况、心理状态及合作程度。

2. 计划

(1)病人准备:了解青霉素过敏试验的目的和意义,能积极配合操作。

(2)护士准备:着装整洁,洗手,戴口罩。

(3)用物准备

1)治疗车上层:注射盘内备皮肤消毒液、无菌棉签、砂轮、弯盘、启瓶器、青霉素、10ml 生理盐水、一次性 1ml 和 5ml 注射器、注射卡、手消毒液。另备 0.1% 盐酸肾上腺素。

2)治疗车下层:生活垃圾桶、医用垃圾桶、锐器盒。

(4)环境准备:整洁、安静、安全,温湿度适宜,符合无菌操作原则要求。

3. 实施

(1)试验液配制:以每 ml 含 200~500U 的青霉素生理盐水溶液(200~500U/ml)为标准,皮内试验的剂量为 0.1ml(含 20~50U),具体配制方法如下(表 9-16)。临床青霉素的制剂有 40 万 U、80 万 U、160 万 U、400 万 U,下表中以每瓶含青霉素 80 万 U 为例进行配制。

表 9-16 青霉素皮内试验液的配制方法

步骤	青霉素	加生理盐水(ml)	药物浓度(U/ml)	要求
溶解药液	80 万 U/ 瓶	4	20 万	充分溶解
1 次稀释	取上液 0.1ml	0.9	2 万	混匀
2 次稀释	取上液 0.1ml	0.9	2000	混匀
3 次稀释	取上液 0.1~0.25ml	0.9~0.75	200~500	混匀

(2)试验方法:确定病人无青霉素过敏史后,按照皮内注射的方法于前臂掌侧下段注射 0.1ml(含 20~50U)青霉素皮试液,20min 后观察试验结果,进行试验结果的判断。

(3)结果判断

1)阴性:局部皮丘无改变,周围无红肿,全身无自觉症状。

2)阳性:局部皮丘隆起,并出现红晕、硬结,直径大于 1cm,或红晕周围有伪足、痒感,严重时可出现过敏性休克。

视频:青霉素过敏试验液的配制

4. 评价

(1) 病人理解试验目的及注意事项,并能主动配合。

(2) 护士严格遵守操作规程,无菌观念强,操作熟练,动作轻巧。药液配制、试验方法和结果判断正确。

(3) 护患沟通有效,彼此需要得到满足。

【注意事项】

1. 操作前必须仔细询问用药史、过敏史和家族史,对青霉素有过敏史者禁止做此项试验。曾使用过青霉素,但停药已超过 3d 或在使用过程中改用不同生产批号的制剂时,需重作药物过敏试验。

2. 进行试验液配制时,抽吸药液量要准确,每次抽吸后应充分混匀,以确保试验液浓度的准确性。

3. 皮试后须严密观察病人反应,并准确、及时、真实记录。如试验结果为阳性,则禁用青霉素,并在体温单、医嘱单、病历卡、床头卡、门诊卡、注射卡上醒目地标明"青霉素阳性",同时告知病人及其家属。

4. 青霉素水溶液极不稳定,放置过久除引起效价降低外,还可分解产生致敏物质,因此使用青霉素应现用现配。配制试验液或溶解青霉素的生理盐水应专用。

5. 如对试验结果有怀疑,应在对侧前臂掌侧下段皮内注射生理盐水 0.1ml,20min 后,对照反应,确认青霉素试验结果为阴性方可用药。

二、头孢菌素过敏试验与过敏反应的处理

头孢菌素属于半合成的广谱、高效、低毒类抗生素。由于其较低的过敏反应发生率、比青霉素类产品更为优越的抗菌性能,目前广泛用于对青霉素过敏和产生耐药的病人。但因与青霉素有部分交叉过敏现象,有过敏史或是过敏体质者,需做过敏试验。现以先锋霉素(0.5g/ 瓶)为例介绍过敏试验法。

(一) 头孢菌素过敏试验法

【目的】

预防头孢菌素过敏反应。

【操作程序】

1. 评估　同青霉素过敏试验法。

2. 计划　同青霉素过敏试验法,需将青霉素换成头孢菌素。

3. 实施

(1) 试验液配制:以每毫升含 $500\mu g$ 的先锋霉素生理盐水溶液($500\mu g/ml$)为标准,皮内试验的剂量 0.1ml(含 $50\mu g$)。具体配制方法如下(表 9-17)。

表 9-17　先锋霉素皮内试验液的配制方法

步骤	先锋霉素	加生理盐水(ml)	药物浓度	要求
溶解药液	0.5g/ 支	2	250mg/ml	充分溶解
1 次稀释	取上液 0.2ml	0.8	50mg/ml	混匀
2 次稀释	取上液 0.1ml	0.9	5mg/ml	混匀
3 次稀释	取上液 0.1ml	0.9	$500\mu g/ml$	混匀

(2) 试验方法:确定病人无先锋霉素过敏史后,按照皮内注射的方法于前臂掌侧下段注射 0.1ml(含 $50\mu g$)先锋霉素皮试液,记录时间,20min 后观察试验结果,进行试验结果的判断。

(3) 结果判断:同青霉素过敏皮内试验法。

(4) 记录结果:同青霉素过敏皮内试验法。

4. 评价

(1) 病人理解试验目的及注意事项,并能主动配合。

(2) 护士严格遵守操作规程,无菌观念强,操作熟练,动作轻巧。药液配制、试验方法和结果判断正确。

（3）护患沟通有效,彼此需要得到满足。

【注意事项】

1. 青霉素过敏者对头孢菌素类有部分交叉过敏,使用头孢菌素类要慎重,青霉素过敏性休克者绝对禁忌使用头孢菌素类。

2. 在进行试验时,为防止出现假阳性,应禁忌病人短时间内使用抗组胺药或糖皮质激素类药。

3. 在使用过程中,即使试验结果阴性,仍有可能产生过敏反应,故使用过程中注意严密观察病人的反应。

（二）头孢菌素过敏反应的处理

同青霉素过敏反应的处理。

三、破伤风抗毒素过敏试验与过敏反应的处理

破伤风抗毒素(tetanus antitoxin,TAT)是一种特异性抗体,能中和病人体液中的破伤风毒素,使机体产生被动免疫,临床上常用于破伤风疾病的预防和破伤风病人的救治。但 TAT 是马的免疫血清,对于人体是一种异种蛋白,具有抗原性,注射后易发生过敏反应。因此,在首次用药前必须做过敏试验,曾用过 TAT 但超过 7d 者,如再次使用时应重新做过敏试验。

（一）破伤风抗毒素（TAT）过敏试验法

【目的】

预防 TAT 过敏反应。

【操作程序】

1. 评估　同青霉素过敏试验法。

2. 计划　同青霉素过敏试验法,需将青霉素换成 TAT。

3. 实施

（1）试验液配制:以每毫升含 150IU 的 TAT 生理盐水溶液(150IU/ml)为标准,皮内试验的剂量 0.1ml(含 15IU)。

具体配制方法:每支(1ml)含破伤风抗毒素 1500IU,从原液中抽取 0.1ml 加生理盐水稀释到 1ml即为标准试验液。

（2）试验方法:按照皮内注射的方法于前臂掌侧下段注射 0.1ml(含 15IU)破伤风抗毒素试验液,20min 后观察试验结果,进行试验结果的判断并记录。

（3）结果判断

1）阴性:局部皮丘无改变,周围无红肿,全身无反应。

2）阳性:局部反应为皮丘红肿、硬结,直径大于 1.5cm,红晕超过 4cm,有时出现伪足、痒感。全身过敏反应同青霉素过敏反应。

4. 评价

（1）病人理解试验目的及注意事项,并能主动配合。

（2）护士严格遵守操作规程,无菌观念强,操作熟练,动作轻巧。药液配制、试验方法和结果判断正确。

（3）护患沟通有效,彼此需要得到满足。

【注意事项】

1. 操作前必须仔细询问用药史、过敏史和家庭史,在首次用药前必须做过敏试验,曾用过 TAT 但超过 7 天者,如再次使用时应重新做过敏试验。

2. 进行试验液配制时,抽吸药液量要准确,以确保试验液浓度的准确性。

3. 如对试验结果有怀疑,应做对照反应试验,在对侧前臂掌侧下段皮内注射生理盐水 0.1ml,20min 后进行对照比较。试验结果为阴性反应,将需要剂量一次进行注射;如试验结果为阳性反应,应采取脱敏注射。

图片：TAT
脱敏注射法

（二）破伤风抗毒素脱敏注射法

1. 脱敏注射法　破伤风抗毒素脱敏注射是采用多次剂量递增的方法,将破伤风抗毒素注入试

验阳性者体内（表 9-18）。

表 9-18 破伤风抗毒素脱敏注射法

次数	TAT（ml）	加生理盐水（ml）	注射途径	间隔时间（min）
1	0.1	0.9	肌内注射	20
2	0.2	0.8	肌内注射	20
3	0.3	0.7	肌内注射	20
4	余量	加至 1	肌内注射	20

2. 脱敏注射法的机制　当小剂量抗原（TAT）进入人体后，同吸附于肥大细胞或嗜碱性粒细胞膜上的 IgE 结合，使其逐步释放少量的组胺等活性物质，而机体本身释放的组胺酶可将其分解，不至于对机体产生严重损害。因此，经过多次小量反复注射 TAT 后，可使细胞表面的 IgE 抗体大部分甚至全部被结合而消耗掉，最后大量注射 TAT 时，便不会发生过敏反应。

3. 注意事项　对 TAT 过敏试验阳性病人，采用脱敏注射法时，每次注射后均需密切观察病人的反应。如发现病人有气促、发绀、荨麻疹等不适或发生过敏性休克时应立即停止注射，并迅速处理。如反应轻微，待反应消退后，酌情增加注射次数，减少每次注射剂量，以达到顺利注入余量的目的。

四、碘过敏试验与过敏反应的处理

临床上碘化物造影剂常用于支气管、脑血管、心血管、胆囊、肾脏、膀胱等组织和器官的造影。病人在使用该药物时可发生过敏反应，应在造影前 24~48h 做过敏试验，阴性者方可做碘造影检查。

（一）碘过敏试验法

【目的】

预防碘过敏反应。

【操作程序】

1. 评估　同青霉素过敏皮内试验法。

2. 计划　同青霉素过敏试验法，需将青霉素换成碘液。

3. 实施

（1）试验方法

1）口服法：口服 5%~10% 碘化钾 5ml，每日 3 次，连续 3d，观察结果。

2）皮内注射法：皮内注射碘造影剂 0.1ml，20min 后观察，判断结果。

3）静脉注射法：缓慢静脉注射碘造影剂 1ml（30% 泛影葡胺 1ml），观察 5~10min 后，判断结果。在静脉注射造影剂前，必须先行皮内注射，然后再行静脉注射，如试验结果阴性，方可进行碘剂造影。

（2）试验结果判断

1）口服法：有口麻、头晕、心慌、恶心、呕吐、流泪、流涕、荨麻疹等症状为阳性。

2）皮内注射法：局部有硬块、红肿，直径超过 1cm 为阳性。

3）静脉注射法：有血压、脉搏、呼吸和面色等改变为阳性。

4. 评价

（1）病人理解试验目的及注意事项，并能主动配合。

（2）护士严格遵守操作规程，无菌观念强，操作熟练，动作轻巧。药液配制、试验方法和结果判断正确。

（3）护患沟通有效，彼此需要得到满足。

【注意事项】

1. 静脉注射造影剂前应先作皮内试验，结果为阴性时再行静脉注射试验，2 次结果均为阴性者方可进行碘剂造影。

2. 有少数人过敏试验阴性，但在注射碘造影剂时依旧会发生过敏反应，故造影时仍需备好急救物品。

（二）碘过敏反应的处理

偶有病人虽然过敏试验阴性，但在注射碘造影剂时也可发生过敏反应，故在造影时仍需备好急救药品，过敏反应的处理同青霉素过敏反应处理。

五、链霉素过敏试验与过敏反应的处理

链霉素对多数革兰阴性杆菌有较强的抗菌作用，但因本身所含杂质（链霉素胍和二链霉胺）能释放组胺，导致机体出现过敏反应、毒性反应，容易产生耐受性，目前临床较少使用。虽然链霉素引起过敏反应临床上较少见，但一旦出现过敏性休克比青霉素过敏反应更为严重，且死亡率很高。因此，用药前必须做过敏试验，并加强观察，试验结果阴性方可用药。

（一）链霉素过敏试验法

【目的】

预防链霉素过敏反应。

【操作程序】

1. 评估　同青霉素过敏皮内试验法。

2. 计划　同青霉素过敏皮内试验法，需将青霉素换成链霉素，另备葡萄糖酸钙或氯化钙、新斯的明。

3. 实施

（1）试验液配制：以每毫升含 2500U 的链霉素生理盐水溶液（2500U/ml）为标准，皮内试验的剂量 0.1ml（含 250U），具体配制方法（表 9-19）。

表 9-19　链霉素皮内试验液的配制方法

步骤	链霉素	加生理盐水（ml）	药物浓度（U/ml）	要求
溶解药液	100 万 U/ 支	3.5	25 万	充分溶解
1 次稀释	取上液 0.1ml	0.9	2.5 万	混匀
2 次稀释	取上液 0.1ml	0.9	2500	混匀

（2）试验方法：按照皮内注射的方法于前臂掌侧下段注射 0.1ml（含 250U）链霉素试验液，记录时间，20min 后观察试验结果，进行试验结果的判断并记录。

（3）结果判断：同青霉素过敏皮内试验法。

（4）记录结果：同青霉素过敏皮内试验法。

4. 评价　同青霉素过敏皮内试验法。

【注意事项】

1. 对链霉素过敏试验阳性者，要禁用链霉素，同时要告知医生，并在体温单、医嘱单、病历卡、床头卡、门诊卡、注射卡上醒目地标明"链霉素阳性"，也要告知病人及其家属。

2. 在使用过程中，即使试验结果阴性，仍有可能产生过敏反应，故使用过程中注意严密观察病人的反应。

（二）链霉素过敏反应的处理

链霉素过敏反应的临床表现同青霉素过敏反应，但较少见。轻者表现为发热、荨麻疹，重者可出现过敏性休克。一旦发生过敏性休克，其处理方法与青霉素过敏性休克相同。

链霉素的毒性反应比过敏反应更常见、更严重，可出现全身麻木、抽搐、肌肉无力、眩晕、耳鸣、耳聋等症状。病人若有抽搐，可静脉缓慢注射 10% 葡萄糖酸钙或氯化钙 10ml，因链霉素与钙离子进行络合，使中毒症状减轻。病人若出现肌肉无力、呼吸困难，遵医嘱皮下注射新斯的明 0.5~1mg，必要时给予 0.25mg 静脉注射。

（梅运飞　申世玉）

思考题

1. 王某,男,36 岁。静脉注射 50% 葡萄糖,推注过程中病人主诉疼痛,局部肿胀,抽吸无回血。

请问:

(1) 该病人发生了什么情况?

(2) 应如何处理?

(3) 请分析还有哪些原因可引起静脉注射失败?

2. 薛某,男,56 岁,患慢性充血性心力衰竭,地高辛治疗后,出现食欲明显减退、恶心、呕吐又头晕,心率为 46 次 /min,心律不齐。

请问:

(1) 该病人出现了什么情况?

(2) 在为该病人进行地高辛治疗时应注意什么?

3. 病人,男,20 岁。因发热、咳嗽、咽喉肿痛 1d 就诊,诊断为上呼吸道感染。给予肌内注射青霉素钠 80 万 U,2 次 /d。肌内注射前,护士给病人做青霉素过敏试验。过敏试验 3min 后,病人感到头晕、胸闷、气促、畏寒,护士赶到后发现病人口唇发绀、面色苍白、出冷汗,继而意识模糊、呼之不应,BP 50/36mmHg,P 120 次 /min,R 25 次 /min。

请问:

(1) 该病人发生了什么情况?

(2) 对该病人应如何进行抢救?

(3) 在临床工作中如何预防此种情况的发生?

思路解析

扫一扫,测一测

第十章　静脉输液和输血

学习目标

1. 掌握静脉输血前的准备工作;静脉输液和输血的注意事项;静脉输液和输血反应的临床表现、预防及护理。

2. 熟悉静脉输液的目的、常用溶液的种类及作用、常用输液部位;静脉输液和输血反应的原因;静脉输血的目的、血液制品的种类及适应证。

3. 掌握周围静脉输液法,学会进行间接输血法;能正确计算输液速度与时间;能准确判断与处理输液和输血反应、输液故障。

4. 了解静脉输液的原理;输液微粒污染;自体输血。

5. 具有严谨求实的工作态度,严格执行无菌操作和查对制度,对病人关心体贴,确保安全。

　　静脉输液和输血是临床治疗和抢救的重要措施。正常情况下,人体内水、电解质、酸碱度均保持在恒定的范围,以维持机体内环境的相对平衡状态,保证机体的正常生理功能。但在疾病和创伤时,易发生水、电解质及酸碱平衡紊乱。通过静脉输液和输血,可以迅速有效地补充机体丧失的体液和电解质,增加血容量,改善微循环,维持内环境的稳定,还可以通过静脉输注药物,达到治疗疾病的目的。因此,护士必须熟练掌握有关静脉输液和输血的知识和技能,以保证病人的治疗和抢救安全有效。

第一节　静　脉　输　液

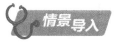

情景描述:

　　心内科病区上午 9 时接收了一位"慢性肺源性心脏病、呼吸道感染"的 70 岁老大爷。遵医嘱为病人完成静脉输液:①5% 葡萄糖 250ml+ 丹参 20ml,静脉滴注,1 次 /d;②5% 葡萄糖 250ml+ 环磷腺苷 60mg,静脉滴注,1 次 /d;③0.9% 氯化钠 250ml + 氨曲南 2g,静脉滴注,2 次 /d;④5% 葡萄糖 500ml+ 维生素 C 3.0g,静脉滴注,1 次 /d。

　　请问:

　　1. 护士为病人输液时如何选择合适的血管?

　　2. 输液成功后如何调节滴速?

　　3. 病人从早晨 10 时开始输液,输液滴速为 50 滴 /min,液体多长时间可以输完?

245

静脉输液（intravenous infusion）是将大量的无菌溶液或药液直接输入静脉的治疗方法。护士要遵医嘱建立静脉通道、监测输液过程、输液完毕及时处理，了解静脉输液治疗的目的、输入药物的种类和作用、预期效果，能及时处理输液时发生的不良反应，以保证静脉输液治疗的安全有效。

一、静脉输液的原理及目的

（一）静脉输液的原理

静脉输液是利用大气压和液体静压的物理原理，当输液系统内的压力高于静脉压时，将溶液或药液输入体内。

（二）静脉输液的目的

1. 补充水分及电解质，预防和纠正水、电解质和酸碱平衡紊乱。常用于各种原因引起的剧烈呕吐、腹泻、大手术后的病人。

2. 增加血容量，改善微循环，维持血压及微循环灌注量。常用于大出血、休克、严重烧伤的病人。

3. 补充营养，供给热能，促进组织修复，维持正氮平衡。常用于慢性消耗性疾病、不能由口进食（如昏迷、口腔疾病）、禁食、胃肠吸收障碍、大手术后的病人。

4. 输入药物，治疗疾病。常用于中毒、感染、组织水肿及各种经静脉输入药物治疗的病人，如输入解毒药物起到解毒作用等。

二、静脉输液常用溶液的种类及作用

组图：静脉输液常用溶液种类

（一）晶体溶液

晶体溶液（crystalloid solution）分子量小，在血管内存留时间短，可有效纠正体内水、电解质紊乱，对维持细胞内外水分的相对平衡起着重要的作用。常用的晶体溶液包括如下几种：

1. 葡萄糖溶液 用于补充水分及热量，减少组织分解和蛋白质消耗，防止酮体产生。因其进入人体后迅速分解，一般不产生高渗作用和利尿作用，通常作为静脉给药的载体和稀释剂。常用溶液有 5% 葡萄糖溶液、10% 葡萄糖溶液。

2. 等渗电解质溶液 用于补充水和电解质，维持体液和渗透压平衡。体液丢失时常伴有电解质紊乱，因此补充液体时要兼顾水与电解质的平衡。常用溶液有 0.9% 氯化钠溶液、5% 葡萄糖氯化钠溶液、复方氯化钠溶液（林格氏液）等。

3. 碱性溶液 用于纠正酸中毒，调节酸碱平衡。常用溶液包括碳酸氢钠溶液和乳酸钠溶液，临床常用的碳酸氢钠溶液的浓度有 5% 和 1.4% 两种，乳酸钠溶液的浓度有 11.2% 和 1.84% 两种。

4. 高渗溶液 用于利尿脱水、降低颅内压、改善中枢神经系统的功能。常用溶液有 20% 甘露醇、25% 山梨醇、25%~50% 葡萄糖溶液等。

（二）胶体溶液

胶体溶液（colloidal solution）分子量较大，在血管内存留时间长，能有效维持血浆胶体渗透压，增加血容量，提高血压，改善微循环。

1. 右旋糖酐 为水溶性多糖类高分子聚合物。常用溶液有中分子右旋糖酐和低分子右旋糖酐。中分子右旋糖酐能提高血浆胶体渗透压、扩充血容量。低分子右旋糖酐能降低血液黏稠度、减少红细胞凝集、抗血栓形成、改善微循环和组织灌注量。

2. 代血浆 作用与低分子右旋糖酐相似，扩容效果良好，输入后使循环血容量和心排血量显著增加。因其在体内停留时间较右旋糖酐长，又不易引起过敏反应，急性大出血时可与全血共用。常用溶液有羟乙基淀粉（706 代血浆）、氧化聚明胶、聚维酮等。

3. 血液制品 能提高胶体渗透压，扩大和增加循环血容量，补充蛋白质和抗体，有助于组织修复和增强机体抵抗力。常用制品有 5% 清蛋白和血浆蛋白等。

（三）静脉高营养液

静脉高营养液能供给病人热能，补充蛋白质、各种维生素和矿物质，维持正氮平衡。常用溶液有复方氨基酸、脂肪乳剂等。

三、常用输液部位

输液时应根据病人的年龄、神志、体位、病情状况、病程长短、溶液种类、输液时间、静脉情况或即将进行的手术部位等情况来选择穿刺部位。常用的输液部位包括如下几种:

（一）周围浅静脉

1. 上肢浅静脉　常用的有肘正中静脉、头静脉、贵要静脉、手背静脉网。手背静脉网是成人病人输液时的首选部位,肘正中静脉、头静脉、贵要静脉可以用来采集血标本、静脉推注药液或作为经外周中心静脉置管(peripherally inserted central catheter,PICC)的穿刺部位。

2. 下肢浅静脉　常用的有大隐静脉、小隐静脉和足背静脉网。因下肢静脉有静脉瓣,容易形成血栓。小儿常用足背静脉,但成年人不主张用足背静脉,因容易引起血栓性静脉炎。

（二）头皮静脉

由于头皮静脉分布广、浅表易见、不易滑动,常用于 3 岁以下的小儿静脉输液。较大的头皮静脉有颞浅静脉、额静脉、耳后静脉及枕静脉。

（三）颈外静脉、锁骨下静脉

常用于中心静脉插管,需要长期持续静脉输液或需要静脉高营养的病人多选择此部位。

四、常用静脉输液法

临床上静脉输液按照输入液体是否与大气相通分为密闭式静脉输液法和开放式静脉输液法;按照进入血管通道器材所到达的位置分为周围静脉输液法和中心静脉输液法。

密闭式静脉输液法是将一次性无菌输液器插入原装密封瓶(或袋)进行输液的方法,因污染机会少,故目前临床广泛使用;开放式静脉输液法是将溶液倒入开放式输液器吊瓶内进行输液的方法,此法能灵活更换液体种类和数量,随时添加药物,但药液易被污染,故目前临床上较少使用。

周围静脉输液法的常用穿刺工具有头皮穿刺针和静脉留置针,此法因操作简单,危险性小,临床已广泛使用;中心静脉输液法的常用穿刺工具为中心静脉导管,虽此法穿刺的是近心端的粗大血管,在临床上也广泛应用,但由于穿刺置管技术要求较高、难度较大,一般由医生、麻醉师、有经验的护士在严格无菌条件下进行。

（一）密闭式周围静脉输液法

【目的】

同静脉输液的目的。

【操作程序】

1. 评估

（1）病人的年龄、病情、意识状态、营养状况及心肺功能等。

（2）病人用药史和目前用药情况,所用药物的特性、治疗作用及可能出现的不良反应等。

（3）病人的心理状态、对输液的认识及配合程度。

（4）病人穿刺部位皮肤、血管状况及肢体活动度。

2. 计划

（1）病人准备:了解静脉输液的目的、方法、注意事项及配合要点;输液前排尿或排便;取舒适卧位。

（2）护士准备:衣帽整洁,修剪指甲,洗手,戴口罩。

（3）用物准备

1）治疗车上层:注射盘内备皮肤常规消毒液、无菌棉签、输液器、输液贴或胶布、输液卡及输液瓶贴、输液执行单、砂轮、小垫枕、治疗巾、止血带、弯盘、启瓶器、瓶套、手消毒液。静脉留置针输液法需另备静脉留置针一套、封管液(无菌生理盐水或稀释肝素溶液)、无菌透明敷贴。

2）治疗车下层:生活垃圾桶、医用垃圾桶、锐器回收盒。

3）其他:输液架,必要时备小夹板、棉垫、绷带、输液泵。

（4）环境准备:整洁、安静、舒适、安全。

视频：头皮针密闭式周围静脉输液法

3. 实施　见表 10-1。

表 10-1　密闭式周围静脉输液法

操作流程	操作步骤	要点说明
▲ 头皮针密闭式周围静脉输液法		
1. 核对并检查药液	(1) 遵医嘱备药 (2) 两人核对医嘱、输液卡,核对药液瓶签上的药名、剂量、浓度、有效期及给药时间、给药方法 (3) 检查药液质量:检查药液是否过期,瓶盖有无松动,瓶身有无裂缝;将输液瓶上下摇动,对光检查溶液有无浑浊、沉淀及絮状物等	• 严格执行查对制度,避免差错事故发生 • 在光线充足条件下检查药瓶及药物的质量,采用直立、倒置"Z"字型检查法,检查时间不少于 10s,确保药物质量
2. 填写并粘贴输液贴	根据输液卡填写输液瓶贴并倒贴在药液瓶标签旁	• 输液瓶贴勿覆盖原有的标签 • 若是机打输液贴,应核对后再贴
3. 加入药液	(1) 套上瓶套 (2) 去除液体瓶盖中心部分(用启瓶器或直接取下拉环) (3) 常规消毒瓶塞,遵医嘱加入所需药物	• 从瓶塞的中心点开始至瓶颈螺旋式消毒,按正确的方法加入药物并注意药物之间的配伍禁忌 • 若为袋装液体,则取下袋口处的拉环,并进行消毒
4. 插入输液器	(1) 检查输液器质量 (2) 打开包装袋,取出输液器,将输液管针头插入瓶塞直至针头根部,拧紧输液管乳头和头皮针连接处,关闭调节器 (3) 妥善处理通气管末端	• 检查输液器包装袋是否完整、有无漏气及是否在有效期内 • 注意避免污染粗针头及已消毒的瓶塞 • 防止药液漏出和(或)空气进入体内
5. 核对解释	携用物至床旁,认真核对病人床头、姓名及腕带,并做好解释,再次洗手	• 确认病人,取得合作
6. 排气	(1) 将输液瓶倒挂在输液架上 (2) 将茂菲滴管倒置,抬高下段输液管,打开调节器,使液体流入到茂菲滴管的 1/2~2/3 满时,迅速转正茂菲滴管,同时缓慢降低下段输液管(图 10-1),当液体流至乳头和头皮针连接处,输液管的下段无气泡时,关闭调节器	• 注意保护穿刺头皮针头 • 避免倒挂输液瓶时药液从通气管流出造成药液浪费 • 茂菲滴管内液体至 1/2~2/3 满,反折茂菲滴管根部输液管时,气体少,排气成功率高 • 排尽空气,防止发生空气栓塞 • 如茂菲滴管下段有小气泡不易排出时,可轻弹输液管,使气泡进入茂菲滴管内
7. 选择静脉	(1) 协助病人取舒适卧位,肢体下放治疗巾、止血带及小垫枕 (2) 手指探明静脉方向及深浅,距穿刺点上方 6~8cm 处扎止血带,选择合适静脉后,再松开止血带	• 保护病人床单位 • 选择粗、直、弹性好的静脉并注意避开关节、静脉瓣 • 扎止血带时开口向上
8. 消毒皮肤	常规消毒皮肤,待干,准备输液贴或胶布	• 消毒范围超过 5cm,避免感染
9. 二次查对	再次核对床号、姓名及腕带,药液的药名、浓度、剂量及给药时间和给药方法	• 操作中查对

续表

操作流程	操作步骤	要点说明
10. 静脉穿刺	(1) 扎止血带,嘱病人握拳 (2) 打开调节器,再次排气后关闭调节器至不流液为止 (3) 对光检查确保头皮针、输液管内无气泡 (4) 取下护针帽,左手拇指固定静脉,右手持针柄,针尖斜面向上并与皮肤成15°~30°角,从静脉上方或侧方刺入皮下,再沿静脉方向潜行刺入,见回血后放平针头再进针少许即可	• 使静脉充盈 • 排药液于弯盘内 • 防止发生空气栓塞 • 确保穿刺前茂菲滴管下端输液管内无气泡 • 穿刺时避免消毒范围污染 • 穿刺后针尖斜面必须全部在血管内
11. 固定针头	(1) 一手拇指固定针柄,松开止血带,嘱病人松拳,打开调节器 (2) 待药液滴入通畅,用输液贴或胶布固定(图10-2)	• 穿刺点处保持无菌,无输液贴时用无菌棉球覆盖穿刺点再用胶布固定 • 不合作的病人可使用夹板绷带固定肢体
12. 调节滴速	根据病人的年龄、病情、药物性质调节滴速或遵医嘱调节滴速	• 一般成人每分钟40~60滴,儿童每分钟20~40滴;婴幼儿、年老体弱、心肺肾功能不良的病人滴速应慢;休克、脱水严重、心肺肾功能良好的病人滴速可适当加快;一般药液、利尿剂输入速度可稍快,升压药物、含钾药物、高渗盐水、刺激性强的药物速度应慢 • 调节好滴速后记录在输液卡上并向病人及家属交代不能随意调节
13. 再次核对	核对床号、姓名、腕带,药物的名称、浓度、剂量、给药时间和给药方法,在输液卡上护士签名、记录并将输液卡挂于输液架上	• 避免差错事故的发生
14. 整理记录	(1) 取出治疗巾、止血带及小垫枕 (2) 整理病人床单位,协助病人取舒适卧位 (3) 将呼叫器放于病人易取处 (4) 整理用物 (5) 洗手,记录	• 在输液记录单上记录输液开始的时间、滴入药物的种类、滴速、病人的全身及局部状况,并签全名
15. 更换液体	(1) 连续多瓶输液者,在第一瓶液体输完之前准备第二瓶液体 (2) 核对第二瓶液体,打开液体瓶盖的中心部分,常规消毒瓶塞后加入药物 (3) 核对后从上一液体瓶内拔出输液器粗针头,插入下一瓶内,确保滴管液面高度合适、输液管中无气泡,输液通畅后,签字记录方可离开	• 应及时更换输液瓶,防止发生空气栓塞 • 更换输液瓶时,认真执行查对制度,避免事故发生 • 严格执行无菌操作,防止污染 • 对持续输液超过24h的病人,应每天更换输液器
16. 拔针按压	输液完毕,轻揭输液贴或胶布,关闭调节器,迅速拔针后嘱病人按压片刻至无出血	• 输液完毕及时拔针,严防造成空气栓塞 • 拔针时勿用力按压,防止损伤血管 • 按压部位为应靠近皮肤穿刺点,以压迫静脉进针点,防止皮下出血
17. 整理记录	(1) 协助病人取舒适卧位,整理病人床单位 (2) 清理用物,将头皮针头和输液插头剪至锐器收集盒中 (3) 洗手,记录	• 污物按规定处理,避免交叉感染 • 记录输液结束的时间,液体和药物滴入的总量,病人的反应

续表

操作流程	操作步骤	要点说明
▲ 静脉留置针（套管针）密闭式周围静脉输液法		• 可保护血管,减少反复穿刺造成的痛苦和血管损伤,适用于长期输液、静脉穿刺困难、年老体弱、化疗、脱水、大手术后及危重病人的支持疗法,也可用于中心静脉压的测定
1~6	同头皮针密闭式周围静脉输液法 1~6	
7. 连接留置针	(1) 检查并打开留置针及正压接头外包装 (2) 手持外包装将接头与留置针相连 (3) 将输液器与接头连接	• 注意检查有效期及有无破损 • 严格无菌操作
8. 排气	(1) 打开调节器,排尽留置针内的空气,关闭调节器 (2) 将留置针放回留置针盒内	• 避免输液器针头暴露污染
9. 选择穿刺部位	将小垫枕放于穿刺肢体下,铺治疗巾,在穿刺点上方 8~10cm 处扎止血带	
10. 消毒皮肤	常规消毒穿刺部位的皮肤,消毒直径 8cm×8cm,待干	• 防止感染
11. 二次核对	双核对床号、姓名及腕带,药液的药名、浓度、剂量及给药时间和给药方法	
12. 静脉穿刺	(1) 旋转松动外套管(图 10-3) (2) 右手拇指与示指固定两翼,再次排气于弯盘中 (3) 嘱病人握拳,固定静脉,右手拇指与示指固定针翼,保持针尖斜面向上,从血管上方使针头与皮肤成 15°~30° 角进针。见回血后放平针翼,沿静脉走向继续推进 2~3mm (4) 右手固定针翼,左手持 Y 形三通缓慢将软管全部送入静脉 (5) 嘱松拳,松开止血带,打开输液调节器,确定穿刺成功 (6) 穿刺成功后,左手固定 Y 形三通,右手将针芯完全撤回安全保护件内,向右旋动,将其卸下,放入锐器盒内	• 避免外套管与针芯粘连 • 固定静脉便于操作 • 留置针三种进针手法:直接送管法、后撤针心法、单手操作法,选其中一种进行操作即可 • 动作轻、熟练,防止针芯损伤血管,确保外套管在血管内 • 防止刺破皮肤
13. 固定调速	(1) 以穿刺点为中心将无菌透明敷贴横向固定留置针管,将留置针末端全部包裹,注明年、月、日、时间及操作者姓名开头字母 (2) 延长管 U 形固定在贴膜外。正压接头高于导管尖端,且与血管平行(图 10-4)	• 固定牢固,松紧度适宜 • 无菌透明敷贴有利于观察穿刺点的情况,能避免穿刺点及周围被污染 • 为更换套管针提供依据
14. 再次核对	核对病人的床号、姓名及腕带,药液的药名、浓度、剂量及给药时间和给药方法	
15. 整理记录	(1) 整理病人床单位,协助病人取舒适卧位 (2) 整理用物,洗手 (3) 记录	• 在输液记录单上记录输液的时间、药液的种类及滴速、病人的反应,并签全名
16. 封管	(1) 输液将结束时,关闭调节器,分离接头和输液器 (2) 常规消毒输液接头 (3) 将封管液(无菌生理盐水或肝素稀释液)的注射器连接输液接头进行脉冲式封冲管,正压封管	• 常用封管液:①无菌生理盐水:每次 5~10ml,每隔 6~8h 冲管 1 次;②稀释肝素溶液:10~100U/ml,每次 2~5ml;③预冲式注射器 • 脉冲式冲管:推一下,停一下 • 正压封管:当液体剩余 1~2ml 时,直推后断开正压接头与注射器连接,靠针座处夹闭小夹子,靠近留置导管的位置不可挤压

操作流程	操作步骤	要点说明
17. 再次输液	（1）再次输液时,常规消毒输液接头 （2）用生理盐水注射器连接正压接头冲洗导管,评估导管功能,功能正常,将输液器连接接头,打开调节器,调节滴速,开始输液	• 注意无菌操作
18. 整理记录	（1）关闭调节器,分离输液器与正压接头 （2）常规消毒接头后,无菌生理盐水的注射器连接输液接头进行脉冲式封冲管,零角度揭开无菌敷贴 （3）使用无菌棉签,快速拔出套管针,沿血管纵向轻压穿刺点,嘱病人局部按压 5~10min,至无出血为止 （4）输液器插头剪下后放入锐器收集盒中 （5）协助病人取舒适卧位 （6）整理病人床单位,清理用物 （7）洗手并做好记录	• 污物按规定处理,避免交叉感染 • 记录输液结束的时间,液体的种类及总量,病人的反应

视频：静脉留置针密闭式静脉输液法

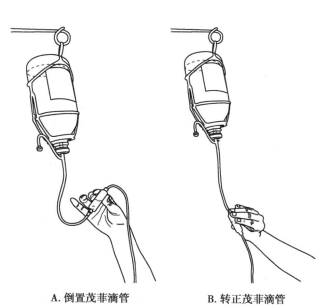

A. 倒置茂菲滴管　　**B. 转正茂菲滴管**

图 10-1　静脉输液排气法

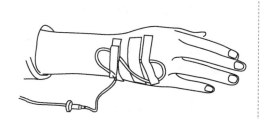

图 10-2　胶布固定法

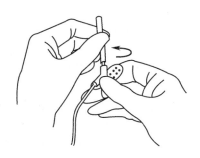

图 10-3　旋转松动外套管

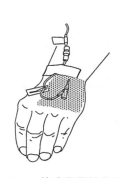

图 10-4　静脉留置针固定法

4. 评价

(1) 病人理解输液的目的,病情好转,无输液反应及其他不适。

(2) 护士无菌观念强,操作熟练,动作轻巧。

(3) 护患沟通有效,病人能主动配合、需要得到满足。

【注意事项】

1. 严格遵守无菌技术操作原则,认真执行查对制度,防止差错事故发生。

2. 根据病人病情、用药原则、药物性质合理安排输液顺序,调整输液速度,注意药物间的配伍禁忌。

3. 对需要长期输液的病人,应保护和合理使用静脉,一般从远心端小静脉开始。

4. 输液前必须排尽输液管及针头内的气体,输液中及时更换输液瓶,加压输液时要有护士看守,输液完毕应及时拔针,以防止空气栓塞的发生。

5. 严禁在输液的肢体侧进行抽血化验或测量血压。

6. 输液过程中加强巡视,认真倾听病人主诉,密切观察病人的全身及局部反应,及时处理输液故障,并主动配合医生处理各种输液反应。

7. 静脉留置者应注意保护肢体,不输液时避免肢体下垂,能够下床活动的病人,避免使用下肢静脉留置,以防止回血堵塞留置针;及时发现和处理静脉炎、导管堵塞、静脉血栓、液体渗漏及皮下血肿等并发症;每次输液开始和输液完毕均应冲洗套管针;静脉留置针一般可以保留 3~5d,严格按照产品说明执行。

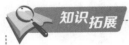

智能化预警系统中静脉输液中的运用

智能化预警系统包括硬件和软件模块。其中,硬件模块主要是液体监控装置(传感器在挂钩上,可对剩余液体量和滴速实时监控)、数据通信装置(包括有线、无线通信传输方式,输液装置配置小型中转器,通过中转器将病床操作面板数据传输到医院数据库)、病人和医护人员操作装置(床位配备操作面板,包括运行、呼叫和设置等功能)、视频监控装置(在智能输液室配置两个无死角摄像头和数据集中处理装置,连接值班室监护电脑)和数据处理装置(为操作面板系统和数据集中器,可对数据进行运算而将值班室指令传至病床输液装置,进行远程操控)。

软件模块为病人资料管理、药品信息管理、输液记录管理、输液监控管理和安全管理,有效对接病人和医院数据库资料,实时监控输液药品、用量和时间、合理调节输液速度、输液结束自动关闭装置并报警、合理监控用药、输液可视化功能,实现了实时观察病人情况。

通过硬件和软件模块结合,并借助条形码的应用和扫描,可实现输液的高标准、简便操作和高精度等特点,有效对输液进行管理,并第一时间处理紧急情况,实现医院输液的全面自动化,减轻护理人员的工作负担,也提高了输液护理质量,有利于减少输液不良反应和患者投诉率,提高满意度。

(二)密闭式中心静脉输液法

密闭式中心静脉输液法包括颈外静脉穿刺置管输液法、锁骨下静脉穿刺置管输液法和 PICC 输液法。

颈外静脉是颈部最大的浅静脉,位于颈外侧皮下,位置表浅且较易固定,其穿刺点为下颌角和锁骨上缘中点连线上 1/3 处,颈外静脉外缘,因此在特殊情况下可以输液,但不可多次穿刺。

锁骨下静脉自第一肋外缘处延续腋静脉,位于锁骨后下方,此静脉较粗大,成人的管腔直径可达 2cm,常处于充盈状态,周围还有结缔组织固定,使血管不易塌陷,也较易穿刺,硅胶管插入后可以保留较长时间。此外,该血管离右心房较近,血量多,注入高渗液体及化疗药物可很快被稀释,对血管壁的刺激性小。其穿刺点为胸锁乳突肌外侧缘与锁骨上缘所形成的夹角平分线上,距顶点 0.5~1cm 处。

其中颈外静脉穿刺置管输液法、锁骨下静脉穿刺置管输液法的操作多由医生完成,护士的主要职责是术中配合以及插管后的输液及护理,而 PICC 的操作多由临床专科护士完成。本章重点阐述 PICC 输液法。

　　PICC 输液法是通过周围静脉穿刺置管,并将导管末端置于上腔静脉中下 1/3 或锁骨下静脉进行输液的方法。此法适应证广、创伤小、操作简单、保留时间长、并发症少,常用于中、长期的静脉输液或化疗用药等,一般 PICC 静脉留置导管可在血管内保留 7d~1 年。

　　目前临床 PICC 导管大多采用硅胶材质,柔软,有弹性。导管全长可放射显影,总长度通常为 65cm,可根据病人个体需要进行修剪。常用的 PICC 导管有两种:一种是三向瓣膜式 PICC 导管(图 10-5)。另一种是末端开放式 PICC 导管(图 10-6)。三向瓣膜式 PICC 导管的三向瓣膜具有减少血液反流、防止空气进入的功能,穿刺成功后,根据病人个体需要进行修剪。末端开放式 PICC 导管可进行中心静脉压的测定,穿刺前,预先根据病人个体需要进行修剪。

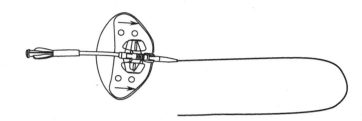

A. 导管整体观

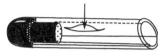

负压时,阀门向内打开,可抽血

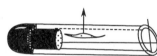

正压时,阀门向外打开,可输液

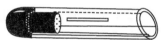

平衡时,阀门关闭,避免了空气栓塞、血液反流或凝固的风险

B. 导管末端结构图

图 10-5　三向瓣膜式 PICC 导管

【目的】

　　1. 需补充静脉营养液等高渗溶液的病人。

　　2. 需输入化疗药物等高浓度或刺激性溶液的病人。

　　3. 需中长期静脉输液治疗的病人。

　　4. 外周静脉条件差且需用药的病人。

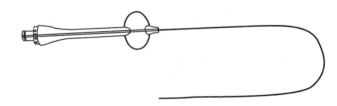

图 10-6　末端开放式 PICC 导管

【操作程序】

　　1. 评估　同密闭式周围静脉输液法。

　　2. 计划

　　(1) 护士准备:同密闭式周围静脉输液法。

　　(2) 病人准备:同密闭式周围静脉输液法,与病人签署知情同意书。

　　(3) 用物准备

　　1) PICC 穿刺套件:PICC 导管,延长管,链接器,思乐扣,皮肤保护剂,正压接头。

　　2) PICC 穿刺包:治疗巾 3 块,孔巾,止血钳或镊子 2 把,直剪刀,3cm×5cm 小纱布 3 块,6cm×8cm 纱布 5 块,大棉球 6 个,弯盘 2 个。

　　3) 其他物品:注射盘,无菌手套 2 副,0.9% 氯化钠溶液 500ml,20ml 注射器 2 个,10cm×12cm 透明敷贴,皮肤消毒液(75% 乙醇 + 碘伏,或 2% 碘酊 +75% 乙醇,或 0.5% 氯己定溶液),抗过敏无菌胶布,皮尺,止血带。

　　4) 根据需要准备:2% 利多卡因,1ml 注射器,弹力或自粘绷带。

　　(4) 环境准备:同密闭式静脉输液法。

　　3. 实施　见表 10-2。

视　频:PICC导管维护

表 10-2 PICC 输液法（以三向瓣膜式导管为例）

操作流程	操作步骤	要点说明
1~5	同头皮针密闭式周围静脉输液 1~5	
6. 选择静脉	首选右侧贵要静脉	• 常在肘部以贵要静脉、肘正中静脉和头静脉为序选择静脉
7. 安置体位	协助病人采取平卧位，暴露穿刺区域，穿刺侧上肢外展与躯干成 90° 角	• 充分暴露穿刺部位，便于穿刺
8. 确定穿刺点	根据上臂皮肤及血管的情况选择穿刺点，常规首选肘窝区肘下 2 横指	• 位置过上，血管相对较细易引起回流受阻或导管与血管发生摩擦而出现并发症。位置过上易损伤淋巴系统或神经系统，且上臂静脉瓣较多
9. 测量导管预置长度	自穿刺点到右胸锁关节，向下至第 3 肋间隙的长度即为预置导管的长度	• 插入过深，导管尖端进入右心房可能引起心律失常、心肌损伤、心脏压塞等
10. 测量臂围	在肘关节上 10cm 处测量双臂臂围并记录	• 用皮尺测量 • 用于监测可能发生的并发症，如渗漏、栓塞等
11. 皮肤消毒	（1）打开 PICC 穿刺包，戴无菌手套，将一块治疗巾铺于穿刺肢体下 （2）用 0.5% 氯己定溶液消毒 3 遍。消毒范围以穿刺点为中心上下直径 20cm，两侧至臂缘	• 每次消毒方向需与上次相反 • 消毒方法还可用 75% 乙醇和碘伏分别消毒 3 次；或用 75% 乙醇和 2% 碘酊分别消毒 3 次
12. 设置无菌区	更换无粉无菌手套，铺孔巾及治疗巾，并将 PICC 穿刺套件及所需无菌用物置于无菌区中	• 若为有粉手套，需先将滑石粉冲洗干净
13. 预冲导管	用注射器抽吸 0.9% 氯化钠溶液 20ml 冲洗导管，检查导管是否通畅，再将导管置于 0.9% 氯化钠溶液中，湿化导丝（图 10-7）	• 使导管内充满液体，防止空气进入血管内
14. 扎止血带	由助手协助扎上止血带	• 使静脉充盈 • 注意止血带的末端反向于穿刺部位
15. 静脉穿刺	（1）视情况可于穿刺前先由助手用 2% 利多卡因在穿刺部位行局部麻醉 （2）操作者左手绷紧皮肤，右手以 15°~30° 角进针，见回血后立即放低穿刺针以减小穿刺角度，再推进少许 （3）嘱助手松开止血带后，再用右手保持钢针针芯位置，左手单独向前推进外插管鞘并用拇指固定，再用左手示指和中指按压并固定插管鞘上方的静脉以减少出血，右手撤出针芯	• 保持插管鞘留在血管腔内不易脱出
16. 匀速送管	将导管缓慢、匀速送入，当导管置入约 15cm 即到达病人肩部时，嘱病人将头转向穿刺侧贴近肩部	• 无齿镊子夹住导管不宜过紧，以免损坏导管 • 防止导管误入颈静脉，直至置入预定长度
17. 抽回血	用盛有 0.9% 氯化钠溶液的注射器抽吸回血	
18. 撤出插管鞘及支撑导丝	（1）用无菌纱布块在穿刺点上方 6cm 处按压固定导管，将插管鞘从静脉管腔内撤出，远离穿刺点 （2）将支撑导丝与导管分离，并与静脉走行平行撤出支撑导丝	• 动作要轻柔、缓慢，禁止暴力抽去导丝

续表

操作流程	操作步骤	要点说明
19. 修剪导管长度	用无菌生理盐水纱布清洁导管上血迹,确认置入长度后,保留体外导管 6cm,用锋利的无菌剪刀与导管成直角(图 10-8),小心地剪断导管	• 留在外面的导管长度应该≤6cm,以便安装连接器 • 勿剪出斜面与毛碴
20. 安装连接器	将减压套筒安装到导管上,再将导管与连接器相连;并确认导管推至根部,但不可出皱褶	
21. 冲封管	连接正压接头,再用 0.9% 氯化钠溶液 20ml 行脉冲式冲管	• 冲管时禁止使用小于 10ml 的注射器,勿用暴力,以免压强过大导致导管破损
22. 固定	(1) 用生理盐水纱布清洁穿刺点周围皮肤,然后涂以皮肤保护剂 (2) 在近穿刺点约 0.5cm 处放好白色固定护翼,导管出皮肤处逆血管方向摆放"L"或"U"弯,用思乐扣固定连接器翼形部分,穿刺点上方放置无菌纱布块,用 10cm×12cm 透明敷贴无张力粘贴 (3) 用已注明穿刺日期、时间及操作者的指示胶带固定透明敷贴下缘,再用无菌脱敏胶布固定延长管(图 10-9)	• 保护穿刺点周围处于无菌状态,较少污染 • 涂皮肤保护剂应避开穿刺点
23. X 线确认	经 X 线确认导管在预置位置后即可按需要进行输液	• 导管末端应位于上腔静脉的中上段为宜,解剖位置在第 4~6 胸椎水平
24. 交代事项	向病人交代注意事项	• 穿刺部位防水、防牵拉。置管手臂尽量少下垂姿势,不得过度用力或提重物,衣袖不可过紧,不可测血压和静脉穿刺
25. 做好记录	操作结束后,应将相关信息记录在护理病历中	• 记录内容:穿刺日期、穿刺时间、操作者、导管规格和型号、所选静脉及穿刺部位、操作过程等
26. 封管处理	暂停输液时同静脉留置针输液法封管	• 输入黏稠性大的药物应选用无菌生理盐水 10ml 缓慢推注后再行封管 • 短期内不输液的病人每 7d 冲管 1 次
27. 再行输液	再行输液时,常规消毒的正压接头,把排气后的输液器连接接头进行输液	
28. 导管维护	(1) 穿刺后第 1 个 24h 更换敷料,以后每周更换敷料 1~2 次 (2) 每次进行导管维护前,测量臂围,再确认导管体外长度,并询问病人有无不适。抽回血以确定导管位置,再将回血注回静脉 (3) 注意揭敷贴时按压穿刺点,并由下至上零角度揭下 (4) 观察并记录导管体内外刻度 (5) 消毒时以导管为中心,直径 15cm(至少大于贴膜面积),用 0.5% 氯己定溶液消毒 3 遍(或 75% 乙醇和碘伏各消毒 3 遍),再覆盖透明敷贴	• 防止导管脱出 • 每次消毒方向需与上次相反
29. 拔管处理	(1) 拔管时应沿静脉走向,轻轻拔出,拔出后立即压迫止血 (2) 用无菌纱布块覆盖伤口,再用透明敷贴粘贴 24h (3) 对照穿刺记录以确定导管有无损伤、断裂、缺损	• 有出血倾向的病人,压迫止血时间要超过 20min • 以免发生空气栓塞和静脉炎 • 导管尖端常规送细菌培养
30. 整理记录	(1) 协助病人取舒适卧位,整理病人床单位 (2) 清理用物 (3) 洗手,记录	• 记录拔管时间和病人反应

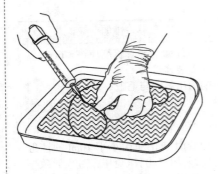

图 10-7　预冲导管

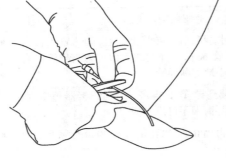

图 10-8　修剪导管长度

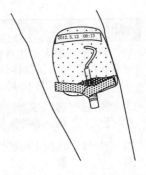

图 10-9　固定 PICC 导管

4. 评价　同密闭式周围静脉输液法。

【注意事项】

1. PICC 输液法的禁忌证　患有严重出血性疾病、上腔静脉压迫综合征及不合作或躁动的病人；穿刺部位或附近组织有感染、皮炎、蜂窝织炎、烧伤等情况的病人；乳腺癌根治术后患侧；预插管位置有放射性治疗史，血栓形成史，血管外科手术史或外伤者等。

2. 送管时速度不宜过快，如有阻力，不能强行置入，可将导管退出少许再行置入。

3. 乙醇和丙酮等物质会对导管材料造成损伤，因此当使用含该类物质的溶液清洁护理穿刺部位时，应等待其完全干燥后再加盖敷料。

4. 置管后应密切观察穿刺局部有无红、肿、热、痛等症状，如出现异常，应及时测量臂围并与置管前臂围相比较。观察肿胀情况，必要时行 B 超检查。

5. 疑似导管移位时，应再行 X 线检查，以确定导管尖端所处位置。禁止将导管体外部分移入体内。

6. 置管后指导病人　①进行适当的功能锻炼，以促进静脉回流，减轻水肿。置管侧肢体可做松握拳、屈伸等动作，应避免置管侧上肢过度外展、旋转及屈肘运动。②不能提重物。③置管侧肢体应尽量避免被物品及躯体压迫。

（三）静脉输液港技术

植入式静脉输液港（venous port access，VPA）由供穿刺的注射座和静脉导管两部分组成，是利用手术的方法将导管末端经皮下穿刺置于人体的上腔静脉，剩余导管和输液港底座埋藏在皮下组织；治疗时将无损伤针从皮下穿刺到注射座的输液槽，即可输注。因注射座和静脉外的导管部分均埋藏于皮下组织，因此是一种植入式、可长期留置的中心静脉输液装置。

植入式静脉输液港适用于长期反复静脉化疗、输血、胃肠外营养的病人及需要支持治疗的肿瘤病人，也可用于血样采集。

使用期限一般长达 8~10 年，主要优点有操作简单，且为皮下埋植，从而降低了感染的风险；维护简单，治疗间歇期每 4 周维护 1 次即可；置管者日常活动不受限制，无需换药，方便了病人；减少穿刺血管的次数，保护血管，减少静脉炎和药物外渗的机会。缺点是价格昂贵，且为有创性操作，限制了 VPA 在临床的广泛使用。

（四）输液泵微量泵输液法

输液泵（infusion pump）指机械或电子控制装置，能将药液长时间微量、均匀衡定、精确地输入体内，临床上常用于需要严格控制输入液量和药物的病人，如应用升压药物、抗心律失常药物、婴幼儿静脉输液和静脉麻醉时，危重病人的治疗与抢救。输液泵的种类很多，但主要组成与功能大体相同，在临床工作中可根据不同的型号选择使用。现以图 10-10 的电脑微量输液泵为例，简单介绍其使用方法。

1. 将输液泵固定在输液架上，接通电源，打开电源开关。

2. 按密闭式输液法准备药液、排气。

3. 打开泵门，将与之相吻合的输液管放于输液泵的管道槽中，关闭泵门。

4. 遵医嘱设定输液速度及输液量。

5. 穿刺成功后，将输液针头和输液泵连接。

视频：微量输液泵输液法

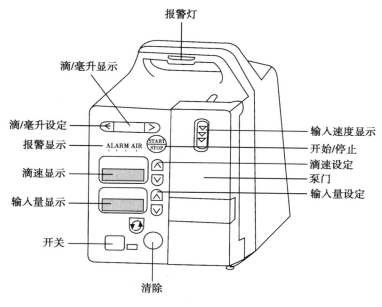

图 10-10 输液泵

6. 确定各种设置无误后,按"开始 / 停止"键,启动输液。

7. 输液接近完毕时,"输液量显示键"闪烁,提示输液结束。

8. 输液结束时,再次按"开始 / 停止键",停止输液。

9. 按"开关"键关闭输液泵,打开泵门,取出输液管。

五、输液速度与时间的计算

在输液过程中,每毫升溶液的滴数称为该输液器的点滴系数(gtt/ml)。目前常用输液器的点滴系数有 10、15、20、50 几种型号,计算时以生产厂家输液器袋上标明的点滴系数为准。静脉点滴的速度与时间可按下列公式计算。

1. 已知输入液体总量与计划所用输液时间,计算每分钟滴数。

$$每分钟滴数 = \frac{液体总量(ml)× 点滴系数}{输液时间(分)}$$

例 1. 某病人需输液体 1500ml,计划 5h 输完,所用输液器点滴系数为 15,求每分钟滴数?

$$每分钟滴数 = \frac{1500×15}{5×60} = (75 滴 /min)$$

2. 已知每分钟滴数与输液总量,计算输液所需要的时间。

$$输液时间(h) = \frac{液体总量(ml)× 点滴系数}{每分钟滴数 ×60(min)}$$

例 2. 如某病人需输液 2000ml,每分钟滴数为 50 滴,所用输液器的点滴系数为 15,需用多长时间输完?

$$输液时间(h) = \frac{2000×15}{50×60} = 10(min)$$

六、常见输液故障及排除法

(一)溶液不滴

1. 针头滑出血管外 液体注入皮下组织。表现为回抽无回血,局部肿胀、疼痛。处理方法:将针头拔出,更换针头后重新选择血管穿刺。

2. 针头斜面紧贴血管壁　表现为回抽有回血,但溶液滴入不畅或溶液不滴。处理方法:调整针头位置或适当变换肢体位置,至点滴通畅为止。

3. 针头阻塞　表现为回抽无回血,溶液不滴,轻挤压滴管下端靠近针头处的输液管,若感觉有阻力,松手又无回血时,表示针头可能已经阻塞。处理方法:拔出针头,更换针头后重新穿刺。切忌强行挤压导管或用溶液冲注针头,以免凝血块进入静脉内造成栓塞。

4. 压力过低　因输液时液体位置过低、病人肢体抬举过高或病人周围循环不良所致。表现为滴速缓慢或溶液不滴。处理方法:适当抬高输液瓶位置或放低病人肢体位置。

5. 静脉痉挛　因病人穿刺肢体在寒冷环境中暴露时间过长或输入液体温度过低所致。表现为滴液不畅,但有回血抽出。处理方法:在穿刺局部热敷,缓解静脉痉挛。

视频:茂菲滴管内液面调整法

（二）茂菲滴管内液面过高

1. 滴管侧壁有调节孔时,可夹住滴管上的输液管,打开调节孔,待液面下降至滴管露出液面,关闭调节孔,松开滴管上输液管,继续滴注。

2. 滴管侧壁无调节孔时,可将输液瓶(或袋)取下,倾斜输液瓶(或袋),使输液管插入瓶内的针头露出液面,待溶液缓缓流至滴管露出液面,再将输液瓶(或袋)挂回输液架上,继续滴注。

（三）茂菲滴管内液面过低

不管滴管侧壁有无调节孔,都可反折或捏紧滴管下端输液管,用手轻轻挤捏滴管,迫使液体流至滴管内,当液面升至所需高度时,停止挤捏,松开滴管下端输液管即可。

（四）茂菲滴管内液面自行下降

输液过程中,若茂菲滴管内液面自行下降,应该检查滴管上端输液管和滴管的衔接处是否紧密,有无漏气或裂隙,必要时更换输液器。

七、常见输液反应及防护

（一）发热反应（febrile reaction）

发热反应是输液过程中最常见的一种输液反应。

1. 原因　因输入致热物质引起。多由于用物清洁灭菌不彻底,输入的溶液或药物制品不纯、消毒保存不良,输液器灭菌不严或已被污染,输液过程中未能严格执行无菌操作所致。

2. 临床表现　多发生在输液后数分钟至1h。表现为发冷、寒战、发热。轻者体温在38℃左右,停止输液后数小时内体温自行恢复正常;重者初起寒战,继之高热,体温可达40℃以上,并伴有头痛、脉速、恶心、呕吐等全身症状。

3. 预防　加强责任心,严格遵守无菌操作规程;输液前认真检查药液的质量、输液用具的包装及灭菌日期、有效期;合理用药,注意配伍禁忌。

4. 护理

（1）发热反应轻者立即减慢输液速度或停止输液,通知医生;发热反应重者立即停止输液,并保留剩余溶液和输液器进行检测,必要时做细菌培养,以查找引起发热反应的原因。

（2）密切观察生命体征变化,每半小时测量体温1次。

（3）对症处理,如寒战者给予保暖,高热者给予物理降温,必要时遵医嘱给予抗过敏药物或激素治疗。

（二）循环负荷过重反应（circulatory overload Reaction）

循环负荷过重反应也称为急性肺水肿（acute pulmonary edema）。

1. 原因

（1）由于输液速度过快,短期内输入大量液体,使循环血容量急剧增加,心脏负荷过重而引起。

（2）病人原有心肺功能不良,多见于急性左心功能不全者。

2. 临床表现　在输液过程中病人突然出现呼吸困难、气促、胸闷、咳嗽,粉红色泡沫样痰,严重时痰液从口、鼻涌出,听诊可闻及双肺湿啰音,心率快,心律不齐。

3. 预防　输液过程中密切观察病人情况,严格控制输液速度与输液量,特别是对年老体弱、儿童、心肺功能不良的病人。

4. 护理　根据病人病情严格控制输液速度和输液量,对心肺功能不良、年老体弱、儿童更应谨慎。一旦发生此反应,应采取如下护理措施:

(1) 出现上述病情变化,应立即停止输液并迅速通知医生进行紧急处理。

(2) 在病情允许的情况下,协助病人取端坐位,双腿下垂,以减少下肢静脉血液的回流,减轻心脏负担。

(3) 给予高流量氧气吸入,一般氧流量为 6~8L/min,可提高肺泡内氧分压,使肺泡内毛细血管渗出液的产生减少,从而增加氧的弥散,改善低氧血症;同时在湿化瓶内放入 20%~30% 乙醇溶液,以减低肺泡内泡沫表面的张力,使泡沫破裂消散,从而改善肺部气体交换,减轻缺氧症状。

(4) 遵医嘱给予镇静、平喘、强心、利尿和扩血管药物,以舒张周围血管,加速液体排出,减少回心血量,减轻心脏负荷。

(5) 必要时进行四肢轮扎,用止血带或血压计袖带适当给四肢加压,要求阻断静脉血流,有效地减少回心血量。但加压时要确保动脉血流通畅,每隔 5~10min 轮流放松一侧肢体上的止血带,待症状缓解后,逐渐解除止血带。此外,静脉放血 200~300ml 也是一种有效减少回心血量的最直接方法,但应慎用,尤其是贫血者禁忌使用此方法。

(6) 安慰病人,给予心理支持,以解除其紧张情绪。

(三) 静脉炎 (phlebitis)

1. 原因

(1) 主要是由于长期输注高浓度、刺激性较强的药液,或静脉内放置刺激性大的留置管或留置管放置时间过长,引起局部静脉壁发生化学性炎症。

(2) 感染性静脉炎可因输液过程中未严格执行无菌操作,而导致局部静脉感染。

2. 临床表现　输液部位沿静脉走向出现条索状红线,局部组织发红、肿胀、灼热、疼痛,有时伴有畏寒、发热等全身症状。

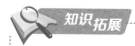

美国静脉输液护理学会(INS)静脉炎量表

等级	临床标准	等级	临床标准
0	没有症状	4	穿刺部位疼痛伴有发红疼痛
1	穿刺部位发红,伴有或不伴有疼痛		条索状物形成
2	穿刺部位疼痛伴有发红和/或水肿		可触摸到条索状的静脉,其长度 >1 英寸
3	穿刺部位疼痛伴有发红		脓液流出
	条索状物形成		
	可触摸到条索状的静脉		

3. 预防　严格执行无菌操作技术;对血管壁刺激性较大的药物应充分稀释后再使用,滴注药液时需确保针头在血管内方可开始输注,并防止药物溢出血管外,并减慢点滴速度;长期输液者,应经常更换输液部位,以保护静脉;静脉内置管应该选择无刺激性或刺激性小的导管,留置时间不宜过久。

4. 护理措施

(1) 停止在发生静脉炎的血管处输液,抬高患肢并制动。

(2) 局部用 50% 硫酸镁溶液或 95% 乙醇湿热敷,每日 2 次,每次 20min。

(3) 超短波理疗,每日 1 次,每次 15~20min。

(4) 将中药如意金黄散加醋调成糊状,局部外敷,每日 2 次,可起到清热、止痛、消肿的作用。

(5) 合并全身感染者,遵医嘱给予抗生素治疗。

(四) 空气栓塞 (air embolism)

1. 原因

(1) 输液前,输液管内空气未排尽,输液管连接不紧密、输液管漏气。

（2）加压输液、输血时无人守护；液体输完未及时更换药液或拔针，导致空气进入静脉发生空气栓塞。

（3）中心静脉置管时，拔出较粗的、靠近胸腔的深静脉导管后，穿刺点封闭不严密而引起。

进入静脉的空气形成空气栓子，气栓随血流经右心房到达右心室，如空气量少，则随着心脏的收缩从右心室压入肺动脉并分散到肺小动脉内，最后经毛细血管吸收，因而损害较小。如空气量大，则空气在右心室内阻塞肺动脉入口（图10-11），使右心室内的血液（静脉血）不能进入肺动脉，机体组织回流的静脉血不能在肺内进行气体交换，导致气体交换发生障碍，引起机体严重缺氧而死亡。

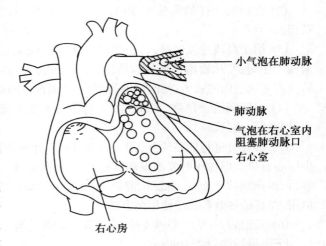

图 10-11 空气阻塞在右心室内肺动脉入口

2. 临床表现 病人感到胸部异常不适或胸骨后疼痛，随即出现呼吸困难和严重发绀，并有濒死感。听诊心前区可闻及持续、响亮的"水泡声"，心电图呈现心肌缺血和急性肺源性心脏病的改变。

3. 预防

（1）输液前认真检查输液器质量，排尽输液管内空气。

（2）输液过程中加强巡视，发现故障及时处理，连续输液者应及时添加或更换输液瓶；输液完毕应及时拔针。

（3）拔除较粗、贴近胸腔的较深静脉导管时，必须严密封闭穿刺点。

（4）加压输液时应由专人在床旁守护。

4. 护理措施

（1）如出现上述症状时，应立即将病人置于左侧卧位和头低足高卧位，并立即通知医生进行抢救。左侧卧位可使肺动脉的位置处于低位，利于气泡飘移至右心室尖部，避免阻塞肺动脉入口（图10-12）。随着心脏的舒缩，空气被血液碎成泡沫，可分次小量进入肺动脉内，最后逐渐被吸收。而头低足高位在吸气时可增加胸内压力，以减少空气进入静脉。

（2）给予高流量氧气吸入，提高机体的血氧浓度，纠正缺氧状态。

（3）如果病人安置中心静脉导管，可从导管中抽出空气，这是快捷的救治方法。

（4）密切观察病人病情变化，如有异常及时对症处理。

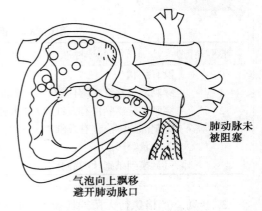

图 10-12 气泡避开肺动脉入口

（五）液体外渗（infiltration）

1. 原因 静脉穿刺时刺破血管或输液过程中针头或留置导管滑出血管外，使液体进入血管外组织而引起。

2. 临床表现 局部组织肿胀、苍白、疼痛，输液不畅，如药物有刺激性或毒性，可引起严重的组织坏死。

3. 预防

（1）妥善固定针头，避免移动；减少输液肢体的活动。

（2）加强巡视，保持输液管点滴通畅。

4. 护理措施

（1）发生液体外渗时，应立即停止输液，更换肢体和针头重新穿刺。

（2）抬高患肢，可局部热敷 20min，促进静脉回流和渗出液的吸收，减轻疼痛和水肿。

八、输液微粒污染

输液微粒（infusion particles）是指输入液体中的非代谢性、非溶性、肉眼不易观察到的微小颗粒杂质，其直径一般为 1~15μm，少数较大的可达 50~300μm。液体的透明度由输入液体中微粒多少而决定，也可因此判断液体的质量。

输液微粒污染指在输液过程中，输液微粒随液体进入体内，对机体造成严重危害的过程。

（一）输液微粒的来源

1. 药物和溶液生产制作工艺不完善或管理不严格，导致水、空气、原材料受到污染，使异物和微粒混入。

2. 盛放药液的容器、瓶塞不洁净，液体存放时间过长，或溶液瓶内壁及橡胶塞受药液浸泡时间过长，腐蚀剥脱形成微粒。

3. 输液器具（输液器、注射器）不洁净。

4. 输液环境不洁净，操作过程引起的污染，如切割安瓿、开瓶塞、反复穿刺瓶塞等均可导致微粒进入液体内，产生输液微粒污染。

（二）输液微粒污染的危害

微粒进入机体，其危害是严重而持久的，危害程度主要取决于微粒的大小、形状、化学性质，堵塞人体血管的部位、血流阻断程度以及人体对微粒的反应。最容易被微粒损害的脏器有肺、脑、肝、肾等器官。其结果如下：

1. 直接堵塞血管　液体中微粒过多，可直接造成局部血管堵塞，组织供血不足，出现缺血缺氧，甚至坏死。

2. 形成血栓　微粒随液体进入血管后，红细胞聚集于微粒上形成血栓，引起血管栓塞和静脉炎发生。

3. 形成肺内肉芽肿　如微粒进入肺毛细血管，可引起巨噬细胞增生，包围微粒形成肺内肉芽肿，影响肺功能。

4. 微粒是抗原，可引起过敏反应和血小板减少症。

5. 微粒刺激组织而发生炎症或形成肿块。

（三）输液微粒污染的预防措施

1. 制剂生产方面　制药厂应加强质量管理，改善生产车间环境卫生条件，安装空气净化装置，防止空气中悬浮的尘粒与细菌污染；严格执行制剂生产操作规程，工作人员要穿工作服、工作鞋，戴口罩，必要时戴手套；选用优质原材料，采用先进生产工艺，最大限度地减少液体中的微粒；提高检验技术，确保药液质量，保证出厂制剂合格。

2. 输液操作方面

（1）选用含终端滤过器的密闭式一次性医用输液器，可有效防止任何途径污染的静脉微粒，是解决微粒危害的理想措施。

（2）输液前严格检查输入液体的质量，注意观察其透明度、药液的瓶签、有效期，溶液瓶有无裂痕、瓶盖有无松动等。

（3）保持输液环境中的空气净化，在治疗室安装空气净化装置，定期消毒，可在超净工作台内进行输液前的准备；有条件的医院在一般病室内安装空气净化装置，以减少病原微生物和尘埃的数量，创造洁净的输液环境。

（4）在通气针头或通气管内放置空气过滤器，防止空气中的微粒进入液体中。

（5）严格执行无菌操作，遵守操作规程。输入药液应现用现配，避免药液久置污染；正确抽吸药液，正确配药。在开启安瓿前，以 75% 乙醇擦拭颈段是减少微粒污染的有效措施。正确切割玻璃安瓿，割锯痕长度应小于颈段的 1/4 周；切忌用镊子敲打安瓿，否则玻璃碎屑和脱落砂粒增多；配药液的针头越大，碎屑也越大，抽吸药液的空针不能反复多次使用，否则微粒数量增多。

第二节 静 脉 输 血

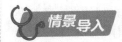

情景描述：

护士小王夜班，接收了一名38岁、大量呕血的肝硬化病人。遵医嘱为病人立即输血400ml，滴速调节为56滴/min。血液输注还剩100ml时，病人主诉皮肤瘙痒、呼吸困难，护士小王发现病人的眼睑和口唇也发生了水肿。

请问：

1. 为该病人输血的目的是什么？

2. 为什么病人突然出现上述症状？

3. 护士小王应采取哪些护理措施？

静脉输血（blood transfusion）是将全血或某些血液成分如血浆、红细胞、白细胞和血小板通过静脉输入体内的一种方法，是临床上常用的急救和治疗的重要措施之一。

一、静脉输血的目的及原则

（一）静脉输血的目的

1. **补充血容量** 常用于失血、失液所致的血容量减少或休克病人，以增加有效循环血量，改善心肌功能和全身血液灌流，提升血压，增加心排血量，促进循环。

2. **补充血红蛋白** 常用于血液系统疾病引起的严重贫血和某些慢性消耗性疾病的病人，以纠正贫血，增加血红蛋白含量，促进携氧功能。

3. **补充血浆蛋白** 常用于低蛋白血症、大出血、大手术及严重灼伤病人，以增加蛋白质，改善营养，维持血浆胶体渗透压，减轻组织渗出与水肿，保持有效循环血量。

4. **补充血小板和各种凝血因子** 常用于凝血功能障碍（如血友病）及大出血的病人，以改善凝血功能，有助于止血。

5. **补充抗体和补体等** 常用于严重感染、免疫缺陷、烧伤的病人，以增强机体抵抗力，提高机体抗感染的能力。

6. **吞噬、吸附、中和毒物作用** 常用于一氧化碳、苯酚等化学药物中毒的病人，以提高血红蛋白的运氧能力，促进血红蛋白释放氧气供机体组织利用。

（二）静脉输血的原则

1. 输血前必须进行血型鉴定和交叉配血试验。输注全血、红细胞制剂、浓缩白细胞以及手工分离浓缩血小板时，要求交叉配血试验阴性方可输注。

2. **同型血输注** 无论是输全血还是输成分血，均应选用同型血液输注。但在紧急情况下，如无同型血，可选用O型血输给病人。但是一次只能输入少量血，一般全血最多不超过400ml，红细胞制品控制在2个单位为宜，且要放慢输入速度。

AB型血的病人除了可接受O型血外，还可以接受其他异型血型的血（A型血和B型血），但是直接交叉配血试验必须阴性（不凝集）、间接交叉试验可以阳性（凝集）。Rh阴性者只能接受Rh阴性血的输入，Rh阳性者可接受Rh阴性和Rh阳性血的输入。主要是因为输入的量少，输入的血清中的抗体可被受血者体内大量的血浆稀释，而不足以引起受血者的红细胞凝集，故不出现反应。

3. **提倡成分输血** 成分血不仅可以一血多用，节约血源，而且可以避免由于输入不必要的血液成分可能造成的不良反应。成分输血是目前临床上常用的输血类型。

4. 如需再次输血，必须重新做交叉配血试验，以排除机体已产生抗体的情况。

二、血液制品的种类及适应证

（一）全血（whole blood）

全血指采集的血液未通过任何加工而全部保存备用的血液,分为新鲜血和库存血两类。

1. 新鲜血（fresh blood）　在 2~6℃ 保存 5d 内的酸性枸橼酸钠盐葡萄糖（CAD）全血或保存 10d 内的枸橼酸钠盐葡萄糖（CPD）全血都视为新鲜血。新鲜血基本保留了血液的原有成分,可以补充各种血细胞、凝血因子和血小板。主要适用于血液病病人。

2. 库存血（banked blood）　指在 2~6℃ 环境下保存 2~3 周的全血。库存血的各种有效成分,随着保存时间的延长而发生变化,其中白细胞、血小板和凝血因子等成分破坏较多。由于保养液的 pH 是 7.0~7.25,随着保存时间的延长,葡萄糖分解,乳酸增多,血液的酸性增高,pH 逐渐下降。另外由于红细胞、白细胞、血小板逐渐被破坏,细胞内钾离子外溢到血浆中,导致血液钾离子含量增多,酸性增强。因此大量输入库血时,要防止高钾血症和酸中毒的产生。库存血主要适用于各种原因所致的大出血。

正常库血分为上下两层,上层血浆呈淡黄色、半透明,下层血细胞呈均匀暗红色,两者之间界线清楚,无凝块。如血袋标签模糊不清、血袋破损漏血,上层血浆有明显气泡、絮状物或粗大颗粒、颜色呈暗灰色或乳糜状,下层血细胞呈暗紫色、血液中有明显凝块,提示可能有溶血不能使用。

（二）成分血

成分血（blood components）是在一定条件下,通过特定的方法将血液中的一种或多种成分分离后制成的血液制剂与单采成分血的统称。具有纯度高、针对性强、效能高、不良反应小、可一血多用的优点,临床上可以根据病人病情的需要有针对性的输注相应血液成分。

1. 血浆　全血经分离后所得的液体部分。其主要成分为血浆蛋白,不含血细胞,无凝集原。可用于补充血容量、蛋白质、凝血因子。

（1）新鲜血浆:含正常量的全部凝血因子,适用于凝血因子缺乏的病人。

（2）新鲜冷冻血浆:将采集 6~8h 内的全血采取离心分离出血浆后,保存于 -18℃ 以下的环境,保质期 1 年,适用于血容量及血浆蛋白较低的病人。静脉输注前须在 37℃ 温水中融化,并于 24h 内输入,以免纤维蛋白原析出。

（3）冷冻血浆:将新鲜冷冻血浆继续保存超过 1 年,或新鲜冷冻血浆分离出冷沉淀层,或超过保质期 5d 以内的全血分离出血浆后保存在 -18℃ 以下的环境下,保质期为 4 年,称为冷冻血浆。

2. 红细胞　一般以 100ml 为一个单位。输注红细胞可增加血液的携氧能力,主要用于贫血病人、失血过多的手术病人;还可为心功能衰竭的病人补充红细胞,以防止心脏负荷过重。每个单位的红细胞可以增加血球容积约 4%。红细胞包括以下三种:

（1）浓缩红细胞:是新鲜血经离心或沉淀去除血浆后的剩余部分,在 2~6℃ 环境下保存。适用于携氧能力缺陷和血容量正常的贫血病人,如各种急慢性失血、心功能不全的病人。

（2）红细胞悬液:是全血经离心去除血浆后的红细胞加入等量红细胞保养液制成,在 2~6℃ 环境下保存。适用于战地急救及中小手术病人。

（3）洗涤红细胞:是红细胞经生理盐水洗涤数次后,再加入适量生理盐水制成,含抗体物质少。在 2~6℃ 环境下保存时间不超过 24h。适用于器官移植手术后病人、一氧化碳中毒、输全血或血浆发生过敏的病人、免疫性溶血性贫血的病人、肾功能不全的病人。

（4）去白细胞浓缩红细胞:全血或红细胞经去白细胞过滤器后所得的红细胞,在 2~6℃ 环境下保存。适用于因白细胞抗体造成输血发热反应和原因不明的发热反应病人,也可用于骨髓和器官移植、免疫缺陷或免疫抑制性贫血、再生障碍性贫血病人。

3. 白细胞浓缩悬液　新鲜全血经离心后提取的白细胞,保存于 4℃ 环境下,保存期 48h。也可将新鲜全血经血细胞分离机单采后制成粒细胞浓缩悬液,保存于 20~24℃ 环境下,保存期 24h。用于粒细胞缺乏伴严重感染者。

4. 浓缩血小板　新鲜全血经离心所得,保存于 20~24℃ 环境下,保存在普通采血袋内的 24h 内有效,保存在专用血小板储袋的 5d 内有效。适用于血小板减少或功能障碍性出血的病人。

组图:血液制品的种类

（三）其他血液制品

1. **清蛋白制剂** 从血浆中提纯分离而得，保存于 2~6℃ 的环境，有效期 5 年，清蛋白浓度 20%~25%，临床常用 10g/瓶和 5g/瓶。清蛋白制剂能提高机体血浆蛋白与胶体渗透压，适用于治疗营养性水肿、肝硬化、其他原因引起的低蛋白血症病人。

2. **纤维蛋白原** 适用于纤维蛋白缺乏症、弥散性血管内凝血（DIC）的病人。

3. **免疫球蛋白和转移因子** 含多种抗体，可增加机体抵抗力。

4. **凝血制剂** 如凝血酶原复合物、抗血友病因子和浓缩Ⅷ、Ⅺ因子等，可有针对性地补充某些凝血因子的缺乏，适用于各种原因所致的凝血因子缺乏的出血性病人，如血友病。

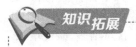

知识拓展

造血干细胞移植

造血干细胞存在于骨髓、外周血和脐带血中，造血干细胞移植作为新一代成分输血的内容之一，越来越受到人们的关注。由于受到采集和使用等方面的限制，目前广泛采用的是外周干细胞移植。

正常人外周干细胞含量只有骨髓中的 1/100~1/10，在采集外周干细胞前，可以使用抗肿瘤药物、造血干细胞生长因子、皮质激素等进行干细胞动员，然后用血细胞分离机采集，在 -190℃ 的液氮环境下保存。

脐带血中干细胞含量丰富，细胞更原始、增殖能力更强，还含有大量刺激细胞再生和分化的刺激因子，采集、分离方便，是干细胞移植不可多得的宝贵资源，但由于总量较少，只能用于儿童的干细胞移植，目前我国尚处于研究阶段。

三、血型和交叉配血试验

（一）血型

血型（blood type）是指红细胞膜上特异性抗原的类型。根据红细胞所含的凝集原（agglutinogen）不同，将人类的血液分为若干类型，与临床关系最密切的是 ABO 血型系统及 Rh 血型系统。

1. **ABO 血型系统** 红细胞内含有 A 凝集原、B 凝集原，按照红细胞膜上凝集原不同将血液分为 A、B、O、AB 四种血型。血清中含有与凝集原相对抗的物质，称之为凝集素（agglutinin），分别有抗 A 与抗 B 凝集素（表 10-3）。因此在输血前，献血者与受血者的血型必须进行交叉配血试验，以免发生抗原 - 抗体反应，造成红细胞的破坏和溶解。

表 10-3 ABO 血型系统

血型	红细胞膜上的抗原（凝集原）	血清中的抗体（凝集素）
A	A	抗 B
B	B	抗 A
AB	A、B	无
O	无	抗 A+ 抗 B

2. **Rh 血型** 人类红细胞除含有 A、B 抗原外，还有 C、c、D、d、E、e 六种抗原，称为 Rh 抗原（也称为 Rh 因子）。其中 D 抗原的抗原性最强，临床意义最为重要，医学上通常将红细胞膜上含有 D 抗原的称为 Rh 阳性，缺乏 D 抗原的称为 Rh 阴性。

我国汉族和其他大部分民族的人中 99% 为 Rh 阳性，1% 为 Rh 阴性。有些民族 Rh 阴性者居多，如塔塔尔族 15.8%，苗族 12.3%，布依族和乌孜别克族 8.7%。Rh 阴性的人输入 Rh 阳性血液，或 Rh 阳性胎儿的红细胞从胎盘进入了 Rh 阴性的母体，就会使 Rh 阴性者产生抗 Rh 抗体，当再次或多次输入 Rh 阳性血液时，就会发生抗原 - 抗体反应，输入的红细胞会被破坏而出现不同程度的溶血反应。

（二）交叉配血试验

为了保证输血安全,输血前需血型鉴定,还必须做交叉配血试验,受血者与供血者的 ABO 血型系统相同者也不例外,其目的是检查两者之间有无不相容抗体。

1. 直接交叉配血试验　即受血者血清和供血者红细胞进行配合试验,目的是检查受血者血清中有无破坏供血者红细胞之抗体,检验结果要求两者绝对不可以有凝集或溶血现象。

2. 间接交叉配血试验　即供血者血清和受血者红细胞进行配合试验,目的是检查供血者血清中有无破坏受血者红细胞之抗体。

具体方法见表 10-4。如果直接交叉和间接交叉配血试验均没有凝集反应,即为配血相容,才可进行输血。交叉配血试验既可检验血型,又能发现红细胞或血清中是否存在其他的凝集原或凝集素,以免引起红细胞凝集反应。

表 10-4　交叉配血试验

	直接交叉配血试验	间接交叉配血试验
供血者	红细胞	血清
受血者	血清	红细胞

四、静脉输血法

目前,临床上均采用密闭式输血法,包括直接静脉输血法和间接静脉输血法。

（一）输血前准备

1. 知情同意　输血前,应先取得病人的理解并征得病人的同意,签署知情同意书。

2. 备血　根据医嘱填写完整的输血申请单,抽取病人静脉血标本 2ml,将输血申请单和血标本一并送往血库,做血型鉴定和交叉配血相容试验(清蛋白除外)。采血时禁忌同时采集两名及以上病人的血标本,以免发生混淆。

3. 取血　根据输血医嘱,凭取血单到血库取血,与血库工作人员共同做好"三查、八对"工作。三查即查血液的有效期(采血日期)、血液质量和输血装置是否完好;八对即核对姓名、床号、住院号、血瓶(袋)号、血型、交叉配血试验结果、血液种类、剂量。确认无误后于交叉配血单上签全名后取回血液。

4. 取血后　血液取出后勿剧烈振荡,避免红细胞大量破坏而造成溶血;库存血不能加温,以免血浆凝固变形而引起不良反应;如为库存血,可在室温下放置 15~20min 后再输入。

5. 输血前核对　输血前,应与另一名护士再次进行核对,确定无误并检查血液无凝块后方可进行输血。

（二）输血法

【目的】

详见输血的目的。

【操作程序】

1. 评估

（1）病人的病史、症状、体征及实验室检查结果等资料,综合分析病人的情况,关注心肺功能。

（2）病人的血型、输血史及过敏史,所需血液制品的种类和量。

（3）根据病人病情、年龄及输血量选择静脉。一般采用四肢浅静脉;急需输血时多采用肘部静脉;周围循环衰竭时,可采用颈外静脉或锁骨下静脉。选择静脉时应避开破损、发红、硬结、皮疹等部位的血管。

（4）病人的心理状态,输血认知程度。

2. 计划

（1）病人准备:了解静脉输血的目的、方法、注意事项及配合要点;签写知情同意书;排空大小便,取舒适卧位。

（2）护士准备:着装整洁,修剪指甲,洗手,戴口罩。

视频：间接
输血法

(3) 用物准备：间接静脉输血法同密闭式周围静脉输液法，将一次性输液器换为一次性静脉输血器；直接静脉输血法同静脉注射，另备 50ml 注射器及针头数个（根据输血量多少而定）、3.8% 枸橼酸钠溶液、血压计袖带。另备生理盐水、血液制品（根据医嘱准备）、一次性手套。

(4) 环境准备：整洁、安静、舒适、安全。

3. 实施　见表 10-5。

表 10-5　密闭式静脉输血法

操作流程	操作步骤	要点说明
▲ 间接输血法		• 将抽出的供血者的血液按静脉输液的方法输注到病人体内的方法，是临床上最常用的静脉输血法
1. 检查核对	将用物携至病人床旁，由两名护士进行"三查八对"，核对无误后两名护士分别签名	• 严格执行查对制度，避免差错事故发生
2. 建立静脉通道	采用一次性输血器，按密闭式周围静脉输液法建立静脉通道，输入少量生理盐水	• 输入少量生理盐水以冲洗输血器管道
3. 连接血袋输血	(1) 将储血袋内血液以手腕旋转方式轻轻摇匀 (2) 打开储血袋封口，常规消毒血袋开口处的塑料管 (3) 将输血器针头从生理盐水瓶塞上拔下，插入输血器的输血接口，并缓慢倒挂储血袋于输液架上	• 避免剧烈震荡，以防发生溶血 • 如为血瓶，同密闭式周围静脉输液法的方法更换药液
4. 操作后核对	核对"八对"内容	
5. 调节滴速	开始输注血液时速度应慢，并密切观察15min 左右，如无不良反应发生，再根据病情及年龄调节滴速	• 开始滴速不超过 20 滴 /min • 一般成人 40~60 滴 /min，老人、儿童酌减
6. 整理记录	(1) 取出治疗巾、止血带及小垫枕整理病人床单位，协助病人取舒适卧位 (2) 将呼叫器放于病人易取处 (3) 整理用物 (4) 洗手，记录	• 在输血记录单上记录输血的时间、滴速、病人的全身及局部状况，并签全名
7. 严密观察	加强巡视，严密观察	• 严密观察有无输血反应，发生反应及时处理
8. 连续输血的处理	需连续输用不同供血者的血液时，在前一袋血液输完后，先输入少量生理盐水冲洗输血器，再更换另一袋血液继续输入	• 两袋血之间用生理盐水冲洗输血器是为了避免两袋血之间发生反应 • 输完血的血袋要保留，以备出现输血反应时查找原因
9. 拔针按压	(1) 输血完毕，继续输入生理盐水，直至输血器内的血液全部输入体内 (2) 轻揭输液贴或胶布，关闭调节器，迅速拔针后嘱病人按压片刻至无出血	• 输血完毕继续输入生理盐水是为了保证输血量准确
10. 整理记录	(1) 协助病人适当活动穿刺肢体，取舒适卧位，整理病人床单位 (2) 清理用物，将输血器针头剪下放入锐器收集盒中，输血管道放入医用垃圾筒中，输血袋保留 24h (3) 洗手，记录	• 污物按规定处理，避免交叉感染的发生 • 记录内容：输血时间、种类、血量、血型、血袋号，有无输血反应

笔记

续表

操作流程	操作步骤	要点说明
▲ 直接输血法		• 将供血者血液抽出后立即输给病人的方法,适用于无库存血而病人又急需输血以及婴幼儿的少量输血时
1. 准备卧位	请供血者和病人分别躺在相邻的两张床上,露出一侧手臂	• 方便操作
2. 认真查对	认真核对供血者和病人的姓名、血型和交叉配血试验结果	• 严格执行查对制度,防止差错事故的发生
3. 抽抗凝剂	在备好的注射器内加入一定量的抗凝剂	• 避免抽出的血液凝固 • 一般 50ml 血中加 3.8% 枸橼酸钠溶液 5ml
4. 抽、输血液	(1) 将血压计袖带缠于供血者上臂并充气 (2) 选择穿刺静脉,常规消毒皮肤 (3) 用加有抗凝剂的注射器抽取供血者的血液,然后立即行静脉注射,将抽出的血液输注给病人	• 压力维持在 13.3kPa(100mmHg) 左右,使静脉充盈; • 一般选用粗大静脉,常用肘正中静脉 • 操作时需要三人合作,一人抽血,一人传递,另一个输血,如此连续进行 • 抽取供血者血液时不可过急过快,并注意观察其面色,询问有无不适 • 给病人输入血液时不可过快,随时观察病人的反应 • 连续抽血时不必拔出针头,只更换注射器;在抽血期间放松袖带,并用手指压迫穿刺部位前端静脉,减少出血
5. 拔针按压	输血完毕,拔出针头,用无菌纱布块按压穿刺点至无出血	
6. 整理记录	(1) 协助病人取舒适卧位,整理病人床单位 (2) 清理用物 (3) 洗手,记录	• 污物按规定处理,避免交叉感染的发生 • 记录内容:输血时间、血量、血型,有无输血反应

4. 评价

(1) 病人理解输血的目的,并无不良反应发生,达到了治疗、抢救的目的。

(2) 护士操作规程正确,准确无误完成输血技术,无事故发生。

(3) 护患沟通有效,病人主动配合,彼此需要得到满足。

【注意事项】

1. 严格执行查对制度和无菌操作规程,输血前必须经两人认真进行"三查八对",以避免差错事故的发生。

2. 在输血前、后及两袋血液之间,都应输入少量生理盐水,以防不良反应的发生;血液内不可随意加入其他药物,如高渗或低渗溶液、酸性及碱性药品、钙剂等,以防发生血液凝集或溶解。

3. 输血过程中,应加强巡视,严密观察有无输血反应出现并及时询问病人有何不适。一旦出现异常情况应立即停止输血,配合医生紧急处理,并保留剩余血液以备送检查找原因。

4. 严格控制输血速度,对年老体弱、严重贫血、心衰病人应密切观察,滴速宜慢。

5. 合理安排输血顺序,需输入全血与成分血时,应首先输入成分血(尤其是浓缩血小板),其次为新鲜血,最后为库血,以保证成分血新鲜输入。输血时遵医嘱给予抗过敏药物,以防发生过敏反应。

6. 加压输血时必须有专人守护,输血完毕及时拔针,避免发生空气栓塞。

7. 输完的血袋送回输血科保留 24h,以备病人出现输血反应时查找原因。

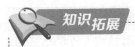

智能输血的闭环管理

智能输血"闭环"管理是将输血的操作规程进行流程再造,环节包括采样登记、血袋接收、输血确认、输血执行、输血过程巡视、输血结束,完成一个环节,才能进行下一个环节,每一个环节都有真实的时间记录并同步到护理电子病历的护理记录中,实现了智能输血的闭环管理。

环节一:采样登记　护士登陆客户终端系统后选择病区和病人,点击采样登记,先扫描病人腕带二维码,再扫描试管条码进行核对,如果该试管和病人不配对,会提示核对失败;如果核对成功,背景会变成黄色,同时显示出执行人和执行时间。

环节二:血袋接收　接受血库送达的血袋时扫描送至的血袋条码,可批量扫描所有血袋,然后扫描接收者工牌号,再扫描送血者工牌号,信息录入完整后系统提示接收成功。

环节三:输血确认　血液的确认过程需要扫描两人的工牌号进行双人核对,确认过的血袋再次扫描确认时,会弹出"请勿重复核对血袋"的提示。

环节四:输血执行　在血液输注开始时首先扫描血袋条码,根据系统提示,扫描病人腕带,核对正确后,再扫描操作者工牌进行双人核对。扫描完成后系统将提示"核对正确,可以执行"。

环节五:输血过程巡视　在输血过程中护士进行巡视,先扫描血袋号,点击"巡视"按钮,填写输注的点数,若无不良反应,点击保存即可。若有不良反应选择"有不良反应",系统直接弹出不良反应症状的记录界面,护士每次的巡视记录、不良反应登记都可自动插入到护理记录中。

环节六:输血结束　输注结束后护士需要做输注结束的操作,首先扫描血袋条码,点击"输血结束"按钮,系统将提示"此袋输血结束"。

五、成分输血和自体输血

(一) 成分输血

1. 概念　成分输血(component transfusion)是根据血液成分比重不同,将新鲜血液分离成各种成分,根据病人病情需要输注一种或多种血液成分。由于病人很少需要输入血液的所有成分,因此只输入其身体所需要的血液成分是十分有意义的。这种疗法又称"血液成分疗法",起到一血多用、节约血源、减少输血反应的作用。

成分输血的比例是衡量一个国家或地区医疗技术水平高低的重要标志之一。目前,国际上输成分血的比例已经达到 90% 以上,输全血不到 10%,发达国家比例已经超过 95%。成分输血也是目前我国临床常用的输血类型。

2. 特点

(1) 成分血中单一成分少而浓度高,除红细胞制品以每袋 100ml 为一单位外,其余制品,如白细胞、血小板、凝血因子等每袋规格均以 25ml 为一单位。

(2) 成分输血每次输入量为 200~300ml,即需要 8~12 单位(袋)的成分血,这意味着一次给病人输入 8~12 位供血者的血液。

3. 注意事项

(1) 某些成分血,如白细胞、血小板等(红细胞除外),存活期短,为确保成分输血的效果,以新鲜血为宜,且必须在 24h 内输入体内(从采血开始计时)。

(2) 除清蛋白制剂外,其他各种成分血在输入前均需进行血型鉴定及交叉配血试验。

(3) 成分输血时,由于一次输入多个供血者的成分血,因此在输血前应根据医嘱给予病人抗过敏药物,以减少过敏反应的发生。

(4) 由于一袋成分血液只有 25ml,几分钟即可输完,故成分输血时,护士应全程守护在病人身边,进行严密的监护,不能擅自离开病人,以免发生危险。

(5) 如病人在输成分血的同时,还需输全血,则应先输成分血,后输全血,以保证成分血能发挥最好的效果。

（二）自体输血

自体输血(autologous transfusion)是指采集病人体内的血液或收集病人术中丢失的血液,经过洗涤、加工、再回输给病人本人的方法。自体输血是最安全的输血方法。其优点是不需做血型鉴定和交叉配血试验,能扩大血液来源特别是稀有血型病人的血液来源,防止因输血引起的疾病传播,术前实施的多次采血能刺激骨髓造血干细胞分化并增加红细胞生成。

1. 适应证　腹腔或胸腔内出血,出血量在 1000ml 以上的大手术,手术后引流血液回输(在术后 6h 内的血液),体外循环或深低温下进行心内直视手术者,特殊血型很难找到供血者等。

2. 禁忌证　腹腔或胸腔开放性损伤 4h 以上,合并心脏病、阻塞性肺病或原有贫血的病人,血液在术中被胃肠道内容物污染,血液被癌细胞污染,凝血因子缺乏者,有脓毒血症和菌血症者等。

3. 方法

(1) 贮存式自体输血:经病人签字同意,术前采集病人全血或血液成分并加入贮存,手术需要时再回输给病人的输血方法。对符合自身输血条件的择期手术病人,在术前 3~5 周开始,每周或隔周采血 1 次,术前 3d 停止采集。

(2) 稀释式自体输血:一般在手术日手术开始前采集病人一定量的血液,同时静脉输入等量的胶体或晶体溶液以维持血容量,降低血中血细胞比容,使血液处于稀释状态,手术出血时血液的有形成分丢失减少,并减少术中红细胞的损失。术前采集的血液在术中或术后按先采集的血液先输的原则回输。

(3) 回收式自体输血(术中失血回输):是将病人体腔积血、手术失血及术后引流血液进行回收、抗凝、滤过、洗涤等处理,达到一定的质量标准,然后再回输给病人。适用于脾破裂、输卵管破裂,血液流入腹腔内 6h 并无污染或无凝血块者,但失血回输总量不宜过多,应限制在 3500ml。大量回输自体血的同时应适当补充新鲜血浆和血小板。

六、常见输血反应及防护

输血是临床上常用的急救和治疗的重要措施,但也是具有一定危险性的治疗措施,可引起输血反应,严重者可危及病人的生命。为了保证安全输血,护士要采取有效的预防措施,以避免输血反应的发生。在输血过程中,护士要严密观察病人,及时发现输血反应的征象,并能及时采取措施进行处理。

（一）发热反应

发热反应是输血过程中最常见的输血反应。

1. 原因

(1) 由致热原引起,如储血袋、输血器、血液、血液保养液被致热原污染。

(2) 违反无菌技术操作原则,造成输血污染。

(3) 多次输血后,受血者血液中产生的白细胞抗体或血小板抗体和供血者的白细胞或血小板发生免疫反应,引起发热。

2. 临床表现　通常在输血过程中或输血后 1~2h 内发生,病人出现发冷、寒战、发热,体温升高至 38~41℃,轻、重症病人持续时间不等,轻者 1~2h 后逐渐缓解,缓解后体温恢复正常。重者可伴有皮肤潮红、头痛、恶心、呕吐、肌肉酸痛等全身症状,甚至出现呼吸困难、血压下降、抽搐,甚至昏迷。

3. 预防

(1) 严格管理输血用具、血液保养液。

(2) 严格执行无菌技术操作原则,防止污染。

(3) 若病情允许,尽量避免多次输血。

4. 护理措施

(1) 轻者可减慢输血速度;严重者应立即停止输血,并及时通知医生,严密观察生命体征,做好对症处理,如寒战者给予保暖,高热病人给予物理降温。

(2) 遵医嘱给予解热镇痛药和抗过敏药物,如异丙嗪或肾上腺素等。

(3) 将剩余血液、储血袋及输血用具一并送检。

（二）溶血反应

溶血反应（hemolytic reaction）是指输入血中的红细胞或受血者的红细胞发生异常破坏或溶解，而引起一系列临床症状，是最严重的输血反应。

1. 原因

（1）输入异型血：是输血反应中最严重的一种，即供血者与受血者血型不合而造成血管内溶血向血管外溶血的演变，反应发生迅速，一般输入10~15ml即可出现症状，后果严重，死亡率高。

（2）输入变质血：即输血前红细胞已被溶解破坏，如血液贮存过久、保存温度过高或过低、血液被剧烈振荡或被细菌污染、加入高渗或低渗溶液或能影响血液pH的药物、血液内加入酸性或碱性药液等，导致红细胞大量破坏溶解。

（3）Rh系统不合：Rh阴性者首次接受Rh阳性血液后不会发生溶血反应，但2~3周后其血清中产生抗Rh阳性抗体。当再次接受Rh阳性血液时，即可发生溶血反应。Rh系统不合所致的溶血反应一般发生于输血后数小时至数天后，症状较轻，并且较少见。

2. 临床表现　轻重不一，轻者与发热反应相似，重者在输入血液10~15ml时发生，速度快，后果严重。溶血反应的临床表现分为三阶段：

第一阶段：受血者血清中的凝集素和输入血中红细胞表面的凝集原发生凝集反应，使红细胞凝集成团，阻塞部分小血管，造成组织缺血缺氧。病人表现为头部胀痛、面部潮红、恶心、呕吐，主诉心前区压迫感、腰背部剧烈疼痛、四肢麻木等反应。

第二阶段：凝集的红细胞溶解后，大量血红蛋白释放到血浆中，出现黄疸和血红蛋白尿（尿液呈酱油样颜色），并伴有寒战、高热、呼吸困难、发绀、血压下降等。

第三阶段：大量血红蛋白进入肾小管后遇酸性物质形成结晶，将肾小管阻塞；同时由于抗原、抗体的相互作用，导致肾小管内皮细胞缺血缺氧而坏死脱落，进一步加重肾小管阻塞，导致急性肾衰竭，病人出现少尿或无尿、管型尿和蛋白尿、高钾血症、酸中毒等，严重者可死亡。

3. 预防

（1）认真做好血型鉴定和交叉配血试验。

（2）输血前严格查对，遵守操作规程，杜绝事故的发生。

（3）严格执行血液采集、保存制度，防止血液变质。

4. 护理措施

（1）立即停止输血，并通知医生紧急处理。

（2）给予氧气吸入，建立静脉通道，遵医嘱给予升压药或其他药物治疗。

（3）双侧腰部封闭，双侧肾区用热水袋热敷，解除肾血管痉挛，促进血液循环，保护肾脏。

（4）遵医嘱静脉注射5%碳酸氢钠溶液，碱化尿液，增加血红蛋白在尿液中的溶解度，减少沉淀，防止肾小管阻塞。

（5）将剩余血液、病人输血前后的血标本、尿标本等一同送检。

（6）密切观察病情变化，定时测量生命体征及尿量并做好记录，对少尿、无尿者，按急性肾衰竭护理；出现休克者，进行抗休克治疗。

（7）安慰病人，消除紧张、恐惧心理。

（三）过敏反应

过敏反应（anaphylactic transfusion reactions）是输入的血液与受血者血液发生抗原抗体结合的反应。

1. 原因

（1）病人为过敏体质，对有些物质易引起过敏反应。输入血液中的异体蛋白与病人机体的蛋白质结合而形成全抗原，使机体呈致敏状态。

（2）输入的血液中含有致敏物质，如供血者在献血前使用过可致敏的药物、食物等。

（3）多次输血的病人体内产生抗体，当再次输血时，抗原抗体相互作用而发生过敏反应。

（4）供血者血液中的某种抗体输入受血者的体内，与相应抗原结合发生过敏反应。

2. 临床表现　过敏反应大多在输血后期或输血即将结束时发生，症状出现的早晚与反应程度关系密切,症状出现越早,反应越重。轻者表现皮肤瘙痒,局部或全身出现荨麻疹;中度者出现血管神经性水肿,多见于颜面部,表现为眼睑、口唇高度水肿,常在数小时后消退。重者也可因喉头水肿、支气管痉挛而致呼吸困难,听诊两肺闻及哮鸣音,严重者发生过敏性休克。

3. 预防

(1) 对曾有过敏史、需多次输血的病人,在输血前半小时遵医嘱给予抗过敏药物。

(2) 选用无过敏史的供血者。

(3) 供血者在献血前 4h 内不宜食用高蛋白、高脂肪食物,可食用清淡饮食或糖水。

4. 护理措施

(1) 严密观察病人反应并及时处理。

(2) 轻者减慢输血速度,遵医嘱给予抗过敏药物,如苯海拉明、异丙嗪或地塞米松等。

(3) 中、重度过敏反应者,应立即停止输血,通知医生,按医嘱皮下注射 1:1000 肾上腺素或静脉滴注氢化可的松或地塞米松等抗过敏药物。

(4) 对症处理,对呼吸困难者给予氧气吸入,对严重喉头水肿者行气管切开,循环衰竭者立即进行抗休克治疗。

(5) 严密监测生命体征。

(四) 与大量输血有关的反应

大量输血一般是指 24h 内紧急输入相当于或大于病人总血容量的血液。常见的与大量输血有关的反应有循环负荷过重的反应、出血倾向、枸橼酸钠中毒等。

1. 循环负荷过重　即肺水肿,其原因、临床表现、预防、护理措施同静脉输液反应。

2. 出血倾向

(1) 原因:长期反复输入库存血或超过病人原血液总量的输血而引起。因为库血中的血小板已被破坏,凝血因子减少而引起出血。

(2) 临床表现:表现为皮肤、黏膜出现瘀点或瘀斑,穿刺部位可见大块淤血或拔针后出血不止、手术伤口渗血或出血、牙龈出血,严重者出现血尿。

(3) 预防:严格掌握输血量,每输库存血 3~5 个单位,应及时补充 1 个单位的新鲜血;当输入大量血液时,应将库存血、新鲜血或血小板浓缩悬液交替输入,以补充血小板和凝血因子。

(4) 护理措施:短时间输入大量库存血时,应密切观察病人意识、血压及脉搏等变化,病人皮肤、黏膜或手术伤口有无出血等,并根据凝血因子缺乏情况给予相应的处理。

3. 枸橼酸钠中毒

(1) 原因:枸橼酸钠是常用的抗凝剂,大量输血时过量的枸橼酸钠也进入体内,当病人肝功能受损时,枸橼酸钠不能氧化和排出,与血中游离钙结合使血钙浓度下降。

(2) 临床表现:病人手足抽搐、血压下降、心率缓慢甚至心脏骤停。

(3) 预防:每输入库存血 1000ml,遵医嘱静脉注射 10% 葡萄糖酸钙或 10% 氯化钙 10ml,以补充钙离子,防止血钙过低。

(4) 护理措施:严密观察病人病情变化及输血后反应,按医嘱使用钙剂。

(五) 传染性疾病

通过输血传播的疾病与感染已有十多种,其中最严重的是艾滋病、乙型肝炎、丙型肝炎,其次为梅毒、疟疾。

对输血引起传染性疾病的预防与控制,重点是采供血机构和医疗机构的标准化工作和规范化管理。主要的预防措施是:加强消毒隔离,对血液制品进行病毒灭活,做好职业防护;提倡自体输血和成分输血,严格掌握输血适应证;严格血液筛查,提倡无偿献血;规范采供血和血液制品制备的操作规程。

(六) 其他

如细菌污染反应、空气栓塞、微血管栓塞等,严格把握采血、贮血和输血操作的各个环节,是预防上述反应的关键。

附 10-1　颈外静脉穿刺置管输液法

颈外静脉是颈部最大的浅静脉,位于颈外侧皮下,位置表浅且较易固定,因此在特殊情况下可以输液,但不可多次穿刺。其穿刺点为下颌角和锁骨上缘中点连线上 1/3 处,颈外静脉外缘(附图 10-1)。

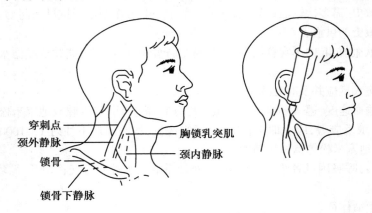

附图 10-1　颈外静脉穿刺点示意图

【目的】

1. 长期持续输液,周围静脉穿刺困难的病人。
2. 长期静脉内输入高浓度或刺激性强的药物,或行静脉内高营养治疗的病人。
3. 周围循环衰竭的危重病人,用来测量中心静脉压。

【操作程序】

1. 评估　同密闭式周围静脉输液法。
2. 计划
(1) 护士准备:同密闭式周围静脉输液法。
(2) 病人准备:同密闭式周围静脉输液法。
(3) 用物准备:除头皮针静脉输液法的用物外,还需备如下:

1) 无菌穿刺包:内装穿刺针 2 根(长约 6.5cm,内径 2mm,外径 2.6mm)、硅胶管 2 条(长 25~30cm,内径 1.2mm,外径 1.6mm)、5ml 和 10ml 注射器各 1 个、6 号针头 2 枚、平针头 1 个、尖头刀片、镊子、无菌纱布 2~ 4 块、洞巾、弯盘。

2) 其他:无菌生理盐水、2% 利多卡因注射液、无菌手套、无菌敷贴、0.4% 枸橼酸钠生理盐水或肝素稀释液、无菌静脉帽。

(4) 环境准备:同密闭式静脉输液法。

3. 实施　见附表 10-1。

附表 10-1　颈外静脉穿刺置管输液法

操作流程	操作步骤	要点说明
1~5	同头皮针密闭式周围静脉输液法 1~5	
6. 安置体位	协助病人去枕平卧,头偏向对侧,肩下垫一小薄枕,使病人头低位,颈部伸展平直	• 充分暴露穿刺部位,便于穿刺
7. 定穿刺点	操作者立于病人头侧或对侧,选择穿刺点并正确定位	
8. 消毒皮肤	常规消毒局部皮肤	
9. 开包铺巾	打开无菌穿刺包,戴无菌手套,铺洞巾	• 形成一无菌区,便于操作者操作
10. 局部麻醉	由助手协助,操作者用 5ml 注射器抽吸 2% 利多卡因,在穿刺部位行局部麻醉。用 10ml 注射器抽吸无菌生理盐水,以平针头连接硅胶管,排尽空气备插管时用	

续表

操作流程	操作步骤	要点说明
11. 再次查对	再次核对床号、姓名、药液	
12. 穿刺静脉	(1) 先用刀片尖端在穿刺点上刺破皮肤做引导 (2) 助手以手按压颈静脉三角处 (3) 操作者用左手拇指绷紧皮肤,右手持穿刺针与皮肤成45°进针,入皮后成25°沿静脉方向穿刺	• 减少进针时皮肤阻力 • 阻断血流时静脉充盈,便于穿刺
13. 正确插管	(1) 见回血后,立即抽出针内芯,左手拇指用纱布堵住针栓孔,右手持备好的硅胶管送入针孔内10cm左右 (2) 插管时由助手一边抽回血,一边缓慢注入生理盐水	• 插管动作要轻柔,避免硅胶管打折。当插入不畅时,可改变插管方向
14. 接输液器	(1) 确定硅胶管在血管内后,缓慢退出穿刺针 (2) 再次抽回血,注入生理盐水 (3) 移开洞巾,接输液器输液	• 检查导管是否在血管内 • 输液不畅时,观察硅胶管有无弯曲,是否滑出血管外
15. 固定调速	(1) 用无菌敷贴覆盖穿刺点并固定硅胶管 (2) 硅胶管与输液管接头处用无菌纱布包扎并用胶布固定在颌下 (3) 根据病人的年龄、病情、药物的性质调节滴速	• 固定要牢固,防止硅胶管脱出
16. 暂停封管	(1) 暂停输液时,用0.4%枸橼酸钠生理盐水1~2ml或肝素稀释液2ml注入硅胶管进行封管 (2) 用无菌静脉帽塞住针栓孔,再用安全别针固定在敷料上	• 防止血液凝集在硅胶管内 • 每天更换穿刺点敷料,用0.9%过氧乙酸溶液擦拭硅胶管,常规消毒局部皮肤
17. 再行输液	再行输液时,取下静脉帽,消毒针栓孔,接上输液装置即可	
18. 拔管整理	(1) 停止留置输液时,在硅胶管末端接注射器,边抽吸边拔硅胶管 (2) 拔管后,局部加压数分钟,用75%乙醇消毒穿刺部位并覆盖无菌纱布 (3) 协助病人取舒适卧位,整理病人床单位	• 可防止残留的小血块和空气进入血管,形成血栓
19. 清理记录	(1) 清理用物 (2) 洗手,记录	• 污物按规定处理,避免交叉感染的发生 • 记录拔管时间和病人反应

4. 评价　同密闭式周围静脉输液法。

【注意事项】

1. 严格执行无菌操作及查对制度,预防感染及差错事故的发生。

2. 正确选择穿刺点。不可过高或过低,过高因近下颌角而妨碍操作,过低则易损伤锁骨下胸膜及肺尖而导致气胸。

3. 每天输液前要先检查导管是否在静脉内。

4. 输液过程中应加强巡视,如发现硅胶管内有回血,应及时用0.4%枸橼酸钠生理盐水冲注,以免血块堵塞硅胶管。若溶液点滴不畅,及时检查硅胶管是否滑出血管外或弯曲。

5. 每天停止输液时,要进行封管。若发现硅胶管内有凝血,应用注射器将凝血块抽出,切忌将凝血块推入血管造成栓塞。

6. 每日常规消毒穿刺点及周围皮肤并更换敷料。更换敷料时应注意观察局部皮肤情况,一旦出现红、肿、热、痛等炎症表现,应做相应的抗感染处理。

附10-2　锁骨下静脉穿刺置管输液法

锁骨下静脉自第一肋外缘处延续腋静脉,位于锁骨后下方,向内至胸锁关节后方与颈内静脉汇合成无名静脉,左右无名静脉汇合成上腔静脉入右心房。此静脉较粗大,成人的管腔直径可达2cm,位置虽不是很表浅,但常处于充盈状态,周围还有结缔组织固定,使血管不易塌陷,也较易穿刺,硅胶管插入后可以保留较长时间。此外,该血管离右心房较近,血量多,注入高渗液体及化疗药物可很快被稀释,对血管壁的刺激性小。其穿刺点为胸锁乳突肌外侧缘与锁骨上缘所形成的夹角平分线上,距顶点0.5~1cm处(附图10-2)。

【目的】

1. 长期不能进食或丢失大量液体,需补充大量高热量、高营养液体及电解质的病人。
2. 各种原因所致的大出血,需迅速输入大量的液体,以纠正血容量不足或提升血压的病人。
3. 长期输入高浓度或刺激性强的药物的病人。
4. 需测定中心静脉压或需要紧急放置心内起搏导管的病人。

【操作程序】

1. 评估　同密闭式周围静脉输液法。
2. 计划
(1) 护士准备:同密闭式周围静脉输液法。
(2) 病人准备:同密闭式周围静脉输液法。
(3) 用物准备:除头皮针静脉输液法的用物外,还需备如下:
1) 无菌穿刺包:内装穿刺针(20号)2枚、硅胶管2条、射管水枪1个(附图10-3)、平针头(8~9)2个、5ml注射器、镊子、结扎线、无菌纱布2块、洞巾2块、弯盘。

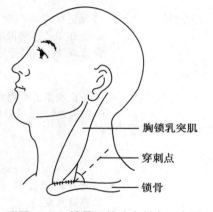

附图 10-2　锁骨下静脉穿刺点示意图

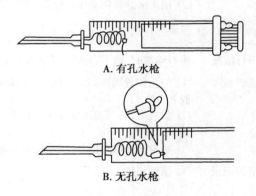

附图 10-3　射管水枪

2) 其他:2%利多卡因注射液、无菌手套、无菌敷贴、0.4%枸橼酸钠生理盐水或肝素稀释液、无菌静脉帽、1%甲紫。

(4) 环境准备:同密闭式静脉输液法。

3. 实施　附表10-2。

附表 10-2　锁骨下静脉穿刺置管输液法

操作流程	操作步骤	要点说明
1~5	同头皮针密闭式周围静脉输液法 1~5	
6. 选穿刺点	(1) 协助病人去枕平卧,头偏向一侧,肩下垫一小薄枕,使病人头低肩高 (2) 操作者立于床头,选择穿刺点并用1%甲紫标记进针点及胸锁关节	• 充分暴露穿刺部位,便于穿刺 • 提高穿刺的成功率并避免发生气胸等并发症
7. 消毒皮肤	常规消毒局部皮肤	
8. 开包铺巾	打开无菌穿刺包,戴无菌手套,铺洞巾	• 形成一无菌区,便于操作者操作

笔记

续表

操作流程	操作步骤	要点说明
9. 备好枪、管	准备好射管水枪及硅胶管,并抽吸 0.4% 枸橼酸钠生理盐水,连接穿刺针头备穿刺射管用	
10. 局部麻醉	由助手协助,操作者用 5ml 注射器抽吸 2% 利多卡因,在穿刺部位行局部麻醉	
11. 再次查对	再次核对床号、姓名、药液	
12. 穿刺静脉	操作者将针头指向胸锁关节,与皮肤成 30°~40° 角进针,边进针边抽回血,通过胸锁筋膜有落空感时,继续进针,直至穿刺成功	• 试穿锁骨下静脉,以探测进针方向、角度和深度
13. 穿刺射管	(1) 操作者持射管水枪,按试穿方向刺入锁骨下静脉,同时抽回血,如抽出暗红色血液,表明进入锁骨下静脉 (2) 嘱病人屏气,操作者一手按住水枪的圆孔及硅胶管末端,另一手快速推动活塞,硅胶管即随液体进入锁骨下静脉 (3) 压住穿刺针顶端,将针退出 (4) 针头退出皮肤后,将硅胶管轻轻从水枪中抽出	• 一般射入长度为左侧 16~19cm,右侧 12~15cm
14. 接输液器	将备好的输液器导管连接平针头插入硅胶管内进行输液	
15. 固定调速	(1) 用无菌敷贴覆盖穿刺点并固定硅胶管 (2) 在距离穿刺点约 1cm 处,将硅胶管缝合固定在皮肤上,覆盖无菌纱布并用胶布固定 (3) 根据病人的年龄、病情、药物的性质调节滴速	• 一般缝合两针,两个结间距为 1cm
16~19	同颈外静脉穿刺置管输液法 16~19	

4. 评价　同密闭式周围静脉输液法。

【注意事项】

1. 操作前要先叩病人两侧背部肺下界,并听诊两侧呼吸音,以便在术后不适时作为对照。

2. 严格执行无菌操作及查对制度,预防感染及差错事故的发生。

3. 正确选择穿刺点。在铺洞巾前将确定好的穿刺点及穿刺方向进行标记,避免因进针方向过度向外偏移而刺破胸膜产生气胸。

4. 射管时,一定要用手压住水枪的圆孔处及硅胶管末端,以免硅胶管全部射入体内。另外,射管时推注水枪活塞应迅速,使水枪内的压力猛增而射出硅胶管,如果缓慢推注,即使水枪内的液体注完,仍不能射出硅胶管。

5. 退针时,切勿来回转动针头,以防针头斜面割断硅胶管。并且在穿刺针未退出血管时,不可放开按压圆孔处的手指,防止硅胶管吸入。

6. 每天输液前要先检查导管是否在静脉内。

7. 输液过程中应加强巡视,如发现硅胶管内有回血,应及时用 0.4% 枸橼酸钠生理盐水冲注,以免血块堵塞硅胶管。若溶液点滴不畅,可用急速负压抽吸,不能用力推注液体,以免将管内的凝血块冲入血管形成栓子。及时检查硅胶管是否滑出血管外或弯曲、头部位置是否不当、固定硅胶管的线结扎是否过紧,出现上述情况应及时处理。

8. 每天停止输液时,要进行封管。若发现硅胶管内有凝血,应用注射器将凝血块抽出,切忌将凝血块推入血管造成栓塞。

9. 每日常规消毒穿刺点及周围皮肤并更换敷料。更换敷料时应注意观察局部皮肤情况,一旦出现红、肿、热、痛等炎症表现,应做相应的抗感染处理。

(张连辉　姜美霞)

思考题

1. 病人王某,女,35 岁,因感冒、发热、咳嗽 1 周,在医院门诊进行输液治疗,护士调节输液滴速为 60 滴 /min。输注半个小时后,护士在巡视时发现输液滴速变慢,30 滴 /min。

请问:

(1) 护士考虑是什么原因? 如何处理?

(2) 如果液体完全不滴了,又该如何考虑? 怎么解决?

2. 病人张某,女,68 岁,因"支气管哮喘急性发作"入院,遵医嘱静脉输液。今输液 2h 后,病人突然面色苍白、呼吸困难、气促、咳嗽加重、咳痰、咳粉红色泡沫样痰。

请问:

(1) 病人发生了什么情况?

(2) 护士首先采取的措施是什么?

(3) 为了缓解病人的呼吸困难,护士应该为病人采取何种体位?

3. 病人黄某,男,37 岁,车祸致腹部创伤而急诊入院。查体:BP 60/40mmHg,P 120 次 /min,脉搏细弱,表情淡漠,出冷汗,躁动不安。遵医嘱静脉输血 200ml。当输血 10min 左右时,病人出现头痛、恶心、呕吐、胸闷、四肢麻木、腰背部剧痛症状。

请问:

(1) 导致这种情况发生的可能原因是什么?

(2) 护士应该立即采取哪些措施?

(3) 病情进一步发展,有可能出现什么现象? 导致死亡的原因是什么?

思路解析

扫一扫,测一测

第十一章 冷热疗法

学习目标

1. 掌握冷、热疗法的禁忌。
2. 熟悉冷、热疗法的目的;冷、热疗法的效应;湿热疗法。
3. 规范使用冰袋、热水袋;熟练进行乙醇拭浴法;能正确实施局部用冷、用热。
4. 了解影响冷、热疗法效果的因素;冷湿敷法。
5. 具有严谨求实的工作态度,对病人关心体贴,确保安全。

　　冷、热疗法是临床常用的物理治疗方法,是利用低于或高于人体温度的物质作用于人体表面,通过神经传导引起皮肤和内脏器官血管的收缩或扩张,从而改变机体各系统体液循环和代谢活动,达到治疗的目的。在实施冷、热疗法的过程中,护士应及时、有效地评估病人局部或全身状况,正确应用冷、热疗法,防止不良反应发生,确保病人安全,满足病人身心需要。

第一节　概　　述

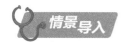

情景描述:

　　口腔医院急诊科护士小李今天值夜班,接诊了一位"牙痛原因待查"的 49 岁女性病人。病人主诉下后牙阵发性疼痛,难以入睡。护士小李询问完病情后倒了一杯冰水让病人含漱。

　　请问:

　　1. 护士让该病人含漱冰水的目的是什么? 为什么?

　　2. 举例说明临床还有哪些用冷的情况?

一、冷热疗法的目的

(一) 冷疗法的目的

　　1. **控制炎症扩散**　冷疗可使毛细血管收缩,血流减慢,细菌的活力和细胞的新陈代谢降低,从而限制炎症的扩散。适用于炎症早期,如鼻部软组织发炎早期,可采用鼻部冰敷以控制炎症扩散。

　　2. **减轻局部充血或出血**　冷疗可使毛细血管收缩,血管通透性降低,减轻局部组织的充血和水肿;冷疗还可使血液循环减慢,血液黏稠度增加,促进血液凝固而控制出血。适用于软组织损伤的早期及体表组织的出血,如鼻出血、扁桃体摘除术后等。

3. 减轻疼痛 冷疗可抑制组织细胞的活力,降低神经末梢的敏感性而减轻疼痛;冷疗还可使局部血管收缩,通透性降低,渗出减少,局部组织内的张力减轻,起到减轻疼痛的作用。适用于牙痛、烫伤及急性损伤早期(48h 内),如踝关节扭伤 48h 内可用冷湿敷,以减轻踝关节软组织出血和疼痛。

4. 降低体温 冷直接与皮肤接触,通过传导与蒸发的物理作用,使体温降低。适用于高热或中暑病人降温。头部用冷可降低脑细胞的代谢,减少其耗氧量,提高脑组织对缺氧的耐受性,减少脑细胞的损害。适用于脑外伤、脑缺氧的病人。

(二) 热疗法的目的

1. 促进炎症消散或局限 热疗可扩张局部血管,血液循环速度加快,促进组织中毒素、废物的排出;同时血流增多,白细胞数量增多,增强了新陈代谢和白细胞的吞噬功能。炎症早期用热疗,可促进炎性渗出物的吸收与消散;炎症后期用热疗,可促使白细胞释放蛋白溶解酶,溶解坏死组织,促进炎症局限,如踝关节扭伤 48h 后,用热湿敷可促进踝关节软组织淤血的吸收和消散。

2. 减轻深部组织充血 热疗可使皮肤血管扩张,血流量增加,使全身循环血量重新分布,深部组织血流量减少,减轻深部组织的充血。

3. 减轻疼痛 热疗可降低痛觉神经的兴奋性,提高疼痛阈值;热疗还可改善血液循环,加速致痛物质排出及炎性渗出物的吸收,解除对神经末梢的刺激和压迫,达到减轻疼痛的目的。另外,热疗能使肌肉松弛,结缔组织伸展性增强,关节的活动范围增加,减轻肌肉痉挛、僵硬与关节强直引起的疼痛。

4. 保暖 热疗可使局部血管扩张,促进血液循环,使病人感到温暖、舒适。适用于年老体弱、危重、末梢循环不良的病人及早产儿。

二、应用冷热疗法的禁忌

(一) 冷疗的禁忌

1. 慢性炎症或深部化脓病灶 冷疗可使局部血管收缩,血流量减少,妨碍炎症吸收。

2. 循环障碍 对大面积组织受损、休克、全身微循环障碍、周围血管病变、动脉硬化、神经病变、水肿等病人,因循环不良、组织营养不足,使用冷疗后可使血管收缩,血液循环障碍加重,导致局部组织缺血、缺氧而变性、坏死。

3. 对冷过敏 对冷过敏者应用冷疗时可引起红斑、荨麻疹、关节疼痛、肌肉痉挛等过敏症状。

4. 慎用冷疗法者 心脏病及体质虚弱者、昏迷或感觉异常者、关节疼痛、婴幼儿及哺乳期胀奶的产妇等均应慎用冷疗。

5. 禁忌冷疗的部位

(1) 枕后、耳廓、阴囊等处禁忌用冷,以防冻伤。

(2) 心前区禁忌用冷,以防引起反射性心率减慢、心房纤颤、心室纤颤及房室传导阻滞。

(3) 腹部禁忌用冷,以防腹痛、腹泻。

(4) 足底禁忌用冷,以防反射性末梢血管收缩影响散热,或引起一过性冠状动脉收缩。

(二) 热疗的禁忌

1. 急腹症未明确诊断前 对原因不明的急性腹痛病人用热疗时,可因疼痛被缓解而掩盖病情真相,贻误疾病的诊断和治疗,还有引起腹膜炎的危险。

2. 面部危险三角区感染 面部"危险三角区"血管丰富,无静脉瓣,且与颅内海绵窦相通。用热可使该处血管扩张,血流量增多,导致细菌及其毒素进入血液循环,促进炎症扩散,易造成颅内感染和败血症。

3. 各种脏器出血、出血性疾病 热疗可使局部血管扩张,增加脏器的血流量和血管的通透性,而加重脏器出血。血液凝固障碍的病人,用热后局部血管扩张,会增加出血的倾向。

4. 软组织损伤或扭伤 48h 内 在软组织损伤早期(48h 内)用热,可因局部血管扩张、通透性增加而加重皮下出血、肿胀及疼痛。

5. 其他情况

（1）心、肝、肾功能不全的病人：大面积使用热疗法，可导致皮肤血管扩张，内脏器官的血液供应减少，进而使病情加重。

（2）感觉功能异常、意识不清、老年人、婴幼儿慎用热疗：用热可能会造成烫伤，这类病人应在严密监视下使用热疗。

（3）孕妇：热疗会影响胎儿的生长发育。

（4）急性炎症：如牙龈炎、中耳炎、结膜炎等，在急性炎症反应期使用热疗，可因局部温度升高，循环血量增加，有利于细菌的生长、繁殖而使病情加重。

（5）恶性肿瘤部位：热疗可使血管扩张，血流量增加，有助于细胞的生长及新陈代谢。在恶性肿瘤部位使用热疗可加速肿瘤细胞的生长、转移和扩散，使病情加重。

（6）皮肤湿疹处：使用热疗法可使局部皮肤的受损加重，病人皮肤痒感加重增加不适感。

（7）金属移植物部位、人工关节处：金属是热的良好导体，在此处应用热疗法容易造成病人的烫伤。

（8）睾丸：睾丸处用热时可抑制精子的发育及破坏精子。

三、冷热疗法的效应

（一）生理效应

冷热疗法的应用可使机体产生一系列生理反应，用热时，血管扩张、血液流速加快、淋巴细胞的能动性增大、白细胞的数量和活动度增加、血液黏稠度降低、局部组织的新陈代谢增加、肌肉组织和结缔组织的伸展性增强、柔韧性增加、痛阈提高、神经传导速度加快。用冷时机体的生理反应与用热时大部分相反。机体对冷、热疗法的生理反应见表 11-1。

表 11-1　冷热疗法的生理效应

生理效应	用热	用冷	生理效应	用热	用冷
细胞代谢率	增加	减少	血液流动速度	增快	减慢
需氧量	增加	减少	淋巴流动速度	增快	减慢
血管扩张/收缩	扩张	收缩	结缔组织伸展性	增强	减弱
毛细血管通透性	增加	减少	神经传导速度	增快	减慢
血液黏稠度	降低	增加	体温	上升	下降

（二）继发效应

在一定的治疗时间内机体的反应随时间的增加而增强，但持续用冷 30~60min 后，即出现小动脉扩张；持续用热 30~45min 后，则血管收缩。这种用冷或用热超过一定时间，所产生的与生理效应相反的作用，称为继发效应（secondary effect），这是机体为了避免长时间用冷或用热对组织造成损伤而产生的一种防御反应。因此，应用冷热疗法以 20~30min 为宜。如果需要长时间使用冷疗或热疗法时，中间应间隔 1h 的休息时间，让组织有机会复原，以防止因继发效应而减弱原有的生理效应或造成组织损伤。

四、影响冷热疗法效果的因素

（一）影响冷疗的因素

1. 方法　冷疗分为干冷和湿冷两种。干冷疗法温度通过空气或媒介物传导，湿冷疗法温度通过水传导。因水的传导性能比空气好，渗透力强，速度快，所以湿冷疗法的效果优于干冷疗法。

2. 面积　冷疗面积越大，疗效越强；反之则越弱。但冷疗的面积过大，病人的耐受性也会下降。在为病人使用大面积的冷疗时，应密切观察病人局部及全身反应，以保证治疗安全、有效。

3. 时间　在一定的治疗时间内，机体的反应随冷疗时间的延长而增强，但如持续用冷时间过长，已收缩的小动脉会扩张而出现继发效应，甚至引起不良反应，如皮肤苍白、冻伤。

4. 温度　用冷的温度与体表的温度相差越大,机体对冷刺激的反应越强;反之则越弱。另外,环境温度也会影响冷疗效果,如室温过低,冷疗效果增强;室温过高,冷疗效果降低。

5. 部位　冷疗的部位不同,疗效也不相同。血管粗大、血流较丰富的体表部位,冷疗的效果较好。因此,为高热病人行物理降温时,将冰袋、冰囊放置在颈部、腋下、腹股沟等体表大血管处,以增加散热,增强降温效果。另外,皮肤较薄或不经常暴露的部位对冷刺激的反应明显,效果较好。

6. 个体差异　不同年龄、性别、身体状况、居住习惯、肤色的个体对冷疗法的反应不同。老年人因体温调节能力较差,对冷刺激的敏感性降低;婴幼儿体温调节中枢发育不完善,对冷刺激的适应能力有限。昏迷、瘫痪、血液循环不良、血管硬化、感觉迟钝等病人,对冷刺激的敏感性也降低;在为这些病人进行冷疗时应特别注意温度的选择,防止发生冻伤。

(二) 影响热疗的因素

1. 方法　热疗分为干热和湿热两种。干热疗法以空气或媒介物传导温度,具有保温时间较长、不会浸湿皮肤、烫伤危险性较小及病人更易耐受等特点;湿热疗法通过水传导温度,具有穿透力强、不易使病人皮肤干燥、体液丢失较少且病人主观感觉较好。因水的传导性能比空气好,渗透力强,速度快,所以湿热疗法的效果优于干热疗法。相同状态下,干热 50~70℃可达到治疗效果,而湿热只需40~60℃即可达到治疗效果。

2. 面积　热疗的效果与应用面积成正比,应用面积越大,疗效越强;反之则越弱。但热疗的面积越大,病人的耐受性也越差。在使用大面积热疗时,应密切观察病人局部及全身反应,以保证热疗安全、有效。

3. 时间　在一定的治疗时间内,机体的反应随热疗时间的增加而增强,但如果持续用热时间过长,已扩张的小动脉会收缩而出现继发效应。

4. 温度　用热疗法的温度与体表的温度相差越大,机体反应越强;反之则越弱。另外,环境温度也会影响热疗的效果,当环境温度高于或等于身体温度时,热疗效果增强。

5. 部位　血管粗大、血流较丰富的体表部位,热疗的效果较好;皮肤较薄或不经常暴露的部位对热刺激的反应较明显,效果较好。

6. 个体差异　老年人因体温调节能力较差,对热刺激的敏感性降低;婴幼儿体温调节中枢发育不完善,对热刺激的适应能力有限;昏迷、瘫痪、血液循环不良、血管硬化、感觉迟钝等病人,对热刺激的敏感性也降低。在为这些病人进行热疗时应特别注意温度的选择,防止烫伤。

第二节　冷疗法的应用

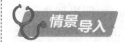

情景描述:

护士小肖在值班时接收了一位"肺炎球菌肺炎"的 23 岁小伙子,期间发现病人呼吸急促,R 26 次/min,P 128 次/min,T 39.8℃,遂汇报医生,医生开出医嘱让小肖为病人乙醇拭浴。

请问:

1. 乙醇拭浴的目的是什么?

2. 为该病人拭浴时为什么要在头部置冰袋和足部置热水袋? 何时可以取下冰袋?

3. 拭浴过程中在哪些部位应适当延长拍拭时间? 哪些部位禁忌拍拭?

冷疗法(cryotherapy)是用低于人体温度的物质,作用于机体的局部或全身,以达到止血、止痛、消炎和退热的治疗方法。

冷疗法可分为局部冷疗法和全身冷疗法两种。常用的局部冷疗法有冰袋、冰囊、冰帽、冰槽、冷湿敷和化学致冷袋等;全身冷疗法有乙醇拭浴、温水拭浴等。

一、局部冷疗法

(一) 冰袋(冰囊)的使用

【目的】

降温、消炎、止血、镇痛。

【操作程序】

1. 评估

(1) 病人的年龄、病情、体温、治疗情况、意识状态。

(2) 病人局部皮肤状况、循环状况,对冷的耐受度,有无感觉障碍等。

(3) 病人的心理状态、活动能力及配合程度。

2. 计划

(1) 病人准备:了解冰袋(冰囊)冷疗的目的、方法、注意事项及配合要点;排空大小便,取舒适卧位。

(2) 护士准备:着装整洁,洗手,戴口罩。

(3) 用物准备:治疗盘内备冰袋或冰囊(图 11-1)、布套、毛巾、帆布袋、木槌。治疗盘外备冰块、盆及冷水、漏勺,手消毒液。

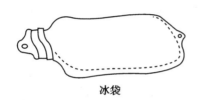
冰袋

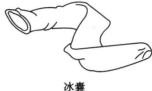
冰囊

图 11-1 冰袋、冰囊

(4) 环境准备:整洁、安静、舒适、安全。酌情关门窗,必要时用床帘或屏风遮挡病人。

3. 实施 见表 11-2。

表 11-2 冰袋使用法

操作流程	操作步骤	要点说明
1. 核对解释	认真核对、评估病人并做好解释	• 病人或家属理解使用冰袋的意义,愿意接受
2. 备好用物	(1) 备齐所需用物,检查冰袋有无破损、漏气 (2) 将冰块装入帆布袋,用木槌敲成小块,放入盆内用冷水冲去棱角 (3) 将小冰块装入冰袋 1/2~2/3 满,驱出袋内空气,夹紧袋口 (4) 用毛巾擦干冰袋,倒提抖动检查无漏水后套上布套	• 确保冰袋可正常使用 • 防止冰块棱角损坏冰袋发生漏水 • 空气可加速冰的融化,使冰袋与皮肤的接触面积减少,降低治疗效果 • 防止冰袋漏水冻伤病人或引起不适感
3. 再次核对	将冰袋携至病床旁,认真核对病人并做好解释	• 确认病人,取得合作
4. 放置冰袋	将冰袋置于冷敷部位(或将冰袋悬挂吊起,仅底部与治疗部位皮肤接触) 高热病人降温时冰袋置于病人前额或头顶(冰囊可置于体表大血管分布处:颈部两侧、腋窝、腹股沟等);鼻出血者将冰囊置于鼻部;扁桃体摘除术后将冰囊置于颈前颌下(图 11-2)	• 避免压迫局部组织,阻碍血液循环 • 冰块已融化应及时更换,以保证疗效 • 冰袋置于前额时,为减轻局部的压力,需将冰袋悬吊于支架上,但要确保冰袋与前额皮肤的接触(图 11-3)
5. 严密观察	注意观察皮肤及病人反应,冰袋有无异常,倾听病人主诉	• 防止发生血液循环障碍或冻伤
6. 撤除冰袋	30min 后撤除冰袋,协助病人卧于舒适卧位,整理病人床单位	• **防止产生继发效应**

笔记

续表

操作流程	操作步骤	要点说明
7. 整理用物	整理用物,倒空冰袋,倒挂晾干,吹入少量空气后夹紧袋口,置阴凉处备用;布套清洁后晾干备用	• 防止冰袋内面相互粘连
8. 准确记录	洗手,记录	• 记录用冷部位、时间、效果、局部反应及病人反应

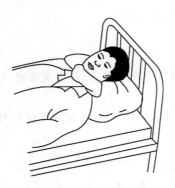

图 11-2 颈部冷敷

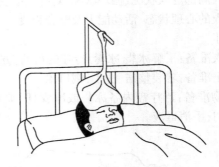

图 11-3 冰袋使用法

4. 评价

(1) 病人无冻伤、无不良反应,达到冷疗目的。

(2) 护士操作熟练,动作轻巧。

(3) 护士能与病人或家属有效沟通,得到理解与配合。

【注意事项】

1. 注意观察病人局部皮肤变化,每 10min 查看一次局部皮肤颜色,如出现苍白、青紫、麻木等情况应立即停止用冷并给予相应处理。

2. 高热病人降温时,用冷 30min 后应测量体温并记录,当体温降至 39℃以下可停止用冷。

3. 用冷的时间正确,最长不超过 30min,需长时间用冷者应休息 1h 后再重复使用,以防发生不良反应。

4. 用冷过程中应随时观察并检查冰袋是否夹紧,有无发生漏水。冰块完全融化时,应立即更换并保持布袋的干燥。

(二) 冰帽(冰槽)的使用

【目的】

头部降温,预防脑水肿,减轻脑细胞损害。

【操作程序】

1. 评估

(1) 病人的年龄、病情、治疗情况、意识状态。

(2) 病人头部状况。

(3) 病人的心理状态、活动能力及配合程度。

2. 计划

(1) 病人准备:了解冰帽(冰槽)冷疗的目的、方法、注意事项及配合要点;排空大小便,取舒适卧位。

(2) 护士准备:着装整洁,洗手,戴口罩。

(3) 用物准备

1) 治疗车上层:治疗盘内备帆布袋、木槌、海绵垫、不脱脂棉球、凡士林纱布、肛表。治疗盘外备冰帽或冰槽(图 11-4)、

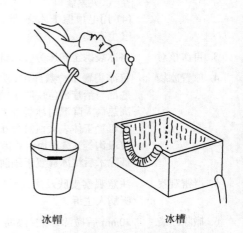

冰帽   冰槽

图 11-4 冰帽或冰槽

冰块、盆及冷水、勺,手消毒液。

2) 治疗车下层:水桶、生活垃圾桶、医用垃圾桶。

(4) 环境准备:整洁、安静、舒适、安全。酌情关门窗,必要时用床帘或屏风遮挡病人。

3. 实施 见表 11-3。

表 11-3 冰帽的使用法

操作流程	操作步骤	要点说明
1. 核对解释	认真核对、评估病人并做好解释	• 病人或家属理解使用冰帽的意义,愿意接受
2. 备好用物	(1) 备齐所需用物,检查冰帽有无破损、漏水 (2) 将冰块敲成小块、冲去棱角(方法同冰袋) (3) 将小冰块装入冰帽约 2/3 满,驱出帽内空气,旋紧冰帽口,用毛巾擦干冰帽,检查无漏水	• 确保冰帽可正常使用 • 防止冰块棱角损坏冰帽发生漏水 • 防止冰帽漏水冻伤病人或引起不适感
3. 再次核对	将冰帽携至床旁,再次核对病人	• 确认病人
4. 放置冰帽	(1) 在病人后颈部、双耳外侧与冰帽接触的部位垫海绵(使用冰槽者需在耳内塞不脱脂棉球,双眼盖凡士林纱布) (2) 将病人头部置于冰帽中,冰帽的引水管置水桶中,注意水流情况	• 防止病人的枕后及外耳发生冻伤 • 防止冰水流入耳内;保护后颈及角膜
5. 严密观察	(1) 每 30min 测一次生命体征并记录,肛温维持在 33℃左右 (2) 注意观察皮肤颜色、心率、冰帽有无异常等	• 肛温不可低于 30℃,以防发生心房纤维颤动、心室纤维性颤动或房室传导阻滞
6. 撤除冰帽	30min 后撤除冰帽,协助病人卧于舒适卧位,整理病人床单位	• 防止继发效应
7. 整理用物	整理用物,冰帽处理同冰袋,将冰水倒空,消毒备用	• 防止粘连
8. 准确记录	洗手,记录	• 记录用冷部位、时间、效果、局部反应及病人反应

4. 评价

(1) 病人无冻伤、无不良反应,达到冷疗目的。

(2) 护士操作熟练,动作轻巧。

(3) 护士能与病人或家属有效沟通,得到理解与配合。

【注意事项】

1. 密切观察病人病情、体温及心率变化,防止发生心房纤维性颤动、心室纤维性颤动或房室传导阻滞等。每 30min 测量生命体征一次,肛温不能低于 30℃。

2. 观察头部皮肤变化,每 10min 查看一次局部皮肤颜色,尤其注意病人耳廓部位有无发紫、麻木及冻伤发生。

3. 用冷时间不可超过 30min,如需再使用,应休息 1h,让局部组织复原后再重复使用,以防发生不良反应。

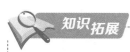

冷疗敷料法

冷疗敷料,以水凝胶为基质,水凝胶中含有 96% 的水,由于水分和一些挥发性物质缓慢蒸发使局部皮肤冷却,冷却作用长达 6h。冷疗敷料以创伤伤口局部蒸发散热为其主要方式,在高温高湿条件下,冷疗敷料可阻止创面的余热以及对抗湿热因素所致热损伤的叠加作用,减轻创面病理损伤程度,有效地阻止创面损伤的进程,缩短愈合时间。早期应用冷疗还可以减少创面及周围组织的渗出,切断渗出、水肿、缺氧的恶性循环,对创面有保护作用。

(三) 冷湿敷法

【目的】

降温,早期扭伤、挫伤的消肿、止痛。

【操作程序】

1. 评估　同冰袋冷疗法,注意有无伤口。

2. 计划

(1) 病人准备:了解冷湿敷法的目的、方法、注意事项及配合要点;排空大小便,取舒适卧位。

(2) 护士准备:着装整洁,洗手,戴口罩。

(3) 用物准备

1) 治疗车上层:治疗盘内备敷布2块、钳子2把、凡士林、纱布、棉签、弯盘、塑料薄膜、棉垫或毛巾、橡胶单、治疗巾。治疗盘外备小盆(内置冰水),手消毒液。必要时备换药用物。

2) 治疗车下层:生活垃圾桶、医用垃圾桶。

(4) 环境准备:整洁、安静、舒适、安全。酌情关门窗,必要时用床帘或屏风遮挡病人。

3. 实施　见表11-4。

表11-4　冷湿敷法

操作流程	操作步骤	要点说明
1. 核对解释	认真核对、评估病人并做好解释	• 病人或家属理解冷湿敷的意义,愿意接受
2. 备好用物	根据病人局部情况备齐所需用物	• 伤口处冷敷应备无菌用物及换药用物
3. 再次核对	携用物至病床旁,再次核对病人	• 确认病人
4. 安置体位	协助病人取舒适卧位,暴露治疗部位	• 必要时用床帘或屏风遮挡,保护病人自尊
5. 湿敷患处	(1) 在治疗部位下垫橡胶单及治疗巾,涂凡士林于患处(范围略大于患处) (2) 将敷布浸入冰水盆中,并将敷布拧至不滴水 (3) 抖开敷布敷于患处,上盖塑料薄膜及棉垫或毛巾,为高热病人降温时敷于前额 (4) 每3~5min更换一次敷布,及时更换盆内冰水,治疗时间以15~20min为宜	• 凡士林能减缓冷传导,防止冻伤,保持冷疗效果 • 盖纱布可防凡士林粘在敷布上 • 敷布需浸透 • 塑料薄膜可防止棉垫或毛巾潮湿;棉垫或毛巾等可维持冷疗温度 • 确保冷敷效果,防止继发效应
6. 严密观察	注意观察局部皮肤及病人反应,倾听病人主诉	
7. 整理用物	(1) 治疗完毕,撤去用物,用纱布擦去凡士林,协助病人卧于舒适卧位,整理病人床单位 (2) 整理用物,按规定消毒处理后放回原处	
8. 准确记录	洗手,记录	• 记录冷湿敷的部位、时间、效果、局部反应及病人反应

4. 评价

(1) 病人无冻伤、无不良反应,达到冷湿敷的目的。

(2) 护士操作熟练,动作轻巧。

(3) 护士能与病人或家属有效沟通,得到理解与配合。

【注意事项】

1. 注意观察局部皮肤变化,每10min查看一次局部皮肤颜色。

2. 使用过程中检查湿敷情况,及时更换敷布。如湿敷部位为开放性伤口,须按无菌技术操作处理伤口。

3. 若为高热病人降温时,则冷湿敷后30min应为病人测量体温,并将测量结果记录在体温单上。

二、全身冷疗法

全身冷疗法是利用乙醇或温水接触身体皮肤,通过乙醇或温水的蒸发和传导作用来增加机体的散热,达到降温目的。

【目的】

为高热病人降温。

【操作程序】

1. 评估

(1) 病人的年龄、病情、治疗情况、过敏史、意识状态。

(2) 拭浴前体温及皮肤状况,循环状况,对冷的耐受度,有无感觉障碍等。

(3) 病人的心理状态、活动能力及配合程度。

2. 计划

(1) 病人准备:了解乙醇或温水拭浴法的目的、方法、注意事项及配合要点;排空大小便,取舒适卧位。

(2) 护士准备:着装整洁,洗手,戴口罩。

(3) 用物准备

1) 治疗车上层:治疗盘内备大毛巾、小毛巾、热水袋及套、冰袋及套;治疗盘外备脸盆(内盛放 32~34℃温水 2/3 满或盛放 30℃、25%~35% 乙醇 200~300ml),手消毒液。必要时备干净衣裤。

2) 治疗车下层:医疗垃圾桶、生活垃圾桶。必要时备便器。

(4) 环境准备:整洁、安静、舒适、安全。酌情关门窗,必要时用床帘或屏风遮挡病人。

3. 实施　见表 11-5。

视频:温水拭浴法

表 11-5　乙醇或温水拭浴法

操作流程	操作步骤	要点说明
1. 核对解释	认真核对、评估病人并做好解释	• 病人或家属理解乙醇或温水拭浴的意义,愿意接受
2. 备好用物	备齐用物,按热水袋、冰袋使用法备好热水袋、冰袋	
3. 再次核对	(1) 携用物至床旁,再次核对病人 (2) 用床帘或屏风遮挡,松开床尾盖被,按需给予便器,协助病人脱去上衣,松解裤带	• 确认病人 • 注意保暖、保护病人自尊,尽量减少暴露
4. 安置冰袋	置冰袋于头部	• 冰袋置头部有助降温并可防止拭浴时表皮血管收缩、头部充血
5. 置热水袋	置热水袋于足底	• 热水袋置足底可促进足底血管扩张,减轻头部充血并使病人感觉舒适
6. 拍拭上肢	(1) 协助病人脱去衣裤,将大浴巾垫于拭浴部位下,小毛巾浸入盛有乙醇或温水的小盆中、拧至半干,缠于手上成手套状,以离心方向拍拭,擦拭完毕用大毛巾擦干皮肤 (2) 双上肢:病人取仰卧位,按以下顺序擦拭:颈外侧→肩→上臂外侧→前臂外侧→手背;侧胸→腋窝→上臂内侧→肘窝→前臂内侧→手心 (3) 先擦洗近侧后对侧	• 拭浴时避免使用摩擦的方式,防止摩擦生热 • 每拍拭一个部位更换一次小毛巾,以维持拭浴温度 • 每侧肢体或背腰部拍拭 3min,拭浴全过程不宜超过 20min,防止发生继发效应 • 擦拭至腋窝、肘窝、手心处可稍用力拍拭并适当延长拍拭时间,以促进散热

操作流程	操作步骤	要点说明
7. 拍拭背腰部	(1) 协助病人侧卧,分上、中、下三部分纵向拍拭背部 (2) 擦拭顺序:颈下肩部→臀部 (3) 协助病人穿衣	
8. 拍拭下肢	(1) 协助病人取仰卧位,脱去裤子 (2) 擦拭顺序:髂骨→下肢外侧→足背;腹股沟→下肢内侧→内踝;臀下→大腿后侧→腘窝→足跟 (3) 先擦洗近侧后对侧 (4) 协助病人穿好裤子,卧于舒适卧位	● 擦拭至腹股沟、腘窝处可稍用力拍拭并适当延长拍拭时间,以促进散热
9. 严密观察	注意观察局部皮肤及病人反应,倾听病人主诉	● 如有异常,停止拭浴,及时处理
10. 撤热水袋	拭浴毕,取下热水袋,根据需要为病人更换干净的衣裤,整理病人床单位	
11. 整理用物	整理用物,按规定消毒处理后放回原处	
12. 撤去冰袋	30min 后测体温,若体温降至 39℃以下,取下头部冰袋	● 取下冰袋后,可酌情给予热饮料,帮助降温,防止病人虚脱
13. 准确记录	洗手,记录	● 记录拭浴时间、效果、局部反应及病人反应

4. 评价

(1) 病人无畏冷、寒战、不适等不良反应。30min 后体温有所下降,达到乙醇或温水拭浴法的目的。

(2) 护士操作熟练,动作轻巧。

(3) 护士能与病人或家属有效沟通,得到理解与配合。

【注意事项】

1. 擦浴过程中,注意观察局部皮肤情况及病人反应,重点观察皮肤表面有无发红、苍白、出血点,如病人出现寒战、面色苍白、脉搏及呼吸异常等应立即停止操作,报告医生给予处理。

2. 禁忌拍拭胸前区、腹部、后项、足心等部位,以免引起不良反应。

3. 乙醇刺激性较强,不可用于血液病病人及婴幼儿。

4. 拭浴时以拍拭(轻拍)方式进行,不能用摩擦方式,避免摩擦生热。

第三节　热疗法的应用

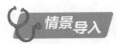

情景描述:

肛肠科病区一位"混合痔"的 35 岁女病人,于昨日上午 9 时手术,术后病人主诉切口轻度疼痛,切口敷料干燥,无渗血,并于今天 16 时自排大便一次,质软成形,便后准备用高锰酸钾坐浴。小张是这位病人的责任护士。

请问:

1. 该病人进行高锰酸钾坐浴的目的是什么?

2. 小张应该怎样指导病人进行坐浴?

热疗法(thermotherapy)是一种利用高于人体温度的物质,作用于机体的局部或全身,以达到促进血液循环、消炎、解痉和缓解疲劳的治疗方法。

热疗法可分为干热疗法和湿热疗法两种。常用的干热疗法有热水袋、烤灯等;湿热疗法有热湿敷、热水坐浴、局部温水浸泡等。

一、干热疗法

(一)热水袋的使用

【目的】

保暖、解痉、镇痛。

【操作程序】

1. 评估

(1)病人的年龄、病情、治疗情况、意识状态。

(2)病人局部皮肤状况,如颜色、温度、有无硬结、淤血,有无伤口、感觉障碍及对热的耐受程度。

(3)病人的心理状态、活动能力及配合程度。

2. 计划

(1)病人准备:了解热水袋使用的目的、方法、注意事项及配合要点;排空大小便,取舒适卧位。

(2)护士准备:着装整洁,洗手,戴口罩。

(3)用物准备:治疗盘内备热水袋及布套、水温计、大毛巾(必要时)。治疗盘外备量杯、热水(60~70℃),手消毒液。

(4)环境准备:整洁、温度适宜,酌情关闭门窗。

3. 实施　见表 11-6。

表 11-6　热水袋使用法

操作流程	操作步骤	要点说明
1. 核对解释	认真核对、评估病人并做好解释	• 病人或家属理解用热的意义,愿意接受
2. 备好用物	(1)检查热水袋有无破损、漏气	• 确认热水袋能正常使用 • 防止漏水烫伤病人
	(2)用水温计测量水温,调节水温在 60~70℃	• 婴幼儿、老年人、末梢循环不良、感觉迟钝、麻醉未清醒、昏迷等病人水温调节在 50℃ 以内
	(3)放平热水袋,一手持热水袋口边缘,另一手向袋内灌水(图 11-5)至 1/2~2/3 满	• 边灌水边提高热水袋口边缘,使水不致溢出 • 若水灌入过多,热水袋膨胀变硬,柔软舒适感降低
	(4)将热水袋口逐渐放平,驱出袋内空气(图 11-6)	• 排尽空气,以防影响热的传导
	(5)旋紧塞子,擦干热水袋外壁水迹,倒提并轻轻抖动,检查无漏水后装入布套内	• 防止烫伤病人
3. 再次核对	将热水袋携至床旁,再次核对病人	• 确认病人
4. 置热水袋	置热水袋于所需部位,袋口朝向身体的外侧	• 热水袋外面可用毛巾包裹或将热水袋置于两层盖被之间,防止烫伤病人
5. 严密观察	注意观察局部皮肤及病人反应,倾听病人主诉	
6. 撤热水袋	用热 30min 后撤去热水袋,协助病人卧于舒适卧位,整理病人床单位	• 防止发生继发效应。若用于保暖可持续使用,但应及时更换热水并做好交接班
7. 整理用物	倒空热水袋,倒挂晾干,吹入少量空气后旋紧塞子,置阴凉处备用;布套清洁后晾干备用	• 防止热水袋内面粘连
8. 准确记录	洗手,记录	• 记录用热部位、时间、效果及病人反应,必要时应做好床边交班

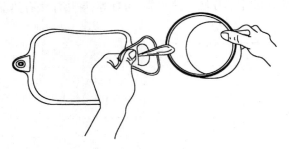
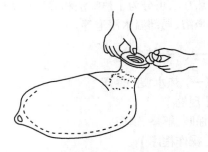

| 图 11-5　灌热水袋时手持热水袋的方法 | 图 11-6　驱出热水袋内气体的方法 |

4. 评价

(1) 病人感觉温暖、舒适,局部皮肤无烫伤,达到热水袋使用的目的。病人或家属会正确使用热水袋。

(2) 护士操作熟练,动作轻巧。

(3) 护士能与病人或家属有效沟通,得到理解与配合。

【注意事项】

1. 忌用冰袋代替热水袋使用,以免袋口漏水烫伤病人。

2. 婴幼儿、老年人、昏迷、肢体麻痹的病人使用热水袋时,温度应在 50℃ 以内,以防烫伤。

3. 对炎症部位进行热敷时,应向热水袋内灌水至 1/3 满,避免因压力过大而引起疼痛。

4. 经常观察病人皮肤颜色,如发现皮肤潮红、疼痛,应立即停止使用,并在局部涂上凡士林以保护皮肤。

5. 若要持续使用热水袋时,应每 30min 检查水温一次,及时更换热水,并严格执行交接班制度。

化学加热袋

　　化学加热袋是大小不等的密封的塑料袋,内盛两种化学物质,使用时将化学物质充分混合,袋内的两种化学物质发生反应而产热。最高温度可达 76℃,平均温度为 56℃,可持续使用 2h 左右。化学加热袋使用方法与热水袋相同。温度可达 70℃ 以上,因此对老年人、小儿,以及昏迷、感觉麻痹的病人不宜使用化学加热袋,防止烫伤。

组图:烤灯

(二) 烤灯的使用

　　烤灯是利用热的辐射作用于人体,使人体局部温度升高、血管扩张、局部血液循环加速,促进组织代谢、改善局部组织营养状况。主要用于婴儿红臀、会阴部伤口及植皮供皮区等的照射治疗。

【目的】

消炎、消肿、解痉、镇痛,促使创面干燥、结痂,保护肉芽组织生长,促进伤口愈合。

【操作程序】

1. 评估

(1) 病人的年龄、病情、治疗情况、意识状态。

(2) 病人局部皮肤状况、有无伤口、感觉障碍及对热的耐受程度。

(3) 病人的心理状态、活动能力及配合程度。

2. 计划

(1) 病人准备:了解烤灯热疗的目的、方法、注意事项及配合要点;排空大小便,取舒适卧位。

(2) 护士准备:着装整洁,洗手,戴口罩。

(3) 用物准备:红外线灯或鹅颈灯,必要时备有色眼镜(或湿纱布)。

(4) 环境准备:整洁、温度适宜,酌情关门窗,必要时用床帘或屏风遮挡病人。

笔记

3. 实施 见表 11-7。

表 11-7 烤灯使用法

操作流程	操作步骤	要点说明
1. 核对解释	认真核对、评估病人并做好解释	• 病人或家属理解使用烤灯的意义,愿意接受
2. 备好用物	检查烤灯的性能	• 确认烤灯功能正常 • 根据治疗部位,确定选择灯泡的功率:胸、腹、腰、背部 500~1000w,手、足部 250w(鹅颈灯 40~60w)。
3. 再次核对	将烤灯携至床旁,再次核对病人	• 确认病人
4. 安置体位	协助病人取舒适卧位,暴露治疗部位,必要时用床帘或屏风遮挡	• 保护病人自尊
5. 放置烤灯	(1) 照射面部、颈部、前胸部时,给病人戴有色眼镜或用湿纱布遮盖双眼 (2) 将烤灯灯头移至治疗部位上方或侧方,有保护罩的灯头可垂直照射,灯距 30~50cm(图 11-7),以病人感觉温热为宜,照射时间 20~30min	• 防止眼睛受红外线伤害而引发白内障 • 防止烫伤 • 防止继发效应
6. 严密观察	注意每 5min 观察局部皮肤反应及病人反应,倾听病人主诉	• 以皮肤出现均匀红斑为合适剂量
7. 撤除烤灯	照射完毕,关闭开关、移开烤灯,协助病人卧于舒适卧位,整理病人床单位	• 嘱病人 15min 内不要外出,防止感冒
8. 整理用物	整理用物	
9. 准确记录	洗手,记录	• 记录照射部位、时间、效果,局部反应及病人反应

4. 评价

(1) 病人感觉温暖、舒适,局部皮肤无烫伤,达到烤灯使用的目的。

(2) 护士操作熟练,动作轻巧。

(3) 护士能与病人或家属有效沟通,得到理解与配合。

【注意事项】

1. 治疗中应注意观察病情,如病人发热、心悸、头晕等不适或照射部位皮肤出现紫红色应立即停止照射,并在发红处涂凡士林保护皮肤。

2. 红外线多次治疗后,治疗部位皮肤可出现网状红斑、色素沉着。

3. 烤灯距离治疗部位 30~50cm,每次照射时间 20~30min。

4. 治疗完毕,嘱病人在室内休息 15min 后方可外出,防止感冒。

5. 意识不清、局部感觉障碍、血液循环障碍、瘢痕者,治疗时应专人守护,加大灯距,以防止烫伤。

6. 使用时避免触摸灯泡,或用布覆盖烤灯,以免发生烫伤及火灾。

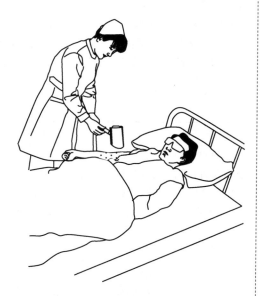

图 11-7 烤灯的使用

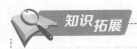

磁 热 疗

　　磁热疗是将纳米磁性粒子输送至治疗区域,在外加交变磁场的作用下,磁性微粒因磁损耗而发热产生热疗作用的疗法。

　　磁热疗具有以下优点:首先是具有组织内的靶向性,另外具有热旁观者效应。可很好地解决材料的生物兼容性问题,能协同提高肿瘤化疗或放疗的疗效。

　　磁热疗的主要类型有四类:栓塞磁热疗、脂质体磁热疗、细胞内磁热疗、全身磁热疗。

二、湿热疗法

(一) 热湿敷法

【目的】

解痉、消炎、消肿、镇痛。

【操作程序】

1. 评估

(1) 病人的年龄、病情、治疗情况、意识状态。

(2) 病人局部皮肤状况、有无伤口、感觉障碍及对热的耐受程度。

(3) 病人的心理状态、活动能力及配合程度。

2. 计划

(1) 病人准备:了解热湿敷的目的、方法、注意事项及配合要点;排空大小便,取舒适卧位。

(2) 护士准备:着装整洁,洗手,戴口罩。

(3) 用物准备

1) 治疗车上层:治疗盘内备敷布(大于患处面积)2 块、长把钳子 2 把、凡士林、棉签、纱布、弯盘、塑料薄膜、棉垫或毛巾、橡胶单及治疗巾、水温计。治疗盘外备热水瓶、小盆(内盛热水 50~60℃),手消毒液,必要时备热水袋、大毛巾,有伤口备换药用物。

2) 治疗车下层:生活垃圾桶、医用垃圾桶。

(4) 环境准备:整洁、温度适宜,酌情关闭门窗。

3. 实施　　见表 11-8。

表 11-8　热湿敷法

操作流程	操作步骤	要点说明
1. 核对解释	认真核对、评估病人并做好解释	• 病人或家属理解热湿敷的意义,愿意接受
2. 备好用物	根据病人病情备齐用物	• 伤口处湿敷应备无菌用物及换药用物
3. 再次核对	将用物携至床旁,再次核对病人	• 确认病人
4. 安置体位	协助病人取舒适卧位,暴露治疗部位,必要时用床帘或屏风遮挡	• 保护病人自尊
5. 局部湿敷	(1) 在治疗部位下垫橡胶单及治疗巾,将凡士林涂于患处(范围略大于患处)并在其上盖一单层纱布	• 凡士林可减缓热传导,既可防止烫伤又可保持热效 • 盖纱布可防凡士林粘在敷布上
	(2) 将敷布浸入热水中,用持物钳将浸在热水中的敷布拧至不滴水(图 11-8)	
	(3) 抖开敷布,用手腕掌侧皮肤试温后折叠敷布敷于患处,敷布上可加盖塑料薄膜及棉垫或毛巾。若治疗部位不忌压,可在棉垫或毛巾上放置热水袋并加盖大毛巾	• 塑料薄膜可防止棉垫或毛巾潮湿;棉垫、毛巾等可维持热敷温度
	(4) 每 3~5min 更换一次敷布,及时更换盆内热水,治疗时间以 15~20min 为宜	• 若病人感觉过热,可掀起敷布一角散热 • 防止发生继发效应

续表

操作流程	操作步骤	要点说明
6. 严密观察	观察局部皮肤及病人反应,倾听病人主诉	
7. 整理用物	(1) 治疗毕,撤去用物,用纱布擦去凡士林,轻轻拭干热敷部位并协助病人卧于舒适卧位,整理病人床单位 (2) 整理用物,按规定消毒处理后放回原处	• 切勿使用摩擦的方法擦干热敷部位,由于皮肤处于湿热气中时间较长,容易发生破损
8. 准确记录	洗手,记录	• 记录热湿敷的部位、时间、效果,局部反应及病人反应

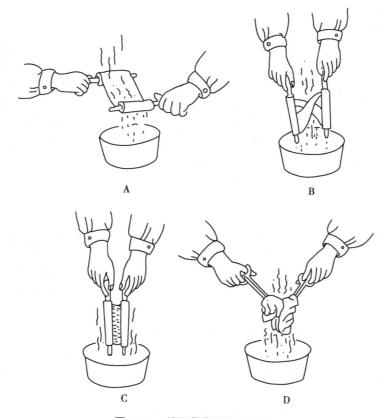

A   B

C   D

图 11-8　热湿敷敷布拧干方法

4. 评价

(1) 病人感觉温暖、舒适,局部皮肤无烫伤、无感染发生,达到热湿敷的目的。

(2) 护士无菌观念强,操作熟练,动作轻巧。

(3) 护士能与病人或家属有效沟通,得到理解与配合。

【注意事项】

1. 对有伤口部位热湿敷应执行无菌操作,治疗后按外科换药法处理伤口。

2. 热湿敷过程中随时与病人交流并检查敷布的温度及病人皮肤颜色,每 3~5min 更换一次敷布,维持适当的温度。

3. 若病人需要进行热敷的部位对压力无禁忌,可在敷布之上先放置热水袋,再盖上大毛巾,以保持温度。

4. 进行面部热湿敷时,应嘱病人在室内休息 30min 后方可外出,防止感冒。

（二）热水坐浴

【目的】

减轻局部疼痛、水肿、炎症，使病人清洁、舒适。用于会阴、肛门、外生殖器疾患及盆腔充血、水肿、炎症、疼痛。

【操作程序】

1. 评估

（1）病人的年龄、病情、治疗情况、意识状态。

（2）病人局部皮肤状况、有无伤口、感觉障碍及对热的耐受程度。

（3）病人的心理状态、活动能力及配合程度。

2. 计划

（1）病人准备：了解热水坐浴的目的、方法、注意事项及配合要点；排空大小便，清洗坐浴部位，取舒适坐位。

（2）护士准备：着装整洁，洗手，戴口罩。

（3）用物准备

1）治疗车上层：治疗盘内备药物（遵医嘱）、水温计、无菌纱布、弯盘、浴巾。治疗盘外备热水（水温40~45℃），手消毒剂，必要时备换药用物。

2）治疗车下层：生活垃圾桶、医用垃圾桶。

3）其他：坐浴椅（图11-9）上置消毒坐浴盆。

（4）环境准备：整洁、温度适宜，酌情关门窗，必要时用床帘或屏风遮挡病人。

3. 实施 见表11-9。

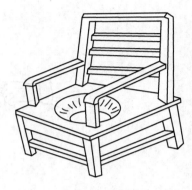

图 11-9 坐浴椅

表 11-9 热水坐浴法

操作流程	操作步骤	要点说明
1. 核对解释	认真核对、评估病人并做好解释	• 病人或家属理解热水坐浴的意义，愿意接受
2. 备好用物	根据局部情况备齐用物	• 坐浴部位有伤口者备无菌坐浴盆、坐浴溶液及换药用物
3. 再次核对	（1）携用物至床旁，再次核对病人 （2）用床帘或屏风遮挡病人	• 确认病人 • 保护病人自尊
4. 配坐浴液	将热水倒入盆内1/2满，水温调节以病人可耐受的温度为准	• 防止烫伤病人
5. 协助坐浴	（1）协助病人脱裤至膝部，指导病人先用纱布蘸坐浴液擦拭臀部皮肤试温，待臀部皮肤适应水温后再坐入盆中，臀部应完全泡入水中，腿部用浴巾遮盖 （2）注意保暖，及时添加热水及药物，坐浴时间以15~20min为宜	• 防止烫伤病人 • 添加热水时应嘱病人臀部离开坐浴盆 • 防止继发效应
6. 严密观察	注意观察面色、脉搏、呼吸有无异常，倾听病人主诉	• 防止病人跌倒
7. 整理用物	（1）坐浴毕，用纱布擦干臀部，协助病人穿好裤子并卧床休息，整理病人床单位 （2）整理用物，消毒处理后放回原处	
8. 准确记录	洗手，记录	• 记录治疗时间、药物、效果、局部反应及病人反应

4. 评价

（1）病人感觉舒适，局部皮肤无烫伤，热水坐浴后，局部炎症和疼痛减轻，达到热水坐浴的效果。

（2）护士操作熟练，动作轻巧。

（3）护士能与病人或家属有效沟通，得到理解与配合。

【注意事项】

1. 热水坐浴前嘱病人先排尿、排便，因坐浴时热水可刺激会阴部、肛门，容易引起排尿、排便反射。

2. 会阴、肛门部位有伤口者，坐浴时应执行无菌操作，坐浴后按外科换药法处理伤口。

3. 坐浴过程中注意病人安全，随时观察病人面色、呼吸和脉搏，如诉头晕、乏力、心慌等不适应立即停止坐浴，扶其上床休息，并观察病情变化。

4. 女性病人月经期、妊娠后期、产后 2 周内、阴道出血、盆腔急性炎症等不宜坐浴，以免引起感染。

（三）温水浸泡法

【目的】

消炎、镇痛，清洁、消毒伤口。

【操作程序】

1. 评估

（1）病人的年龄、病情、治疗情况、意识状态。

（2）病人局部皮肤状况、有无伤口、感觉障碍及对热的耐受程度。

（3）病人的心理状态、活动能力及配合程度。

2. 计划

（1）病人准备：了解温水浸泡法的目的、方法、注意事项及配合要点；排空大小便，取舒适卧位。

（2）护士准备：着装整洁，洗手，戴口罩。

（3）用物准备

1）治疗车上层：治疗盘内备长镊子、纱布、药物（遵医嘱）、水温计。治疗盘外备浸泡盆（盆内盛43~46℃热水），手消毒剂，必要时备换药用物。

2）治疗车下层：生活垃圾桶、医用垃圾桶。

（4）环境准备：整洁、温度适宜，酌情关闭门窗。

3. 实施　见表 11-10。

表 11-10　温水浸泡法

操作流程	操作步骤	要点说明
1. 核对解释	认真核对、评估病人并做好解释	• 病人或家属理解温水浸泡的意义，愿意接受
2. 备好用物	根据病人病情备齐用物	• 局部有伤口者备无菌用物及换药用物
3. 再次核对	携用物至床旁，再次核对病人	• 确认病人
4. 配浸泡液	将热水倒入浸泡盆内 1/2 满，水温调节在43~46℃，以病人可耐受的温度为准，加入所需药物配制成浸泡溶液	• 防止不适或烫伤 • 清洁伤口
5. 协助浸泡	（1）暴露治疗部位，指导病人将患肢慢慢浸入盆中（图 11-10） （2）有伤口者可用无菌长镊夹持无菌纱布轻轻擦拭创面 （3）及时添加热水及药物，添加热水时应将病人肢体移出浸泡盆，治疗时间 30min	• 防止烫伤病人 • 预防感染 • 保证治疗效果 • 防止继发效应
6. 严密观察	注意观察局部皮肤及病人反应，倾听病人主诉	
7. 整理用物	（1）浸泡毕，用毛巾擦干肢体 （2）有伤口者按无菌技术处理伤口 （3）协助病人穿好衣裤卧于舒适卧位，整理病人床单位 （4）整理用物，按规定消毒处理后放回原处	• 预防感染
8. 准确记录	洗手，记录	• 记录浸泡部位、时间、药物、效果、局部反应及病人反应

4. 评价

(1) 病人感觉舒适,局部皮肤无烫伤,浸泡后局部炎症和疼痛减轻。

(2) 护士无菌观念强,操作熟练,动作轻巧。

(3) 护士能与病人或家属有效沟通,得到理解与配合。

【注意事项】

1. 有伤口者应执行无菌操作并按外科换药法处理伤口。

2. 浸泡过程中随时观察局部皮肤情况,若局部出现发红、疼痛等应立即停止浸泡并给予相应处理。

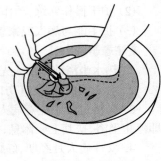

(穆晓云)　　图 11-10　温水浸泡

思考题

1. 黄某,男,19 岁,足球运动员,踢球时不慎将踝关节扭伤,扭伤半小时后回到家,疼痛难忍,立即用热水泡脚。

请问:

(1) 扭伤半小时后用热水泡脚的方法对吗? 如果你是护士,应给予哪些正确及时的处理方法?

(2) 48 小时后,应指导黄某采取哪些处理方法?

2. 陈某,男,6 岁,因高热急诊入院,初步诊断为急性扁桃体炎。查体:精神萎靡不振,面色潮红、皮肤灼热,T 40℃,P 112 次/min,医嘱立即行温水拭浴降温。

请问:

(1) 护士进行温水拭浴降温前应做哪些护理评估?

(2) 温水拭浴过程中应注意哪些问题?

思路解析

扫一扫,测一测

第十二章　标 本 采 集

学习目标

1. 掌握标本采集的原则;各种标本采集的注意事项;尿标本常用防腐剂的种类、作用及用法。
2. 熟悉各种标本采集的目的。
3. 能熟练完成各种标本的采集。
4. 了解标本采集的意义。
5. 具有严谨求实的工作态度,操作规范,方法正确。

在临床诊断及治疗过程中,通过对病人的血液、分泌物、排泄物、体液及组织细胞等标本的实验室检查,获得反映病人机体功能状态、病因、病理变化等客观资料,结合其他临床资料对病人病情进行综合分析、判断。因此,为保证检验标本的质量,护士应熟练、正确进行标本采集、保管及运送,以确保临床标本检验结果成为疾病诊断、临床治疗、护理及预后的重要依据。

第一节　标本采集的意义和原则

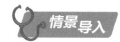

情景描述:

消化内科夜班护士小黄,于清晨 6 时为住院病人采集了 27 例血标本,全部使用抗凝真空管。上午 9 时 30 分病区值班护士接到医院检验科的紧急通知,已经送检的标本有 11 例发生凝血,需重新采集。

请问:

1. 为何有 11 例标本会发生凝血?
2. 小黄在以后的临床标本采集过程中应遵守哪些原则?

一、标本采集的意义

标本采集(specimens collections)是指根据病人病情和检验项目要求,采集病人的血液、排泄物(尿、粪)、分泌物(痰、鼻咽部分泌物)、呕吐物、体液(腹腔积液、胸腔积液)、脱落细胞(食管、阴道)等标本,经过物理、化学或生物学的实验室检查技术和方法进行检验。标本检验在一定程度上可反映机体的生理、病理变化,其结果的正确与否直接影响到疾病的诊断、治疗、预防以及药物监测、健康状况评估等,而标本采集的质量直接关系到化验结果的准确性。因此,正确的标本采集方法是护士必须掌握的基本知识与基本技能之一。

二、标本采集的原则

在采集各种检验标本时,为了保证标本的质量,除个别特殊要求外,均应遵循以下基本原则:

(一)遵照医嘱采集

采集、送检各种标本均应严格按照医嘱执行。医生填写的检验申请单,要求字迹清楚,目的明确,申请人签全名。护士应认真核对,若对申请单有疑问时,应及时与相关医生核准、核实,确认无误后方可执行。

(二)采集前充分准备

1. 护士准备　护士应明确标本采集的相关事宜,如明确检验项目、检验目的、采集方法、采集时间、采集标本量及注意事项等。操作前,护士应修剪指甲,洗手,戴口罩、帽子、手套,必要时需穿隔离衣。

2. 病人准备　经过护士的解释和指导,病人或家属对留取标本的目的、方法、注意事项及配合要求等有一定认识,愿意配合操作;并能按要求做好必要的准备,如晨起空腹、不进食饮水等。

3. 物品准备　护士根据检验的目的准备好物品,选择适当的检验容器,在检验单附联上,注明科别、床号、住院号、姓名,检验项目、标本采集的日期和时间或条形码(电脑医嘱自动生成电子条形码),贴于容器外。

4. 环境准备　采集标本时环境应安静、整洁、光线或照明充足、温湿度适宜,操作过程中护士注重保护病人隐私。

(三)严格执行查对制度

查对是保证标本采集准确无误的重要环节之一。采集标本前应认真查对医嘱,核对检验申请单项目、病人的姓名、床号、住院号等,确认无误后方可进行。采集完毕和送检前应再次进行查对。

(四)正确采集标本

采集标本要保证及时,还要保证采集量准确。为确保检验标本的质量,标本容器、采集时间、标本量及抗凝剂或防腐剂的使用等都应符合检验专业分析前质量控制的要求。为保证送检标本质量,还必须掌握正确的采集方法。

首先应选择最佳采集时间,如血液、尿液标本原则上应于晨起空腹时采集;采集细菌培养标本时,应在使用抗生素前采集,若已经使用抗生素及其他药物,则应选择血药浓度最低时采集,并在检验单上注明。其次要采集具有代表性的标本,如大便检查时应留取黏液、脓、血液部分粪便等,留取时不可混入防腐剂、消毒剂及其他药物;需病人自己留取标本,如24h尿标本、痰标本等,应详细告知病人标本留取的正确方法及注意事项。

(五)及时送检标本

标本保存和运送是保证检验质量的重要环节之一。因此,标本采集后应按时送检,不可放置时间过久,以免影响检验结果。标本运送过程中还需保证安全性,各类标本应区分运送容器,注意容器的密闭性、安全性,防止过度震荡、标本容器破损等;运送途中应妥善放置,防止标本被污染、破坏、变质、丢失及混淆。特殊标本还需注明采集时间,如血气分析等,应立即送检。

组图:标本
容器

第二节　常用标本采集法

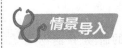

情景描述:

68岁的王先生无明显诱因,近几个月体重持续下降约6kg,并出现刺激性咳嗽,持续痰中带血。王先生有30余年的吸烟史。门诊以怀疑支气管肺癌收入院。责任护士小李接待了他,遵医嘱采集常规痰标本,查癌细胞。

请问:

1. 小李应如何进行常规痰标本的采集?
2. 应选择何种溶液固定痰标本?

一、血液标本采集法

血液由血浆和血细胞两部分组成,在体内通过循环系统与全身各个组织器官发生密切联系,参与机体各项功能活动,对维持机体新陈代谢、功能调节、机体内外环境的平衡起重要作用。病理状态下,血液系统疾病除直接累及血液外,也可影响全身的组织器官,组织器官病变也可直接或间接地引起血液成分发生变化,血液检查不仅可反应血液系统本身的病变,也可协助诊断疾病、判断病人病情进展程度、为治疗疾病提供参考依据。故血液检查是临床上最常用的检验项目之一。

组图:真空
采血系统

（一）毛细血管采血法

毛细血管采集法是自外周血或末梢血采集标本的方法。世界卫生组织推荐毛细血管采血法的部位以中指或无名指内侧为宜,采血部位必须无水肿、发绀、炎症或其他循环不良等现象。用血量较少的检查一般可从手指采血,该法操作方便,可获较多血量。采血部位成人多选左手无名指,婴幼儿多从拇指或足跟部采血。特殊病人视情况而定,如严重烧伤病人,可选择皮肤完整处采血。

外周血或末梢血的血液循环差,易受气温、运动、外力挤压等因素影响而发生改变,检查结果不够恒定。

（二）静脉血标本采集法

静脉血标本采集(intravenous blood sampling)是指自静脉抽取血标本的方法。常用静脉有:贵要静脉、肘正中静脉、腕部及手背静脉、大隐静脉、小隐静脉、足背静脉、颈外静脉(婴幼儿多选)、股静脉。

【目的】

1. 全血标本　指的是抗凝标本,主要用于测定红细胞沉降率、血常规及血液中某些物质如尿酸、尿素氮、肌酸、血氨、血糖的含量等。

2. 血浆标本　指抗凝血经离心所得上清液称为血浆,适用于内分泌激素、血栓和止血检测等。

3. 血清标本　不加抗凝剂的血,经离心所得上清液为血清,适用于临床化学和免疫学的检测,如测定血清酶、脂类、电解质和肝功能等。

4. 血培养标本　多用于检测血液中的病原体。

【操作程序】

1. 评估

(1) 病人的病情、治疗情况、意识状态、肢体活动情况。

(2) 病人对血标本采集的认知、合作程度。

(3) 病人需作检查的项目、采血量、是否需要作特殊的准备。

(4) 采集部位皮肤及静脉充盈度和管壁弹性,穿刺部位皮肤有无水肿、结节瘢痕、炎症、破损等。

(5) 病人有无情绪的变化,如检验前紧张、焦虑等,有无运动、饮食、吸烟、药物以及饮酒、咖啡或茶等。

2. 计划

(1) 病人准备:了解静脉血采集的目的、方法、注意事项及配合要点;取舒适卧位,暴露穿刺部位,穿刺部位局部皮肤清洁。

(2) 护士准备:着装整洁,洗手,戴口罩。

(3) 用物准备

1) 治疗车上层:注射盘、一次性注射器(规格视采集量而定)、针头或头皮针及标本容器(抗凝试管、干燥试管、血培养瓶)或真空采血系统(包括真空采血管、真空采血针、持针器)、止血带、治疗巾、小垫枕、胶布、检验单(标明科室、床号、姓名、标本类型、采集时间)、手消毒液、无菌手套。

2）治疗车下层：生活垃圾桶、医用垃圾桶、锐器回收盒。

（4）环境准备：整洁、安静，温湿度适宜，光线明亮或照明充足，必要时用屏风或围帘遮挡。

3. 实施　见表 12-1。

表 12-1　静脉血标本采集法

操作流程	操作步骤	要点说明
1. 准备用物	根据检验目的选择适当容器。检查容器完好性，在容器外贴上检验单附联，注明科别、床号、姓名、性别、检验目的、送检日期	• 避免差错事故的发生，电子条码竖帖，不可遮挡刻度 • 根据不同检验目的，计算所需的采血量
2. 核对解释	携用物至病人床旁，认真核对病人并做好解释	• 确认病人，取得合作 • 根据检验申请单核对病人姓名、床号、住院号及腕带 • 核对检验申请单、标本容器以及标签是否一致
3. 选择静脉	协助病人取适当体位，选择合适的静脉	• 嘱病人握拳，使静脉充盈 • 常选用肘正中静脉、头静脉或贵要静脉
4. 消毒皮肤	在穿刺点上方 6cm 处扎止血带，常规消毒皮肤，戴手套	• 严格执行无菌操作原则
5. 二次核对		• 操作中查对
6. 静脉采血		• 执行标准预防原则
▲注射器采血		
（1）穿刺抽血	按静脉注射法将针头或头皮针刺入静脉，见回血后，抽动活塞抽取所需血量	• 穿刺时若局部出现血肿，应立即拔出针头，按压局部，选择其他静脉重新穿刺
（2）拔针按压	采血完毕，松止血带，嘱病人松拳，迅速拔出针头，用无菌干棉签按压局部 1~2min	• 防止皮下出血或淤血 • 凝血功能障碍病人，拔针后延长按压时间至 10min
（3）注入容器	将血液注入标本容器	• 同时采集不同种类血标本时，应先注入血培养瓶，然后注入抗凝管，最后注入干燥试管
	血培养标本：除去铝盖中心部，常规消毒瓶塞，更换针头后将血液注入瓶内，轻轻摇匀	• 注意无菌操作，防止污染 • 常规消毒培养瓶橡胶塞，至少停留 2min，消毒剂完全干燥后再重新消毒，共消毒 3 次 • 标本应在抗生素使用前采集，如已经使用应在检验单上注明
	全血标本：取下针头，将血液沿试管壁缓缓注入盛有抗凝剂的试管内，轻轻摇匀，使血液与抗凝剂充分混匀	• 勿将泡沫注入 • 防止血液凝固
	血清标本：取下针头，将血液沿试管壁缓缓注入干燥的试管内	• 防溶血，选用干燥注射器，避免振荡，避免红细胞破裂出血，勿将泡沫注入
▲真空采血器采血		
（1）穿刺抽血	取下真空采血针护套，手持采血针，按静脉注射法将针头刺入静脉，见回血，将采血针另一端护套拔掉，刺入真空管。松开止血带，采血至所需量	• 当血液流入采血管时，即可松开止血带 • 如需多管采血，可再接入所需的真空管
（2）拔针按压	抽血毕，迅速拔出针头，用无菌干棉签按压局部 1~2min	• 采血结束，先拔真空管，然后自病人肘部拔去针头，止血

298

续表

操作流程	操作步骤	要点说明
7. 整理记录	(1) 按医疗废物处理条例处置用物,脱手套 (2) 协助病人卧于舒适卧位,整理病人床单位,再次核对,清理用物 (3) 洗手,记录	• 操作后查对 • 特殊的标本需注明采集时间
8. 标本送检	将血标本连同化验单及时送检	• 以免影响检验结果

4. 评价

(1) 病人采集部位无血肿、无感染发生。

(2) 护士无菌观念强,标本留取方法正确,操作规范、保证质量。

(3) 护患沟通有效,病人积极配合,彼此需要等到满足。

【注意事项】

1. 严格执行查对制度及无菌技术操作原则。

2. 做生化检验,应在清晨空腹时采集血标本,事先通知病人抽血前勿进食、饮水,以免影响检验结果。

3. 采集细菌培养标本尽可能在使用抗生素前或伤口局部治疗前、高热寒战期进行标本采集。已经使用抗生素或不能停用的药物应予以注明。一般血培养标本取血 5ml;亚急性细菌性心内膜炎病人,采血 10~15ml,以提高培养阳性率。

4. 采集血培养标本时应防止污染,严格执行无菌操作技术,抽血前应检查培养基是否符合要求,瓶塞是否干燥,培养液是否充足。血培养标本应注入无菌容器内,不可混入药物、消毒剂、防腐剂,以免影响检验结果。

5. 肘部采血时,不要拍打病人前臂,结扎止血带时间以不超过 40s 为宜,避免结扎时间过长引起局部淤血、静脉扩张,影响检验结果。

6. 严禁在输液和输血的肢体或针头处抽取血标本,应在对侧肢体采集。若女性病人做了乳腺切除术,应在手术对侧的手臂进行采血。

7. 使用真空管采血时,不可在穿刺成功前先将真空采血管与采血针头相连,以免试管内负压消失而影响采血。

8. 真空采血器采血时,多个检测项目同时进行时按以下顺序采血:血培养—无添加剂管—凝血管—枸橼酸钠管—肝素管—EDTA 管—草酸盐—氟化钠管。

(三)动脉血标本采集法

动脉血标本采集(arterial blood sampling)是指自动脉抽取动脉血标本的方法。常用动脉有股动脉、桡动脉、肱动脉。

【目的】

1. 采集动脉血标本,常用于作血液气体分析。

2. 动脉血检测用于判断病人氧合及酸碱平衡情况,为诊断、治疗、用药提供依据。

3. 用于乳酸和丙酮酸测定等。

【操作程序】

1. 评估

(1) 病人的病情、治疗情况、意识状态、肢体活动能力,对动脉血标本采集的认识与合作程度。

(2) 用氧或呼吸机使用情况。

(3) 病人穿刺部位皮肤及动脉搏动情况。

(4) 有无进食、洗澡及运动等。

2. 计划

(1) 病人准备:了解动脉血采集的目的、方法、注意事项及配合要点;取舒适卧位,暴露穿刺部位,穿刺部位局部皮肤清洁。

视频:动脉血标本采集

(2) 护士准备:着装整洁,修剪指甲,洗手,戴口罩。

(3) 用物准备

1) 治疗车上层:注射盘、2ml 或 5ml 一次性注射器或动脉血气针、肝素适量、治疗巾、治疗小垫枕、无菌纱布、无菌软木塞或橡胶塞、小沙袋、检验单、手消毒液。

2) 治疗车下层:生活垃圾桶、医用垃圾桶、锐器回收盒。

(4) 环境准备:整洁,温湿度适宜,光线明亮或照明充足,必要时用屏风或围帘遮挡。

3. 实施 见表 12-2。

表 12-2 动脉血标本采集法

操作流程	操作步骤	要点说明
1. 准备用物	根据检验目的选择适当容器。检查容器完好性,在容器外贴上标签(或条形码),注明科别、床号、姓名、性别、检验目的、送检日期	• 根据检验申请单准备标本容器、贴标签(或条形码)
2. 核对解释	携用物至床旁,认真核对病人的床号、姓名、用物并做好解释	• 确认病人,操作前查对,避免差错事故
3. 选择动脉	协助病人采取舒适体位,暴露穿刺部位	• 常选择桡动脉、股动脉、肱动脉、足背动脉 • 桡动脉穿刺点在前臂掌侧腕关节上 2cm,桡动脉搏动明显处
4. 垫枕铺巾	将治疗巾铺于小垫枕上,置于穿刺部位下	
5. 消毒皮肤	常规消毒皮肤(以动脉搏动最强点为圆心),范围大于 5cm;常规消毒操作者左手示指、中指或戴无菌手套	• 严格执行无菌操作原则
6. 二次核对		• 操作中查对
7. 动脉采血		• 执行标准预防原则
▲普通注射器采血	左手示指、中指将欲穿刺动脉搏动最明显处固定于两指间,右手持注射器在两指间垂直或与动脉走向成 40° 刺入动脉,见鲜红血液涌入注射器后固定针头的方向及深度,左手抽取血液至所需量	• 穿刺前先抽吸肝素 0.5ml,湿润注射器管腔后弃去余液,以防血液凝固 • 血气分析采血量一般为 0.1~1ml • 采血过程中保持针尖固定
▲动脉血气针采血	取出并检查动脉血气针,将血气针活塞拉至所需血量的刻度,血气针筒自动形成吸引等量血液的负压。穿刺方法同上,见有鲜红色回血后,固定血气针,血气针会自动抽取所需量	
8. 拔针按压	采血完毕,迅速拔出针头,同时用无菌纱布或小沙袋加压止血 5~10min	• 凝血功能障碍的病人,拔针后应延长按压时间,直至不出血为止
9. 插入木塞	拔出针头后,立即将针尖斜面刺入软木塞或橡胶塞,以隔绝空气,并轻轻搓动注射器使血液与肝素混匀	• 防止空气进入注射器,以免影响检验结果 • 防止标本凝固
10. 整理记录	(1) 按医疗废物处理条例处置用物,脱手套 (2) 协助病人卧于舒适卧位,整理病人床单位,再次核对,清理用物 (3) 洗手,记录	• 操作后查对 • 记录执行时间和病人反应
11. 标本送检	将血标本连同化验单及时送检	• 以免影响检验结果

4. 评价

（1）病人采集部位无血肿、感染发生。

（2）护士采集标本方法正确，标本送检及时，标本符合检验要求。

（3）护患沟通有效，病人积极配合，彼此需要得到满足。

【注意事项】

1. 严格执行查对制度和无菌操作原则。

2. 桡动脉穿刺点为前臂掌侧腕关节上 2cm，桡动脉搏动明显处；股动脉穿刺点为腹股沟股动脉搏动明显处。新生儿宜选用桡动脉，不宜选用股动脉穿刺，因股动脉穿刺垂直进针时易伤及髋关节。

3. 拔针后局部用无菌纱布或沙袋加压止血，以免出血或形成血肿。

4. 采集血气分析标本时，抽血的注射器内不能有气泡，抽出后立即封闭针头与空气隔绝，采集后立即送检。

5. 有出血倾向者慎用动脉穿刺法采集血标本。

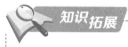

真空采血系统正确的采血方法

真空采血系统具有安全、快捷等优势，大大提高了检验结果的准确性，但护理人员可能引起血液样本检测偏差，因此护理人员应重视血液样本的质量控制，掌握正确的采血方法，提高检测结果的准确性，提高护理质量。

（1）选择合适的采血部位，对于儿童及新生儿不可选用过细的静脉，否则会导致血量不足和溶血。

（2）由于止血带捆扎时间过长可能会引起血浆渗入组织液，因此止血带的捆扎时间不得超过 1 分钟，而测定乳酸、丙酸、血氨时应尽量不使用止血带。

（3）严格控制取血量，根据检查项目确定取血量，对于血沉和凝血四项检验则应按照要求精确取血，取血量过多或过少均应做好备注，以免影响检查结果。

（4）做好防凝血和凝固措施，采集标本时不得搅动血样标本，对于放置抗凝剂的标本，应轻轻颠倒使其充分混合，同时避免剧烈震动造成溶血。

二、尿标本采集法

尿液是血液经肾小球滤过，肾小管和集合管的重吸收、排泄、分泌产生的终末代谢产物。尿液的组成和性状不仅与泌尿系统疾病直接相关，也受机体各系统功能状态的影响，并反映机体的代谢状况。临床上常采集尿标本作物理、化学、细菌学等检查，以了解病情、协助诊断、观察疗效。

尿标本可分为：常规标本、培养标本、12h 或 24h 标本。

【目的】

1. 尿常规标本　检查尿液的颜色、透明度，检查有无细胞及管型，测定尿比重，作尿蛋白及尿糖定性检测等。

2. 尿培养标本　主要采集清洁尿标本（如中段尿、导管尿、膀胱穿刺尿等）作细菌培养或细菌敏感试验，以了解病情，协助疾病的诊断与治疗。

3. 12h 或 24h 尿标本　用于各种尿生化检查，如钠、钾、氯、17-羟类固醇、肌酐、肌酸及尿糖定量检查或尿浓缩查结核杆菌等。

【操作程序】

1. 评估

（1）病人的病情、临床诊断、治疗、检验目的。

（2）病人的意识状态、心理状态及合作程度。

2. 计划

(1) 病人准备:了解尿标本采集的目的、方法、注意事项及配合要点。

(2) 护士准备:着装整洁,洗手,戴口罩。

(3) 用物准备:除检验单、手消毒剂、生活垃圾桶、医疗垃圾桶外,根据不同的检验目的另备:

1) 常规标本:一次性尿常规标本容器(容量在 100ml 以上),必要时备尿壶或便盆。

2) 培养标本:无菌标本试管、无菌手套、长柄试管木夹、便盆、酒精灯、火柴、无菌棉球、消毒液、便盆、导尿包(必要时备)。

3) 12h 或 24h 尿标本:集尿瓶(容量为 3000~5000ml)、防腐剂(表 12-3)。

(4) 环境准备:整洁、安全、宽敞、明亮、隐蔽。

表 12-3　常用防腐剂的作用及方法

防腐剂	作用	用法	适用范围
甲醛	防腐、固定尿中有机成分	每 100ml 尿液加 400mg/L 甲醛 0.5ml	12h 尿细胞计数(艾迪计数)
浓盐酸	防止尿中激素被氧化,保持尿液在酸性环境中	24h 尿液加 5~10ml 浓盐酸	17- 羟类固醇 17- 酮类固醇
甲苯	保持尿液化学成分不变	第一次尿液留取后,每 100ml 尿液加 0.5%~1% 甲苯 2ml,使之形成薄膜,覆盖于尿液表面,以防细菌污染。若测定尿液中钠、钾、氯、肌酐、肌酸等需加入 10ml	尿生化检验,如尿蛋白、尿糖定量检查,尿钠、钾、氯、肌酐、肌酸的定量检查

3. 实施　见表 12-4。

表 12-4　尿标本采集法

操作流程	操作步骤	要点说明
1. 准备用物	根据检验目的选择适当容器。检查容器完好性,在容器外贴上标签(或条形码),注明科别、床号、姓名、性别、检验目的、送检日期	• 避免差错事故,保证检验结果的准确
2. 核对解释	(1) 携用物至床旁,认真核对病人的床号、姓名并做好解释 (2) 告知采集的目的和配合的方法 (3) 屏风或床帘遮挡	• 确认病人,取得合作 • 注意保护病人的隐私
3. 收集标本 ▲常规标本		• 戴防护手套
	能够自理的病人:嘱其留取晨起第一次尿于标本容器内,除测定尿比重需留尿 100ml,其余检验留尿 30~50ml	• 晨尿浓度较高,未受饮食影响,检验结果较准确 • 不可将粪便混于尿液中
	不能自理的病人:对不能自理的病人应协助床上使用便器,并收集尿液于标本容器中	• 不可将卫生纸丢入便器中
	留置导尿的病人:于集尿袋下方引流孔处打开橡胶塞收集尿液	• 婴儿或尿失禁病人可用尿套或尿袋协助收集
▲培养标本 中段尿留取法		
(1) 清洁消毒	按导尿术清洁、消毒外阴	• 避免外阴部细菌污染尿培养标本,消毒从上至下,一次使用一个棉球
(2) 接取尿液	嘱病人排尿,弃去前段尿,用试管夹夹持试管于酒精灯火焰上消毒试管口后,接取中段尿 5~10ml	• 在病人膀胱充盈时留取,前段尿起到冲洗尿道作用 • 嘱病人排尿应持续不停

操作流程	操作步骤	要点说明
(3)消毒试管	再次于酒精灯火焰上消毒试管口和盖子后盖紧试管,熄灭酒精灯	• 留取标本时勿触及容器口 • 标本不可倒置
(4)整理用物	清洁外阴,协助病人穿好裤子,整理病人床单位及用物	
导尿术留取法		
	可通过插导尿管的方法将尿液引出,留取5~10ml	• 适用于昏迷或尿潴留病人
▲ 12h 或 24h 尿标本		
(1)容器贴签	将检验申请单标签或条形码贴于集尿瓶上,注明日期、起止时间	
(2)留取尿液	嘱病人于晨7时或晚7时排空膀胱后,开始留取,至次晨7时留完最后一次尿,将24h或12h的全部尿液留取在容器中	• 晨7时或晚7时的尿液检查前存留在膀胱内的尿液,不应留取 • 不得混入粪便
(3)加防腐剂	病人第一次尿后即加入防腐剂,使之与尿液混合	• 集尿瓶应放置于阴凉处,根据检验目的加入防腐剂,避免尿液变质(表12-3)
(4)记录总量	留取最后一次尿液后,将12h或24h尿液全部盛于集尿瓶内,测总量后记录于检验单上	• 充分混匀后,取适量用于检验(一般约40ml),弃去余尿
4. 操作后处理	(1)协助病人取舒适体位 (2)洗手,记录 (3)标本及时送检 (4)按常规消毒处理用物	• 记录尿液的总量、颜色、气味等 • 确保检验结果的准确性

4. 评价

(1)病人无泌尿系感染发生。

(2)护士标本留取方法准确,操作规范,标本送检及时。

(3)护患沟通有效,病人主动配合,掌握尿标本采集的正确方法。

【注意事项】

1. 尿液标本应按要求留取,必须确保新鲜。

2. 尿液标本应避免经血、白带、精液、粪便等混入,女性病人月经期不宜留取尿标本,以免影响检查结果。

3. 若会阴部分泌物过多时,先清洁或冲洗会阴后再收集。

4. 标本留取后应及时送检,以免细菌繁殖、细胞溶解或被污染等。常规检查在标本采集后尽快送检,最好不超过2h,如不能及时送检应冷藏或防腐处理。

三、粪便标本采集法

正常粪便由食物残渣、消化道分泌物、大量细菌和水分组成。粪便标本的检验结果有助于评估病人的消化系统功能,协助疾病的诊断与治疗。采集粪便标本的方法因检验目的的不同而有差异。粪便标本包括常规标本、寄生虫及虫卵标本、细菌培养标本、隐血标本。

【目的】

1. 常规标本 检查粪便的一般性状、颜色、细胞等。

2. 寄生虫及虫卵标本 检查粪便中的寄生虫、幼虫及虫卵并计数。

3. 培养标本 检查粪便中的致病菌。

4. 隐血标本 检查粪便中肉眼不能观察到的微量血液。

【操作程序】

1. 评估

(1) 病人的病情、临床诊断、治疗、排便情况、检验目的。

(2) 病人的意识状态、心理状态及合作程度。

2. 计划

(1) 病人准备:了解粪标本采集的目的、方法、注意事项及配合要点,并按要求在采集标本前排空膀胱。

(2) 护士准备:着装整洁,修剪指甲,洗手,戴口罩。

(3) 用物准备:除检验单、手消毒剂、生活垃圾桶、医疗垃圾桶外,根据不同的检验目的另备:

1) 常规标本:检验盒(内附棉签或检便匙)、清洁便盆。

2) 寄生虫或虫卵标本:检验盒(内附棉签或检便匙)、透明胶带及载玻片(查找蛲虫)、清洁便盆。

3) 培养标本:无菌培养瓶、无菌长棉签、消毒便盆、无菌生理盐水。

4) 隐血标本:检验盒(内附棉签或检便匙)、清洁便盆。

(4) 环境准备:整洁、安全、温度适宜、宽敞、明亮、隐蔽。

3. 实施 见表 12-5。

表 12-5 粪便标本采集法

操作流程	操作步骤	要点说明
1. 准备用物	根据检验目的选择适当容器。检查容器完好性,在容器外贴上标签(或条形码),注明科别、床号、姓名、性别、检验目的、送检日期	• 避免差错事故,保证检验结果的准确
2. 核对解释	(1) 携用物至床旁,认真核对病人的床号、姓名并做好解释 (2) 告知采集的目的和配合的方法 (3) 屏风或床帘遮挡	• 确认病人,取得合作 • 注意保护病人的隐私
3. 排空膀胱	屏风遮挡,嘱病人排空膀胱	• 以免排便时混入尿液,影响检验结果
4. 留取标本		• 戴防护手套
▲常规标本	(1) 嘱病人排便于清洁便盆中 (2) 用棉签或检便匙取新鲜粪便 5g 左右,主要采集脓、血、黏液部分或粪便表面、深处等多处采集,对不能自理的病人应协助其排便	• 约蚕豆大小 • 腹泻病人取脓血、黏液部分,水样便应盛于容器中
▲寄生虫及虫卵标本	查寄生虫及虫卵:嘱病人排便于便盆中,取不同部位带血液或黏液的部分 5~10g	• 服驱虫剂后或作血吸虫孵化检查,留取全部粪便送检
	查蛲虫:嘱病人于睡前或清晨起床前将取标本透明胶带贴于肛门周围处。取下并将已粘贴着蛲虫卵的胶带面粘在载玻片上或将胶带对合,送检验室作显微镜检查	• 蛲虫常在午夜或清晨时爬到肛门处产卵 • 有时需连续数天采集
	查阿米巴原虫:用热水将便盆加温至接近体温。排便后,将标本连同便盆立即送检	• 保持阿米巴原虫的活动状态,防止阿米巴原虫在低温环境下失去活力或死亡,以至于难以查到
▲培养标本	能自行排便者:嘱病人排便于消毒便盆内,用无菌棉签取粪便中央部分或带脓血、黏液的粪便 2~5g 放入培养瓶中,盖紧瓶塞,立即送检	• 保证检验结果的准确性 • 尽量多处选取标本,提高检验阳性率
	不能排便者:若病人无便意,用无菌长棉签蘸无菌生理盐水,由肛门插入直肠 6~7cm,朝一个方向轻轻旋转退出,将棉签置于无菌培养瓶内,塞紧瓶塞	• 注意无菌操作,防止标本污染
▲隐血标本	按常规标本留取	• 需病人饮食配合
5. 操作后处理	(1) 协助病人取舒适体位 (2) 洗手,记录 (3) 标本及时送检 (4) 按常规消毒处理用物	• 记录粪便的形状、颜色、气味等 • 确保检验结果的准确性 • 避免交叉感染

4.评价

(1)病人在粪便采集过程中无不适、安全。

(2)护士标本留取方法正确,操作规范,标本送检及时。

(3)护患沟通有效,病人积极配合,掌握粪便标本采集的正确方法。

【注意事项】

1.用于放粪便标本的容器应加盖,并有明细标记。

2.查阿米巴原虫时,在采集标本前几天,不可给病人服用钡剂、油质、含金属的泻剂等,以免影响阿米巴虫卵或胞囊显露。

3.采集隐血标本时,在采集标本前 3d 需禁食肉类、动物肝脏、血及含铁丰富的食物和药物,第 4d 开始标本的采集,避免造成假阳性。

4.粪便标本中不应混入尿液、泥土、污水等异物,不能从卫生纸、衣裤或纸尿裤等物品上留取标本,也不能用棉签的棉花端挑取标本。

四、痰标本采集法

痰液是气管、支气管、肺泡产生的分泌物。正常情况下分泌很少,不引起咳嗽和咳痰,当呼吸道黏膜受到刺激,分泌物增多,痰量增多可有痰液咳出。痰液的主要成分是黏液和炎性渗出物,它的性质、气味、量对疾病的诊断具有非常重要的意义。

痰标本(sputum specimen)包括常规痰标本、24h 痰标本、痰培养标本。

【目的】

1.常规痰标本　用于检查痰液中的细菌、虫卵、癌细胞等。

2.24h 痰标本　用于检查 24h 痰量,观察痰液的性状以协助诊断或作浓集结核杆菌检查。

3.痰培养标本　用于检查痰液中的致病菌,为抗生素的选择提供依据。

【操作程序】

1.评估

(1)病人的病情、临床诊断、治疗、检验目的。

(2)病人的意识状态、心理状态及合作程度。

2.计划

(1)病人准备:了解痰标本采集的目的、方法、注意事项及配合要点;漱口。

(2)护士准备:着装整洁,洗手,戴口罩。

(3)用物准备:除检验单、手消毒剂、生活垃圾桶、医疗垃圾桶外,根据不同的检验目的另备:

1)常规痰标本:备痰盒。

2)痰培养标本:备无菌痰盒、漱口液。

3)24 小时痰标本:备清洁广口大容量集痰器。

4)无力咳痰或不合作病人,需备吸痰用物、一次性手套和集痰器。如收集培养标本则需备无菌用物。

(4)环境准备:整洁、安全、温湿度适宜、宽敞、明亮。

3.实施　见表 12-6。

组图:一次性使用吸痰器

表 12-6　痰标本采集法

操作流程	操作步骤	要点说明
1. 准备用物	根据检验目的选择适当容器。检查容器完好性,在容器外贴上标签或条形码,注明科别、床号、姓名、性别、检验目的、送检日期	• 避免差错事故,保证检验结果的准确
2. 核对解释	(1)携用物至床旁,认真核对病人的床号、姓名并做好解释 (2)告知采集的目的和配合的方法 (3)屏风或床帘遮挡	• 确认病人,取得合作; • 注意保护病人的隐私

笔记

续表

操作流程	操作步骤	要点说明
3. 收集标本		• 戴防护手套
▲ 常规标本	能自行留痰者:嘱病人晨起后,漱口。深呼吸数次后用力咳出气管深处的痰液,吐入痰盒中	• 去除口腔中的杂质 • 勿将唾液、鼻涕、漱口水等混入 • 若痰液不易咳出,可配合雾化吸入等方法
	无力咳痰或不合作者:协助病人取合适卧位,叩击胸背部	• 使痰液松动
▲ 痰培养标本	能自行留痰者:晨起后,先用漱口液漱口,再用清水漱口;深呼吸数次后用力咳出气管深处痰液;将痰液收集于无菌痰盒内	• 去除口腔中杂菌 • 勿将唾液、鼻涕、漱口水等混入
	无力咳嗽或不合作者:同常规标本留取,使用无菌一次性集痰试管(图12-1)	• 物品均需无菌
▲ 24h 痰标本	(1) 从晨起漱口后(7am)第一口痰开始留取,至次晨起漱口后(7am)第一口痰结束 (2) 将24h的痰液全部收集于集痰器内	• 勿将唾液、鼻涕、漱口水混入
4. 操作后处理	(1) 协助病人取舒适体位 (2) 洗手,记录 (3) 将痰标本连同化验单及时送检 (4) 按常规消毒处理用物	• 记录痰液的外观和性状 • 确保检验结果的准确性 • 避免交叉感染

4. 评价

(1) 病人在痰标本采集过程中无不适、安全。

(2) 护士标本留取方法正确,操作规范,标本送检及时。

(3) 护患沟通有效,病人积极配合,掌握痰标本采集的正确方法。

【注意事项】

1. 若痰液不易咳出者,可先进行雾化吸入以湿化痰液。

2. 留取常规痰标本查找癌细胞时应立即送验,也可用95%乙醇或10%甲醛固定后立即送检。

3. 作24h痰量和分层检查时,应嘱病人将痰吐在无色的广口瓶内,需要时可加入少许石炭酸以防腐。

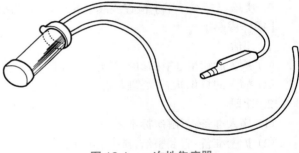

图 12-1　一次性集痰器

五、咽拭子标本采集法

正常人咽峡部有口腔正常菌群,无致病菌生长。咽部细菌均来自外界,正常情况下不致病,当机体抵抗力下降或其他外部因素作用下出现感染等而致疾病。咽拭子细菌培养可分离出致病菌,有助于白喉、化脓性扁桃体炎、急性咽喉炎等疾病的诊断。

【目的】

取咽部和扁桃体上分泌物做细菌培养或病毒分离,以协助诊断、治疗。

【操作程序】

1. 评估

(1) 病人的病情、临床诊断、治疗。

(2) 病人的意识状态、心理状态及合作程度。

2. 计划

（1）病人准备：了解咽拭子标本采集的目的、方法、注意事项及配合要点；体位舒适，愿意配合，进食 2 小时后再采集标本。

（2）护士准备：着装整洁，洗手，戴口罩。

（3）用物准备

1）治疗车上层：治疗盘内备无菌咽拭子培养管、酒精灯、火柴、压舌板、化验单。治疗盘外备手消毒剂。

2）治疗车下层：生活垃圾桶、医用垃圾桶。

（4）环境准备：整洁、安全、温湿度适宜、宽敞、明亮。

3. 实施 见表 12-7。

表 12-7 咽拭子标本采集法

操作流程	操作步骤	要点说明
1. 准备用物	根据检验目的选择适当容器。检查容器完好性，在容器外贴上标签或条形码，注明科别、床号、姓名、性别、检验目的、送检日期	● 避免差错事故，保证检验结果的准确
2. 核对解释	（1）携用物至床旁，认真核对病人的床号、姓名并做好解释	● 确认病人，取得合作
	（2）告知采集的目的和配合的方法	● 避免在进食后 2h 内进行，防止呕吐
3. 采集标本		
（1）暴露咽喉	点燃酒精灯，嘱病人张口发"啊"的音，暴露咽喉部	● 可配合使用压舌板
（2）取分泌物	用培养管内的无菌长棉签擦拭两侧腭弓、咽、扁桃体上的分泌物	● 动作要应轻柔而敏捷
（3）消毒试管	在酒精灯火焰上消毒试管口后，将棉签插入试管后塞紧	● 防止标本污染
4. 操作后处理	（1）协助病人取舒适体位 （2）洗手，记录 （3）将痰标本连同化验单及时送检 （4）按常规消毒处理用物	● 确保检验结果的准确性 ● 避免交叉感染

4. 评价

（1）病人在留取标本过程中无不适、安全。

（2）护士操作熟练、规范，标本留取方法正确，无菌观念强。

（3）护患沟通有效，病人积极配合。

【注意事项】

1. 最好在使用抗生素之前采集标本。

2. 做真菌培养时应在口腔溃疡面上采取分泌物，避免接触正常组织。

3. 留取标本时，棉签不可触及其他部位，防止污染标本，影响检验结果。

4. 避免进食后 2h 内留取标本，防止发生呕吐。

六、呕吐物标本采集法

当病人发生呕吐时，用弯盘接取呕吐物送检；不明原因中毒的病人，送检洗胃前抽出的内容物标本。

附 12-1 真空采血法相关知识

近年来，使用真空采血系统进行静脉血标本的采集在临床得到了广泛的推广与应用。该方法操作方便、安全、简单、准确，降低标本采集过程中医院感染发生概率的同时，也使检验质量得以提升。

　　真空采血系统包括:真空采血管、真空采血针(直针和头皮式采血针)、持针器。真空采血管为完全封闭式真空试管,试管内按照不同的检验目的,预制了准确的真空量和添加剂,当采血针成功刺入血管后,由于试管内的负压作用,血液自动流入采血管内。真空采血管以安全头盖的颜色来标识适合采集血液标本的种类,临床护士应准确区分并掌握不同颜色的真空采血管的用途、采血量及添加剂的种类详见附表12-1,以免错误操作影响检验结果的准确性。

附表 12-1　真空采血管的用途

检查项目	采血量(ml)	添加剂	安全头盖颜色
血清生化、电解质、甲状腺功能、艾滋病检查、肿瘤标志物、血清免疫学	2~5	促凝剂	黄或红
凝血和纤溶系统检测	1.8	枸橼酸钠	蓝
血沉检测	2.4	枸橼酸钠	黑
急诊生化	2	肝素钠	黄
血流变	5	肝素钠	绿
血常规	2	EDTA-K2	紫
血糖检测	2	氟化钠 + 草酸钾	灰

(刘朝霞)

思考题

　　1. 刘某,女,38 岁,近 1 个月内出现恶心、厌食、腹胀、肝区不适,为了明确诊断需做肝功能检验。
　　请问:
　　(1) 该病人需采集的血标本是哪一类?
　　(2) 采集过程中应注意哪些问题?
　　2. 张某,男,56 岁,以急性肾小球肾炎入院,遵医嘱做尿蛋白的定量检查,留取 24h 尿标本。
　　请问:
　　(1) 如何指导病人正确留取 24h 尿标本?
　　(2) 尿标本中应加入哪种防腐剂? 该防腐剂的作用及用法?

思路解析

扫一扫,测一测

第十三章　病情观察和危重病人的抢救技术

 学习目标

1. 掌握危重病人的支持性护理措施；常见抢救技术的注意事项。
2. 熟悉抢救工作的组织管理与抢救设备的管理要点；病情观察的方法、内容。
3. 能正确实施洗胃法。
4. 了解各种洗胃的原理。
5. 具有严谨求实的工作态度和抢救意识，动作轻柔、规范，关爱病人，抢救及时、高效。

　　病情观察（observation of disease）是医护人员对病人的病史和现状进行全面系统了解、对病情做出综合判断的过程，是医务人员临床工作的重要内容之一。及时、准确、全面地进行病情观察，可以为诊断、治疗、预防并发症以及为护理提供必要的临床依据。

　　危重病人（critical clients）的特点是病情严重且变化快，随时可能出现危及生命的征象。在护理和抢救危重病人的过程中，要求护士必须准确地掌握心肺复苏、吸氧、吸痰、洗胃等基本抢救技术，具备及时、准确进行病情观察和评估的能力，熟悉临床抢救的基本流程，保证抢救工作有效地进行。

第一节　病情观察

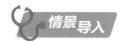 **情景导入**

　　情景描述：

　　急诊科夜间接诊一位 56 岁的男性病人，主诉"胸闷、胸痛 2h 且含服硝酸甘油无效"。该病人高血压病史 15 年，近 1 月频繁发作心绞痛，但发作时含服硝酸甘油后能缓解。本次因与家人争执，情绪激动而发病。到急诊室后病人突然意识丧失，颈动脉搏动未触及……

　　请问：

　　1. 病人发生了什么情况？
　　2. 护士应该从哪些方面进行病情观察？
　　3. 护士应该如何观察该病人？

　　观察是对事物、现象进行仔细查看的过程，是一项系统工程，护士对病人的观察，应贯穿于病人疾病过程的始终，从症状到体征，从生理到心理的全面、细致、及时、准确地观察。

一、病情观察的方法

（一）直接观察法

直接观察是利用感觉器官或借助医疗仪器对病人进行观察。主要方法包括视诊、触诊、叩诊、嗅诊等。

1. 视诊（inspection）　是最基本的检查方法之一，即用视觉来观察病人全身和局部状态的检查方法。视诊可以观察到病人全身的状态，如年龄、性别、营养状况等；从病人入院至出院，通过连续或间断的观察，可以了解病人的意识状态，面部表情，姿势体位，肢体活动的情况，皮肤、呼吸、循环状况，分泌物、排泄物的性状、数量以及与疾病相关的症状、体征等一系列情况，并随时注意观察病人的反应及病情变化，以便及时调整观察的重点。

2. 触诊（palpation）　是通过手的感觉来感知病人的身体某部位有无异常的检查方法。如用触觉来了解机体体表的温度、湿度、弹性、光滑度、柔软度及脏器的外形、大小、软硬度、移动度和波动度等。

3. 叩诊（percussion）　是指通过手指叩击或手掌拍击被检查部位体表，使之震动而产生音响，根据所感到震动、所听到的音响特点来了解被检查部位脏器的大小、形状、位置及密度，如确定肺下界、心界大小、有无腹腔积液及腹腔积液的量等。

4. 听诊（auscultation）　是利用耳直接或借助听诊器或其他仪器来听取病人身体各个部位发出的声音，并分析判断声音所代表的不同含义。通过耳可以直接听到病人发出的声音，如听到病人咳嗽时，应根据咳嗽的声音、音调、持续时间、剧烈程度来分析病人疾病的状态。借助听诊器可以听到病人的心音、呼吸音、肠鸣音等。

5. 嗅诊（smelling）　是指利用嗅觉来辨别病人的各种气味，以判断其健康状况关系的一种检查方法。病人的气味可以来自皮肤、黏膜、呼吸道、胃肠道以及分泌物、呕吐物、排泄物等。

（二）间接观察法

间接观察法是通过与医生或其他医务人员、病人及其家属的交流，通过阅读病历、检验报告、交接班报告以及医疗仪器检查等，了解病人病情的方法。

二、病情观察的内容

（一）一般情况的观察

1. 发育与体型　成人发育正常状态的判断指标包括：头部的长度为身高的 1/7~1/8，胸围约为身高的 1/2，双上肢展开的长度约等于身高，坐高约等于下肢的长度。体型（habitus）是身体各部发育的外观表现，包括骨骼、肌肉的成长与脂肪分布的状态等。临床上把成人的体型分为三种：①均称型（正力型）：即身体各部分匀称适中；②瘦长型（无力型）：身体瘦长，颈长肩窄，胸廓扁平，腹上角 <90°；③矮胖型（超力型）：身短粗壮，颈粗肩宽，胸廓宽厚，腹上角 >90°。

2. 饮食与营养状态　饮食在疾病治疗护理中占重要地位，并对疾病的诊断、治疗发挥一定的作用，因此应注意观察病人的食欲、食量、进食后反应、饮食习惯、有无特殊嗜好或偏食等情况。营养状态通常可根据皮肤的光泽度、弹性，毛发、指甲的润泽程度，皮下脂肪的丰满程度，肌肉的发育状况等综合判断。营养状态与食物的摄入、消化、吸收和代谢等因素有关，是判断机体健康状况、疾病程度与转归的重要指标之一。临床上一般将营养状态分为良好、中等和不良三个等级。

3. 面容与表情　疾病及情绪变化可引起面容（facial features）与表情（expression）的变化。一般情况下，健康的人表情自然、大方、神态安逸。患病后，通常可表现为痛苦、忧郁、疲惫或烦躁等面容与表情。临床上常见的典型面容有：①急性病容：表现为表情痛苦、面颊潮红、呼吸急促、鼻翼扇动、口唇疱疹等，一般见于急性感染疾病，如肺炎球菌肺炎的病人；②慢性病容：表现为面色苍白或灰暗、面容憔悴、目光暗淡、消瘦无力等，常见于慢性消耗性疾病，如恶性肿瘤、肝硬化、严重结核病等病人；③二尖瓣面容：表现为双颊紫红、口唇发绀，一般见于风湿性心脏病病人；④贫血面容：表现为面色苍白、唇舌及结膜色淡、表情疲惫乏力，见于各种类型的贫血病人。除了以上这四种典型的面容外，临床上还有甲状腺功能亢进面容、满月面容、脱水面容以及面具面容等。

4. 体位　临床常见的体位有自主体位、被动体位、被迫体位。不同的疾病可使病人采取不同的体位,有时对某些疾病的诊断具有一定意义。如昏迷或极度衰竭的病人,由于不能自行调整或变换肢体的位置,呈被动体位;胆石症、肠绞痛的病人,在腹痛发作时,常辗转反侧,坐卧不宁,病人常采用被迫体位。

5. 姿势与步态　健康成人躯干端正,肢体动作灵活自如。患病时可以出现特殊的姿势,如腹痛时病人常捧腹而行;腰部扭伤身体的活动受限,病人保持特定的姿势。常见的异常步态有:蹒跚步态(鸭步)、醉酒步态、共济失调步态、剪刀步态、慌张步态、间歇性跛行和保护性跛行等。

6. 皮肤与黏膜　主要观察皮肤和黏膜的颜色、温度、湿度、弹性、完整性及有无出血、水肿、皮疹、皮下结节、囊肿等情况。如贫血病人,其口唇、结膜、指甲苍白;肺心病、心力衰竭等缺氧病人,其口唇、面颊、鼻尖等部位发绀;热性病人皮肤发红;休克病人皮肤湿冷;严重脱水、甲状腺功能减退症者,皮肤弹性差;心源性水肿病人,可表现为下肢和全身水肿;肾源性水肿病人,多于晨起眼睑、颜面水肿。

7. 呕吐　呕吐可将胃内有害物质吐出,因而是一种具有保护意义的防御反射。但剧烈而频繁的呕吐,可以引起水、电解质紊乱、酸碱平衡失调、营养障碍等。因疾病不同,呕吐发生的时间、次数、方式及呕吐物的性状、量、色、气味和伴随症状也不同。呕吐时应注意观察如下内容:

(1) 时间:妊娠呕吐常发生在清晨;幽门梗阻的呕吐常发生在夜晚或凌晨。

(2) 方式:喷射性呕吐,不伴恶心,常见于脑肿瘤、脑出血、脑膜炎等颅内压升高的病人;消化道疾病引起的呕吐为反射性呕吐。

(3) 性状:一般呕吐物含有食物和消化液。幽门梗阻时,呕吐物常为宿食;高位小肠梗阻者,呕吐常伴胆汁;霍乱、副霍乱病人的呕吐物为米泔水样。

(4) 量:成人胃容量约为 300ml,如呕吐物超过胃容量,应考虑有无幽门梗阻或其他异常情况;神经官能症呕吐量不多,吐后可再进食。

(5) 颜色:急性大出血时,呕吐物呈鲜红色;陈旧性出血或慢性出血,呈咖啡色;胆汁反流胃内时,呈黄绿色;胃内容物滞留胃内时间较长时,呈暗灰色。

(6) 气味:普通呕吐物呈酸味;胃内出血者呈碱味;含有大量胆汁时呈苦味;幽门梗阻时呕吐物呈腐臭味;肠梗阻时呈粪臭味;有机磷农药中毒常带大蒜味。

(7) 伴随症状:呕吐伴腹痛、腹泻常见于急性胃肠炎、食物中毒;喷射状呕吐伴剧烈头痛,常见于颅内高压;呕吐伴眩晕及眼球震颤,常提示前庭功能障碍。

8. 睡眠　注意观察睡眠型态、时间,有无难以入睡、失眠、梦游或睡眠中易醒等现象。

9. 排泄物　排泄物包括汗液、痰液、粪、尿等,应注意观察其性状、量、色、味、次数等(见第八章)。

(二)生命体征的观察

生命体征是机体内在活动的一种客观反映,是衡量机体身心状况的可靠指标。正常人的生命体征在一定范围内相对稳定,当机体患病时,生命体征会发生不同程度的变化。

1. 体温　体温突然升高多见于急性感染;持续高热或超高热提示病情严重;体温过低多见于休克或重度衰竭的病人;体温持续不升提示病情危重。

2. 脉搏　观察脉搏时,要注意脉率、节律、强弱等是否正常,如出现缓脉、速脉、期前收缩、脉搏短绌、细脉、奇脉等表示病情发生变化。

3. 呼吸　观察呼吸时,要注意呼吸的频率、节律、性质、深浅度及呼吸音等是否正常,若出现叹息样呼吸、点头呼吸、潮式呼吸、毕奥呼吸等提示病情危重。

4. 血压　测血压时,要注意观察收缩压、舒张压和脉压是否正常,如收缩压持续≥180mmHg 和(或)舒张压持续≥110mmHg 表示病人为重度高血压,可能出现脑出血;如收缩压持续≤80mmHg 或脉压≤20mmHg 多见于休克。

(三)中心静脉压的观察

中心静脉压(central venous pressure)正常值:5~12cmH$_2$O;小于 2~5cmH$_2$O 表示右心房充盈不佳或血容量不足;大于 15~20cmH$_2$O 表示右心功能不全。

(四)意识状态的观察

正常人的意识状态清晰,反应敏捷精确,语言流畅、准确,思维合理,情感活动正常,对时间、地点、人物的判断力和定向力正常。意识障碍（disturbance of consciousness）是指个体对外界环境刺激缺乏正常反应的一种精神状态。任何原因引起大脑高级神经中枢功能损害时，都可出现意识障碍。表现为对自身及外界环境的认识及记忆、思维、定向力、知觉、情感等精神活动的不同程度的异常改变。意识障碍的程度一般可分为：

1. 嗜睡（somnolence）　是最轻度的意识障碍。病人处于持续睡眠状态，但能被言语或轻度刺激唤醒，醒后能正确、简单而缓慢地回答问题，但反应迟钝，刺激去除后又很快入睡。

2. 意识模糊（confusion）　其程度较嗜睡深，病人表现为思维和语言不连贯，对时间、地点、人物的定向力部分或完全发生障碍，可伴有错觉、幻觉、躁动不安、谵语或精神错乱。

3. 昏睡（stupor）　病人处于熟睡状态，不易唤醒。经压迫眶上神经、摇动身体等强刺激可被唤醒，醒后答话含糊或答非所问，停止刺激后又马上进入熟睡状态。

4. 昏迷（coma）　是最严重的意识障碍，按其程度可分为：①浅昏迷：病人意识大部分丧失，无自主运动，对声、光刺激无反应，对疼痛刺激（如压迫眶上缘）可有痛苦表情及躲避反应。瞳孔对光反射、角膜反射、眼球运动、吞咽反射、咳嗽反射等可存在。呼吸、心率、血压无明显改变，可有大小便失禁或尿潴留。②中度昏迷：病人对周围事物及各种刺激无反应，但压迫眶上缘时可有痛苦表情，角膜反射减弱，瞳孔对光反射迟钝，眼球无转动。③深昏迷：病人意识完全丧失，对各种刺激均无反应。全身肌肉松弛，肢体呈弛缓状态，深浅反射均消失，偶有深反射亢进及病理反射出现。可出现呼吸不规则，血压下降，大、小便失禁或尿潴留。

护士对意识状态的观察，可根据病人的语言反应，了解其思维、反应、情感活动、定向力等，必要时可通过一些神经反射，如观察瞳孔对光反应、角膜反射、对强刺激（如疼痛）的反应、肢体活动等综合判断其有无意识障碍以及意识障碍的程度。临床上还可以使用格拉斯哥昏迷评分量表（Glasgow coma scale, GCS, 见表13-1），对病人的意识障碍及其严重程度进行观察与测定。GCS包括睁眼反应、语言反应、运动反应3个子项目，使用时分别测量3个子项目并计分，然后再将各个项目的分值相加求其总和，即可得到病人意识障碍程度的客观评分。GCS量表总分范围为3~15分，15分表示意识清醒。按意识障碍的差异分为轻、中、重三度，轻度13~14分，中度9~12分，重度3~8分，低于8分者为昏迷，低于3分者为深昏迷或脑死亡。在对意识障碍病人进行观察时，同时还应对其伴随症状及生命体征、营养、大小便、水电解质、活动、睡眠、血气分析值的变化等进行观察。

表 13-1　Glasgow 昏迷量表

项目	状态	分数
睁眼反应（eyes open）	自发性的睁眼反应	4
	声音刺激有睁眼反应	3
	疼痛刺激有睁眼反应	2
	任何刺激均无睁眼反应	1
语言反应（verbal response）	对人物、时间、地点等定向问题清楚	5
	对话混淆不清，不能准确回答有关人物、时间、地点等定向问题	4
	言语不流利，但字意可辨	3
	言语模糊不清，字意难辨	2
	任何刺激均无语言反应	1
运动反应（motor response）	可按指令动作	6
	能确定疼痛部位	5
	对疼痛刺激有肢体退缩反应	4
	疼痛刺激时肢体过屈（去皮质强直）	3
	疼痛刺激时肢体过伸（去大脑强直）	2
	疼痛刺激时无反应	1

5. 特殊类型的意识障碍

（1）去皮质综合征：病人能无意识地睁眼闭眼，眼球能活动，瞳孔对光反射和角膜反射恢复，但无自发动作，对外界刺激不能产生有意识的反应，大、小便失禁，存在觉醒和睡眠周期，四肢肌张力增高，病理反射阳性。常见于缺氧性脑病，其次为皮质损害较为广泛的脑血管病及外伤。

（2）无动性缄默症：病人能注视检查者及周围的人，貌似觉醒，但不能言语，不能活动；病人出现大、小便失禁，肌肉松弛，但锥体束征阴性，因此，又称为睁眼昏迷。主要见于脑干上部或丘脑的网状激活系统受损，而大脑半球及其传出通路无病变。

（五）瞳孔的观察

瞳孔（pupil）的变化是许多疾病的重要指征之一，尤其是颅内疾病、药物中毒、昏迷等时常伴有瞳孔变化。观察瞳孔要注意两侧瞳孔的形状、对称性、边缘、大小及对光反应。

1. 瞳孔的形状、大小和对称性　正常瞳孔呈圆形，位置居中，边缘整齐，两侧等大等圆。瞳孔的形状改变常可因眼科疾病引起。如瞳孔呈椭圆形并伴散大，常见于青光眼等；瞳孔呈不规则形，常见于虹膜粘连。在自然光线下，正常的瞳孔直径为 2~5mm，调节反射两侧相等。病理情况下，瞳孔的大小可出现变化：①缩小：瞳孔缩小是指瞳孔直径小于 2mm。瞳孔直径小于 1mm 称为针尖样瞳孔。单侧瞳孔缩小常提示同侧小脑幕裂孔疝早期；双侧瞳孔缩小，常见于有机磷农药、氯丙嗪、吗啡等中毒。②散大：瞳孔散大是指瞳孔直径大于 5mm。一侧瞳孔扩大、固定，常提示同侧颅内病变（如脑肿瘤、颅内血肿等）所致的小脑幕裂孔疝的发生；双侧瞳孔散大，常见于颅内压增高、颅脑损伤、颠茄类药物中毒及濒死状态。

2. 对光反应　正常瞳孔对光反应灵敏，并于光亮处瞳孔收缩，昏暗处瞳孔扩大。当瞳孔大小不随光线刺激而变化时，称瞳孔对光反应消失，常见于危重或深昏迷病人。

（六）自理能力的观察

自理能力（self-care ability）是指人们进行自我照顾的能力。观察病人的自理能力时需要观察病人的活动能力及活动耐力，有无医疗、疾病的限制以及是否借助轮椅或义肢等辅助器具。根据病人进食、个人卫生、行走、如厕、上下床等日常生活、活动的自理程度，将自理能力分为完全依赖、协助、自理三个等级。病人的自理能力可以通过量表的测定来确定，如用日常生活活动（ADL）能力量表可评定病人生活自理能力，包括生活料理、生活工具使用等。

（七）特殊检查或药物治疗的观察

1. 特殊检查和治疗后的观察　在临床实际中，会对未明确诊断的病人，进行一些常规和特殊专科检查，如冠状动脉造影、胆囊造影、胃镜、腹腔镜检查、胸穿、腹穿、腰穿和骨穿等。这些检查均会对病人产生不同程度的创伤，护士应重点了解其注意事项，观察生命体征，倾听病人的主诉，防止并发症的发生。如冠状动脉造影后应根据穿刺位置对病人的局部止血情况进行观察。由于治疗的需要，病人可能应用引流，应注意观察引流液的性质、颜色、量等；观察引流管是否通畅，有无扭曲、受压、引流不畅的现象；引流袋（瓶）的位置等。锁骨下静脉穿刺后的病人，应注意观察有无胸闷或呼吸困难；吸氧病人应注意观察缺氧症状改善情况等。

2. 特殊药物治疗病人的观察　药物治疗是临床常用的治疗方法。护士应注意观察其疗效、不良反应及毒性反应。如服用降压药的病人应注意血压的变化。应用止痛药时，应注意病人疼痛的规律和性质，用药后的效果；如果药物具有成瘾性还应注意使用的间隔时间等。

（八）心理状态的观察

病人的心理状态是一般心理状态和患病时特殊心理状态的整合，如一般心理状态中的病人的注意力、情绪、认知、动机和意志状态，与患病的适应状态的统一情况。因此应从病人对健康的理解、对疾病的认识、处理和解决问题的能力、对疾病和住院的反应、价值观、信念等方面来观察和判断其语言和非语言行为、思维能力、认知能力、情绪状态、感知情况等是否处于正常状态，是否出现记忆力减退、思维混乱、反应迟钝、语言或行为异常等情况及有无焦虑、恐惧、绝望、忧郁等情绪反应。

第二节　危重病人的抢救管理和护理

危重病人是指病情严重,随时可能发生生命危险的病人。对此类病人需要严密、连续、全面的监护和治疗。危重病人抢救成功与否,抢救工作的组织管理是保证,常备不懈的抢救设备管理是前提。对于危重病人的护理,护士不仅要注重高技术性的护理,还要关注病人的基本生理需要,从而满足病人的基本生理功能、基本生活需要、舒适安全的需求,同时还能预防压疮等并发症的发生。

一、抢救工作的组织管理与抢救设备管理

(一) 抢救工作的组织管理

抢救工作是一项系统化的工作,建立严密的抢救组织和管理制度是保证抢救工作及时、准确、有效进行的必要条件之一。

1. 建立责任明确的系统组织结构　组成抢救小组,一般可分为全院性和科室(病区)性抢救两种。指定抢救负责人,抢救过程中的指挥者应为在场工作人员中职务最高者,各级医务人员必须听从指挥,既要分工明确,又要密切配合。抢救时护士可在医生未到之前,根据病情需要,给予及时、适当的紧急处理,如止血、吸氧、吸痰、人工呼吸、胸外心脏按压、建立静脉通道等。

2. 制定抢救方案　根据病人的病情,医生、护士共同参与抢救方案的制定,使危重病人能及时、迅速得到抢救。护士应制定护理计划,明确护理诊断与预期目标,确定护理措施,解决病人现存的或潜在的健康问题。

3. 做好核对工作　各种急救药物须经两人核对,正确无误后方可使用。执行口头医嘱时,须向医生复述一遍,双方确认无误后方可执行,抢救完毕,由医生及时补写医嘱和处方。抢救中用过的药物空安瓿、输液空瓶、输血空瓶(袋)等应集中放置,以便统计和查对。

4. 及时、准确做好各项记录　抢救记录要求字迹清晰、及时准确、详细全面,且注明执行时间与执行者。

5. 护士参加医生组织的查房、会诊及病例讨论　熟悉危重病人的病情、重点监测项目及抢救过程,做到心中有数。

6. 抢救室内抢救器械和药品管理　严格执行"五定"制度,即定数量品种、定点放置、定专人管理、定期消毒灭菌、定期检查维修,保证抢救时使用;室内物品一律不得外借,值班护士做好班班交接和记录。护士应熟悉抢救器械的性能和使用方法,并能排除一般故障,保证急救物品的完好率。

7. 抢救用物的日常维护　抢救用物使用后,要及时清理,归还原位,并及时补充,要保持整齐清洁。如系传染病病人,应严格按有关消毒隔离要求进行消毒、处理,防止交叉感染。

8. 做好交接班工作　保证抢救和护理措施的落实。

(二) 抢救设备管理

1. 抢救室　急诊室和病区均应设抢救室。病区抢救室宜设在靠近护士办公室的单独房间内。要求宽敞、整洁、安静、光线充足。

2. 抢救床　最好为多功能床,必要时另备木板一块,作胸外心脏按压时使用。

3. 抢救车

(1) 急救药物:见表 13-2。

表 13-2　常用急救药品

类别	常用药物
心三联	盐酸利多卡因、盐酸阿托品、盐酸肾上腺素
呼二联	尼可刹米(可拉明)、山梗菜碱(洛贝林)
升压药	多巴胺
强心药	去乙酰毛花苷丙(西地兰)

续表

类别	常用药物
抗心绞痛药	硝酸甘油
平喘药	氨茶碱
促凝血药	垂体后叶素、维生素 K_1
镇痛、镇静、抗惊厥药	哌替啶(度冷丁)、地西泮(安定)、异戊巴比妥、苯巴比妥钠(鲁米那)、氯丙嗪(冬眠灵)、硫酸镁
抗过敏药	异丙嗪(非那根)、苯海拉明
抗激素类药	氢化可的松、地塞米松、可的松
脱水利尿药	20% 甘露醇、25% 山梨醇、呋塞米(速尿)、利尿酸钠等
解毒药	阿托品、碘解磷定、氯解磷定、硫代硫酸钠、乙酰胺
其他	0.9% 氯化钠、各种浓度的葡萄糖、低分子右旋糖酐、代血浆等

(2)各种无菌急救包:气管插管包、气管切开包、静脉切开包、开胸包、各种穿刺包、导尿包、吸痰包、缝合包等。

(3)无菌用物:各种注射器及针头、输液器及输液针头、输血器及输血针头、开口器、压舌板、舌钳、牙垫、各种型号的医用橡胶手套、各种型号及用途的橡胶或硅胶导管、无菌治疗巾、无菌敷料、皮肤消毒用物等。

(4)非无菌用物:治疗盘、玻璃接头、夹板、宽胶布、应急灯、多头电源插板等。

4. 急救器械 氧气筒及给氧装置或中心供氧系统、加压给氧设备、电动吸引器或中心负压吸引装置、电除颤仪、心脏起搏器、心电监护仪、简易呼吸器、呼吸机、自动洗胃机等。

二、危重病人的支持性护理

(一)严密监测病情

危重病人病情危重、病情变化快,一般给予一级护理,应严密监测其生命体征、意识、瞳孔及其他情况,对心、脑、肺、肝、肾等重要脏器的功能进行持续监测,可以及时、动态了解病人整体状况、疾病危险程度以及各系统脏器的损害程度,对疾病诊断、治疗及紧急抢救极为重要。

1. 中枢神经系统监测 包括意识水平、电生理如脑电图、影像学监测如 CT 与 MRI、颅内压测定和脑死亡的判定等。

2. 循环系统监测 包括心率、心律、动脉血压、心电功能和血流动力学功能监测如肺动脉压、中心静脉压、心脏指数等。

3. 呼吸系统监测 包括呼吸频率与节律、呼吸音、潮气量、无效腔量、呼气压力测定等;痰液的性质、量、颜色等;动脉血气分析等。

4. 肾功能监测 包括尿量,血钠浓度,血、尿的尿素氮,血尿肌酐、血肌酐清除率测定等。

5. 体温监测 操作简便,是反映病情变化的可靠指标,也是代谢率的指标。当代谢旺盛、感染、创伤、手术后等情况体温升高,而极度衰竭或临终病人体温反而下降。

(二)保持呼吸道通畅

清醒病人应鼓励其定时做深呼吸或轻拍背部,以助分泌物咳出;昏迷病人常因咳嗽、吞咽反射减弱或消失,呼吸道分泌物及唾液等积聚喉头,而引起呼吸困难甚至窒息,故应使病人头偏向一侧,及时吸出呼吸道分泌物,保持呼吸道通畅。并通过呼吸咳嗽训练、肺部物理治疗、吸痰等,预防分泌物淤积、坠积性肺炎及肺不张等的发生。

(三)加强基础护理

1. 眼部护理 眼睑不能自行闭合的病人,可涂抗生素眼药膏或盖凡士林纱布保护角膜,以防角膜干燥而发生溃疡、结膜炎等。

2. 口腔护理 根据病人需要进行口腔护理,保持口腔卫生,防止口腔感染。

1301

组图:抢救室常见仪器设备

3. 皮肤护理　认真做好皮肤清洁护理,保持皮肤干燥,及时更换污染的床单和衣物,使床铺平整舒适;加强预防压疮的各项护理措施,避免压疮的发生。

4. 肢体被动锻炼　经常为病人翻身,进行四肢的被动运动,并配合进行按摩,预防肌腱及韧带退化、肌肉萎缩、关节僵直、静脉血栓形成和足下垂的发生。

(四) 补充营养和水分

对能进食者,鼓励其多进富含营养易消化吸收的饮食;对不能进食者,可采用鼻饲或完全胃肠外静脉高营养支持。对体液不足的病人(如大量引流液或额外体液丧失),应补充足够的水分,以维持体液平衡,防止水、电解质紊乱。

(五) 维持排泄功能

协助病人大、小便,必要时给予人工通便、施行导尿术。对留置尿管者加强常规护理,保持引流通畅,防止泌尿系感染。

(六) 保持引流管通畅

危重病人体内置有导尿管、胃肠减压管、伤口引流管等时,应妥善固定、安全放置,防止扭曲、受压、堵塞、脱落等,确保导管通畅。同时注意严格执行无菌操作技术,防止逆行感染。

(七) 注意安全

对意识丧失、烦躁不安、谵妄的病人,应合理使用保护具,防止意外发生;对牙关紧闭、抽搐的病人,可将牙垫、开口器置于病人上下臼齿之间,防止舌咬伤;同时室内光线宜暗,工作人员动作要轻,避免病人因外界刺激而引起抽搐;正确执行医嘱,确保病人的医疗安全。

(八) 做好心理护理

危重病人有各种各样的心理问题,如恐惧、悲伤、多疑、绝望等,因此必须采取有效的心理护理措施,使病人处于最佳的心理状态。

1. 主动与病人沟通交流,对神志清楚的病人,应向其介绍病室环境,操作前对病人做清晰的解释,以取得病人的配合。对于气管插管、气管切开等原因失去语言表达能力的病人,应采取非语言沟通技巧,以提高沟通效果。

2. 密切观察病人言行,适时提供心理支持,以稳定病人的情绪。

3. 提高病人对疾病的认知能力,根据病人病情进行疾病相关的健康指导,提高其疾病认知水平。

4. 尽可能多采用"治疗性触摸",引起病人注意,传递关心、支持和被接受的信息。

5. 可运用放松训练和音乐治疗等方法减轻和缓解病人焦虑、紧张的情绪。

6. 鼓励病人参与自我护理活动及治疗方案等的选择,增强配合医护的信心。

7. 鼓励家属及亲友探视病人,与病人沟通,向病人传递爱、关心与支持。减少环境因素的刺激,保持病室的安静,注意保护病人的隐私等。

第三节　危重病人的常用抢救技术

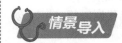

情景描述:

李大爷因食用马铃薯为主的饭菜 1 小时后出现剧烈恶心、呕吐、头晕等中毒症状。家人将其急送医院。病人神志清楚,面色苍白,呕吐 2 次,呕吐物为食物,经评估认为李大爷是发芽马铃薯所致的食物中毒。医嘱:洗胃,st。

请问:

1. 为李大爷洗胃的目的是什么?

2. 你在该病人洗胃前应重点评估什么?

3. 洗胃过程中应注意哪些问题?

　　对危重病人的抢救是医疗、护理工作中的一项重要任务,护士必须做好全面、充分的准备工作,遇有危重病人,要争分夺秒、全力以赴地进行抢救,以挽救病人的生命。

一、心肺复苏技术

　　详见本套教材《急救护理学》相关内容。

二、氧气吸入法

　　详见本书第六章第三节。

三、吸痰法

　　详见本书第六章第三节。

四、洗胃法

　　洗胃法(gastric lavage)是将胃管经鼻腔或口腔插入胃内,反复注入和吸出一定量的溶液,以冲洗并排出胃内容物,减轻或避免吸收中毒的胃灌洗方法。

【目的】

　　1. 解毒　清除胃内毒物或刺激物,减少毒物吸收,还可利用不同灌洗液进行中和解毒,用于急性食物或药物中毒。服毒后 4~6h 内洗胃最有效。

　　2. 减轻胃黏膜水肿　幽门梗阻病人饭后常有滞留现象,通过洗胃可减轻滞留物对胃黏膜的刺激,减轻胃黏膜水肿和炎症,减轻病人痛苦。

　　3. 为某些手术或检查的病人做准备,如胃肠道手术前。

【操作程序】

　　1. 评估

　　(1) 病人的中毒情况,如摄入的毒物种类、剂型、浓度、量、中毒时间及途径、呕吐情况、处理措施等;注意病人的年龄、病情、医疗诊断、意识状态、生命体征、口鼻黏膜有无损伤,有无活动义齿等。

　　(2) 病人及家属的心理状态,对洗胃的认识和合作程度。

　　(3) 向病人及家属解释洗胃的目的、方法、注意事项及配合要点。

　　2. 计划

　　(1) 病人准备:了解洗胃的目的、方法、注意事项及配合要点;取舒适体位。

　　(2) 护士准备:着装整洁,洗手,戴口罩。

　　(3) 用物准备

　　1) 口服催吐法:①治疗盘内备量杯(或水杯)、水温计、塑料围裙或橡胶单(防水布)、压舌板,毛巾;②水桶 2 只:分别盛洗胃液、污水;③为病人准备洗漱用物(可取自病人处);④洗胃溶液:根据毒物性质选择 25~38℃洗胃液 10 000~20 000ml(表 13-3)。

表 13-3　各种药物中毒的灌洗溶液(解毒剂)和禁忌药物

毒物种类	灌洗溶液	禁忌药物
酸性物	镁乳、蛋清水[①]、牛奶	强酸药物
碱性物	5% 醋酸、白醋、蛋清水、牛奶	强碱药物
敌敌畏	2%~4% 碳酸氢钠、1% 盐水、 1:15 000~1:20 000 高锰酸钾	
1605、1059、4049(乐果)	2%~4% 碳酸氢钠	高锰酸钾[②]
敌百虫	1% 盐水或清水、1:15 000~1:20 000 高锰酸钾	碱性药物[③]
DDT、666	温开水或生理盐水洗胃,50% 硫酸镁导泻	油性泻药

续表

毒物种类	灌洗溶液	禁忌药物
除虫菊酯类	催吐、2%碳酸氢钠溶液洗胃、活性炭60~90g用水调成糊状注入胃内、硫酸钠或硫酸镁导泻	
氰化物	1:15 000~1:20 000 高锰酸钾④洗胃	
苯酚(石炭酸)、煤酚皂溶液	用温开水、植物油洗胃至无酚味,并在洗胃后多次服用牛奶、蛋清,保护胃黏膜	液状石蜡
巴比妥类(安眠药)	1:15 000~1:20 000 高锰酸钾洗胃、硫酸钠导泻⑤	硫酸镁
异烟肼	1:15 000~1:20 000 高锰酸钾洗胃、硫酸钠导泻	
灭鼠药		
1. 抗凝血类(敌鼠钠等)	催吐、温水洗胃、硫酸钠导泻	碳酸氢钠溶液
2. 有机氟类(氟乙酰胺等)	0.2%~0.5% 氯化钙或淡石灰水洗胃、硫酸钠导泻,饮用豆浆、蛋白水、牛奶等	
3. 磷化锌	1:15 000~1:20 000 高锰酸钾洗胃、0.5% 硫酸铜洗胃;0.5%~1% 硫酸铜溶液⑥每次 10ml,每 5~10min 口服一次,并用压舌板刺激舌根催吐	牛奶、鸡蛋、脂肪及其他油类食物⑥
发芽马铃薯	1% 活性炭悬浮液	

注:①蛋清水、牛奶等可保护胃黏膜,减轻病人胃痛。②1605、1059、4049(乐果)等,禁用高锰酸钾洗胃,否则可氧化成毒性更强的物质。③敌百虫遇碱性药物可分解出毒性更强的敌敌畏。④氧化剂能将化学性毒品氧化,改变其性能,从而减轻或去除其毒性。⑤巴比妥类药物采用碱性硫酸钠导泻可以阻止肠道水分和残存的巴比妥类药物的吸收,促使其尽快排出体外。硫酸钠对心血管和神经系统没有抑制作用,不会加重巴比妥类药物的毒性。⑥磷化锌中毒时,口服硫酸铜可使其成为无毒的磷化铜沉淀,阻止吸收,并促使其排出体外。磷化锌易溶于油类物质,故忌食脂肪性食物,以免加速磷的溶解吸收。

2)胃管洗胃法:①治疗车上层:治疗盘内备无菌洗胃包(内有胃管或一次性胃管、镊子、纱布)、塑料围裙或橡胶单、治疗巾、弯盘、棉签、液状石蜡、胶布、50ml注射器、听诊器、手电筒、水温计、量杯、检验标本容器或试管、毛巾,必要时治疗碗内备无菌压舌板、开口器、牙垫、舌钳。治疗盘外备手消毒液。②治疗车下层:水桶2个(分别盛洗胃液和污水)、生活垃圾桶、医用垃圾桶。③洗胃溶液:同口服催吐法。④洗胃设备:漏斗胃管洗胃法备漏斗胃管;电动吸引器洗胃法备电动吸引器(包括安全瓶及5000ml容量的贮液瓶),Y型三通管、调节夹或止血钳、输液架、输液器、输液导管;全自动洗胃机洗胃法另备全自动洗胃机。

(4)环境准备:宽敞、整洁、安静、光线明亮、温度适宜,必要时备屏风。

3. 实施 见表13-4。

视频:洗胃法

表 13-4 洗胃法

操作流程	操作步骤	要点说明
1. 核对解释	携用物至病人床旁,认真核对病人床号、姓名,并做好解释	• 确认病人
2. 反复洗胃		
▲口服催吐法		• 用于病情较轻,清醒合作者
(1) 准备病人	协助病人取坐位,围好围裙或橡胶单,取下义齿,置污物桶于病人座位前或床旁	
(2) 饮灌洗液	指导病人每次饮液量 300~500ml	
(3) 进行催吐	自呕或用压舌板刺激舌根催吐	
(4) 反复进行	反复自饮、催吐,直至吐出的液体澄清无味	• 表示毒物已基本洗干净
▲胃管洗胃法——漏斗胃管洗胃法(图 13-1)		• 利用虹吸原理,引出胃内容物。少用,仅用于无电力供应、无自动洗胃机时

笔记

续表

操作流程	操作步骤	要点说明
(1) 准备病人	协助病人取合适卧位,围好围裙或橡胶单、取下义齿、弯盘放于口角旁,置污物桶于病人床旁	• 中毒较轻者取平卧位;中毒较重者取左侧卧位;昏迷病人应取平卧位头偏向一侧
(2) 插洗胃管	同鼻饲法经口腔插入胃管 55~60cm,证实胃管在胃内后,胶布固定	• 为昏迷病人插管时,用开口器撑开口腔,置牙垫于上下白齿之间,如有舌后坠,可用舌钳将舌拉出,将洗胃管经口腔插至病人咽部,再按照昏迷病人鼻饲法继续插入胃内
(3) 抽内容物	置漏斗低于胃部水平位置,挤压橡皮球,抽尽胃内容物	• 挤压橡皮球形成负压,有利于抽吸; • 必要时留取抽出物送检; • 引流不畅时,可挤压橡皮球吸引
(4) 灌洗胃液	举漏斗高过头部 30~50cm,将洗胃液缓慢倒入漏斗内 300~500ml,当漏斗内剩余少量溶液时,迅速将漏斗降至低于胃部的位置并对准污水桶倒置	• 每次灌入量以 300~500ml 为宜,过多可加速毒素的吸收,导致呛咳、窒息;过少达不到洗胃目的
(5) 反复进行	反复灌洗,直至洗出液澄清无味	• 每次灌入量应保持和吸出量基本相等,否则容易造成胃潴留
▲胃管洗胃法——电动吸引器洗胃法 (图 13-2)		• 能迅速有效地清除毒物,节省人力,并能准确计算洗胃的液体量;利用负压吸引作用,吸出胃内容物
(1) 检查安装	1) 通电,检查吸引器功能 2) 安装灌洗装置:输液管与 Y 形管的主管相连,洗胃管末端和吸引器贮液瓶的引流管分别与 Y 形管两分支相连,夹紧输液管,确保各连接处无漏气。将灌洗液倒入输液瓶内,挂于输液架上	
(2) 插洗胃管	经口腔插入洗胃管,证实在胃内后固定	• 同漏斗胃管洗胃法
(3) 吸内容物	开动吸引器,调节吸引器负压保持在 13.3kPa 左右,吸出胃内容物	• 避免压力过高损伤胃黏膜
(4) 灌洗胃液	关闭吸引器,夹紧贮液瓶上引流管,开放输液管,使洗胃液流入胃内 300~500ml	
(5) 吸洗胃液	夹紧输液管,开放贮液瓶上引流管,开动吸引器,吸出灌入的液体及胃内容物	
(6) 反复进行	反复灌洗,直至洗出液澄清无味	
▲胃管洗胃法——全自动洗胃机洗胃法 (图 13-3)		• 能自动、迅速、彻底清除胃内毒物;通过自控电路的控制使电磁阀自动完成转换动作,分别完成向胃内吸入药液和吸出胃内容物的灌注过程
(1) 检查安装	通电,检查仪器功能完好,并连接各种管道	
(2) 插洗胃管	经口腔插入洗胃管,证实在胃内后固定	• 同漏斗胃管洗胃法
(3) 连洗胃管	将已配好的洗胃液倒入水桶内,将 3 根橡胶管分别与全自动洗胃机三管(药管、污水管、胃管)接口相连。药管的另一端放入洗胃液桶内,污水管的另一端放入污水桶内,胃管的另一端与病人的洗胃管相连,调节药量流速	• 药管管口必须始终浸没于洗胃液的液面下

续表

操作流程	操作步骤	要点说明
(4) 反复灌洗	按"手吸"键,吸出胃内容物;再按"自动"键,仪器将对胃进行自动冲洗,直至洗出液澄清无味为止	• 冲洗时"冲"灯亮,吸引时"吸"灯亮
3. 观察情况	洗胃过程中,随时注意观察洗出液的性质、颜色、气味、量及病人面色、脉搏、呼吸和血压变化	• 如病人有腹痛、休克、洗出液呈血性,应立即停止洗胃,采取相应的急救措施
4. 反折拔管	洗胃完毕,反折胃管,拔出	• 防止管内液体误入气管
5. 整理用物	协助病人漱口、洗脸,取舒适卧位;整理病人床单位、清理用物	• 促进病人舒适 • 按医疗废物分类处理
6. 清洁管腔	全自动洗胃机三管同时放入清水中,按"清洗"键,清洗各管腔后,将各管同时取出,待仪器内水完全排尽后,按"停机"键关机	• 以免各管道被污物堵塞或腐蚀
7. 准确记录	洗手,记录	• 记录灌洗液的名称、量,洗出液的性质、颜色、气味、量,病人的全身反应 • 幽门梗阻记录胃内潴留量,胃内潴留量 = 洗出量 − 灌入量

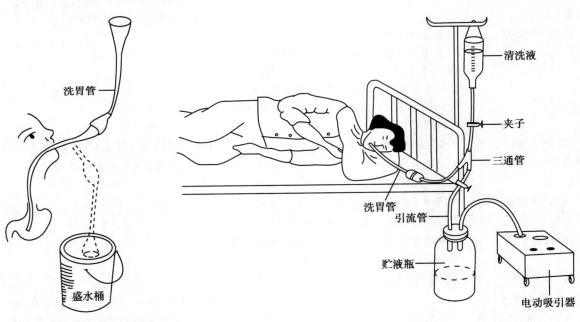

图 13-1 漏斗胃管洗胃

图 13-2 电动吸引器洗胃

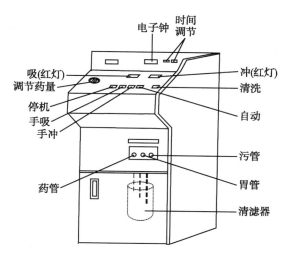

图 13-3　全自动洗胃机洗胃

4. 评价

（1）病人洗胃彻底有效,无并发症发生,衣被无污染。

（2）护士操作迅速、熟练、手法正确,程序规范,能正确处理洗胃过程中的故障。

（3）护患沟通有效,病人积极配合操作,彼此需要得到满足。

【注意事项】

1. 对中毒物质不明的,应先抽吸胃内容物送检,以确定毒物性质,洗胃液可选用温开水或生理盐水,待毒物性质明确后,再选用对抗剂洗胃。

2. 急性中毒病人,应立即采用"口服催吐法"洗胃,以减少中毒物的吸收,必要时进行胃管洗胃。不论哪种方法洗胃,都应该先吸后洗。

3. 吞服强酸、强碱时禁止洗胃,以免造成穿孔。遵医嘱给予药物解毒,并迅速服用牛奶、豆浆、蛋清、米汤等物理性对抗剂,保护胃黏膜。

4. 消化道溃疡、食管阻塞、食管静脉曲张、胃癌等病人不宜洗胃,昏迷病人洗胃应谨慎。

5. 每次灌入量以 300~500ml 为宜,如灌入量过多则可导致急性胃扩张,胃内压上升,加速毒素的吸收;也可引起液体反流,致呛咳、误吸或窒息。过少则延长洗胃时间,不利于抢救的进行。

6. 幽门梗阻病人洗胃宜在饭后 4~6h 或空腹时进行。同时记录胃内潴留量,以了解梗阻情况。

7. 洗胃过程中应随时观察病人的面色、生命体征、意识、瞳孔变化、口、鼻腔黏膜情况、口中气味及排出物的情况等。洗胃后注意病人胃内毒物清除情况,中毒症状有无得到缓解或控制。

（高欢玲）

思考题

1. 章某,男,75 岁,因肝癌肺转移伴大量腹腔积液,近两天腹胀、腹痛难忍,黑便 1 次入院治疗。入院查体:神志清楚,表情痛苦,面色灰暗,双下肢肿胀,移动性浊音（+）,T 37.2℃,P 80 次 /min,R 22 次 /min,BP 90/60mmHg。

请问:

（1）护士应重点观察什么?

（2）为该病人采取哪些支持性护理措施?

2. 原某,女,23 岁,因感情纠葛自服敌百虫自杀未遂,被家人迅速送至医院急诊室,病人神志清楚,面色苍白,P 95 次 /min,R 25 次 /min,BP 80/55mmHg,呕吐 2 次,为胃内容物。

请问:

（1）护士首先采取什么急救措施?

(2) 若为此病人洗胃,应该选择何种溶液? 禁用何种溶液? 为什么?

(3) 护士应重点观察病人的哪些内容?

3. 田某,男,40岁,因车祸受伤被送入急诊室。查体可见髋关节活动受限,伴血尿。面色苍白,表情淡漠,四肢厥冷。T 36℃,P 118 次/min,R 26 次/min,BP 83/55mmHg 请分析资料,回答下列问题:

请问:

(1) 何谓危重病人?

(2) 简述对该病人最基本的病情观察有哪些内容?

思路解析

扫一扫,测一测

第十四章　临终病人的护理

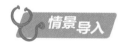 学习目标

1. 掌握脑死亡的判断标准,死亡过程的分期;临终病人的生理、心理变化及护理。
2. 熟悉濒死、死亡的定义;临终病人家属及丧亲者的护理。
3. 熟练完成尸体护理。
4. 了解临终关怀的发展过程、安乐死、死亡教育。
5. 具有崇高的职业道德,维护病人的尊严和权利。

　　生老病死是人生经历的自然发展过程,死亡是一种不可避免的客观存在,每个人都无法抗拒。临终是生命过程的最后阶段,在人生的最后阶段需要的是关爱和帮助。医护人员帮助临终病人减轻痛苦,提高生存质量;引导病人勇于面对死亡,帮助临终病人舒适、安详、有尊严并无遗憾地度过人生的最后时期;给予家属心理、社会及精神上的支持和安慰,使其保持良好的身心健康。

第一节　概　　述

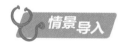 情景导入

情景描述:

　　王爷爷,65 岁。因 "肝癌晚期",被收入某三甲医院的 "宁养病房",家属希望王爷爷在临终阶段能得到较好的照顾,尽量减轻痛苦。护士告诉家属 "宁养病房" 即是为病人提供临终关怀的机构。

请问:

1. 临终关怀的理念是什么?
2. 王爷爷进入的是哪种临终关怀机构?

　　19 世纪以来出现的 "临终关怀" 是实现人生临终健康的一种重要方式,也是医学人道主义精神的具体体现。临终关怀作为一种社会文化现象,越来越被社会认可和重视。护士应掌握相关的理论知识和技能,了解病人的身心反应,帮助临终病人减轻痛苦以提高生存质量,引导病人树立正确的死亡观,使其正确面对死亡。

323

一、临终关怀

(一) 临终关怀的概念

临终关怀(hospice care)是指由社会各层次人员(护士、医生、社会工作者、志愿者以及政府、慈善团体人士等)组成的团队,为生命处于临终阶段的病人及其家属提供生理、心理、社会、文化及精神等方面的一种全面性支持和照料以满足临终病人身心的需要,使其能舒适、安详、有尊严地度过人生的最后时期,并维护其家属的身心健康。

(二) 临终关怀的发展史

1. 古代的临终关怀　古代的临终关怀在西方可追溯到中世纪西欧的修道院和济贫院,当时作为照料危重病人及濒死的朝圣者、旅游者的场所,使其得到最后的安宁。在中国可追溯到两千多年前的春秋战国时期祖国医学中的临终关怀思想。

2. 现代临终关怀　现代临终关怀创始于20世纪60年代,创始人是英国的桑德斯博士(D.C.Saunders)。1967年桑德斯博士在英国伦敦创办"圣克里斯多福临终关怀院",被誉为"点燃了世界临终关怀运动的灯塔"。在圣·克里斯多佛临终关怀院的影响及带领下,临终关怀运动在英国得到迅速的发展,20世纪80年代中期,英国各种类型的临终关怀服务机构已发展到600多个,其中独立的临终关怀机构达160余家。此外,美国、日本、阿根廷、法国、巴西、加拿大、德国、挪威等70多个国家和地区相继开展了临终关怀服务,也先后建起了临终关怀医院和相关机构。

3. 我国临终关怀的发展　中国临终关怀的起步是从天津医学院临终关怀研究中心开始的。1988年7月,天津医学院(现天津医科大学)在黄天中博士的资助下,成立了中国第一家临终关怀研究机构,中心研究主任崔以泰被誉"中国临终关怀之父"。1988年10月,上海诞生了第一所临终关怀医院——南汇护理院(现为上海浦东新区老年医院)。这些都标志着我国已跻身于世界临终关怀研究与实践的行列。目前,国内已有临终关怀机构约100多家,并不断深入开展临终关怀工作,使我国的临终关怀实践有了长足的发展。我国的临终关怀事业正在朝着理论深入化、教育普及化、实施适宜化和管理规范化方面发展。

(三) 临终关怀的内容

临终关怀不仅是一种服务,它是以临终病人为特定对象,研究和探讨临终病人及其家属的需求以及如何为他们提供全面护理的方法。其主要内容包括:

1. 满足临终病人及家属的需求　临终病人的需求包括生理、心理及社会方面的需求;临终病人家属的需求包括对临终病人治疗和护理的要求、心理需求,并为其提供殡丧服务等。

2. 临终病人的全面照护　包括医疗护理、生活护理、心理护理等方面,还应注意控制疼痛,并给予心理照顾。临终关怀的核心是控制疼痛及其他不适症状,如恶心、呕吐、食欲缺乏、便秘、抑郁、惊厥及呼吸困难等,因为这些不适时刻困扰着病人并使其产生焦虑甚至恐惧。

3. 临终病人家属的照护　主要是为其进行心理疏导和提供情感支持。包括尽可能满足家属照顾临终病人的需要,鼓励家属参与病人的日常护理;多与家属沟通,耐心倾听,鼓励家属说出内心的感受;尽可能满足家属自身生理、心理及社会方面的需求。

4. 死亡教育　死亡教育是运用与死亡相关的医学、护理学、心理学及精神、法律、伦理学等知识对人们进行教育,帮助人们树立正确的生死观、生命伦理观、生命价值观,使受教育者能够珍爱生命、减少轻生和不必要的死亡,并能够正确地对待和接受死亡。其目的是帮助临终病人消除对死亡的恐惧心理,树立正确的死亡观,正确对待和接受死亡。

5. 临终关怀模式　临终关怀模式是临终关怀工作对临终关怀的总体观点、态度及提供照护标准和形式。临终关怀模式是在医学模式的基础上形成和发展的。随着世界临终关怀运动的开展,现代"临终关怀模式"逐渐发展为"多学科—整体性—姑息照护模式"。但由于东西方文化背景的不同导致病人对死亡的态度有很大的差异,因此,中国的临终关怀项目应探讨适合我国国情的临终关怀模式。

6. 其他　包括临终关怀机构所采用的医疗体系;临终医护人员应遵循的医疗护理原则;临终关怀机构的管理、实施的研究与实践;临终关怀工作人员的构成与培训;临终关怀与其他学科的关系;临终关怀与社会发展的关系等。

（四）临终关怀的组织形式、理念和意义

1. 临终关怀的组织形式

（1）独立的临终关怀医院：是指不隶属于任何医疗、护理或其他医疗保健服务机构的临终关怀服务机构。具有医疗、护理设备，一定的娱乐设施，家庭化的危重病室设置，建立适合临终关怀的陪护制度，配备一定数量的专业医护人员，为临终病人提供临终服务，其中北京松堂关怀院比较具有代表性。

（2）附设临终关怀机构：又称机构内设的临终关怀项目，属于非独立性的临终关怀机构。是指在医院、护理院、养老院、社区保健站、家庭卫生保健服务中心机构内附设的"临终关怀病区""临终关怀病房""临终关怀单元（病室或病床）"或是"附属临终关怀院"等，其中北京朝阳门医院临终关怀病区比较具有代表性。临终关怀病房分为综合病种的临终关怀病房和专为癌症病人设立的临终关怀病房。

（3）居家式临终关怀：又称居家照护，是临终关怀服务的基本方式之一。病人住在自己家中，由病人家属提供基本的日常照护，由家庭临终关怀机构提供其所需的临终关怀服务，医护人员根据临终病人的病情定期进行访视，并提供临终照料。这类机构通常以社区为基础，以家庭为单位开展临终关怀服务。

（4）癌症病人俱乐部：是一个具有临终关怀性质的群众性自发组织，而不是医疗机构。其宗旨是促进癌症病人之间相互关怀、相互鼓励、相互帮助，安详、愉悦地度过生命最后阶段。

2. 临终关怀的理念

（1）以照料临终病人为中心：临终关怀是针对各种疾病的晚期，治疗不再生效，生命即将结束的病人进行的照护。对于这些病人的治疗不再以治愈疾病为目的，而是通过对其全面的身心照料，提供姑息性治疗。主要是通过控制症状，减轻痛苦，消除焦虑、恐惧，获得心理、社会上的支持，使其得到最后的安宁。因此，临终关怀是从以治愈为主的治疗转变为以对症为主的照料。

（2）提高临终病人的生命质量：临终关怀不是以延长病人生存时间为目的，而是以提高其临终阶段生命质量为宗旨。给临终病人提供一个舒适的、有意义的生活，减轻痛苦使其生命品质得到提高，在可控制的病痛中接受关怀，享受人生最后阶段的人间温情。

（3）维护临终病人的尊严和权利：临终病人仍有意识、思维、情感，仍有个人的尊严和权利。临终关怀强调尊重生命的原则，要求医护人员应注意维护临终病人的尊严与权利，在临终护理中允许病人保留原有的生活方式，尽量满足病人的合理要求，尊重个人的隐私权，让其参与到医护方案的制订等。

（4）注重临终病人家属的心理支持：临终护理的效果与家属的积极配合密切相关。对家属提供心理支持，可使其保持正常的心态，对病人在临终阶段的心理和精神方面起到重要的作用。因此，为临终病人进行全面照料的同时，对临终病人家属提供心理、社会支持，使其坦然地面对亲人的死亡。既为病人生前提供服务，又为家属提供居丧服务。

3. 临终关怀的意义

（1）追求高生命质量的客观要求：随着人类社会文明的进步，人们对生存质量和死亡质量提出了更高的要求。临终关怀从优化生命质量出发，满足临终病人的生理需要和心理需求，使临终病人在充满温情的氛围中，平静地接受死亡。能够安详、安静、无痛苦且有尊严地离开人世，让家属在病人死亡后没有留下任何遗憾和阴影。

（2）社会文明的标志：临终关怀正是为让病人有尊严、舒适地到达人生彼岸而开展的一项社会公共事业，是信仰、价值观、伦理道德、宗教、风俗习惯、社会风气等集中体现，是人类发展及社会文明的标志。

（3）体现医护职业道德的崇高：医护职业道德的核心内容就是尊重病人的尊严和权利，临终关怀是以医学人道主义为出发点，以提高人的生命质量为宗旨，医护人员充分体现了以提高生命价值和生命质量为服务宗旨的高尚医护职业道德。临终关怀作为一种新的医疗服务项目，是对现行医疗服务体系的补充。

二、濒死及死亡的定义

（一）濒死的定义

濒死（dying）即临终，指病人已接受治疗性或姑息性的治疗，虽然意识清楚，但病情加速恶化，各种迹象显示生命即将结束,是生命活动的最后阶段。

(二) 死亡的定义

死亡(death)是个体生命活动和新陈代谢不可逆的终止。

临床上,当病人呼吸、心跳停止,瞳孔散大而固定,所有反射都消失,心电波平直,即可宣布死亡。随着医学科学的发展,特别是心肺复苏技术与心内注射药物的应用开展后,据有关临床资料显示,只要大脑功能保持着完整性,一切生命活动都有可能完全恢复。1967年人类历史上第一例心脏移植手术在南非获得成功,一个衰亡的心脏可被另一个强壮健康的心脏替换,这就意味着心死不等于人死。因此,传统的死亡标准被摒弃,医学界人士提出新的较为客观的判断标准,这就是脑死亡标准。

1968年,在世界第22次医学大会上,美国哈佛医学院特设委员会提出了新的死亡概念,即脑死亡(brain death),又称全脑死亡,即包括大脑、中脑、小脑和脑干的不可逆转地停止,是生命活动结束的象征。将"脑功能不可逆性丧失",作为新的死亡标准,并制定了世界上第一个脑死亡诊断标准:①无感受性和反应性;②无运动、无呼吸;③无反射;④脑电波平坦。

凡符合以上标准,并在24小时内反复测试,多次检查,结果无变化,即可宣告死亡。但需排除体温过低(<32.2℃)或刚使用过中枢神经系统抑制剂两种情况,方可作出脑死亡的诊断。

三、死亡过程的分期

死亡不是生命的骤然结束,而是一个逐渐进展、从量变到质变的过程。一般分为三个阶段:濒死期、临床死亡期、生物学死亡期。

(一) 濒死期

濒死期(agonal stage)又称临终期,各种迹象显示生命即将终结。此期机体的重要器官功能发生严重紊乱和衰竭,中枢神经系统脑干以上部位的功能处于深度抑制状态。主要表现为意识模糊或丧失,各种反射减弱或消失,肌张力减退或消失,心跳减弱,血压下降,呼吸微弱,可出现潮式呼吸或间断呼吸、大小便失禁、感觉消失等。

濒死期的持续时间可因病人机体状况及死亡原因不同而异。青壮年、慢性病病人的濒死期一般较老年、急性病病人的濒死期长。濒死期生命仍处于可逆阶段,若得到及时有效的抢救,生命仍可复苏;反之将进入临床死亡期。但猝死、严重的颅脑损伤等病人可直接进入临床死亡期。

(二) 临床死亡期

临床死亡期(clinical death stage)又称"躯体死亡期"或"个体死亡期",此期中枢神经系统的抑制过程已由大脑皮质扩散至皮质以下部位,延髓处于极度抑制状态。临床表现为心跳、呼吸完全停止,瞳孔散大,各种反射消失,但各种组织细胞仍有短暂而微弱的代谢活动,持续时间很短,一般为5~6min,若得到及时有效的抢救,生命仍有可能复苏。若超过这个时间,大脑将发生不可逆的变化。但临床大量资料显示,在低温条件下,临床死亡期可延长到1h或更久。

(三) 生物学死亡期

生物学死亡期(biological death stage)又称"全脑死亡""细胞死亡",是指全身器官、组织、细胞生命活动停止,是死亡过程的最后阶段。此期整个中枢神经系统及机体各个器官的新陈代谢相继停止,出现不可逆的变化,整个机体已无任何复苏的可能。随着此期的进展,相继出现尸冷、尸斑、尸僵及尸体腐败等现象。

1. 尸冷 是死亡后最先发生的尸体现象。死亡后因体内产热停止,散热继续,尸体温度逐渐下降,称尸冷。死亡后尸体温度的下降有一定规律,一般情况下死后的10h内大约每小时下降1℃,10h以后每小时下降0.5℃,经过24h左右,尸温降至与环境温度基本相同。测量尸温常以直肠温度为标准。

2. 尸斑 死亡后由于血液循环停止及地心引力的缘故,血液向身体的最低部位坠积,皮肤呈现暗红色斑块或条纹状,称尸斑。一般尸斑的出现时间是死亡后2~4h,经过12~14h发展至高峰,24~36h固定并不再转移,一直持续到尸体腐败。尸斑最易出现在尸体最低部位,因此,病人死亡后应采取仰卧位,头部垫一软枕,以防尸斑出现在面部。

3. 尸僵 尸体肌肉僵硬,关节固定称尸僵。其主要形成机制是腺苷三磷酸(ATP)学说,即死后肌肉中 ATP 不断分解而不能再合成,致使肌肉收缩,尸体变硬。尸僵一般在死后 1~3h 开始出现,4~6h 扩展至全身,12~16h 发展至高峰,24h 后尸僵开始减弱,肌肉逐渐变软,称尸僵缓解。尸僵多从小块肌肉开始,表现为先由咬肌、颈肌开始,向下至躯干、上肢和下肢。

4. 尸体腐败　死亡后机体组织蛋白质、脂肪和碳水化合物因腐败细菌作用而分解的过程称尸体腐败。一般在死亡后 24h 出现,常见的表现有尸臭、尸绿等,先从右下腹出现,逐渐扩展至全腹,最后波及到全身。

四、安乐死

"安乐死"一词来源于希腊文"euthanasia",原意是无痛苦的、幸福的死亡。医学伦理学认为,安乐死是指医务人员应濒死病人或其家属的自愿请求,通过作为或者不作为,消除病人的痛苦或缩短痛苦的时间,使其安详地度过死亡阶段,结束生命。它包括两层含义:一是无痛苦的死亡,安然的去世;二是无痛致死术,即为结束病人的痛苦而采取致死的措施。

关于安乐死合法化的问题,不仅在法学界、司法界、医学界是一个争论不休的问题,各国持有不同态度。2001 年 4 月 1 日,荷兰通过"安乐死法案",成为世界上第一个把安乐死合法化的国家。比利时会议院于 2002 年 5 月 16 日通过法案,允许医生在特殊情况下对病人实施安乐死,从而成为继荷兰之后第二个使安乐死合法化的国家。法国、德国、奥地利、丹麦、匈牙利、挪威、瑞典、斯洛伐克、西班牙和瑞士等 10 国,允许"被动"安乐死,即只允许终止为延续个人生命而治疗的做法。英国、意大利及葡萄牙三国对这个问题仍存在争议;希腊和波兰两国则禁止安乐死。在我国,由于安乐死涉及伦理、道德及法律等诸多方面问题,至今尚未立法。而事实上,在法律上接受并承认安乐死的国家,其安乐死标准和范围也是不易确定的。

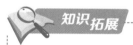

临终关怀与舒缓治疗

舒缓治疗又称姑息治疗。依据世界卫生组织的定义,舒缓治疗是指为无治疗希望的末期病人提供积极的、人性化的服务,主要通过控制疼痛、缓解躯体的其他不适症状和提供心理、社会和心灵上的支持,为病人和家属赢得尽可能好的生活质量。舒缓治疗体现了人类对生命的尊重与珍惜,让人生的最后一段旅程过得舒适、平静、有尊严和减少痛苦。

临终关怀和舒缓治疗的目标均是提高病人的生活质量、减轻病人的身心痛苦、尊重病人的权利和维护病人的尊严。舒缓治疗的主要服务对象是癌症晚期病人,而临终关怀是对处于生命终末期病人(即临终病人)的一种综合性的医疗护理服务。舒缓治疗是临终关怀服务中的主要治疗手段,但并不是仅限于临终关怀服务,还可应用于老年长期照护服务中。

五、死亡教育

(一)死亡教育的发展概况

美国是开办死亡教育大学课程的最早国家之一。美国学者埃里欧特(T.s.Elliot)在 1955 年提出死亡教育与性教育同等重要的观点,并于 1959 年在美国南加州大学医学院开设全美首个"死亡学"课程。

与西方国家相比,中国的死亡教育虽然起步较晚但发展比较迅速。在中国,现代死亡教育从 20 世纪 80 年代兴起。1988 年 7 月在天津医学院成立了国内首家临终关怀研究机构,并于 1996 年在昆明召开了以死亡教育为主题的全国性学术会议。此后许多关于死亡教育、死亡学的论文、著作、译著相继问世。国内一些大学也相继开设了死亡教育的课程或举行专题讲座,许多医学院校的伦理学课程中也都加入了安乐死和死亡道德的部分。

(二)死亡态度的类型

在接近死亡时,临终病人对待生死的问题往往有矛盾心理,即在要求加速死亡的同时,还表现出

强烈的求生欲望,因此,临终病人对待死亡的态度,可分为以下几种类型:

1. 乐观开朗型 病人认为既然死是不可避免的结局,那么沉浸在死亡的恐惧中是不可取的。人生不是以存活时间的长短论好坏,而是以生命质量论高低。

2. 死亡逃避型 是指人们尽可能地回避与死亡相关的事物,尽量不去思考死亡和讨论死亡。

3. 寻求解脱型 病人已经认识到死亡迟早都会降临,生活中的苦难要大于死亡的痛苦,因此病人能平静地面对死亡,甚至主动选择结束生命。

4. 悲观恐惧型 病人极其害怕死亡,担心死亡会夺走他们的生命,夺走他们美好的生活,这是一种悲观的对待死亡的态度。

5. 顺从接受型 病人认为死亡不是一种痛苦,更不是人生的悲剧。因此,常常能以平和的心态迎接死亡的到来。

(三) 死亡教育的意义

死亡是任何人都不可避免的现实,是不以人的意志为转移的客观规律。死亡教育的意义就是帮助人们认识、把握有关死亡与濒死的客观规律,从而树立科学的死亡观。

1. 有利于树立正确的人生观和价值观 生死观的形成和发展对人生观的确立具有重大的影响,死亡观确立的重要影响因素是死亡教育。死亡教育表面上是在讨论死亡,但实质是在探讨人生,阐述生命的意义。

2. 有利于提高社会成员生活质量 死亡教育可以使人们正确地认识死亡和濒死,珍惜生命,乐观对待人生。死亡教育还可以引导人们对死亡的本质做深层次的思考,进而追寻人生的意义。

3. 有利于临终关怀工作的开展和普及 死亡教育可以减轻临终病人的恐惧和焦虑,帮助病人平静地接受死亡。除此之外,还可以提高临终关怀工作人员的整体素质。

(四) 死亡教育的内容

1. 对死亡本质的认识 包括从哲学、医学、法律(经济)、伦理学、宗教、文化、社会学、心理学等角度认识死亡。

2. 人类对死亡的态度 包括不同年龄段、不同文化背景及环境、临终病人及家属对死亡的态度。

3. 对死亡的调适处理 包括死亡的准备、接受死亡、与临终病人家属的沟通、对不同临终病人及家属的辅导技巧、语言在降低死亡恐惧上的作用、家属居丧期的调适、尸体处理方式、殡葬方式的选择、自杀防范等。

4. 与死亡相关的知识 包括当代社会死亡的特点、当代临终关怀的发展、与死亡有关的法律、安乐死咨询、器官移植和捐赠、社会服务机构介绍等。

第二节 临终病人及家属的护理

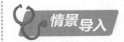

情景描述:

李先生,62 岁,食欲缺乏、肝区疼痛、进行性消瘦近 1 个月,在家属陪同下到某医院就诊,经过医务人员的检查,确诊为"肝癌晚期",建议保守治疗。病人得知自己的病情后极力否认,并要求去其他医院做进一步的检查。

请问:

1. 该病人的心理反应属于哪个阶段?

2. 对该病人应该采取哪些护理措施?

对临终病人及家属的护理应该体现出护理的关怀和照顾。护士应以尊重生命、尊重病人为宗旨,为病人提供全面、积极的整体护理,包括生理、心理和精神等方面。对病人家属给予安抚与心理护理,使其得到帮助和支持。

一、临终病人的生理变化和护理

（一）临终病人的生理变化

1. 肌肉张力丧失　表现为吞咽困难、便秘或大小便失禁,肢体软弱无力,无法维持良好舒适的功能体位,不能进行自主躯体活动。呈希氏面容,即面部呈铅灰色、眼眶凹陷、双眼半睁、目光呆滞、下颌下垂、嘴微张。

2. 胃肠功能减退　表现为胃肠道蠕动逐渐减弱,病人出现恶心、呕吐、食欲缺乏、腹胀、便秘或腹泻、脱水、体重减轻等。

3. 循环功能减退　表现为皮肤苍白、湿冷,大量出汗,四肢发绀、斑点,脉搏快而弱、不规则或测不出,心律不齐,血压逐渐下降或测不出,心尖冲动常最后消失。

4. 呼吸功能减退　表现为呼吸频率不规则,呼吸深度由深变浅,出现鼻翼呼吸、张口呼吸、潮式呼吸等,最终呼吸停止。由于呼吸道分泌物潴留在支气管内,出现痰鸣音或鼾声呼吸。

5. 感知觉改变　表现为视力逐渐减退,由视觉模糊发展到只有光感,最后视力消失;眼睑干燥,分泌物增多。听觉常是人体最后消失的感觉。

6. 意识改变　若病变未侵犯中枢神经系统,病人可保持意识清醒;若病变在脑部,则可出现不同程度的意识障碍,有的病人表现为谵妄或定向力障碍。

7. 疼痛　大部分临终病人主诉全身不适或疼痛,表现为烦躁不安、大声呻吟、血压及心率改变、呼吸增快或减慢、瞳孔散大,呈现疼痛面容,即五官扭曲、眉头紧锁、眼睛睁大或紧闭、双目无神、表情呆滞、牙关紧闭。

（二）临终病人的身体护理

1. 促进病人舒适

（1）病室环境适宜:保持病室安静,室内空气新鲜、通风良好,调节适宜的温度和湿度。

（2）加强皮肤护理:维持良好、舒适的体位,更换卧位,定时翻身,以防发生压疮。大小便失禁者,注意保持会阴、肛周皮肤的清洁、干燥,必要时留置导尿;大量出汗者,应及时擦洗干净,勤换衣裤。应保持病人床单位干燥、平整、清洁、无碎屑。

（3）加强口腔护理:应每天观察病人口腔黏膜,在晨起、餐后、睡前协助病人漱口,保持口腔清洁卫生;口唇干裂者可涂液状石蜡或护唇膏;有口腔溃疡或真菌感染者酌情涂药;口唇干燥者可适量喂水,也可用湿棉签湿润口唇或用湿纱布覆盖口唇。

（4）减轻病人疼痛:观察疼痛的性质、部位、程度、持续时间及发作规律,帮助病人选择减轻疼痛的最有效方法。采用同情、安慰、鼓励方法与病人交流,稳定病人情绪,并适当引导使其注意力转移,以减轻疼痛。若病人选择药物止痛,可采用 WHO 推荐的三步阶梯疗法控制疼痛。注意把握好用药的阶段,选择恰当的剂量和给药方式,观察用药后的反应,达到控制疼痛的目的。还可以采用音乐疗法、松弛术、针灸疗法、外周神经阻断术、生物反馈法等非药物控制方法,也能取得一定的镇痛效果。

2. 改善营养状况

（1）增进食欲:依据临终病人的饮食习惯调整饮食,注意食物的色、香、味,少量多餐,以减轻恶心、增进食欲。并主动向病人和家属解释出现恶心、呕吐的原因,以减少焦虑,取得心理支持。

（2）加强营养:给予高蛋白、高热量、易消化的饮食,多食水果、蔬菜。加强监测,观察病人电解质指标及营养状况。进食困难者给予流质或半流质饮食,便于病人吞咽;必要时鼻饲或采用完全胃肠外营养,保证病人营养供给。

3. 改善血液循环　密切观察病人的各项生命体征、皮肤色泽和温度等。加强保暖,四肢冰冷时给予热水袋保暖。注意皮肤清洁、干燥。

4. 改善呼吸功能

（1）定时通风换气,保持室内空气新鲜。

（2）意识清醒者可采用半卧位,减轻回心血量,扩大胸腔容量,改善呼吸困难;昏迷者采用仰卧位头偏向一侧或侧卧位,防止呼吸道分泌物误入气管引起窒息或坠积性肺炎。翻身叩背协助排痰,雾化吸入可以稀释痰液;必要时吸痰,以保证呼吸道通畅。

（3）根据呼吸困难程度给予吸氧，纠正缺氧状态，改善呼吸功能。

5. 减轻感知觉改变的影响

（1）提供安静、舒适的环境，空气新鲜，通风良好，有一定的保暖设施和适当的照明设备，以增加安全感。

（2）用清洁的湿毛巾或湿纱布拭去眼部分泌物，如病人眼睑不能闭合，可涂金霉素、红霉素眼膏或覆盖凡士林纱布，保护角膜，防止角膜干燥而发生溃疡或结膜炎。

（3）听觉是最后消失的感觉，因此护士应避免在病人周围窃窃私语，交谈时语调温和、语言清晰，也可采用触摸病人的非语言交流方式，让临终病人感到有人陪伴。

6. 观察病情变化

（1）密切观察病人的生命体征、意识状态、瞳孔、疼痛等。

（2）监测心、脑、肺、肾、肝等重要脏器的功能。

（3）观察治疗效果及反应。

二、临终病人的心理变化和护理

（一）临终病人的心理变化

临终病人接近死亡时会产生复杂的心理反应和行为表现，但仍具有一定的普遍性。美国心理学家布勒·罗斯博士（Dr.Elisabeth Kubler-Ross）通过观察数百位临终病人，总结出病人从获知病情到临终整个过程，通常经历五个心理阶段，即否认期、愤怒期、协议期、忧郁期、接受期。

1. 否认期（denial）　当病人得知自己即将面临死亡，常常会说："不，一定是搞错了，不可能是我"。病人拒绝接受事实，认为是误诊，常怀着侥幸的心理四处求医以期推翻诊断。这种反应是一种心理防御机制，是为了暂时的逃避，有更多的时间来调整自己面对死亡。此期持续时间因人而异，大部分病人能很快度过，也有些病人持续否认直至死亡。

2. 愤怒期（anger）　当否认无法持续时，病人会产生愤怒、怨恨和嫉妒等心理反应。病人通常会想："为什么是我，这太不公平了"，通常表现为生气、愤怒、怨恨等，而常常将愤怒的情绪向医护人员及家属等接近他的人发泄，或对医院的制度、治疗等方面表示不满，变得不合作或难以接近。

3. 协议期（bargaining）　当病人愤怒的心理消失后，开始接受临终的事实。为了延长生命，有些病人将许愿或做善事作为交换条件；有些病人则对以前做过的错事表示忏悔，常常表示："请让我好起来吧，我一定……"。此期病人变得和善，对自己的病情抱有希望，愿意配合治疗。实际上，此期的心理反应是一种延缓死亡的乞求，是人的生命本能和生存欲望的体现。

4. 忧郁期（depression）　随着病情的进一步恶化，病人意识到协商已无法阻止死亡来临，会产生强烈的失落感，"好吧，那就是我吧"。通常表现为情绪低落、抑郁寡欢、悲伤、沉默，甚至有轻生的想法。希望与亲朋好友见面，希望家人和朋友能够陪伴照顾。

5. 接受期（acceptance）　是临终的最后阶段。此时病人对死亡已有所准备，变得平静、安详、情感减退，对外界反应冷漠。"好吧，既然是我，那就去面对吧"，开始接受即将面临死亡的事实，病人表情淡漠、喜欢独处，常处于嗜睡状态，平静等待死亡的来临。

上述五个心理反应阶段，是因人而异的，有的可以提前，有的可以推后，甚至有的可以重合，各阶段持续时间长短不同，也有的可以始终停留在否认期。总之，临终病人的心理变化十分复杂，需认真细致地观察。

（二）临终病人的心理护理

1. 否认期

（1）护士应具有忠实、真诚的态度，既不要轻易揭露病人的防卫机制，也不要欺骗病人。应给予关心和支持，维持其适当的希望，耐心倾听病人的诉说，坦诚地回答病人的询问，并注意与其他医护人员及家属的言语保持一致性。

（2）经常陪伴在病人身旁，注意运用非语言交流，利用倾听技巧，尽量满足病人的心理需求，能够让病人时刻感受到医务人员及家属的关怀，感觉他并没有被抛弃。

（3）护士要注意运用语言沟通技巧，在与病人沟通时，耐心倾听病人的诉说。适当保持病人的希望,在交谈的过程中注意因势利导,循循善诱,正确实施死亡教育,使其逐步面对现实。

2. 愤怒期

(1) 护士应认识到病人发怒是发自内心的恐惧与绝望,不应该回避。要尽量为病人提供发泄内心情感的环境,表达其愤怒,以宣泄内心的不快,护士应充分理解病人的痛苦,加以心理疏导和安慰。

(2) 密切观察病人的情绪,认真倾听病人的内心感受,允许病人发怒、抱怨,同时注意预防意外事件的发生。

(3) 做好病人家属的思想工作,给予病人同情、理解、宽容和关爱。

3. 协议期

(1) 护士应当主动给予病人适当的指导和关心,加强护理,尽可能满足病人的需求,使其更好地配合治疗,以控制症状,减轻痛苦,并加强安全防护。

(2) 护士不一定能观察到病人的协议行为,但在交谈中,应鼓励病人说出内心的感受。对病人提出的合理要求,应尽量满足。尊重病人的信仰,积极引导和教育病人,减轻病人的压力。

4. 忧郁期

(1) 护士应多给予病人同情和照顾、鼓励和支持,使病人增强自信心。多陪伴病人,允许病人以不同的方式宣泄情感,如忧伤、哭泣等。

(2) 取得社会方面的支持,安排亲朋好友见面、探望,并尽量让家属多陪伴在其身旁。密切观察病人,注意安全,预防病人的自杀倾向。

(3) 创造舒适的环境,协助和鼓励病人保持自我形象与尊严。

5. 接受期

(1) 加强生活护理,提高病人临终前的生活质量。

(2) 尊重病人,不要过多的打扰病人,尊重其选择,但要保持适度的陪伴和支持。尊重临终病人的信仰,帮助病人实现未完成的愿望。

(3) 给予安静、舒适的环境,减少外界干扰,使病人平静、安详、有尊严地离开人间。

三、临终病人家属的护理

对临终病人家属的护理是临终关怀的重要组成部分。临终病人家属在照顾临终病人期间也会经历各种心理反应,加上经济的付出,都会对其生活、工作、学习及心理情绪产生很大影响,所以对临终病人家属的照顾护理,对个人、家庭乃至社会,都是十分重要和必要的。对他们给予心理安慰与护理,鼓励他们战胜心理危机,促进他们心理的健康发展,是护士的职责之一。

(一) 临终病人家属的反应

1. 忧伤、悲痛　当病人家属得知亲人的病情已经治疗无望的时候,其心情会极度悲伤。有些家属能将悲痛克制于心中,并不表露出来;也有少数家属无法克制自己的感情,常常在病人面前痛哭流涕,影响病人的情绪,加重病人病情。

2. 委屈　当病人得知自己病情、面临死亡时,其家属则成为他们发泄情绪的主要对象。如果家属表现出任何对抗情绪,都会导致病人情绪改变,甚至加速病情恶化,因此家属只能忍气吞声、委屈求全,长期处于委屈、痛苦之中。

3. 忧虑与烦恼　由于亲属患病,正常的生活秩序和工作秩序被打乱,出现诸多问题,因此家属感到难以应付,出现忧虑与烦恼情绪。

4. 悲观失望　在照料临终病人的过程中,家属由于长期陪伴和照顾,其精神、体力及经济的耗费,对病人的治疗产生失望、悲观的心理,在照顾病人时会流露出嫌弃、不耐心的情绪。

(二) 临终病人家属的护理

1. 满足家属照顾病人的需要　对家属多关心、多理解,尽量满足其对临终病人的陪伴与照顾的需求。适当为家属提供与病人单独相处的环境与时间。安排家属同主治医生交谈,使他们正确了解病人病情的进展及预后。与家属共同讨论病人的身心状况,并制订相应的护理计划。

2. 鼓励家属表达感情　要积极主动与家属沟通,建立良好关系,取得家属信任。会谈时为家属提供安静、隐私的环境,家属表达自己的情感时要认真倾听,鼓励家属说出其内心的真实感受、遇到的困

PPT:临终病人心理护理案例分析

难,并积极解释临终病人生理、心理变化的原因,以减少家属的疑虑。

3. 指导家属对病人的生活照料　鼓励家属参与病人的照护过程,应耐心指导、解释、示范有关的护理技术,向家属讲解治疗方案及护理措施,取得家属的配合,使其在照料亲人的过程中获得心理慰藉。

4. 协助维持家庭的完整性　劝说家属在病人面前尽量控制悲伤的情绪。在医院环境中,协助家属安排日常的家庭活动,如共进晚餐、看电视、下棋等,以增进病人对家庭认知和感受,保持家庭完整性。

5. 提供对家属的生活关怀　应多关心体贴病人家属,帮助其安排陪伴期间的生活,充分调动病人的社会关系,如亲朋好友、同事、单位领导等关心家属,为家属分忧。尽量帮助其解决实际困难,做好后事的物质准备及心理准备。

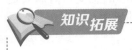

ICU 临终病人的尊严死

尊严死(dying with dignity)源于美国,是对追求高生命质量病人的一种解脱。ICU 尊严死是指当病人病情危重、器官功能障碍、治疗无益、照护目标不能实现,或者生命支持治疗导致的结果可能不符合病人的价值观时,ICU 医生必须确保病人死得有尊严。其基本精神是按照病人自主意愿,不使用生命支持系统来拖延不可治愈病人的死亡进程,撤除维持生命的机械,让病人以更自然的状态死亡。

ICU 病人积极治疗无益时,有效的姑息照护(palliativecare)就必须被引入。美国胸科协会用曲线图形象地描述了 ICU 病人积极治疗和姑息照护之间的相互关系:病人入 ICU 之初,积极治疗和姑息照护两者同时存在,积极治疗占主导地位;随着病情的进展,当治疗无益时,姑息照护超越积极治疗占主导地位;积极治疗所占的比重随着病人生存时间的递减而递减,病人死亡时停止所有治疗,而姑息照护比重随着病人生存时间的递减而递增,在病人死亡时刻,姑息照护达到峰值;病人死亡后,治疗工作完全终止,而姑息照护尚未停止工作,仍继续为居丧期亲属提供照护支持。

第三节　死亡后护理

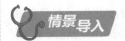

情景描述:

王爷爷,72岁,"肝癌晚期",建议保守治疗,收入某三甲医院的"宁养病房"。但近日病情每况愈下,于今日 12∶10 去世。

请问:

1. 接到医生开具的死亡诊断书后,如何进行尸体护理?

2. 如何做好丧亲者的护理?

死亡是人生的一种自然规律,任何人都是不可避免的。死亡后护理是对死者生前护理的延续,不仅是对死者人格的尊重,也是对死者家属心灵的安慰,同时也是人道主义精神和护理职业道德的体现。包括死亡者的尸体护理和丧亲者的护理。

一、尸体护理

尸体护理是对临终病人实施整体护理的延续,也是临终关怀的重要内容之一。尸体护理应在确认病人已经死亡,医生开具死亡诊断书后尽快进行,避免造成对其他病人的不良影响。在尸体护理过程中,护士应尊重死者的信仰和民族习惯,以唯物主义死亡观和严肃认真的态度尽心尽责进行尸体护理工作,同时做好死者家属的心理疏导和支持工作。

【目的】

1. 使尸体清洁,维持良好的外观,易于辨认。

2. 使家属得到心灵上的安慰,减轻悲痛。

3. 尊重死者。

【操作程序】

1. 评估

(1) 病人的诊断、治疗、抢救过程、死亡原因及时间。

(2) 尸体清洁程度、有无伤口、引流管等。

(3) 病人的遗愿、民族及宗教信仰。

(4) 死者家属对死亡的态度及合作程度。

2. 计划

(1) 护士准备:着装整洁,修剪指甲,洗手,戴口罩,戴手套。

(2) 用物准备

1) 治疗车上层:血管钳、绷带、不脱脂棉花、剪刀、梳子、松节油、衣裤、尸单(或尸袋)、尸体识别卡 3 张(表 14-1);擦洗用物,手消毒液。有伤口者需备换药敷料、胶布;必要时备隔离衣和手套。

表 14-1　尸体识别卡

姓名_____	住院号_____	年龄_____	性别_____
病室_____	床号_____	籍贯_____	诊断_____
住址_____			
死亡时间_____年_____月_____日_____时_____分			
		护士签名_____	
		_____医院	

视频:尸体
护理

2) 治疗车下层:医用垃圾桶、生活垃圾桶。

(3) 环境准备:安静、肃穆,安排单独房间或用床旁围帘、屏风遮挡。

3. 实施　见表 14-2。

表 14-2　尸体护理

操作流程	操作步骤	要点说明
1. 备齐用物	填写尸体识别卡,携用物至床旁,屏风或围帘遮挡	● 物品要齐全,注意维护死者隐私,减少对其他病人的影响
2. 劝慰家属	劝慰家属节哀保重,请其暂时离开病室	● 若家属不在,应尽快通知家属来院
3. 撤去治疗	撤去一切治疗用物,去除尸体身上的各种导管(如输液管、氧气管、导尿管、气管套管或插管等),移除呼吸机、除颤器等抢救仪器	● 便于尸体护理,防止受压、皮肤破损
4. 安置体位	将床放平,使尸体仰卧,头下置一枕头,双臂放于身体两侧,留一大单遮盖尸体	● 防止面部淤血变色,保护死者隐私
5. 整理遗容	洗脸,如有义齿者代为装上,协助闭合口、眼	● 装上义齿可避免脸型改变,使脸部稍显丰满; ● 口、眼闭合维持尸体外观,符合习俗
6. 填塞孔道	用血管钳将棉花塞于口、鼻、耳、肛门、阴道等孔道	● 防止体液外溢,棉花勿外露

续表

操作流程	操作步骤	要点说明
7. 清洁尸体	脱去衣裤,依次擦洗上肢、胸、腹、背及下肢,更衣梳发。用松节油擦净胶布痕迹	• 保持身体清洁,无渗液,维持良好尸体外观; • 有伤口者更换敷料; • 有引流管应拔出后缝合创口或用蝶形胶布封闭,再用纱布盖上包扎好
8. 包裹尸体	为死者穿上衣裤,将第一张尸体识别卡系在尸体右手腕部,用尸单包裹尸体,在胸部、腰部、踝部用绷带固定,将第二张尸体识别卡系在尸体腰前的尸单上,也可将尸体放入尸袋里	• 便于尸体的运送与识别
9. 运送尸体	将尸体送往太平间或殡仪馆,置于停尸屉内,将第三张尸体识别卡系于停尸屉外面	• 便于尸体认领
10. 处理文件	洗手,整理病历(有关医疗文件的处理方法同出院病人),按出院手续办理结账	• 体温单上记录死亡时间,注销各种执行单 • 完整的出院护理记录,具有提供法律依据的作用
11. 移交遗物	清理病人遗物交给家属	• 若家属不在,应由两人清点,将物品列出清单交护士长保管
12. 整理用物	清洁、消毒死者用过的一切物品,处理病人床单位	• 非传染病病人按一般出院病人处理,传染病病人按传染病病人终末消毒处理

4. 评价

(1) 包裹后的尸体清洁,外观良好,便于辨认。

(2) 护士操作正确、规范,三张尸体识别卡放置正确。

(3) 护士态度严肃、认真,家属表示满意。

【注意事项】

1. 必须由医生开出死亡通知,并征得到家属同意后,护士方能进行尸体护理。

2. 向死者家属解释时,应具有同情心和爱心,语言、动作要体现对死者、死者家属的关心和体贴。

3. 病人死亡后应及时进行尸体护理,以防僵硬。用屏风遮挡尸体,以保护死者的隐私及避免影响其他病人的情绪。

4. 尸体护理时,护士应态度严肃认真,尊重死者,满足家属合理要求。

5. 传染病人的尸体,应按隔离原则使用消毒液擦洗,并采取消毒液浸泡的棉球填塞各孔道;用消毒液浸泡的尸单包裹后,装入不透水的袋中,并作出传染标识。

二、丧亲者的护理

(一) 丧亲者的心理反应

1964 年安格乐(Engel)提出了悲伤过程的六个阶段:

1. 冲击与怀疑期　本阶段的特点是拒绝接受丧失,感觉麻木,否认,暂时拒绝接受死亡事件,让自己有充分的时间加以调整,此期在意外死亡事件中表现得最为明显。

2. 逐渐承认期　意识到亲人确已死亡,于是出现空虚、发怒、自责和哭泣等痛苦表现,此期典型特征是哭泣。

3. 恢复常态期　家属带着悲痛的心情着手处理死者的后事,准备丧礼。

4. 克服失落感期　此期是设法克服痛苦的空虚感,但仍不能以新人代替逝去的、可依赖的人,常常回忆过去的事情。

5. 理想化期　此期死者家属产生想象,认为逝去的人是完美的,为过去对已故者不好的行为感到自责。

6. 恢复期　此阶段机体的大部分功能恢复,但哀伤的感觉不能简单消失,常忆起逝者。恢复的速度受所逝去人的重要性、对自己的支持程度、原有的悲哀体验等因素的影响。

据观察,丧亲者经历上述六个阶段需要 1 年左右的时间,但丧偶者可能要经历两年或更久的时间。

（二）丧亲者居丧期的护理

1. 做好尸体护理　体现对死者的尊重,对家属心灵上的安慰。

2. 心理疏导　对家属来说是悲哀的延续,护士应理解和同情他们,尽量给陪伴、聆听、抚慰他们。哭泣是死者家属最常见的情感表达方式,是一种很好的疏解内心忧伤情绪的途径,对家属的大声哭喊不要训斥,护士应认真倾听其诉说,鼓励家属宣泄感情。

3. 尽量满足丧亲者的需要　丧亲是人生中最痛苦的经历,护理人员应尽量满足丧亲者的需求。无法做到的要善言相劝、耐心解释,以取得其谅解与合作。安慰家属面对现实,使其意识到安排好未来的工作和生活是对亲人最好的悼念。

4. 对丧亲者随访　对死者家属要进行追踪式服务和照护,一般临终关怀机构可以通过信件、电话、访视等方式对死者家属进行追踪随访,以保证死者家属能够获得来自医务人员的持续性关爱和支持。

（潘彦彦）

思考题

1. 赵先生,45 岁。肝硬化病史 10 年,既往嗜烟酒。近 1 个月来因其父亲生病住院,工作家庭两头忙,2 周前出现食欲缺乏、乏力、面色发黄等不适来院就诊。经过检查,诊断为肝癌晚期。病人抱怨老天不公,自己正处在事业的上升期,且父亲年迈,本该是尽孝的时候,为什么如此倒霉的事情发生在自己身上?

请问:

（1）请根据病人的情况,分析该病人出现了哪一期临终病人的心理反应?

（2）如何为此期病人提供心理护理?

（3）病人家属会有什么心理反应? 护士该如何为他们提供帮助?

2. 黄先生,29 岁。因"不明原因突然昏迷"入院,护理查体:T 37℃、P 90 次 /min、R 14 次 /min、BP 80/50mmHg,瞳孔散大,对光反射消失,眼睑不能闭合,喉部有痰鸣音,大小便失禁。入院第 2d,呼吸停止,各种反射消失,脑电波消失,仅有微弱的心跳,当即进行人工呼吸等抢救,但仍未恢复自主呼吸,后改用人工呼吸机维持呼吸。入院第 10d 呼吸、心跳停止。

请问:

（1）入院当日,如何护理该病人?

（2）你认为该病人何时死亡? 何时进行尸体护理为好?

思路解析

扫一扫,测一测

学习目标

1. 掌握住院病历、出院病历的正确排序;不同种类医嘱的概念;各类医嘱的处理方法及注意事项;出入液量记录内容;特别护理记录单的记录要求;病区交班报告书写顺序。
2. 熟悉医疗与护理文件书写的原则及管理要求;病区交班报告书写要求。
3. 熟练绘制体温单;能正确处理医嘱。
4. 了解医疗与护理文件记录的意义。
5. 具有严谨慎独的工作态度。

医疗与护理文件是医院和病人重要的档案资料,包括医疗文件和护理文件,是现代医学的法定文件,记录了病人疾病发生、诊断、治疗、发展及转归的全过程,由医生和护士共同完成。因此,医疗与护理文件必须书写规范,妥善保管,以保证其正确性、完整性和原始性。目前全国各医院医疗与护理文件记录的方式不尽相同,但遵循的原则是一致的。

第一节　概　　述

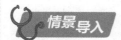
情景导入

情景描述:

消化内科责任护士小张,于上午9时接到临时医嘱:1床,李先生,今日出院。护士小张执行了医嘱,对病人李某进行出院指导,帮助李某办理相应出院手续,送病人出院,待其出院后小张着手打印、整理李先生的病历。

请问:

1. 护士小张该打印哪些病历文件呢?
2. 打印后,小张应该按照什么顺序整理排列病历呢?
3. 病历整理好后送至医疗与护理文件室,应该保存多长时间?

医疗与护理文件是关于病人病情变化、诊疗护理以及疾病转归全过程的客观、全面、及时动态的记录。医疗与护理文件包括门诊病历、住院病历、护理记录单、病区交班报告等。护士在医疗与护理文件的记录和管理中,必须明确准确记录的重要意义,做到认真、细致、负责,并遵守专业技术规范。

一、记录的意义

(一) 提供病人的信息资料

医疗与护理文件客观、全面、及时、动态、系统地反映了病人患病的全过程,是医护人员进行正确诊疗、护理的依据,同时也是各级医护人员之间交流和合作的纽带。护理记录内容中体温、脉搏、呼吸、血压、出入量及危重病人病情观察记录等,是医生了解病人病情进展、明确诊断、制定和调整治疗方案的重要参考依据。医疗与护理文件提供的病人信息资料,具有很紧密的历史联系性,每个病人在住院治疗过程中的病情变化都需要持续性记载。

(二) 提供教学与科研资料

完整的医疗与护理文件记录是医疗和护理实践的原始记录,是医护人员对病人疾病进行正确诊断、治疗、护理的全部总结,是医学教学的最好教材,一些特殊病例还可以作为个案教学分析与讨论的良好素材。同时医疗与护理文件记录也是开展科研工作的重要资料,尤其是在流行病学研究、回顾性研究、传染病管理、防病调查等方面具有重要的参考价值。

(三) 提供法律依据

医疗与护理文件记录是法律认可的证据性文件,在法庭上可作为医疗纠纷、人身伤害、保险索赔、犯罪刑事案件及遗嘱查验的证明。凡是涉及以上诉讼案件,调查处理时都有将医疗与护理文件作为依据加以判断,以明确医院及医护人员是否有法律责任。因此,只有认真、规范、及时、完整地记录病人的病情、治疗及护理全过程,才能有效维护医护人员的合法权益,为法律提供有效的依据。

(四) 提供评价依据

医疗与护理文件记录在一定程度上反映了医院的医疗护理质量、学术及技术水平,是衡量医院医疗护理管理水平的重要标志之一,也可作为医院等级评定、医护人员考核评定的参考资料。

二、记录的原则

(一) 及时

医疗护理记录必须及时,不得拖延或提早,更不能漏记、错记,以保证记录的时效性,维持最新资料。如因抢救急危重症病人未能及时记录的,有关医护人员应在抢救结束后 6h 内据实补齐,并注明抢救时间和补记时间。

(二) 准确

记录的内容必须在时间、内容及可靠程度上真实、准确无误,尤其是病人的主诉和行为应详细、真实、客观地描述。临床病人病情进展的科学记录必要时可成为重要的法律依据,所以记录的内容不应是护理人员的主观臆断和有偏见的资料。记录者必须是执行者;记录的时间应为实际给药、治疗、护理的时间,而不是事先安排的时间;书写错误时应在错误处用所书写的钢笔在错误字词上划线删除或修改,并在上面签全名;如为电子记录,则按统一要求打印后由相关医务人员手写签名。

(三) 完整

医疗与护理文件的眉栏、页码填写要完整,各项记录按要求逐项填写,避免遗漏。记录应连续,不留空白,记录者必须签全名。如果病人出现病情变化、拒绝治疗护理、发生意外、有自杀倾向、请假外出、并发症先兆等特殊情况,应及时汇报,详细记录事件,做好交接班。

(四) 简要

记录内容应尽量简洁、流畅、重点突出。使用医学术语、公认的中文和外文缩写、符号及计量单位,避免笼统、含糊不清或过多修辞,以方便医护人员快速获取所需信息。表格式的护理文件,可以节约书写时间,还能使护理人员有更多时间和精力为病人提供直接的护理服务。

(五) 规范

按要求分别使用红、蓝(黑)钢笔书写;一般白班用蓝(黑)色钢笔,夜班用红色钢笔记录。要求字体端正、字迹清晰、语句通顺、表述准确、标点正确、不得滥用简化字或写自造字,不得涂改、刮擦、剪贴或使用修正液。

三、医疗与护理文件的管理

(一) 管理要求

1. 医疗与护理文件必须按规定放置,记录或使用后必须放回原处。

2. 必须保持医疗与护理文件的清洁、整齐、完整,防止污染、破损、拆散和丢失。

3. 病人及家属不得随意翻阅医疗与护理文件,不得擅自将医疗护理文件带出病区;因医疗活动需要复印或复制医疗护理文件带离病区时,应当由病区指定专人负责携带与保管。

4. 医疗与护理文件应妥善保存。各种医疗护理文件保存期限如下:

(1) 体温单、医嘱单、特别护理记录单作为病历的一部分随其放置,病人出院后送病案室长期保存。

(2) 门诊、急诊病历的保存期从病人最后一次就诊之日起不少于 15 年。

(3) 病区交班报告本由病区保存 1 年,以备需要时查阅。

5. 病人本人或其代理人、死亡病人亲属或其代理人、保险机构等有权复印或复制病人的门(急)诊病历、住院病历以及国家卫生行政部门规定的其他病历资料。

6. 因教学、科研需要查阅医疗与护理文件,需经医疗机构相关部门同意,阅后立即归还,不得泄露病人的隐私。

7. 发生医疗事故纠纷时,应于医患双方同时在场的情况下封存或启封病程记录、各种检查报告单、医嘱单等,封存的病历资料可以是复印件,封存的病历由医疗机构负责医疗质量监控的部门或者专(兼)职人员保管。

(二) 病历排列顺序

1. 住院期间病历排列顺序

(1) 体温单(按时间先后倒排)。

(2) 医嘱单(包含长期医嘱单和临时医嘱单,各按时间先后倒排)。

(3) 入院记录。

(4) 病史及体格检查。

(5) 病程记录(病情记录、手术记录、分娩记录等)。

(6) 会诊记录。

(7) 各种检验和检查报告单。

(8) 护理记录单。

(9) 长期医嘱执行单。

(10) 住院病历首页。

(11) 门诊和(或)急诊病历。

2. 出院(转院、死亡)后病历排列顺序

(1) 住院病历首页。

(2) 出院或死亡记录。

(3) 入院记录。

(4) 病史及体格检查。

(5) 病程记录。

(6) 各种检验和检查报告单。

(7) 护理记录单。

(8) 医嘱单(包含长期医嘱单和临时医嘱单,各按时间先后顺排)。

(9) 长期医嘱执行单。

(10) 体温单(按时间先后顺排)。

出院后门诊病历一般由病人自行保管。

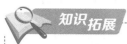

智能体温单系统

以智能体温单系统为平台,构建病人生命体征、出入量、个性化体征、各种管路、引流量等记录的平台。

智能体温单的主要界面由病人基本生命体征部分的表格构成,可以显示体温、脉搏、呼吸等,根据录入时间段的不同,每日可以显示 6 次记录,同时可以体现降温等特征,根据录入的信息,智能体温单可以显示病人的房颤特征,并按照原卫生部的要求,画出心率(脉率)的标志;呼吸次数记录可以体现出是否使用呼吸机等特征。

固定记录项目包括入量、尿量、血压等内容,与纸质版体温单相同,可以方便医生护士连续观察病人的重要体征项目。

还可根据每个病室的需求,设置自定义项目,主要包括引流量,特殊病人需要记录的特征内容等。为了统计病人管路的使用时间,对胃管、尿管、PICC 和 CVC 等管路进行系统设置,可自行计算管路留置的天数,并显示于体温单,方便护士熟知病人管路的情况,也为医院感染控制提供基础数据。

第二节 医疗护理文件书写

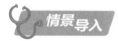

情景描述:

王某,女,30 岁,于 2017 年 10 月 12 日上午 9 时入院至呼吸内科,步行入院,住院号 201789。诊断:社区获得性肺炎。查体:T 39℃,P 100 次/min,R 28 次/min,BP 120/80mmHg,身高 168cm,体重 75kg,遵医嘱进行青霉素皮试,结果为阴性;给予病人物理降温,半小时后复测 T 38.4℃。

请问:

1. 护士该如何将以上信息填写在体温单上?

2. 针对该病人如何书写护理病历和交班报告?

医疗和护理文件书写包括处理医嘱、绘制体温单、记录出入液量记录单和特别护理记录单、书写病区交班报告等,这些文件的记录形式包括手工记录和电子记录两种方法。随着医院信息系统的广泛应用,人们越来越认识到其操作简单便捷、节省时间和费用等诸多优势,医疗文件将从手工记录逐步过渡到电子记录。医疗和护理文件是护士执行、核对工作的依据,认真、客观地填写各类护理文件是护理人员必须掌握的基本技能。

一、体温单

体温单(temperature chart)主要用于记录病人的生命体征及其他情况,如病人入院、手术、分娩、转科、出院、死亡等时间,体温、脉搏、呼吸、血压、体重、大便次数、出入量等,住院期间体温单排列在住院病历的首页,以便医务人员查阅(附表 15-1)。

(一)眉栏

1. 眉头部分 用蓝(黑)色钢笔填写病人姓名、性别、年龄、科别、病室、床号、入院日期、住院病历号等项目,数字均使用阿拉伯数字表述。

2. "日期"栏 用蓝(黑)色钢笔填写。每页体温单的第 1d 应填写年、月、日,其余 6d 只填写日,若在 6d 中遇到跨年或跨月,则应填写年、月、日或月、日。

视频:电子体温单的绘制

3. "住院日数"栏 用蓝(黑)色钢笔填写。从入院当天开始填写,连续写至出院日。用阿拉伯数字"1、2、3…"表示。

4. "手术(分娩)后日数"栏 用红色钢笔填写。以手术(分娩)次日为第1d,用阿拉伯数字"1、2、3…"连续写至14d止。若在14d内行第二次手术,则将第一次手术日数作为分母,第二次手术日数作为分子填写,依次填写至第二次手术后14d为止。

(二) 体温单 40~42℃横线之间

用红色钢笔填写。在体温单40~42℃横线之间相应时间栏内,纵向填写入院、转入、手术、分娩、出院、死亡等项目,除手术不写具体时间外,其余均按24h制,精确到分钟。手术不写具体手术名称和具体手术时间,转科病人转入时间由转入科室填写。

(三) 体温、脉搏曲线的绘制和呼吸的记录

1. 体温曲线的绘制

(1) 体温符号:绘制于体温单35~42℃之间,每小格为0.2℃,口温以蓝点"●"、腋温以蓝叉"×"、肛温以蓝圈"○"表示,相邻两次体温用蓝线相连。

(2) 体温低于35℃时,为体温不升,应在35℃线以下相应时间纵格内用红钢笔写"不升",不再与相邻温度相连。

(3) 药物降温或物理降温30min后需重新测量体温,测得体温以红圈"○"表示,划在物理降温前温度的同一纵格内,并用红虚线与降温前的体温相连,下次测得体温仍用蓝线与降温前的体温相连。

(4) 若体温与上次体温差异较大,或者与病情不符时,需重新测量,确认无误后在体温符号上用蓝(黑)色钢笔写一小写英文字母"v"(verified,核实)。

(5) 若病人拒测、外出进行诊疗或请假等未能测量体温时,在体温单40~42℃之间用红钢笔在相应时间纵格内填写"拒测""外出""请假"等,前后两次体温断开不相连。

(6) 需密切观察体温的病人,如医嘱为"每1h测体温1次",体温单上规定时间的体温需描记在体温单上,其余时间点测得的体温记录在护理记录单上。

2. 脉率(心率)曲线的绘制

(1) 脉率以红点"●"、心率以红圈"○"表示,相邻脉率(心率)用红线相连。每小格为4次/min,将测量的脉率或心率用红笔绘制于体温单相应时间栏内,相邻的脉率或心率以红线相连。

(2) 脉搏与体温重叠时,先绘制体温符号,再用红圈画于其外表示脉搏;如系肛温,则先以蓝圈表示体温,其内以红点表示脉搏。

(3) 脉搏短绌的绘制,相邻脉率或心率用红线相连,在脉率和心率纵向时间栏内两曲线之间用红线填满。

3. 呼吸的记录

(1) 将实际测量的呼吸次数,以阿拉伯数字表示,免写计量单位,用红钢笔填写在相应的呼吸栏内,相邻的两次呼吸上下错开记录,每页首次呼吸从上开始写。

(2) 使用呼吸机病人的呼吸以 ® 表示,在体温单相应时间内顶格用黑笔画 ®。

(四) 底栏填写

底栏的内容包括血压、入量、尿量、大便次数、体重、身高、过敏药物及其他等需观察和记录的内容,用蓝(黑)钢笔填写,数据以阿拉伯数字记录,不写计量单位。

1. 血压

(1) 记录频次:新入院病人应记录血压,住院期间根据病人病情及医嘱测量并记录。1d内连续测量血压时,则上午血压写在前半格内,下午血压写在后半格内;术前血压写在前面,术后血压写在后面;如每日测量次数大于2次,应记录在护理记录单上;如为下肢血压应当标注。

(2) 记录方式为收缩压/舒张压。

(3) 以毫米汞柱(mmHg)为单位。

2. 入量 以毫升(ml)为单位。将前一日24h的总入量记录在相应日期栏内,每天记录1次。也有的体温单中将出入量合并在一栏内记录,则将前一日24h的入量为分母、出量为分子,记录在相应日期栏内。

3. 尿量　以毫升(ml)为单位。记录前一日 24h 的尿液总量,每天记录 1 次。导尿以"C"表示(例:"1800/C"表示导尿病人排尿 1800ml);尿失禁以"※"表示。

4. 大便　记前一日的大便次数,每 24h 记录 1 次。未解大便以"0"表示;大便失禁以"※"表示;人工肛门以"☆"表示;灌肠以"E"表示,灌肠后排便次数以 E 作分母、排便作分子表示,例如,"$\frac{1}{E}$"表示灌肠后排便 1 次;"$1\frac{2}{E}$"表示自行排便 1 次,灌肠后又排便 2 次;"$\frac{4}{2E}$"表示灌肠 2 次后排便 4 次。

5. 体重　以千克(kg)为单位。新病人入院时应测量体重并记录在相应时间栏内,住院期间根据病人病情及医嘱测量并记录。若病情危重或卧床不能测量者,可不测量,在体重栏内注明"卧床"。

6. 身高　以厘米(cm)为单位。一般新入院病人当日应测量身高并记录。

7. 其他　作为机动栏,根据病情需要填写,如特殊用药、腹围、药物过敏试验、记录管路情况等。使用医院信息系统(hospital information system,HIS)的医院,可在系统中建立可供选择项,在相应空格栏中予以体现。

8. 页码　按页数用蓝(黑)色钢笔连续填写。

随着现代科学技术的飞速发展,医院信息化的普及,部分医院陆续开始使用电子体温单。护士可在临床信息系统(clinical information system,CIS)中新建体温单。电子体温单具有版面清晰完整、美观,绘制规范等的优点,只要键入的信息准确无误,系统会自动生成准确的绘图结果,而且具有预警系统;避免了手绘体温单出现的绘图不准、字迹不清、涂改、错填、漏填、信息不符、续页的时间序号错误等问题。医生和护士可以分别从 CIS 系统中查阅病人体温单,也可以根据需要打印体温单。电子体温单的符号标志同手工绘制法。

二、医嘱单

医嘱(physician order)是医生根据病人病情需要,为达到诊断、治疗的目的而拟定的书面嘱咐,由医护人员共同执行。目前,医嘱有纸质医嘱和电子医嘱两种方式,纸质医嘱写在医嘱单上(附表 15-2、附表 15-3),电子医嘱则直接输入电子病历系统。

视频:电子
医疗文件处
理

(一)医嘱的内容

医嘱的内容包括:日期、时间、床号、姓名、护理常规、护理级别、饮食、体位、药物(注明剂量、用法、时间等)、各种检查及治疗、术前准备和医生护士签名。

(二)医嘱的种类

1. 长期医嘱(standing order)　指从医生开出医嘱起,至医生注明停止时间,有效时间在 24h 以上的医嘱。如一级护理、低盐低脂饮食、维生素 C 0.2g po qd 等。

2. 临时医嘱(stat order)　有效时间在 24h 以内,应在短时间内执行,有的需要立即执行(st),如阿托品 0.5mg H st;有的需在限定时间内执行,如会诊、手术、X 线摄片及一些特殊检查等。另外,出院、转科、死亡等也列入临时医嘱的范畴。

3. 备用医嘱(standby order)　根据病情需要分为长期备用医嘱和临时备用医嘱两种。

(1)长期备用医嘱(prn):医生开出医嘱的有效时间在 24h 以上,必要时用,两次执行之间有间隔时间,医生注明停止时间后失效,如哌替啶 50mg im q6h prn。

(2)临时备用医嘱(sos):医生开出的医嘱仅在 12h 内有效,必要时使用,只执行 1 次,过期未执行则失效。如:地西泮 5mg po sos。

(三)医嘱的处理原则

1. 先急后缓　处理多项医嘱时,应首先判断需执行医嘱的轻重缓急,合理、及时地安排执行顺序。

2. 先临时后长期　先执行临时医嘱,再执行长期医嘱;临时需立即执行的医嘱,应尽快安排执行。

(四)医嘱的处理方法

1. 纸质医嘱的处理

(1)长期医嘱的处理:医生开写在长期医嘱单上,注明日期和时间,并签全名。护士将长期医嘱分别转抄至各种执行单上(如服药单、注射单、治疗单、输液单、饮食单等),转抄护士在执行栏内注明时间并签全名。如服药单或注射单(附表15-4)。

(2) 临时医嘱处理:医生开写在临时医嘱单上,注明日期和时间,并签全名。有限定执行时间的临时医嘱,护士应及时转录到临时治疗本或交班记录本上,护士执行后必须写上执行时间并签全名;需要立即执行的医嘱,护士需尽快执行,并注明执行时间、签上全名。

(3) 备用医嘱的处理:①长期备用医嘱的处理:医生开写在长期医嘱单上,注明执行时间。护士每次执行后,在临时医嘱单上记录执行时间并签全名,供下一班参考。②临时备用医嘱:医生开写在临时医嘱单上,12h内有效。可暂不处理,待病人需要时执行。执行后按临时医嘱处理,过时未执行,护士应用红色钢笔在该项医嘱栏内写"未用"两字,并签全名。

(4) 停止医嘱:医生在长期医嘱单上相应医嘱后写上停止日期、时间,并签全名。护士在相应的执行单上注销有关项目,然后在医嘱单该项医嘱的停止日期栏内注明停止日期与时间,并签全名。

(5) 重整医嘱:凡长期医嘱单超过3页,或医嘱调整项目较多时应重整医嘱。重整医嘱时,由医生在原医嘱最后一行下面画一红横线,在红线下正中用蓝(黑)色钢笔写"重整医嘱",红线上下均不得有空行。再将红线以上有效的长期医嘱按原日期、时间顺序抄于红线下。抄录完毕须两人核对无误,并填写重整者姓名。

当病人手术、分娩或转科后,也需重整医嘱,即在原医嘱最后一行下面划一红横线,在红线下正中用蓝(黑)色钢笔写上"术后医嘱""分娩医嘱"或"转入医嘱",然后再由医生开写新医嘱,红线以上医嘱自行停止。

医生重整医嘱后,由当班护士核对无误后在整理之后的有效医嘱执行者栏内签上全名。

(6) 出院、转院医嘱:医生在临时医嘱单上开具出院或转院医嘱,护士按照停止医嘱方法处理相应执行单,通知膳食科停止供膳。

2. CIS医嘱的处理　目前,很多医院开始使用CIS对病人的诊疗和护理信息进行管理。医生登录医生工作站,将医嘱按照长期医嘱、临时医嘱、辅助检查、化验等分类录入系统,由护士登录护士工作站系统处理医嘱。主要包括如下方面:

(1) 审核医嘱:重点审核医嘱录入的规范性、正确性,包括医嘱内容及分类。医嘱审核无误确认,方可进入执行医嘱环节。

(2) 执行医嘱:护士登录CIS中医嘱处理系统,浏览审核确认后的医嘱,点击"医嘱执行"按钮,完成医嘱的生成执行,并向各相应科室发送出有关请求。医嘱执行后可以生成各种相关的汇总表单和执行表单。常用的表单包括:服药单、输液输血单、治疗单等。

(3) 打印表单和医嘱单:护士打印各种执行表单,护士执行后在相应的表单上签上名字和时间。如需打印病人的长期医嘱和临时医嘱单,CIS具备续打印功能,当再次打印医嘱时可以续前页进行,打印出的医嘱上会显示执行护士的电子签名和医嘱处理时间。

使用CIS处理医嘱,避免了纸质医嘱处理时存在的手工转抄各种执行单、查对转抄的准确性及填写各种医嘱报表等繁琐工作,更重要的是通过规范化的录入界面、格式化的数据形式以及系统内部的质量控制、设置错误提示警告,保证了医嘱录入以及医嘱处理的正确性、及时性、完整性,有利于提高医疗护理质量,防止差错事故的发生。

(五) 医嘱处理的注意事项

1. 处理医嘱时如有疑问,必须询问、核实清楚后再执行。

2. 医嘱必须经医生签名后方为有效。一般情况下不执行口头医嘱,在抢救或手术过程中医生下达口头医嘱时,执行护士应先复诵一遍,双方确认无误后方可执行;抢救或手术结束后医生据实补记医嘱。

3. 医嘱须每班、每日核对,每周总查对,查对后由查对者签全名并记录查对时间。

4. 处理医嘱时,应先急后缓,即先执行临时医嘱,再执行长期医嘱。

5. 凡需下一班执行的临时医嘱应进行交班,并在护士交班记录上注明。

6. 医嘱内容应准确、清楚,每项医嘱应只包含一个内容,应注明下达时间,医嘱不得贴盖、涂改,如需取消,应由医生在该项医嘱栏内用红色钢笔写"取消",并在医嘱后用蓝(黑)色钢笔签全名。

三、出入液量记录单

正常人每天的液体摄入量与排出量之间保持着动态平衡。当摄入水分减少和由于疾病导致水分排出过多,都可引起机体不同程度的脱水。如病人因大面积烧伤、休克、大手术后、肝硬化腹腔积液、心脏及肾脏疾病等原因使摄入量和排出量不能保持动态平衡时,就会发生水肿或脱水。护士必须正确测量和记录病人每日的出入液量,作为医生了解病情、作出诊断、决定治疗方案的重要依据(附表 15-5)。

(一)记录内容与要求

1. 每日摄入量　包括每日的饮水量、食物含水量、输液量、输血量等。病人饮水或进食时,应使用固定的饮水容器,并测定其容器,以便准确记录。固体食物应记录固体单位数量或重量,还需根据医院常用食物含水量表(表 15-1)及各种水果含水量表(表 15-2),换算出其含水量。

表 15-1　常用食物含水量表

食物	单位	原料重量(g)	含水量(ml)	食物	单位	原料重量(g)	含水量(ml)
米饭	1 中碗	100	240	藕粉	1 大碗	50	210
大米粥	1 大碗	50	400	鸭蛋	1 个	100	72
大米粥	1 小碗	25	200	馄饨	1 大碗	100	350
面条	1 中碗	100	250	牛奶	1 大杯	250	217
馒头	1 个	50	25	豆浆	1 大杯	250	230
花卷	1 个	50	25	蒸鸡蛋	1 大碗	60	260
烧饼	1 个	50	20	牛肉		100	69
油饼	1 个	100	25	猪肉		100	29
豆沙包	1 个	50	34	羊肉		100	59
菜包	1 个	150	80	青菜		100	92
水饺	1 个	10	20	大白菜		100	96
蛋糕	1 块	50	25	冬瓜		100	97
饼干	1 块	7	2	豆腐		100	90
煮鸡蛋	1 个	40	30	带鱼		100	50

表 15-2　各种水果含水量表

水果	重量(g)	含水量(ml)	水果	原料重量(g)	含水量(ml)
西瓜	100	79	葡萄	100	65
甜瓜	100	66	桃	100	82
西红柿	100	90	杏	100	80
萝卜	100	73	柿子	100	60
李子	100	68	香蕉	100	60
樱桃	100	67	橘子	100	54
黄瓜	100	83	菠萝	100	86
苹果	100	68	柚子	100	85
梨	100	71	广柑	100	88

2. 每日排出量　主要为尿量,其次包括大便量、呕吐量、痰量、咯血量、出血量、各种引流液量及创面渗出液量等其他途径的排出液。除大便记录次数外,液体以毫升(ml)为单位记录。为准确记录尿量,昏迷病人、尿失禁病人或需密切观察尿量的病人,最好留置导尿;对难以收集的排出量,可依据定量液

体浸润棉织物的状况进行估算；婴幼儿可通过测定干、湿尿布的重量差计算尿量。

（二）记录方法

1. 用蓝（黑）色钢笔填写记录单的眉栏项目，包括病人姓名、科别、病室、床号、住院病历号及页码等。

2. 晨 7 时到晚 7 时用蓝（黑）色钢笔、晚 7 时到次晨 7 时用红色钢笔记录，出入液量均以毫升（ml）为单位记录。

3. 记录同一时间的摄入量和排出量，在同一横格上开始记录；对于不同时间的摄入量和排出量，应各自另起一行记录。

4. 12h 或 24h 就病人的出入液量作一次小结或总结。一般于每日晚 7 时作 12h 的小结 1 次，用蓝（黑）色钢笔在晚 7 时记录的下面一格上下各划一横线，将 12h 小结的液体出入量记录在划好的格子里；次晨 7 时作 24h 总结，用红色钢笔在次晨 7 时记录的下面一格上下各划一横线，将 24h 总结的液体出入量记录在划好的格子里，并将 24h 总出入液量填写在体温单的相应栏内。

5. 不需继续记录出入液量、病人出院或死亡后，记录单不需保存。但若出入液量是与病情变化同时记录在特别护理记录单上的部分，则随病历存档保留。

四、特别护理记录单

凡危重、抢救、大手术后、特殊治疗或需严密观察病情者，须做好护理记录，以便及时、全面掌握病人情况，观察治疗或抢救后的效果（附表 15-6）。

（一）记录内容

包括病人的生命体征、出入液量、病情动态、治疗和护理措施、药物治疗效果及反应等。

（二）记录方法和要求

1. 眉栏填写　用蓝（黑）色钢笔填写眉栏项目及页码。晨 7 时至晚 7 时用蓝（黑）色钢笔、晚 7 时至晨 7 时用红钢笔记录。

2. 及时准确地记录病人的体温、脉搏、呼吸、血压、出入液量等，常规时间测量生命体征的数值还应绘制在体温单上。计量单位写在标题栏内，记录栏内只填写数字。

3. 记录出入量时，除填写量外，还应将颜色、性状记录于病情栏内，并将 24h 总量记录在体温单的相应栏内。

4. 病情及处理栏内要详细记录病人的病情变化、治疗、护理措施以及效果，并签全名。不宜转抄医生的记录。

5. 12h 或 24h 就病人的总入量、总出量、病情、治疗、护理等作一次小结或总结，晨 7 时至晚 7 时用蓝（黑）色钢笔记录，晚 7 时至次晨 7 时用红色钢笔记录，以便于下一班快速、全面地掌握病人的情况。

6. 病人出院或死亡后，特别护理记录单应随病历留档保存。

五、病区交班报告

病区交班报告（附表 15-7）是由值班护士将值班期间病区情况及病人的病情动态变化等书写的书面交班报告。通过阅读病区交班报告，接班护士可了解病区病人情况、明确继续观察的问题和实施的护理。

（一）交班内容

1. 出院、转出、死亡病人　出院者写明离开时间；转出者注明转往的医院、科别及转出时间；死亡者简明扼要记录抢救过程及死亡时间。

2. 新入院及转入病人　应写明入院（转入）时间、方式（步行、轮椅、平车）、主要症状及体征、既往重要病史、过敏史，存在的护理问题及接班后需重点观察及注意事项，给予的治疗、护理措施及效果等。

3. 危重、有异常情况及做特殊检查治疗的病人　应写明生命体征、神志、病情动态、特殊抢救、治疗、护理措施及效果，下一班需重点观察和注意的事项。

4. **手术病人**　准备手术病人需写明术前准备和术前用药情况等。当天手术后病人需写明麻醉种类,手术名称及过程,麻醉清醒时间,回病室后生命体征、伤口、引流、排尿及镇痛药使用情况等。

5. **产妇**　应写明胎次、产式、产程、分娩时间、会阴切口及恶露等情况,自行排尿时间,新生儿性别及评分。

6. **老年、小儿及生活不能自理的病人**　应报告生活护理情况,如口腔护理、皮肤护理、压疮预防与护理及饮食、排泄护理等。

此外,还应报告上述病人的心理状态和需要接班者重点观察及完成的事项。夜间记录应注明病人睡眠情况。

(二)书写要求

书写内容应全面、真实、简明扼要、重点突出;书写字迹清楚,不得涂改;日间用蓝(黑)钢笔、夜间用红钢笔书写。填写时,先写床号、姓名、住院病历号、诊断,再简要记录生命体征、病情、治疗和护理等情况。

1. **眉栏填写**　用蓝(黑)色钢笔填写眉栏项目,如病区、日期、时间、病人总数,入院、出院、转出、转入、手术、分娩、死亡人数等。

2. **交班报告书写顺序**　先写离开病区的病人(出院、转出、死亡),再写进入病区的病人(入院、转入),最后写病区内需重点观察及护理的病人(手术、分娩、危重及有异常情况)。

3. 对新入院、转入、手术、分娩的病人在诊断的下方分别用红色钢笔注明"新""转入""手术""分娩",危重病人做红笔注明"危"或做红色标记"※"。

4. 应在经常巡视和了解病情的基础上于交班前 1h 书写,写完后注明页数并签全名。

六、护理病历

在临床应用护理程序过程中,有关病人的健康资料、护理问题、护理计划、护理措施和效果评价等,均应有书面记录,这些记录构成了护理病历。主要包括病人入院评估表、住院评估表、护理计划单、护理记录单、健康教育计划、出院指导等。

(一)病人入院评估表

对新入院病人进行初步评估,找出存在的健康问题,确定护理诊断。表格中主要内容包括病人的一般资料、现在的健康状况、既往健康状况、心理状况和社会状况等(附表 15-8)。

(二)病人住院记录单

1. **住院病人护理评估表**　为及时全面掌握病人病情变化,护士应对分管的病人每班、每天或数天进行评估。评估内容因病种、病情不同而有所不同(附表 15-9)。

2. **护理计划单**　是护士对病人实施整体护理的具体方案。主要内容包括护理问题、护理目标、护理措施和效果评价等(附表 15-10)。

临床护理中,为节约时间,采取"标准护理计划"的形式预先编制每种疾病的护理诊断及相应的护理措施、预期目标等,护士可参照此计划为每个病人实施护理。使用标准护理计划最大的优点是可减少常规护理措施的书写,使护士能将更多的精力和时间用于护理病人;但实施中容易忽略病人的个体差异性。因此,在使用过程中,一定要根据病人的具体情况恰当选择并进行必要的补充。

3. **护理记录单**　护理记录单是护士运用护理程序的方法为病人解决问题的记录。内容包括病人的护理诊断 / 问题、护士所采取的护理措施及执行措施后的效果(附表 15-11)。护理记录单常采用的记录格式有 PIO 和 SOAPE 格式,其中 PIO 格式为 P(problem)、I(intervention)、O(outcome),SOAPE 格式 S(subjective data)、O(objective data)、A(assessment)、P(plan)、E(evaluation)。

(三)病人住院期间健康教育

1. **健康教育计划**　是为恢复和促进病人健康,并保证病人出院后能获得有效自我护理能力而制定和实施的,帮助病人掌握健康知识的学习计划与技能训练计划(附表 15-12)。内容包括环境介绍、医护人员介绍、疾病发病原因和诱发因素及相关知识介绍、各种检查治疗的目的和注意事项、饮食与活动的注意事项、所用药物的作用及不良反应、疾病的预防及康复措施等。

2. **出院指导**　是对病人出院后的活动、饮食、药物、复诊等进行指导。可采用讲解、示范、模拟、提供书面及视听材料等。

附15-1　原卫生部《电子病历基本规范(试行)》

第一章　总则

第一条　为规范医疗机构电子病历管理,保证医患双方合法权益,根据《中华人民共和国执业医师法》《医疗机构管理条例》《医疗事故处理条例》、《护士条例》等法律、法规,制定本规范。

第二条　本规范适用于医疗机构电子病历的建立、使用、保存和管理。

第三条　电子病历是指医务人员在医疗活动过程中,使用医疗机构信息系统生成的文字、符号、图表、图形、数据、影像等数字化信息,并能实现存储、管理、传输和重现的医疗记录,是病历的一种记录形式。

使用文字处理软件编辑、打印的病历文档,不属于本规范所称的电子病历。

第四条　医疗机构电子病历系统的建设应当满足临床工作需要,遵循医疗工作流程,保障医疗质量和医疗安全。

第二章　电子病历基本要求

第五条　电子病历录入应当遵循客观、真实、准确、及时、完整的原则。

第六条　电子病历录入应当使用中文和医学术语,要求表述准确,语句通顺,标点正确。通用的外文缩写和无正式中文译名的症状、体征、疾病名称等可以使用外文。记录日期应当使用阿拉伯数字,记录时间应当采用24小时制。

第七条　电子病历包括门(急)诊电子病历、住院电子病历及其他电子医疗记录。电子病历内容应当按照卫生部《病历书写基本规范》执行,使用卫生部统一制定的项目名称、格式和内容,不得擅自变更。

第八条　电子病历系统应当为操作人员提供专有的身份标识和识别手段,并设置有相应权限;操作人员对本人身份标识的使用负责。

第九条　医务人员采用身份标识登录电子病历系统完成各项记录等操作并予确认后,系统应当显示医务人员电子签名。

第十条　电子病历系统应当设置医务人员审查、修改的权限和时限。实习医务人员、试用期医务人员记录的病历,应当经过在本医疗机构合法执业的医务人员审阅、修改并予电子签名确认。医务人员修改时,电子病历系统应当进行身份识别、保存历次修改痕迹、标记准确的修改时间和修改人信息。

第十一条　电子病历系统应当为病人建立个人信息数据库(包括姓名、性别、出生日期、民族、婚姻状况、职业、工作单位、住址、有效身份证件号码、社会保障号码或医疗保险号码、联系电话等),授予唯一标识号码并确保与病人的医疗记录相对应。

第十二条　电子病历系统应当具有严格的复制管理功能。同一病人的相同信息可以复制,复制内容必须校对,不同病人的信息不得复制。

第十三条　电子病历系统应当满足国家信息安全等级保护制度与标准。严禁篡改、伪造、隐匿、抢夺、窃取和毁坏电子病历。

第十四条　电子病历系统应当为病历质量监控、医疗卫生服务信息以及数据统计分析和医疗保险费用审核提供技术支持,包括医疗费用分类查询、手术分级管理、临床路径管理、单病种质量控制、平均住院日、术前平均住院日、床位使用率、合理用药监控、药物占总收入比例等医疗质量管理与控制指标的统计,利用系统优势建立医疗质量考核体系,提高工作效率,保证医疗质量,规范诊疗行为,提高医院管理水平。

第三章　实施电子病历基本条件

第十五条　医疗机构建立电子病历系统应当具备以下条件:

(一)具有专门的管理部门和人员,负责电子病历系统的建设、运行和维护。

(二)具备电子病历系统运行和维护的信息技术、设备和设施,确保电子病历系统的安全、稳定运行。

(三)建立、健全电子病历使用的相关制度和规程,包括人员操作、系统维护和变更的管理规程,出现系统故障时的应急预案等。

第十六条 医疗机构电子病历系统运行应当符合以下要求：

（一）具备保障电子病历数据安全的制度和措施，有数据备份机制，有条件的医疗机构应当建立信息系统灾备体系。应当能够落实系统出现故障时的应急预案，确保电子病历业务的连续性。

（二）对操作人员的权限实行分级管理，保护病人的隐私。

（三）具备对电子病历创建、编辑、归档等操作的追溯能力。

（四）电子病历使用的术语、编码、模板和标准数据应当符合有关规范要求。

第四章 电子病历的管理

第十七条 医疗机构应当成立电子病历管理部门并配备专职人员，具体负责本机构门（急）诊电子病历和住院电子病历的收集、保存、调阅、复制等管理工作。

第十八条 医疗机构电子病历系统应当保证医务人员查阅病历的需要，能够及时提供并完整呈现该病人的电子病历资料。

第十九条 病人诊疗活动过程中产生的非文字资料（CT、磁共振、超声等医学影像信息，心电图，录音，录像等）应当纳入电子病历系统管理，应确保随时调阅、内容完整。

第二十条 门诊电子病历中的门（急）诊病历记录以接诊医师录入确认即为归档，归档后不得修改。

第二十一条 住院电子病历随病人出院经上级医师于病人出院审核确认后归档，归档后由电子病历管理部门统一管理。

第二十二条 对目前还不能电子化的植入材料条形码、知情同意书等医疗信息资料，可以采取措施使之信息数字化后纳入电子病历并留存原件。

第二十三条 归档后的电子病历采用电子数据方式保存，必要时可打印纸质版本，打印的电子病历纸质版本应当统一规格、字体、格式等。

第二十四条 电子病历数据应当保存备份，并定期对备份数据进行恢复试验，确保电子病历数据能够及时恢复。当电子病历系统更新、升级时，应当确保原有数据的继承与使用。

第二十五条 医疗机构应当建立电子病历信息安全保密制度，设定医务人员和有关医院管理人员调阅、复制、打印电子病历的相应权限，建立电子病历使用日志，记录使用人员、操作时间和内容。未经授权，任何单位和个人不得擅自调阅、复制电子病历。

第二十六条 医疗机构应当受理下列人员或机构复印或者复制电子病历资料的申请：

（一）病人本人或其代理人；

（二）死亡病人近亲属或其代理人；

（三）为病人支付费用的基本医疗保障管理和经办机构；

（四）病人授权委托的保险机构。

第二十七条 医疗机构应当指定专门机构和人员负责受理复印或者复制电子病历资料的申请，并留存申请人有效身份证明复印件及其法定证明材料、保险合同等复印件。受理申请时，应当要求申请人按照以下要求提供材料：

（一）申请人为病人本人的，应当提供本人有效身份证明；

（二）申请人为病人代理人的，应当提供病人及其代理人的有效身份证明、申请人与病人代理关系的法定证明材料；

（三）申请人为死亡病人近亲属的，应当提供病人死亡证明及其近亲属的有效身份证明、申请人是死亡病人近亲属的法定证明材料；

（四）申请人为死亡病人近亲属代理人的，应当提供病人死亡证明、死亡病人近亲属及其代理人的有效身份证明，死亡病人与其近亲属关系的法定证明材料，申请人与死亡病人近亲属代理关系的法定证明材料；

（五）申请人为基本医疗保障管理和经办机构的，应当按照相应基本医疗保障制度有关规定执行；

（六）申请人为保险机构的，应当提供保险合同复印件，承办人员的有效身份证明，病人本人或者其代理人同意的法定证明材料；病人死亡的，应当提供保险合同复印件，承办人员的有效身份证明，死亡病人近亲属或者其代理人同意的法定证明材料。合同或者法律另有规定的除外。

第二十八条 公安、司法机关因办理案(事)件,需要收集、调取电子病历资料的,医疗机构应当在公安、司法机关出具法定证明及执行公务人员的有效身份证明后如实提供。

第二十九条 医疗机构可以为申请人复印或者复制电子病历资料的范围按照我部《医疗机构病历管理规定》执行。

第三十条 医疗机构受理复印或者复制电子病历资料申请后,应当在医务人员按规定时限完成病历后方予提供。

第三十一条 复印或者复制的病历资料经申请人核对无误后,医疗机构应当在电子病历纸质版本上加盖证明印记,或提供已锁定不可更改的病历电子版。

第三十二条 发生医疗事故争议时,应当在医患双方在场的情况下锁定电子病历并制作完全相同的纸质版本供封存,封存的纸质病历资料由医疗机构保管。

第五章 附则

第三十三条 各省级卫生行政部门可根据本规范制定本辖区相关实施细则。

第三十四条 中医电子病历基本规范由国家中医药管理局另行制定。

第三十五条 本规范由卫生部负责解释。

第三十六条 本规范自 2010 年 4 月 1 日起施行。

附 15-2 住院护士工作站系统

一、作用

住院护士工作站是协助病区护士对住院病人完成日常的护理工作的计算机应用程序。其主要任务是协助护士核对并处理医生下达的长期和临时医嘱,对医嘱执行情况进行管理。同时协助护士完成护理及病区床位管理等日常工作。

二、功能概述

1. 病区管理 病人基本信息管理;病人接诊、转科、出院、变更等信息管理;病区床位使用情况一览表(显示床号、病历号、姓名、性别、年龄、诊断、病情、护理等级、陪护、饮食情况)。病区一次性卫生材料消耗量查询,卫生材料申请单打印。病人一日清单管理;欠费管理。

2. 医嘱处理 医嘱录入。审核医嘱(新开立、停止、作废),查询、打印病区医嘱审核处理情况。记录病人生命体征及相关项目。打印长期医嘱及临时医嘱单(具备续打功能),重整长期医嘱。打印、查询病区对药单(领药单),支持对药单分类维护。打印、查询长期、临时医嘱治疗单(口服、注射、输液、辅助治疗等),支持治疗单分类维护。打印、查询输液记录卡及瓶签。长期医嘱及临时医嘱执行确认。填写药品皮试结果。打印检查化验申请单。打印医疗与护理文件首页。医嘱记录查询。

3. 护理管理 护理记录、护理计划、护理评价单、护士排班、护理质量控制。

4. 费用管理 采用到点计费方式。停止及作废医嘱退费申请。病区(病人)退费情况一览表。住院费用清单(含每日费用清单)查询打印。查询病区欠费病人清单,打印催缴通知单。

5. 对特殊病区的全面支持 支持对 ICU、手术室、母婴同室转入转出的特殊处理;支持在转床、转区、转 ICU 时自动生成相关医嘱。

附表 15-1　体温单(附文末彩插)

姓名 张兰　**性别** 女　**年龄** 45　**入院日期** 2013年8月28日　**科别** 普外　**病室** 一　**床号** 2　**住院号** 13846

日　期	2013-8-28	29	30	31	9-1	2	3	
住院天数	1	2	3	4	5	6	7	
手术后天数		1	2	1/3	2/4	3/5	4/6	
时　间	4 8 12 16 20 0	4 8 12 16 20 0	4 8 12 16 20 0	4 8 12 16 20 0	4 8 12 16 20 0	4 8 12 16 20 0	4 8 12 16 20 0	脉搏

体温

42℃ — 180
入院于八时三十分　手术　转入于八时十五分　手术　死亡于十九时三十分

41℃ — 160

40℃ — 140

39℃ — 120

38℃ — 100

37℃ — 80

36℃ — 60

35℃ — 40
不升　不升

34℃ — 20

呼吸	18/24　18/24	18/22　22/20	20/28　26/24	26/28　24/24	24/24　26/24	22/24　24/20	18/20　Ⓡ　Ⓡ	
大便次数	1	1　2/E	0	1	1	1	※	
总入量ml	2000	2350	2700	2300	2100	2000		
总出量ml	1900	2250	2500	1500	1700	1450		
引流量ml								
血压mmHg	120/80	130/90	136/96	124/80	136/80　140/90	126/76　110/70	90/60　60/40	
身高cm	170							
体重kg	51							
过敏药物	青霉素(+)							

附表 15-2 长期医嘱

姓名: 性别: 年龄: 科别: 床号: 病案号:

开始					停止			
日期	时间	医嘱	医生签名	护士签名	日期	时间	医生签名	护士签名

附表 15-3　临时医嘱

姓名：　　　性别：　　　年龄：　　　科别：　　　床号：　　　病案号：

日期	时间	医嘱	医生签名	执行时间	执行者签名

附表 15-4　服药单(注射单)

姓名：　　　性别：　　　年龄：　　　科别：　　　床号：　　　病案号：

日期					
药物名称	剂量	用法	时间(频次)	执行时间/护士签名	备注

附表 15-5　出入液量记录单

姓名:　　　　性别:　　　　年龄:　　　　科别:　　　　床号:　　　　病案号:

日期	时间	入量		出量		签名
		项目	量(ml)	项目	量(ml)	

附表 15-6　特别护理记录单

姓名：　　　　　性别：　　　　　年龄：　　　　　科别：　　　　　床号：　　　　　病案号：

日期	时间	生命体征				入量		出量		病情观察及处理	护士签名
		体温 ℃	脉搏 次/min	呼吸 次/min	血压 mmHg	项目	ml	项目	ml		

附表 15-7 病区交班报告

科别 年 月 日

病人流动情况 　病情 床号 　姓名 　　住院号 　　诊断 　　　标记	白班 病人总数 出院　转出　死亡 入院　转入　病危 手术　生产　婴儿 陪床	中班 病人总数 出院　转出　死亡 入院　转入　病危 手术　生产　婴儿 陪床	夜班 病人总数 出院　转出　死亡 入院　转入　病危 手术　生产　婴儿 陪床

附表 15-8 病人入院评估表

一、一般资料

姓名：   入院日期：

性别：   入院方式：

年龄：   病历记录时间：

职业：   病史陈述者：

民族：   可靠程度：

籍贯：   入院医疗诊断：

婚姻：   主管医生：

文化程度：   主管护士：

住址：

二、现在健康状况

（一）入院原因

主诉：

现病史：

（二）日常生活型态及自理程度

1. 饮食型态

2. 休息、睡眠型态

3. 排泄型态

4. 个人穿着修饰与卫生情况

5. 日常活动与自理情况

6. 嗜好

7. 性生活型态（月经史、婚育史）

（三）体格检查

（四）特殊检查与实验室检查结果

三、既往健康状况

（一）既往史

（二）传染病史

（三）过敏史

（四）家族史

四、心理状况

（一）一般心理状态

表情、态度：

认知能力：

感知能力：

情绪状态：

行为状态：

（二）对健康与疾病的理解与认识

（三）应激水平与应对能力

（四）性格特征

（五）个性倾向性：包括信念、价值观

五、社会状况

（一）主要社会关系及相互依赖程度

（二）社会组织关系与支持程度

（三）工作或学习情况

（四）家庭及个人经济状况、医疗条件

（五）生活环境与生活方式

附表 15-9　住院病人护理评估表

姓名_____　床号_____　诊断_____　科别_____　病房_____　住院号_____

项目				日期							
呼吸	A. 咳嗽　　B. 气紧　　C. 哮喘 D. 咳痰困难　E. 其他										
循环	A. 心悸　　B. 水肿　　C. 晕厥 D. 高血压　E. 低血压　F. 其他										
意识	A. 正常　　B. 嗜睡　　C. 烦躁 D. 谵妄　　E. 昏迷　　F. 其他										
皮肤	A. 完整　　B. 感染　　C. 压疮 D. 其他										
口腔	A. 清洁　　B. 口臭　　C. 出血 D. 黏膜完整　E. 黏膜破溃　F. 其他										
排尿	A. 正常　　B. 失禁　　C. 潴留 D. 困难　　E. 血尿　　F. 其他										
排便	A. 正常　　B. 未解便　C. 便秘 D. 腹泻　　E. 失禁　　F. 其他										
食欲	A. 正常　　B. 差　　C. 其他										
活动	A. 正常　　B. 受限　　C. 其他										
日常生活	A. 自理　　B. 协助　　C. 其他										
安全	A. 易跌伤　B. 易坠床　C. 易烫伤 D. 其他										
舒适	A. 轻度疼痛　B. 剧烈疼痛　C. 不适 D. 其他										
睡眠	A. 正常　　B. 紊乱　　C. 其他										
心理	A. 稳定　　B. 焦虑　　C. 恐惧 D. 抑郁　　E. 其他										
健康知识	A. 了解　　B. 缺乏　　C. 其他										
护士签名											

附表 15-10　护理计划单

诊断：_____

护理计划实施

一、病情观察

- □ 密切观察病情变化,定时测量生命体征
- □ 观察病人呼吸情况,有无缺氧征
- □ 给予氧气吸入_____L/min
- □ 保持病人呼吸道通畅,定时清除呼吸道分泌物,每_____h 翻身拍背、吸痰一次
- □ 呼吸机辅助呼吸,检查各项参数是否正常,维持有效呼吸
- □ 观察病人面色、全身皮肤、四肢温度,注意保暖
- □ 观察病人精神反应、意识状态
- □ 保持各种导管位置正确,清洁通畅
- □ 观察切口有无渗血渗液,愈合情况
- □ 观察药物治疗效果及反应
- □ 输液泵控制输液速度
- □ 观察大、小便次数,性状及量
- □ 记录 24h 出入量
- □ 定期测体重,每_____测一次

二、饮食

- □ 禁食　　□ 流食　　□ 半流食　　□ 普食　　□ 治疗饮食　　□ 鼻饲　　□ 静脉营养

三、生活护理

- □ 根据病情选择_____卧位,各关节保持功能位
- □ 每_____h 翻身一次,按摩受压部位　　□ 被动关节活动每日_____次
- □ 皮肤护理_____/d　□ 口腔护理_____/d　□ 眼部护理_____/d　□ 会阴护理_____/d
- □ 肛周护理_____/d
- □ 严防外伤,剪去指甲,去除发卡、假牙等　　□ 置牙垫,防止舌咬伤　　□ 约束带固定肢体
- □ 使用热水袋保暖防止烫伤　　□ 使用冰袋或冰帽降温,防止冻伤
- □ 视病人病情,指导其适量活动　　□ 采用适合病人需要的方式进行交流

四、消毒隔离

- □ 保持病室空气清新,每日通风_____次,物体表面、地面消毒液擦拭,每日_____次
- □ 更换氧气管、湿化瓶 1/ 周;更换蒸馏水 1/d　　□ 更换鼻饲管 1/ 周
- □ 更换引流瓶 1/d　　□ 更换尿袋 1/d
- □ 保护性隔离,用物专人专用,防止交叉感染

五、专科护理

_____
_____
_____
_____

六、修订计划

_____
_____
_____
_____
_____
_____
_____

附表 15-11　护理记录单

姓名:　　　性别:　　　年龄:　　　科别:　　　床号:　　　病案号:

日期	时间	内容	护士签名

笔记

附表 15-12 健康教育实施记录单

姓名: 　　　性别: 　　　年龄: 　　　科别: 　　　床号: 　　　病案号:

项目		日期	健康教育方法			健康教育对象		签名			日期	评价			签名
			书面	讲解	示范	病人	家属	护士	病人	家属		示范	讲述	不解	
介绍	入院须知														
	环境介绍														
	护士概况														
疾病	病因及诱因														
	心理因素影响														
相关治疗及护理	用药注意事项														
	手术														
	术前要求														
	术中配合														
	术后护理														
相关检查	项目														
	目的														
	标本采集方法														
	注意事项														
自身护理方法	饮食														
	锻炼														
	起居														
其他															

（朱　蓓）

1. 李某,55 岁,胃癌术后回病室,医嘱:哌替啶 50mg,im,q6h,prn。

请问:

(1) 此医嘱属于哪类医嘱?

(2) 此医嘱应该怎样执行?

2. 谢先生,35 岁,因咳嗽、高热不退 3d 入院治疗。医嘱:二级护理,半流质饮食,急查血常规、胸部 X 片、心电图,阿莫西林克拉维酸钾皮试( ),阿莫西林克拉维酸钾 1.2g+0.9% 氯化钠 100ml 静脉点滴,bid。

请问:

(1) 属于长期医嘱的是? 如何执行?

(2) 属于临时医嘱的是? 如何执行?

(3) 如果阿莫西林克拉维酸钾皮试结果阳性,怎么处理?

3. 陈先生,25 岁,肾性水肿,医嘱:卧床休息,严密记录 24h 出入液量,控制饮水量。

请问:

(1) 出入液量的记录内容都包括哪些?

(2) 如何正确记录出入液量?

思路解析

扫一扫,测一测

中英文名词对照索引

参 考 文 献

1. 周春美,张连辉.基础护理学.第 3 版.北京:人民卫生出版社,2014.
2. 李小寒,尚少梅.基础护理学.第 6 版.北京:人民卫生出版社,2017.
3. 李宁,黄怀.高压氧临床治疗学.北京:中国协和医科大学出版社,2007.
4. 徐莎莎,张银玲.文职护理骨干培训教材.北京:人民军医出版社,2013.
5. 方仕婷,余菊芬.护理学基础(临床案例版).武汉:华中科技大学出版社,2016.
6. 郭子政,时东陆.纳米材料和器件导论.北京:清华大学出版社,2010.
7. 宋岳涛,刘运湖.临终关怀与舒缓治疗.北京:中国协和医科大学出版社,2014.
8. 邢爱红,邓翠珍.基础护理学.北京:中国医药科技出版社,2009.
9. 龙霖.护理学基础.北京:人民军医出版社,2010.
10. 吕月桂,王星歌,王晓燕.基础护理技术.武汉:华中科技大学出版社,2017.
11. 季诚,罗仕蓉.基础护理技术.第 4 版.北京:科学出版社,2018.
12. 张少羽.基础护理技术.北京:人民卫生出版社,2010.
13. 殷磊.护理学基础.北京:人民卫生出版社,2002.
14. 姜安丽.新编护理学基础.第 2 版.北京:人民卫生出版社,2013.
15. 姜安丽.新编护理学基础.第 3 版.北京:人民卫生出版社,2018.
16. 李晓松.护理学基础.北京:人民卫生出版社,2011.
17. 刘爱民.医院管理学.病案管理分册.北京:人民卫生出版社,2011.
18. 熊吉东.睡眠障碍.北京:人民卫生出版社,2009.
19. 全国护士执业资格考试用书编写专家委员会.全国护士执业资格考试指导.北京:人民卫生出版社,2017.
20. 万学红,陈红.临床诊断学.第 3 版.北京:人民卫生出版社,2015.
21. 王建容,张稚君.基本护理技术操作规程与图解.北京:人民军医出版社,2003.
22. 周春美,陈焕芬.基础护理技术.北京:人民卫生出版社,2016.
23. 蒋皆恢,潘晓洁,姜贤波等.基于智能检测与康复的多功能护理床.中国医疗器械杂志,2016,40(1).
24. 张苗,王靖.家庭病床开展现状.中国妇幼健康研究,2017,28(2).
25. 李建明.睡眠状况自评量表.中国健康心理学杂志,2012,20(12).
26. 周玉洁,杨美玲,张洪君等.压疮分期及护理进展.中国护理管理杂志,2014,7(14).
27. 梁英,王世博,林志谦.导尿管相关尿路感染处理和预防研究进展.中国感染与化疗杂志,2017,5,17(3).
28. 袁绍伦,袁寰,张涛.中西医结合心血管病杂志,2017,6,5(17).
29. 陈慧,杨毅华,郭素云等.智能化预警系统对护理输液效能的影响.护理实践与研究,2018,15(4).
30. 美国静脉输液护理学会(INS).输液治疗实践标准.静脉治疗护理杂志,2016,39(1S).
31. 刘辉,郑豫珍,杨丽萍等.护理六级电子病历中智能输血"闭环"管理的临床应用.全科护理,2014,(12).
32. 姚金华 李显瑞.临床真空采血系统采集血标本的护理问题和对策.临床医药文献杂志,2018,5(16).
33. 李玉,叶志霞,李丽.ICU 临终病人尊严死的研究进展.解放军护理杂志,2016,4,33(7).
34. 王攀峰,杨美玲,张洪君.以智能体温单为平台构建生命体征观察记录系统.中国护理管理,2013,13(9).
35. 孙宁玲.清晨血压管理——当前血压管理的盲区.中华高血压杂志,2014,6(22).
36. 中华人民共和国卫生行业标准 WS/T 367-2012.医院消毒技术规范.第 3 部分:术语和定义.
37. 袁绍伦,袁寰,张涛等.老年人便秘致严重心血管事件 9 例.中西医结合心血管病杂志,2017,5(17).
38. 2012 年 12 月 26 日准产批件发布通知.国家药品监督管理局,2012.
39. 全国医疗卫生服务体系规划纲要(2015—2020 年).国务院办公厅,2015.

附表 15-1　体温单

姓名 张兰　性别 女　年龄 45　入院日期 2013年8月28日　科别 普外　病室 一　床号 2　住院号 13846

日　期	2013-8-28	29	30	31	9-1	2	3	
住院天数	1	2	3	4	5	6	7	
手术后天数		1	2	1/3	2/4	3/5	4/6	
时　间	4 8 12 16 20 0	4 8 12 16 20 0	4 8 12 16 20 0	4 8 12 16 20 0	4 8 12 16 20 0	4 8 12 16 20 0	4 8 12 16 20 0	脉搏

体温曲线图（42℃–34℃，脉搏 180–20）

入院于八时三十分　手术　转入于八时十五分　手术　死亡于十九时二十分　不升　不升

呼吸	18 24	18 24	18 22 20	20 26 28	20 24	24 26 24	24 26 24	22 24 20	18 20	® ®
大便次数	1	1 2/E	0	1	1	1	※	
总入量ml	2000	2350	2700	2300	2100	2000		
总出量ml	1900	2250	2500	1500	1700	1450		
引流量ml								
血压mmHg	120/80	130/90	136/96	124/80	136/80 140/90	126/76 110/70	90/60 60/40	
身高cm	170							
体重kg	51							
过敏药物	青霉素（+）							

1

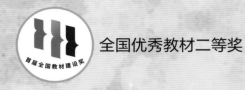

全国优秀教材二等奖

国家卫生健康委员会"十三五"规划教材

全 国 高 等 职 业 教 育 教 材

供护理、助产专业用

A240 3554 0300

人卫官网 www.pmph.com

人卫官方资讯发布平台

策划编辑　张　微
责任编辑　张　微
数字编辑　徐建美
封面设计　郭　淼
版式设计　白亚萍

人卫APP
获取海量医学学习资源

ISBN 978-7-117-27784-6

9 787117 277846 >

定 价：66.00元